ケネス・J・ズッカー
スーザン・J・ブラッドレー

性同一性障害

児童期・青年期の問題と理解

鈴木國文・古橋忠晃・早川徳香
諏訪真美・西岡和郎
共訳

みすず書房

GENDER IDENTITY DISORDER AND PSYCHOSEXUAL PROBLEMS IN CHILDREN AND ADOLESCENTS

by

Kenneth J. Zucker and Susan J. Bradley

First published by The Guilford Press, 1995

Japanese translation rights arranged with
The Guilford Press, New York through
Japan UNI Agency, Inc., Tokyo

性同一性障害　児童期・青年期の問題と理解

目次

第8章 臨床的成因モデル

序文

一九七〇年代なかば、ズッカー（Kenneth J. Zucker）はトロント大学発達心理学部の大学院生だった。児童精神科医のブラッドレー（Susan J. Bradley）は、クラーク精神医学研究所の児童思春期部門で勤務していた（現在は小児家族研究センター）。この研究所は政府助成の精神医学研究機関であり、トロント大学医学部の初期教育が行われる病院の一つである。当時、クラーク精神医学研究所に、憧れと畏敬の念を抱いていたズッカーは、心理学部の学部長であったファーガソン（Kingsley Ferguson）の部屋を訪れた。そして、ファーガソンから、ブラッドレーが、その頃、性同一性の問題をもつ児童・思春期の症例を検討するグループを招集しているという話を聞いた。ズッカーはちょうど、臨床心理学で修士号を取得し、小児における標準的なジェンダー発達についての論文を完成させたところだった。そこで彼は、グリーン（R. Green）の「小児と成人における性同一性の葛藤」（1974）を一読した後に、ブラッドレーに相談をもちかけた。これが二人の現在にまで至る共同研究の始まりであった。

クラーク精神医学研究所は一九六六年に設立された。その後何年にもわたって、多くの新しい研究者や研究課題をサポートしてきた。一九六八年、精神科医のシュタイナー（Betty W. Steiner）が、成人の性同一性を扱うクリニックを設立するように依頼を受けた（Steiner, 1985a; Steiner, Zajac, Mohr, 1974）。これが、今日、精神科医ディッケイ

(Robert Dickey)と心理学者ブランチャード(Ray Blanchard)の指導のもとで継続している医療機関である。この成人の性同一性クリニックは、オンタリオ州から性別違和感のある成人の評価を行う認可を受け、患者が性別違和感をもつと診断される場合にはオンタリオ州のヘルスケア計画の支援を受けながら、彼らにホルモン治療や性別再割り当て手術を勧める認可を受けているクリニックである。

しかし、一九七〇年のなかばの段階までは、性同一性の問題のある小児の症例は成人の医療機関に紹介されていた。そこでスタイナーは、当時小児思春期部門の部長であったワーム(Gordon Warme)に、こうした小児の症例に専門的に携わることに関心のあるものがいないかと持ちかけた。これに応じたのが、この問題に関心を示していたブラッドレーによる多領域連携チームであった。このチームは、その後、扱う患者も増え、小児思春期性同一性クリニックとなり(Bradley et al., 1978)、ズッカーがこれを統率することになった。それから何年も経ち、ズッカーとブラッドレーの仕事には多くの研究仲間、マーチン(Freda Martin)、バイツマン(Joseph H. Beitchman)、ロイ(Fred Lowy)、ラコフ(Vivian Rakoff)、ガーフィンケル(Paul Garfinkel)、ウェブスター(Christopher Webster)、ファーガソン(H. Bruce Ferguson)などが参加することになる。彼らの結束力にはとても感謝している。

我々はこの領域で活躍する多くの仲間に感謝の意を示したい。彼らは専門的研究や多くの情報を通して心理的性の分化やその障害についての我々の理解を豊かにしてくれた。その名を挙げれば、ベイレー(J. Michael Bailey)、バウム(Michael J. Baum)、ブランチャード、コーツ(Susan Coates)、エアーハルト(Anke A. Ehrhardt)、ファゴー(Beverly I. Fagot)、フロイント(Kurt Freund)、フリードマン(Richard C. Friedmann)、グラデュー(Brian A. Gladue)、マイヤー－バールブルク(Heino F. L. Meyer-Bahlburg)、マネー(John Money)、ストーラー(故人)(Robert J. Stoller)、ワレン(Kim Wallen)などである。もちろん彼らは本書の内容に責任を負うことはないが、我々は彼らの直接的・間接的な協力が評価されることを期待している。マイヤー－バールブルク教授には本書全体を通読していただき、いつもながらの鋭いご指摘を賜りたいへん感謝している。

さらに感謝の気持ちを広げたいのは、本書でいろいろな考えを練り上げることに協力いただき、さらに多くの小児やその家族と治療的な意味で関わることにもお許しいただいた地元トロントの仲間である。彼らの名前を挙げるとしたら、長年にわたる緊密な協力者サリヴァン（B. Lowry Sullivan）、バティゲリ（Marino Battigelli）、ベッカー（Maria Becker）、バイテル（Alan Beitel）、ビルケンフェルトーアダムス（Andrea Birkenfeld-Adams）、バイルン（Miriam Byrne）、クリップシャム（Claudia Koshinsky Clipsham）、デリング（Robert W. Doering）、フィネガン（Jo-Anne K. Finegan）、ゲルツマン（Cynthia Gertsmann）、グラディング（Joey Gladding）、ハルトマン（Jeremy Hartmann）、アイゼンバーグ（Sam Izenberg）、ククシス（Myra Kuksis）、ロジンスキー（Jodi A. Lozinski）、マニング（Sally Manning）、マインデ（Klaus Minde）、ミシュナ（Faye Mishna）、ミッチェル（Janet N. Mitchell）、ルーベンシュタイン（Arnold H. Rubenstein）、サキン（H. David Sackin）、シバリス（Stephen J. Sibalis）、シュティルティンガー（Ruth Stirtzinger）、ティロヴォラス（Costas Tirovolas）、ヴァハスムス（Rod Wachsmuth）などである。最後にコンピュータ技術についてはスペッグ（Cathy Spegg）に、データ修正についてはボツナー（Lori Bothner）に、ハーバードグラフィックスによる技術についてはファッチーニ（Pierro Fazzini）に、原稿のタイプの協力についてはアランハ（Wilma Aranha）にお礼を申し上げたい。

本書を準備するにあたり、ズッカーが第1章から7章までと第9章から10章までの初稿を書き、ブラッドレーが第8章と第11章から13章の初稿を書いた。

本書の中で報告されている我々の研究の中にはソナー財団、レイドロー財団、ディーン財団（トロント大学）、クラーク精神医学研究所研究財団により助成を受けているものがいくつかある。

ケネス・J・ズッカー
スーザン・J・ブラッドレー

第1章　概観

本書は児童・思春期における性同一性障害と性心理的諸問題を扱ったものである。二部構成になっており、第一部では、児童における性同一性障害を、第二部では、思春期における性同一性障害と性心理的な諸問題を扱う。概括して言えば、我々の目標は読者にこの分野における臨床文献と研究文献を概観してもらうことにある。

性心理的発達とそれに伴う諸問題の研究には、広汎な学際的関心を集約することが要求される。本書によって、この領域における我々の知識が生物科学から社会科学にわたる多くの学問から進展してきたものであることが明らかになるだろう。本書で我々が探究する臨床的現象に関する理解は、正常な性心理的発達に関する知識（Hines, 1982 参照）を踏まえることでより進展することになる。そのため、我々は発達精神医学や発達心理学において既に確立され公理となっている事柄を十分に参照しながら進もうと思う。正常発達と非定型的発達に関する知識基盤は現在ますます蓄積されつつあるが、これらの知識基盤は、まさに相互に高めあう企てなのであり、いわばコインの裏表の関係にあるのである（Cicchetti, 1984, 1993; Sroufe, Rutter, 1984）。もちろん、これは特に新しい見解というわけではない。長い間の生物医学的研究と心理学的研究から導かれてきたものである。とりわけ性科学的問題に関しては、我々はフロイト（Freud, 1905／1953）の同性愛の起源に関する指摘を想起することができるだろう。「精神分析の研究は、同性愛者を特異な一群として他の人々から区別するような試みとは明らかに異なる。……精神分析の視点からすれば、男性の関心がもっぱら女性にだけ向かうということもまた、解明を要する問題であり、決して自明な事実ではない」[1]（pp. 145–146 強調著者）。

導入部であるこの章では、基本的な術語を概説し、この領域の歴史を手短に振り返るとともに、本書の目的を示しておくことにしたい。

術語

性心理的発達とそれに伴う諸問題の研究には、まず、基本的な術語体系をある程度熟知することが必要である。臨床性科学あるいは健常の性心理的発達の研究に従事する専門家にとっては、この術語体系は極めてなじみ深いものであろう。しかし、主要な関心が他の領域にある専門家にとっては、この術語体系は少なくとも、性心理的分化の多様な構成要素を把握するための初歩的な枠組みとして役立つであろう。

性

現代の性科学においては、**性**（sex）という術語は、生物学的男性性と生物学的女性性のそれぞれを——集合的にそして通常は調和的に——特徴づけている諸属性を示す語として用いられる。ヒトでは生物学的性を構成する最もよく知られた属性は、性決定遺伝子、性染色体、H-Y性決定抗原、生殖腺、性ホルモン、内部生殖器、外性器などである（Money, Ehrhardt, 1972; Olsen, 1992）。身体的間性状態（**真性半陰陽**、**仮性半陰陽**と呼ばれるものも同様に）には様々なタイプがあるが、この状態にあるヒトは、前述の生物学的パラメーター（例えば、Imperato-McGinley, 1983 参照。Money, 1994a; Money, Ehrhardt, 1972; Shearman, 1982）に関し、少なくとも一つの異常型を示している。

性同一性、性役割、性指向

心理的性別に関する行動上あるいは現象上の正確なマーカーについて、学者たちの間では、いまもなお健全な論争状態が続いているが、今日の多くの研究者は、最低限、**性同一性**（gender identity）、**性役割**（gender role）、**性指向**（sexual orientation）という術語によって同定される三つの構成要素からなる三つ組モデルを受け入れている。

研究者や臨床家がこれらの三つの術語を次第に頻繁に用いるようになったのは一九六〇年代のことである（Money, 1973, 1994b 参照）。しかし当初は、三つ組モデルの三要素はすべて、マネー（Money, 1955）によって導入された**性役割**という一つの術語に包摂されていた。マネーは性役割を「それぞれ少年あるいは男性、少女あるいは女性の状態にあることを、彼自身あるいは彼女自身が明らかにするために、その人が話すあるいは行うすべての事柄。これはエロティシズムという意味での性を包含するが、それに限定されるものではない」と定義している（p. 254）。

一九六〇年代から一九七〇年代の間に、**性役割**は上記のような概念上異なる三つの構成要素に解体された（例えば、Fargot, Leinbach, 1985; Money, 1985; Rosen, Reckers, 1980 参照）。まず、多くの学者が**性同一性**を**性役割**から区別した。例えば、ストーラー（Stoller, 1964a, 1964b, 1965, 1968a）は、幼児の発達しつつある「自身の性に所属するという基本的な感覚」（1964a, p. 453）を記述するのに**性同一性の核**という微妙に異なる術語を使用した。一方、認知発達心理学者たち（例えば、Kohlberg, 1966）は、**性同一性**という術語を、もっぱら、児童が男と女を正確に識別し、自身の性を正しく同定できる状態にあることを指すために使用しはじめた。これは一部の学者が「性恒常性」の発達における最初の「段階」と考えている課題である。ちなみに性恒常性発達の最終状態は性が不変であるのを知ることである（例えば、Eaton, Von Bargen, 1981; Kohlberg, 1966 参照）。

しかし、児童が性同一性を獲得するということは、単なる認知発達上の里程標以上のものである。それは感情的にも意義深いことなのである。多くの児童が、自分が男性あるいは女性であると知ることを極めて深刻に受け止めている。「健常な」就学前児に対して性恒常性課題（例えば、Slaby, Frey, 1975）を施行する経験の中で、我々は、自分が反対性に属するのかと尋ねられることをとても喜ぶ子どもたちがいることを観察してきた。逆に、気分を害して怒っているように見える子どももいる。ファーゴとラインバック（Fargot, Leinbach, 1989）が指摘するように、性同一性形成の初期における感情の役割は発達学者たちから相対的に無視されてきた。しかし臨床家にとって、感情はこの主題を考えていくうえで常に基本課題であった。例えば、**性別違和症候群**という術語は、成人のなかで、男性あるいは女性であるという自分の生物学的状態に非常に不満で、手術による性別再割当てを求めている患者を記述するのに、次第に厳正に使用されるようになった（Fisk, 1973）。児童を診ている臨床家は、初期の性同一性発達に関する感情の重要性についても言及した（例えば、Green, 1974; Money, 1968; Stoler, 1965, 1968b）。

性役割という術語は、現在ではマネー（1955）の当初の定義よりも狭い意味で使われている。多くの学者、とりわけ発達心理学者は、一定の文化や時代の中で社会が男性的あるいは女性的とする行動、態度、パーソナリティ傾向に言及する際、この術語を使用してきた。つまり、男のあるいは女の社会的役割としてより「ふさわしい」もの、あるいは典型的なものを指す術語として、である（Huston, 1983）。小児の性役割行動の尺度には、同性の友だちの仲間に入るか異性の友だちの仲間に入るかも含めて、空想上の役割、おもちゃの好み、ドレスアップ遊びや荒っぽい遊びへの関心など容易に観察できる現象が含まれている。年長児童においても、やはり、性役割は定型的に男性的あるいは女性的な含意をもつパーソナリティ属性を使用して計測されてきた（例えば、Absi-Semaan, Crombie, Freeman, 1993; Alpert-Gillis, Connell, 1989; Hall, Halberstadt, 1980）。

性役割のこのような定義は、性役割が元来完全に恣意的かつ社会的なものであるということを前提にしている。もっとも、これはこの分野の研究者すべてが共有する見解ではない。完全な恣意性という考え方は、とりわけ、性を生物学に、ジェンダーを社会科学に帰する学者の間で目立つ（この部分での批判に関しては、Maccoby, 1988, Money,

1985, および Unger, 1979 参照。この点での最近の論争に関しては、Deaux, 1993, Gentile, 1993, と Unger, Crawford, 1993 参照）。下等な動物においては、ある種の「性役割」はおおむね量的な性差（例えば、荒っぽい遊び）として表れるが、そうした「性役割」は例えば胎生期性ホルモンなど生物学的変数によって影響される（例えば、Gerall, Moltz, Ward, 1992; Reinisch, Rosenblum, Sanders, 1987）。これらの行動とヒトのいくつかの性役割行動との表現型上の類似点を考慮するなら、この所見は性役割の起源を純粋に社会的なものとする分析に対する反論となるだろう（Kenrick, 1987; Money, 1987a, 1988）。結果として、ヒトの研究者の中には、行動上の性的差異に関することを指すのに、**性定型的**、**性的二型の**、あるいは**性典型的**といった術語を使う人もいる。この種の術語が記述的に病因論的な問題に関して、より中立的なためである。しかし、これらの用語を使用することは、性役割という術語が心理学、社会学、人間学において使われる場合にもつ意味とは、相対的に関連の薄い行動まで包含してしまう危険性をもつ。例えば、美術的な活動は就学前の女の子が好んで行う活動だが、文化全体がこのような行動を「女性的」とみなすかどうかは不明である。

性役割という術語に関するもう一つの微妙な差異についても考慮が必要である。発達心理学者の中には、児童に表現された、あるいは観察された性役割選択と、彼らの性役割に関する知識（あるいは画一的なイメージ）とを区別する人がいる。実際この区別にはあるメリットがある。例えば、児童は成長するにつれて、男性あるいは女性の社会的役割として適切と考えられる行動に関してより柔軟になるというエビデンスがある。したがって、年長児童になるほど、男女ともにある活動に従事できることや、男女ともにある職業的役割（例えば、医師と看護師）を担えることを進んで認めるようになる。しかし、現実の児童の性役割選択は、時を経ても依然として性的二型のままである。おそらく、認知と感情とのこの乖離の根拠となるような（認知と感情への）なんらかの個別の影響があるのであろう（例えば、Katz, Boswell, 1986; Liben, Signorella, 1987; Serbin, Powlishta, Gulko, 1993）。

最後に、**性指向**という術語は性的刺激に対する個人の反応性によって定義される。性指向の最も際立つ次元は、おそらくその人のパートナーの性である。この刺激の水準は、言うまでもなくある人の性指向を異性愛、両性愛、同性愛として決定しているものである。今日の性科学においては、性指向はしばしばペニス血量計や光線膣血量計のような精神生理学的技術によって評価される（例えば、Freund, 1963, 1977; Langevin, 1983; Rosen, Beck, 1988）。しかし、当然ながら、回答者がことさら自身の性指向を隠す理由がない場合は、構造面接スケジュールがますます一般的になってきている。

性同一性の概念から**性指向**の概念を切り離すことは重要である。例えば、ある人がほとんど同性愛的刺激によってのみ性的に興奮させられるということがあったとする。しかし、彼あるいは彼女がなんらかの理由で自分自身を「同性愛者」とみなさないということはありうる。社会学者たち（とりわけ「社会的スクリプト」学派と「社会構築主義」学派の人たち）は、こうした考え方を最大限の力を込めて主張してきた。それは、ある人が自身の性指向をその人の同一性感覚の一部として取り入れるということは比較的最近の現象であり、文化的にも定まらず、社会的歴史的事件の複雑な相互作用の結果であるという議論にもとづいている（例えば、Boswell, 1982–1983, 1990; Chauncey, 1994; Epstein, 1987, 1991; Escoffier, 1985; Gagnon, 1990; Gagnon, Simon, 1973; Greenberg, 1989; Interdisciplinary Center for the Study of Science, Society, and Religion, 1989; McIntosh, 1968; Weeks, 1985, 1991）。例えば、何人かの歴史家が、**同性愛者**という語は一九世紀中葉になって初めて、しかも最初は名詞として使用されたことを指摘してきた。この語は一八六九年に、カール・マリア・カートベニー（Karl Maria Kertbeny；本名カール・マリア・ベンカート Karl Maria Benkert）として知られるドイツ人男性によって作り出されたのである（Bullough, 1990; Herzer, 1985）。ヘルト（Herdt, 1980, 1981, 1984, 1990a）などの人類学者は、非西洋文化における、儀式化され、年齢に組み込まれた同性愛行動を記述してきたが、そのような行動が決して同性愛的性同一性に結びついているわけではなく、むしろ成人の異性愛を成熟させるための通過儀礼であるという点に注目している。今日の西洋文化においては、性的に、主としてあるいは限定して同性の人間にのみ反応するのに、同性愛的同一性あるいは「ゲイ」的同一性を取り入れていない個人（例えば、金のために男とセックスする思春期の少年たち）。

既婚男性）が数多く存在する[2]（例えば、Ross, 1983 参照）。一方、広汎に同性愛行動に関わりながら、主に同性愛的刺激で性的に興奮させられるわけでもなく、自身を同性愛者「である」と考えてもいない個人も存在する（例えば、金のために男とセックスする思春期の少年たち）。

パラフィリア（para　近い、不完全な、異常な；philia　食欲あるいは好み）についても、性指向という概念との関連で取り上げておく必要がある（Money 参照、1984, 1986a〔1987a の誤記か〕）。例えば、その上位軸である性指向が異性愛か同性愛かにかかわらず、小児性愛（前思春期児童への嗜好）や破瓜性愛（通常一一〜一四歳頃の思春期児童への嗜好）の事例におけるように、個人の性指向が、年齢に関する非定型的性嗜好によって理解しにくくなっていないかを確定するのに、刺激における年齢という要因が重要である（例えば、Freund, Watson, Rienzo, 1989）。本書では、服装倒錯フェティシズムという一つの特異なパラフィリアについて考察する。なぜなら、我々はこのパラフィリアを思春期に**発生機の状態**で観察しているからである。

服装倒錯の字義通りの意味は、反対の性の衣服を着ているということである（Hirschfeld, 1910）。成人に関する過去の臨床的文献では、服装倒錯という術語は臨床家によって様々な仕方で使用されてきた（例えば、Housden, 1965; Lukianowicz, 1959, 1962; Randell, 1959）。そのため、実際の事例資料に当たらなければ、その事例が「最新の」術語体系において、**性転換症者**（彼あるいは彼女が自身を反対の性の一員であると経験し、そのように他者にも理解してもらいたいと願い、利用可能ならホルモンと手術による性別再割当てを求めようとする人）か、**服装倒錯者**（一部は性的興奮のために異性の衣類を身につける人）か、あるいは同性愛の異性装者または「ドラッグ・クィーン」なのか、確定することはできないだろう（Person, Ovesey, 1984）。**服装倒錯**という術語は、顕著な反対性の行動パターン――これは性を変えたいという願望を含む反対性への強い同一感を表している――を示す幼児の行動の名称としてもまた使用されてきた。異性装そのものに性的興奮を伴わない場合ですらこの述語が使われてきたのである（例えば、Bakwin, 1960）。現代の性科学において服装倒錯という術語の臨床的使用が容認されるのは、性的興奮を伴うために異性装をする生物学的男性を記述する際に限られる（例えば、Blanchard, 1991; Ovesey, Person, 1976; Person, Ovesey, 1978; Stoller, 1971）。したがって本書では服装倒錯という術語はそのような意味で使用されている。[3]

歴史的背景

性科学における初期のヨーロッパにおける文献は、成人同性愛、パラフィリア、あるいは括弧つきの性機能上の問題（例えば、自慰）に関するものが大半だが、それでも、現在我々が性同一性と呼んでいるものについての痛切な感覚に苦しんでいる成人の記述をいくつか見出すことができる。[4]

ホーニッグ（Hoenig, 1982, 1985a）とブロー（Bullough, 1987b）はそれぞれ、いくつかの画期的な報告を要約している。フランケル（Frankel, 1853）の名が性転換症の第一例の報告者として記載されている。次に名を挙げられているのはウエストファール（Westphal, 1869）であるが、彼こそが **Konträre Sexualempfindung**（**反対性自己意識**）という術語を作り出した人である。この術語は、逆転した性同一性の病態像を捉えることを意図して使われる場合もあるが、より一般的には同性愛的な魅力に惹かれることを指している（Moll, 1891）。フロイトに近い分析家の一人であるフェレンツィ（Ferenczi, 1914 / 1980）は、女性のように感じ、振る舞う男性を記載するのに、サブジェクト・ホモエロティクスという別の記述用語を採用した。その後、いくつかの性転換症の典型症例が、クラフト－エビング（Krafft-Ebing, 1886）、ヒルシュフェルト（Hirschfeld, 1910）、エリス（Ellis, 1910 / 1936）といった面々によって次々と主要な教科書に掲載されることになる。

ヒルシュフェルト（1923）は**性転換症**（transsexual）という術語を導入した。コールドウェル（Cauldwell, 1949）は、それを**性転換症性精神病質**（psychopathia transsexualis）に変換した。ヒルシュフェルトの術語は内分泌学者ベンジャミン（Benjamin, 1954, 1966）によって普及された。ベンジャミンは、**性別違和症候群**をもつ成人に対する現代的治療を人道的なものにするのに重要な役割を果たした人である（"Memorial for Harry Benjamin," 1988）。ホーニッグは、*Cumulative Index Medicus*〔医学的文献索引誌〕が一九六九年になってようやく性転換症という術語を見出し語として導入したことについて特に言及している。

性転換症が臨床的な現象として認められる転機になったのは、デンマークの内分泌学者ハンブルガー（Hamburger, 1953; Hamburger, Sturup, Dahl-Iverson, 1953）によるクリスティーヌ・ヨルゲンセン（Christine Jorgensen）症例の出版であった。それまでも、性別再割当て手術を受けた初めての患者の報告を含め（Abraham, 1931; Hoyer, 1933; Mühsam, 1921）、同様の主旨の私的報告や科学的報告はいくつかあったが（例えば、Benjamin, 1954）、ヨルゲンセン症例こそ、自身の性同一性に不満な成人は徹底的な身体変換に駆り立てられるという見解を確立するのに一役かった症例である。

一九五〇年代以降、性同一性障害の成人の研究には、多数の本の出版も含めて（Benjamin, 1966; Blanchard, Steiner, 1990; Bolin, 1987; Devor, 1989; Green, Money, 1969; Kando, 1973; King, 1993; Koranyi, 1980; Lothstein, 1983; Pfäfflin, Junge, 1992; Steiner, 1985b; Stoller, 1975; Tully, 1992; Walinder, 1967; Walters, Ross, 1986）、多大な臨床的、科学的努力が注がれてきた。その結果、成人の性同一性障害専門クリニックの創設、標準治療の制定（Pauly, Edgerton, 1986; "Standards of Care," 1985）、そして性転換症の精神医学の学術用語への登録がなされた（American Psychiatric Association, 1980）。

歴史的観点から、いくつかの概観的な報告が、反対性の一員になりたいという願望は、決して二〇世紀の西洋社会に始まる新奇な現象ではないという見解を支持している（例えば、Bullough, 1974, 1975, 1987b; Bullough, Bullough, 1993; De Savitsch, 1958; Green, 1969, 1974; Lothstein, 1983; Nanda, 1990; Sweet, Zwilling, 1993 参照）。つまり、それは何人かの批評家によって指摘されてきたような、現代の「社会構築」に起因するものではないということである（例えば、Billings, Urban, 1982; Birrel, Cole, 1990; Garber, 1989; Irvine, 1990; King, 1984; Raymond, 1979; Risman, 1982; Sulcov, 1973; Yudkin, 1978）。おそらく、新しさがあるとすれば、それは、生物学的性を心理的に感じられた状態に一致させる変換のいくつかの段階に、ホルモンと手術技法が利用可能であるという点である（Hausman, 1992）。実際、性別違和症候群という病態についての歴史的な記録はこのところさらに遡って探究されてきた（例えば、Bullough, Bullough, 1993; Dekker, van de Pol, 1989; Herdt, 1994; Perry, 1987; Sullivan, 1990）。また、成人の性別違和症候群（より広く言えば、反対性同一性）が多くの非西洋文化圏にも存在するというエビデンスは、ますます説得力を増している（例えば、Blackwood, 1984; Hauser, 1990; Herdt, 1994; Roscoe, 1991; Ruan, Bullough, 1988; Ruan, Bullough, Tsai, 1989; Stevenson, 1977; Weinrich, 1976; Whitehead, 1981; Wikan, 1977; Williams, 1986）。しかし、それらの現象が、西洋文化圏のメンタルヘルス専門家がするようには、個人的にも社会的にも、管理されていず、また概念化されてもいないということは当然ありうるだろう[5]。

成人の性転換症候群と児童研究との関連性は、成人の性別違和症候群あるいは性別の不満がしばしば児童期に生じていることを示す生活史の聴取から明らかになった。そのようなデータは、初期の性科学者の文献における性心理的「逆転」（**逆転**[1]は**性転換症**という術語のもう一つの前身である）についての逸話的な報告にも認めることができる（例えばHirschfeld, 1910 / 1991, 第12章参照）。

しかし、グリーンとマネー（Green, Money, 1960）が、『神経精神疾患誌』（*Journal of Nervous and Mental Disease*）に、「不調和な性役割」と彼らが呼ぶ顕著な反対性の行動のある少年五例を連載したのは、ほんの三五年前である。このような若者について、これに先行する報告がないわけではないが（例えば、Bakwin, Bakwin, 1953; Bender, Paster, 1941; Friend, Schiddel, Klein, Dunaeff, 1954; MacDonald, 1938）、グリーンとマネー（1960）は、**性同一性**、**性役割**、**性指向**という今日の術語へとつながる分類上の枠組み内で、この児童期の行動パターンを描出した最初の著者であった（Bakwin, 1960; Green, Money, 1961a, 1961b 参照）。一九六〇年代後半までは、顕著な反対性の行動のある児童の研究は、性同一性障害の発展と**発生機状態**の性転換症を理解するための一つの戦略として推奨されていた。

しかし、これらの症例報告が初めて掲載された時は、児童期反対性行動は性転換症よりも性指向（同性愛）に、より緊密に結びつけられていた[6]（Brown, 1957, 1958 参照）。その理由は、同性愛について性転換症よりもはるかに多くの記述がなされてきたからかもしれない。そのうえ、第3章で触れるように、同性愛の方が性転換症よりもずっとありふれたものである。もう一度初期性科学者の記述に戻るなら、児童期の性典型的行動と後の性指向との関係が当時も決して意外なことではなかったことを示す証拠を見出すことができる。例えば、モル（Moll, 1907／1919）は以下のように書いている。

> 女性化（男性同性愛）と男性化（女性同性愛）の特徴は、幼児期に現れる。そうした傾向をもつ少年は、男の子との付き合いよりも女の子との交流を好み、人形で遊ぶことが好きで、母親の家事を手伝うことを好むと言われている。彼は自然に料理、裁縫、繕いものをする。そして、婦人服を選ぶのが上手になり、姉妹が衣服を選択するのを手伝うことができるようになる。反対に、後に男性化の特徴を表すようになる少女は、男の子の遊び場で頻繁に見つけられるだろう。そのような少女は人形とはまったく関わろうとしないが、木馬と兵隊ごっこ、盗賊ごっこに熱心である。（p. 126）

現代においては、児童期の性典型的行動と性指向との関係は、そのような行動と性転換症との関係に席を譲っているのかもしれない。というのは、性転換症が一九六〇年代後半まで多くの臨床的注目を集めていたからである。さらに、一九六〇年代、同性愛に関する臨床的な言説への精神分析の絶大な影響力によって、性指向の非性愛的、発達的側面が無視される結果になったかもしれない。いわゆる精神力動と家族の影響ばかりに焦点が当てられていたからである（例えば、Abelove, 1986; Friedman, 1988; Lewes, 1988）。しかし、我々が本書を通して指摘するように、児童期の性典型的行動と後の性指向および性転換症との関連について、過去二〇年間にわたって、かなり綿密な調査がなされてきている。

本書の目的

グリーン（1974, 1987）による二冊の記念碑的な著作は、児童、とりわけ男児における性同一性の葛藤に関する我々の理解をあらかじめ要約してくれている。本書において、我々は読者に、性同一性障害や他の性心理的諸問題をもつ児童、思春期例に関する臨床文献と研究文献の包括的分析を提示したい。児童の部（第2～10章）では、男児と女児両者の性同一性障害に関する詳細な分析を提示する。この分析には、中核的病態像、疫学、診断とアセスメント、関連する精神病理、生物学的病因論と心理社会的病因論、臨床的成因モデル、治療、長期フォローアップなどが含まれている。思春期の部（第11～13章）では、性同一性障害、服装倒錯、同性愛についての情報を提示する。いずれの部も、我々自身の研究からの膨大な資料を含むとともに、とりわけ過去三〇年間にわたって収集してきた現存する文献をそれに統合しようと試みている。我々は、本書が他の研究者や臨床家にとって、すべての人における性心理的発達の理解を継続して広げる一助となることを期待している。

注

（1） フロイトのこの指摘を考えると、精神分析が「正常な異性愛的発達の性心理を自明の事項」（p. 268）とする最近のチョドロウ（Chodorow, 1992）の主張は驚くべきことである。この点については説明を要しないであろう。

（2） 近年、同性愛志向の政治的サブカルチャーにおける活動の中には、有害な中傷を肯定的属性に変換する意図をもって、彼らの性同一性を敢えて「クィア（queer 奇妙な、怪しいの意）」と呼ぶものもある。

（3） ストーラー（1982）は、生物学的女性における服装倒錯の可能性のある三症例を記載している。一例はグッテイル（Gutheil, 1930）によって報告された例、もう一例はストーラーと私信の交流があった例、三例目は精神療法過程で観察された例である。

（4）この主題の議論はこの簡単な要約の範囲を越えているが、最近、性科学あるいは性的科学のより全般的な歴史に強い関心が寄せられていることに言及しておく必要があるだろう（例えば、Birken, 1998; Bullough, 1987a, 1994; Chauncey, 1982–1983; Faderman, 1992; Johnson, 1973; Martin, 1993; Matlock, 1993; Minton, 1986, 1988; Money, 1976a; Nye, 1989a, 1989b, 1991, 1993; Salessi, 1994）。この関心は、はるかに広範な企ての中に刻まれている。すなわち社会史と人文科学の学者による学際的な性意識史の調査である（例えば、Abelove, Barale, Halperin, 1993; Bullough, 1976; Burnham, 1972; Fout, 1990; Halperin, 1989; Padgug, 1979）。

（5）もちろん、文化と精神病理学の接点に関心をもつ精神科医や人類学者が長い間指摘してきたように、一般の精神医学的現象を考察しようとする場合にも同じことが言える。

（6）初期の臨床報告の中には、服装倒錯に言及したものもある。例えば、バクウィン（Bakwin, 1960）の臨床エッセーは「児童の服装倒錯」と題されていた。彼の症例資料は顕著な反対性の行動のある児童に関するものであり、性的興奮を伴う異性装のタイプに関するものではなかった。バクウィンは、**服装倒錯**という術語を現在我々が**性転換症**と呼ぶものを意味して使用したのかもしれないが、その点は不明である。したがって今日の見地からすると、バクウィンの**服装倒錯**という術語の使用は混乱しているが、当時としてはありがちなことだった。グリーンとマネー（1961a）もまた、児童期の反対性の行動と「同性愛と服装倒錯を含む、成人の女性化」（p. 286）との関係について記載しているが、具体的に性転換症に言及したわけではなかった。彼らの**服装倒錯**という術語の使用が、現在我々が性転換症を指すものを意味しているかどうかは不明である。**服装倒錯**という術語の不明確な使用は、精神分析の領野ではいまだに極めてよく認められるようである（例えば、Karush, 1993, p. 60 参照）。

訳注

〔1〕逆転／inversion は、「性対象倒錯」の意味ももつ。

第2章　病態像

性同一性障害と診断される男児、女児は、『精神疾患の診断・統計マニュアル第四版』（DSM-IV; American Psychiatric Association, 1994）に記載されているように、反対性に対して心理的に強く同一化していることを示す一連の性典型的行動を見せる。これらの行動には（1）同一感の表明、（2）ドレスアップごっこ、（3）おもちゃ遊び、（4）ごっこ遊び、（5）仲間との関係、（6）運動と話し方の特徴、（7）解剖学的性についての陳述、（8）荒っぽい遊びへの熱中、が含まれている。一般に、反対性にとって特徴的であるような性典型的行動を強く嗜好し、自分自身の性に特徴的な性典型的行動を拒否あるいは回避する。自身の男あるいは女としての状態に関して苦痛と不快の徴候も示す。児童の性同一性障害を特徴づけるもろもろの行動は個々に発生するのではなく、一斉に発生する。臨床的に重要なのはこの一連の行動パターンであり、そのパターンを認知することが、診断的アセスメントの遂行にとって極めて大切である（第4章参照）。

これらの行動の大半は就学前の年限（二～四歳）に発現する。しかし、時には、それらの行動のいくつか、とりわけ（特に男児の場合）異性装が二歳以前にも観察されることがある。男児の中には、一歳以前に母親の靴あるいは服装に「取りつかれた」と両親が評するような行動にまで発展する者もいる。こうした過程は、時には、写真やビデオテープに記録されている場合がある。一連の行動パターンが、子どもが「成長すればなくなる」と考えうる一つの「段階」(よく認められる親の初期評価)ではもはやないと両親が感じはじめた時、しばしば臨床現場への紹介が行われる(Stoller, 1967)。発達論的視点からみると、より典型的な性的二型行動が幼児に観察されるのと同じ時期に、〔性同一性障害の〕発現が起こるということになる(Fagot, 1985a; Huston, 1983)。

以下の二事例(1)は臨床的アセスメントに紹介された典型的な児童である。

事例2－1

マックスは、IQ124の五歳の男児である。両親が相談した精神科ソーシャル・ワーカーの依頼により紹介された。マックスは、両親と妹とともに暮らしていた。両親は中流の社会経済的階層に属している。マックスが二歳の頃から、両親は反対性の行動の徴候に気づいていた。彼が三歳の時、一家はホームドクターを受診した。その医師は、おそらくそれほど心配していなかったと思われる。マックスは初診時、ほっそりとして青白くみえるが、ストレートのブロンドで額を覆うようにしたかわいい子どもであった。

マックスは遊び友だちとして女児を好んだが、彼女らがあまりに騒がしいと、恥ずかしがってそこから離れようとした。二歳からマックスは好んで異性装をするようになった。そして最近では、自宅でも保育園でも異性装で通していた。父親は、彼の異性装が「創造的」だと述べた。マックスは、女性の人形、財布、装身具類などいかにも女らしいおもちゃを好んだ。両親は、彼が時々女性らしく「振る舞う」ことと、ままごとの際、かん高い声で話すことを報告した。マックスは荒っぽい遊びを避け、幼児形式の野球であるTボールに参加することを拒否した。三歳から、マックスは女の子になりたいと「散発的に」言うようになった。彼は座って排尿し、折にふれて自分のペニスを陰嚢で覆うことで隠そうとした。彼は両親に自分のペニスが「どこかに飛んでいってしまえばいいのに」と言っていた。しかし両親は、彼がペニスの勃起を経験した時、「得意げ」であったことにも気づいていた。

広範な反対性への同一感を表明するのに加えて、マックスは極めて不安が高く、緊張して、抑制された子どもであった。幼児の頃のマックスは活発な遊びと騒々しい物音を嫌い、見知らぬ人に極めて拒否的な反応をしていたと両親は述懐した。なかなか眠ろうとせず、しばしば就寝前に衣類（例えば、何足かのソックスなど）にくるまれていたいと言ってきかなかった。現在もマックスは、例えば学校に行く、あるいは初めての仲間に出会うというような新しい状況においていちじるしい不安を抱いていた。アセスメントの間、マックスは個人聴取のため両親から引き離されるのを拒否した。彼は、質問された時でも、まったく口を閉ざしていた。例えば、「怖い」夢をみることは認めていたが、その夢の内容についての情報は提供できなかった。心理テスト中は、マックスは、当初母親に猛烈にしがみついて、声をあげて泣いていた。女性の検査者と一緒にいる時に一度だけ、落ち着いていたことがあった。しかし、それでもやはり、その日の間中、彼は母親がいるかどうかを何度も確かめようとしていた。

事例２－２

サリーはＩＱ125の六歳女児で、母親の依頼により紹介された。両親は社会経済的には労働者階層に属していた。母親は、少なくともこの二年間、サリーの性同一性発達について気がかりに思っていたが、かかりつけの小児科医は母親の心配を認めなかった。結局、サリーの母は自分の主治医に助けを求めて、その医師がサリーを我々のクリニックに紹介した。サリーの父はアセスメントには参加したが、母親よりはサリーの行動への心配が薄く、それは彼女の発達の一段階にすぎないと信じていた。

最初のアセスメント時、サリーは黒のトレーニングパンツと黒のトレーニングシャツを着ていた。インタヴュー開始後の一時間は、自分の頭をトレーニングシャツのフードで隠していた。そのため彼女の顔が見えなかった。そのあとで、フードをおろして床に横たわり、自分の爪をひっきりなしにかんでいた。フードを取り去った時、髪が短く、女児というよりむしろ男児に典型的なスタイルに整えられていることが注目された。ヘアスタイルと衣類からすると、ふつうの観察者なら彼女を男児と判断したであろう。

サリーの母親は、彼女が三歳頃、ドレスのような文化的に女性的な服装を着用することに強い嫌悪感を募らせていることに気づいていた。ドレスを着るよう求められる時、サリーは強烈なかんしゃくを起こした。そして——両親にしてみれば絶え間なく——男児のように髪を切ると言ってきかなかった。

臨床的アセスメントの時に、サリーは遊び友だちとして男児を選び、類型的に男らしいおもちゃでばかり遊び、空想上の遊びにおいてはいつも男性的役割についた。そして、アイスホッケーのような、攻撃的で文化的には類型的に男らしい活動に夢中になった。運動スタイルは、時おり、男らしさが誇張されたが、これは声のトーンのような話し方の特徴には現れなかった。サリーは、男の子になりたい気持ちに心を奪われていた。男友だちが人の性転換ができる「機械」の話をしてくれたこと、そして自分は男の子になりたいのだということを母親に伝えていた。両親がこの要望を拒否しても、「二五歳」になった時に「手術」を受けると述べていた。

サリーは、その顕著な反対性への同一感に加えて、緊張し抑制され不安の高い子どもであった。担任の教師から、めったに自発的に話さない不安の高い子どもと言われていた。臨床的インタヴュー時に、サリーが三歳頃から一〇歳の兄に極めて嫉妬深かったことが注目された。同年代の他の児童が近隣にほとんどいないところに一家が住んでおり、サリーと兄との間に慢性的葛藤があったと両親は述べた。兄は、自分の男友だちとの遊びに彼女を加えたがらなかった。個別面接の間に、サリーは強くなりたいことと、検査者との人形遊びのやりとりで崖から兄の人形を投げ落とすのがとても嬉しいことを明らかにした。ほとんど黙っていたが、しばしば怖いと感じていることや、男の子になることで強くなれると信じていることを、そうだとうなずくことで知らせた。

家族聴取の間、サリーはどちらの親に対しても特に親密とは見えなかった。母親をそんなに頻繁に見ないし、接触するために母親に近づくことは一度もなかった。面接の最後まで、父親の膝の上にむしろ静かに、身動きせず座っていた。両親とも、自宅でサリーが親の通常の要請を無視する傾向があることに気づいていたが、それでもひどく反抗的であるとまでは感じていなかった。

以下にこれらの臨床的特徴をさらに詳細に記述してみよう（他の説明としては、Coates, 1985; Green, 1974, 1987, 1994a; Stoller, 1968b; Zucker, Green, 1993; Zuger, 1966 参照）。

同一感の表明

就学年齢以前に自分は本当は反対の性の一員であると頑固に言い張る児童も少数ながらいる。訂正を試みても、彼らは揺るぎなくこの信念を維持する。臨床的には、これらの子どもたちが性の自己ラベル化の過程において文字通り誤りを犯しているのか、それとも、こういった主張が防衛的な考えであるのか、必ずしも明確ではない。他の児童の場合——こちらの方が数は多い——は、自分が男児あるいは女児であることは分かっていながら、反対性の一員になりたいと望んでいる。繰り返し反対性の一員になりたいと表明することが、臨床的に紹介される際によく見られる理由である。さらに他の児童の中には、性転換願望を声に出して言うことはないが、以下の事例におけるように、その性典型的行動がやはり明白な反対性への同一感を示しているものがいる。

事例２－３

マシューは、ＩＱ98の八歳男児である。母親が彼の性同一性発達について懸念を示し、アセスメントに紹介された。両親は中流の社会経済的階層に属していたが、五年間で離婚していた。

アセスメントの際、マシューは以下の行動を見せた。すなわち、女児と遊ぶのを好み男児におびえた。お気に入りのおもちゃは、バービーやキャベツ畑の子どもたちのような女性の人形であった。人形の髪や母親の髪をいじるのが大好きで、大きくなったら美容師になりたいと話していた。女装するのが好きで、人前で髪に髪留めをつけていた。空想上の遊びにおいては女性の役割にしかつかず、お気に入りのヒロインはワンダーウーマンで、その変身の力にうっとりとするのだった。女のような動き方をし、荒っぽい遊びや集団スポーツをこわがった。時おり座って排尿した。そして、自分の性器を取り除きたいと、少なくとも一回は述べたことがあった。マシューは、女の子になりたいという現在の願望を言語化することも、そのような願望をもっていることをほのめかすこともせず、むしろだれかに話すのを怖れていた。しかし、以前はとてもそうしたかったという言い方では、その願望を口にした。「四つの時……僕は毎日女の子になりたかったんだ」。女の子になりたいという現在の願望を言語化することはなかったにもかかわらず、マシューが重要な反対性への同一感を現していることは明白であるようにみえた。彼の行動あるいは空想において、男性への同一感や男の子になる喜びを示すものはほとんどなかった。

児童期中期までに、反対の性に属したいという公然の希望が消褪することはまれなことではない。これは第4章において詳細に検討される診断の問題である。しかし重症の性別違和症候群の児童の中には、その希望が消褪しないものもある。そしてこれらの児童のうち何人かが、どうすれば性転換ができるのだろうかと考えはじめるのである。

異性装

異性装は、明白な反対性への同一感のさらに劇的な徴候の一つである。幼児期には、ハイヒール、ドレス、宝石類、化粧品を含めて、男児が母親の衣類を着用することがすでによくみられる。例えばグリーン（1976）の研究において、異性装の発症時期の最頻値は二歳から三歳の間であった。そしてこれらの男児の94％が六歳までに女装していた。多くの男児例においては、異性装は避けられない性質をもち（例えば、屋外でも女装したいと主張する）、遊びの状況に限定されない。紹介されることになる理由としてよくみられるのは、男児が保育園や幼稚園において広範囲にわたって女装していることである。異性装が衝動的な性質を帯びていることは、男児が女性用の服で眠りたいと言ったり、女性の衣服が利用できないときにイライラすることでしばしば明らかになる。両親の中には、息子が学校から帰宅すると、女性の衣服に着替えたいと言ってものすごい騒ぎになると報告するものもある。息子の反対性への同一感にたいていは、両価的あるいは支持的反応をしている両親の間にさえも（第7章参照）、子どもが慢性的に女装することへの不安が出現し、そのような両親は通例は就学年齢までに、息子の行動を制限しようとしてきている。したがって男児の中には、衣装を創作したり、タオルを使用したり、あるいは単に周囲にだれもいない時に女装するなど、行動を隠そうとする場合がある。児童期後期までに、異性装への関心が女性映画スターや他の人気者の姿に熱中することへと形を変えていることもありうる。

これらの男児の大半が、社会的な場面においては伝統的な男らしい衣服を着用するとしても、しばしばピンクや紫のような、いかにも女らしい色彩を選択する（Picariello, Greenberg, Pillemer, 1990）。男児の中には、トレーニングシャツやその他の男っぽさを示すような衣装（バットマン、ティーンエイジ・ミュータント・ニンジャ・タートルズ、パワーレンジャーなど）を着けることを断固拒否するものもいる。そして、しばしば両親は次のような報告をする。つまり、子どもが極端に衣服の好みがうるさいので、買い物する際には十分に注意深くしなければならない。そうしないと身支度をめぐって強い葛藤が生じることになる、と。

女児の場合、いかにも女らしい服装をはっきりと拒絶することは、結果として、その両親、とりわけ母親との強い葛藤を生じさせる。これらの女児が、男らしいスタイルのドレスを好むのは、より着心地のよい衣服を望んだ（例えば、通常でも多くの女児が社会的場面において、そうした理由のためにスラックスやトレーニングパンツなどをよく着用する）からではない。そうではなくて、それはむしろ女児でいることの明らかな苦痛に起因している。両親の中には、特別な行事（例えば、教会に行く）に際していかにも女らしい衣服を着用するよう娘に求めることが、娘の強烈な不機嫌状態を引き起こすと報告するものもいる。また、そのような女児の多くが自分の髪を極端に短く切るよう要求し、表現型上男としての外観をとることになる。結果として、これらの女児の多くが他の人々から男児として認識される。例えば、我々のクリニックで診ていた四歳の女児の一人は、その身体的外観のせいで幼稚園の先生から男児と思われていた。アジア出身のこの女児はまだ英語が話せず、白人教師は彼女のファーストネームから性別を推理することができなかったのである。その先生は、両親が登録書式上で彼女を女子と単に書き間違えたと思っていた。両親の保証にもかかわらず、その先生は納得せず「確認」のため、その女児をトイレまで連れて行った。

おもちゃとごっこ遊び

多くの男児が、母親や姉妹、あるいは映画や本の登場人物など、女性の人物役でごっこ遊びをする。このような男児の活動やおもちゃへの関心もまた、いかにも女らしいものである。彼らは、女児の間で人気のあるバービーやその他のフィギュアなどの女性の人形に特別の関心をもつ（例えば、北米の子どもたちをとりこにした最新のテレビ番組「マイティ・モーフィン・パワーレンジャー」のキンバリーとトリニー）。いかにも男らしいおもちゃや役割にはほとんど関心を示さない。

臨床的には、我々は、この遊びには二つの主要な形式があるという印象をもってきた。そのどちらかで通例は大半を占めている。一つの形式は、空想の中でリトル・マーメイドや白雪姫のようなやさしい理想的な女性への同一感をもつものである。バービー（あるいはそのたぐいのもの）に夢中の男児は、人形の髪をブラッシングしたり、着せ替えをしたりして途方もない時間を過ごす。しかし我々は、赤ん坊人形をあやすような子育てごっこはほとんど認めてこなかった。この事象を正式に研究してはいないが、これらの男児は通常の女児より、育児をするお母さんごっこに対し、かなり関心が薄いというのが我々の印象である。そのような遊びは、例えば個人精神療法期間中、めったに観察されない。もう一つの形式は、西の悪い魔女（「オズの魔法使い」より）、クルエラ・ド・ヴィル（「一〇一匹わんちゃん」より）、アースラ（「リトル・マーメイド」より）のような、「邪悪な」女性への没入や同一感を伴うものである。図２－１と図２－２は、二名の男児によって描かれた、それぞれこれら二タイプの女性を代表する絵である。

また、多くの女児が、父親や兄弟、あるいは映画や本の登場人物など男性の人物役でロールプレイをする。彼女たちの活動やおもちゃの関心もまた、いかにも男らしいものである。彼女らはしばしば暴力的かつ攻撃的な空想上の遊びに夢中になる。だが、破壊的行動障害児と違って、めったにそれを行動化することはない。この遊びにおいて、彼女たちはしばしば防衛者の役割につく。だが、子育てごっこを含む、いかにも女らしいおもちゃや役割にはほとんど関心を示さない。図２－３に一人の女児による絵を示す。この絵は、彼女が男性の社会的役割から連想される強さと力に心を奪われていること、さらには重量挙げの選手になりたいという彼女自身の具体的な願望を反映している。

仲間関係

これらの男児の大多数が、遊び友だちとして女児と極めて親密な関係を示す。この傾向は年齢が上がってもそのままであるが、彼らは、仲間集団における「性分離」がだんだんと深刻になるにつれ（La Freniere, Strayer, Gauthier, 1984; Leaper, 1994; Maccoby, Jacklin, 1987）、社会的に孤立していく傾向がある（例えば、Green, 1976 参照）。それほど多くはないが、一部の男児の中には、慢性的に仲間との関係が困難で、どちらの性にも親友がいないものがいる。

彼らが女児との間にもつ仲間関係の性質は様々である。男児の中には女児と心から親密な友情を示すものもいる。また、女児あるいは幼児の方が「支配」しやすいと感じているようにみえる男児もいる。何人かの臨床家がこういう関係を「親分風」と記載してきた（例えば、Bakwin, 1968; Zuger, 1966）。コーツ、フリードマン、ウォルフ（Coates, Friedman, Wolf, 1991）は、以下のような男児をとりあげ、「全能」あるいは極めて自己中心的と述べている。すなわち彼らは「ゲームにおいて独自のルールを主張し……そのやり方が通らない時には、ひきこもってしまうか、かんしゃくを起こす」（p. 483）。一般的に、こうした男児は、少なくとも幼児期の間は、彼らの女性的関心や活動に関連して、女児よりは他の男児からのからかいを経験するようだ。

通常は、遊び友だちとしては男児を強く回避する。男児の中には、荒っぽい遊びの最中に起こりそうな身体的負傷について強く心配するものがいる。彼らは荒っぽい遊びと故意の傷害を区別できないようである（Costabile et al., 1991; Pellegrini, 1989; Smith, Boulton, 1990

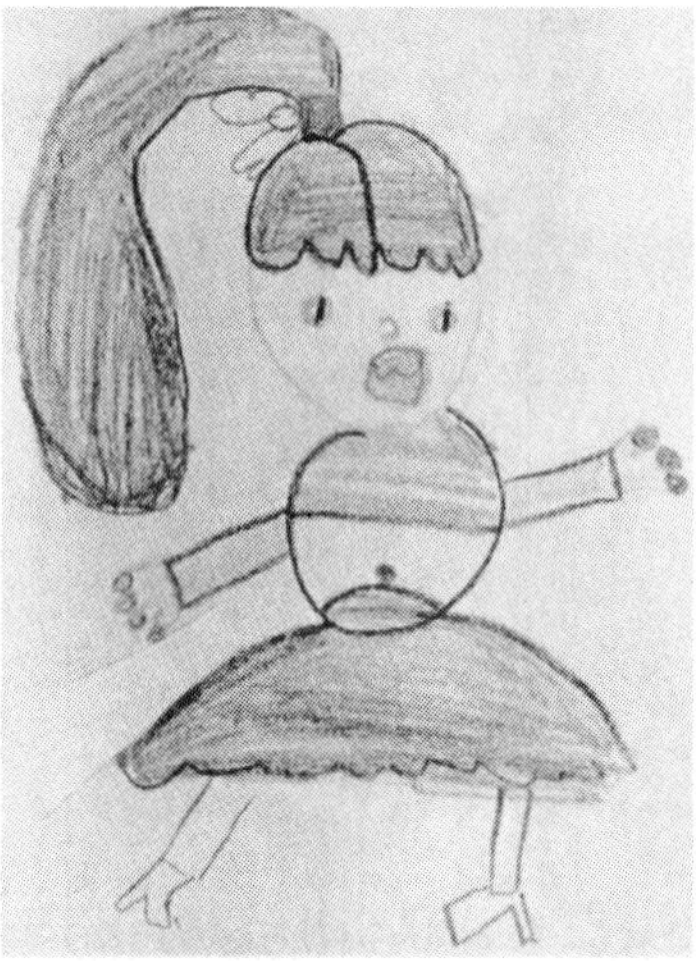

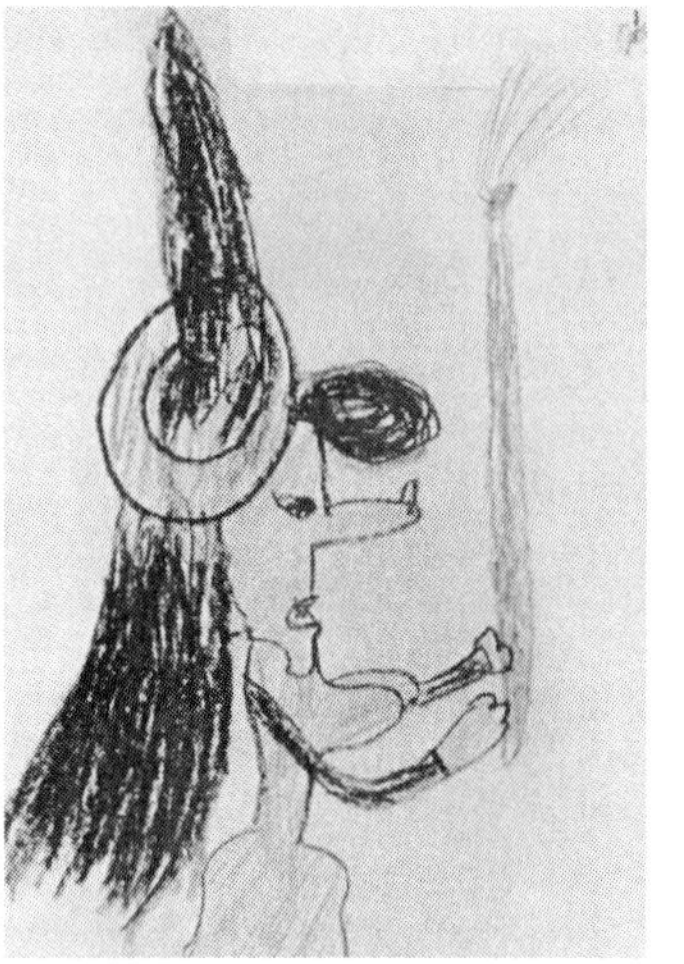

図 2－1（右）　性同一性障害 8 歳男児による女児の絵．細部の強調（例えば，爪のマニュキア），特大のポニーテール，ハイヒールの靴，などに注意．

図 2－2（左）　性同一性障害 9 歳男児による魔女の自由画．個別面接の間中，彼は母親について話していた．

参照)。他の男児によるからかいは、とりわけ児童期中期までに顕著になる。我々のクリニックで診察している六歳男児は、学校でのからかいに実は自分が女であると同級生に公表することで対処しようとしたようだが、男児と女児の双方から拒絶される結果になった。男児の方が女児よりも固定的な支配階層性を形成するのがふつうであることはよく知られている(例えば、Edelman, Omark, 1973)。我々のクリニックで診察している一人の男児は、併発したいくつかの行動上の問題のために結局デイケアに通うことになった。偶然にも、その子は仲間集団中の支配階層性に焦点を当てた研究調査に参加していたが、その研究で、彼は最下層にあると判断されていた(M. K. Konstantareas 私信、一九九三年八月一九日；Konstantareas, Homatidis, 1985)。

大多数の女児例は、遊び友だちとして男児と極めて親密な関係を示す。女児は男児よりも反対性への関心のために仲間はずれにされることは少ないようであるが、明白な反対性への同一感をもつ女児は嫌われているというのが我々の印象であった。例えば、

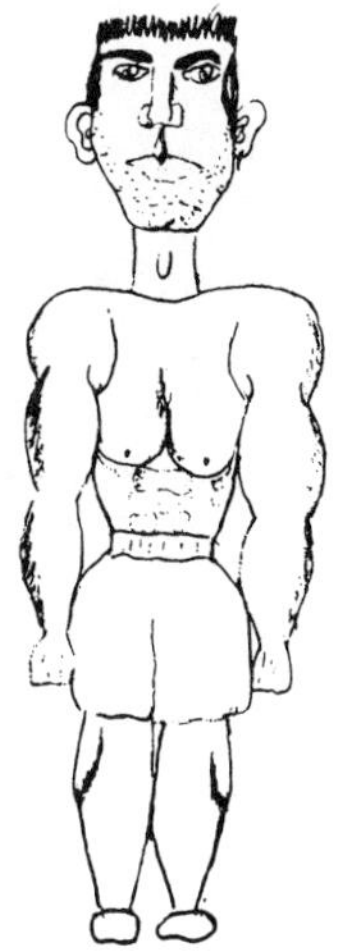

図2-3　性同一性障害11歳女児による男の絵．彼女は重量挙げの選手になりたいという希望をもっていた．そしてそうすれば十分に強くなって，潜在的なレイプ犯から母親を守ることができると考えていた．

自分の女性的なファーストネームを男性的ファーストネームに替えてしまった（二つの名前の発音は同一であった）六歳の女児は、クラスの男児からも女児からも拒絶されていた。同級生は彼女が実は男なのか女なのか区別がつかないと教師に訴えた。男児と同様に、女児の中にも慢性的に仲間との関係が保てず、どちらの性にも親友がいないものがいる。

彼女たちが男児との間にもつ仲間関係の性質は様々である。女児の中には、共有する関心をもつ男児と心から親密な友情を示すものもいる。就学年齢の女児の中には、男児と競争しなければならないと感じているようにみえるものもいる。しかし、彼女たちは男の仲間集団から排除される傾向にあり、その結果疎外感をもつ。こういった女児は通例他の女児を遊び友だちとして拒絶する。その理由のひとつは、そうした女児たちは自身がもつ関心を女の子はすこしも共有しないと見ているためであろう。

わざとらしさと声

男児の中には、肘を曲げたり手首をくねくねさせるなど、いかにも女性的な、あるいは「女々しい」身体運動を見せるものもいる（例えば、Rekers, Amaro-Plotkin, Low, 1977; Rekers, Morey, 1989a; Zucker, 1992a 参照）。こういった男児の中には、両親や他の人が女の子っぽいと感じるような高い声で話す子もいる。ある七歳男児（ＩＱ 115）の父親はこのような行動を以下のように述べた。

「息子はたまに、仕草や声がとても女々しくなります。特にストレスがある時……ストレスがある時は典型的に、というのは彼が内気なのか、それとも……何かに反応するからで、彼はとても女々しくなります。……それは一時的ですが……でもそれは、それはとても女々しい反応です。……彼の両手はあるいは……それは彼が、彼がするやり方なのですが、彼が本当に手をはじいているのかはわかりません、彼がするかどうか、まあ彼がしたいのかどうか、こんなふうに、彼は目をキョロキョロさせます、これはちょっと変わった癖で。おわかりですね」。

女児の中には、いかにも男らしい身体運動を見せるものもいる。すなわち大げさに歩き（例えば、大またで）、より男らしく聞こえるように声のトーンを下げる。しかし、これらの特徴は、いくつかの他の行動特性とは違って、いつも起こるわけではない。

解剖学的性差に対する違和感

解剖学的性差についての違和感の表明は、今のところはまだ正式の経験的研究において評価されていない。多数の児童が成人の性について同じ抑圧を働かせるので、生殖器に対する考え方についての質問は必ずしもうまくいかない（Balk, Dreyfus, Harris, 1982; Fraley, Nelson, Wolf, Lozoff, 1991）。

臨床的アセスメントにより、これらの男児の中に座って排尿することを好むものがいることが明らかになっている。そのことで女性生殖器をもっているという空想を満足させているようにみえる。これらの男児はしばしば立って排尿することを拒否する。男児の中には、大腿の間にペニスを隠そうとあるいは押し込もうとしながら、自分は女の子であると表明するものもいる。解剖学的性差に対する違和感の他の徴候としては、乳房を擬装する努力や自身の生殖器を嫌悪するという発言などが含まれる。ローズシュタイン（Lothstein, 1992）は若年の男児における「生殖器違和感症」の数例を記述した。例えば、ある五歳の男児はこう言っている。「僕は、ペニスが立つと、おかしくなりそうだよ。あれが立つ時はすごく嫌だ。鉄砲で撃ち抜いてしまいたい。取り除きたい。自分を撃って死んでしまいたい」（p. 95）。ある時、この男児は自分のペニスを切り取ろうとした。またある時、彼は父親の銃を使用してペニスを撃とうとした。ロールシャッハのインクのしみテストのカードⅣは、かなりはっきりと「男根」を含意するものだが、時に独特の反応を引き出す。我々のクリニックで診察しているひとりの五歳男児は「巨大な怪物」（D７）が見えたと述べ、それからしみの部分（D１）を指さして、こう言った。「やつらはあんな大きなものをもってて、しかも垂れ下がっている。何だかわかるかい。ちんちんだよ。……ひどいことを言ってるね。ちょっといやらしいな。「ちんちん」［小声で］と言うのはいいよ、でもこんなふうに「**ちんちん**」［大声で］と言うのはだめ」。その後で、彼はその怪物がハイヒール（D２）を履いていると言った。そして「やつらはちんちんをもっと小さくしなくちゃ」と述べた。他の何人かの男児は、D１（「男根」の突出）について述べるのも拒否し、カードを裏返したり、目をそらしたり、あるいは検査員にカードを返すなど、とても不安になるようである。

女児の解剖学的性差に対する違和感はしばしばペニスの獲得に没頭することが中心となっている。ある女児は下着の中にマジックペン（フェルトペン）を入れたまま眠っていた。もうひとりの女児は、ズボンのジッパーからホットドッグを突き出したまま自分の家の周りを歩いた。三人目は、大きくなったら男を「殺害」し、ペニスを切り取るだろうと明言した。[2]四人目の子は、兄弟のペニスをはさみで切り取ろうとして両親にそんなことはできないと言われ、ひどく困惑したということを理由の一つとして、両親が相談に連れてきた。五人目は何度も「何百というペニス」の絵を描き、ひとつでいいから欲しいと毎晩神に祈っていた女児である。六人目は、両親がその考え方を思いとどまらせようと努力したにもかかわらず、「お腹に隠された」男性生殖器をもっているとしつこく主張していた。腹部にアイスホッケーのパックが当たったりすると、腹部を押さえて「ワー、私の玉が—」と叫んだりした。面接と心理テストの情報から、彼女は自分が女性の状態にあることはわかっているが、そうでないことを強く望んで苦しんでいることが指摘された。例えば、彼女は本当は腹部に隠されたペニスも睾丸ももっていないことは知っているが、「男の子のようになろうとして」そのように話したと述べていた。

年長の女児の中には、思春期に伴う身体変化のことをきいて非常に困惑するものもいる。児童期後期の頃には、彼女らはしばしば水着を着るのを拒否し、Tシャツを重ね着する。そうやって初期の乳房の発達を他者に気づかれないようにするのである。

荒っぽい遊び

これらの男児は一般に荒っぽい遊び、競争的集団スポーツ、喧嘩を激しく嫌悪する。それらはすべて、しばしば彼らにいちじるしい不安を経験させる原因となる。臨床家の中には、これらの男児は運動が不得手であると指摘するものもいるが（例えば、Bates, Skilbeck, Smith, Bentler, 1974）、むしろ我々は、彼らの多くが水泳のような個人運動競技活動では能力を発揮することに注目してきた。彼らの中には、攻撃的な言葉に恐怖様の反応を示し、汚い言葉を使うことを拒否する男児もいる。彼らはしばしばわいせつな言葉を発する子どもたちについて不満を言う。そしてたまたまよく怒鳴る教師が担任になると極めて不安になる。

それとは対照的に、女児例の中には荒っぽい活動にたいへん熱中し、先述したように、攻撃的な空想に心を奪われているものもいる。

注

（1）本書の全体を通じ、臨床資料を報告する際に、我々はクリフト（Clifft, 1986）の守秘性のためのガイドラインに従った。

（2）空想は時に現実化する。思春期の性別違和症候群の女性が殺人罪で告発された後に、我々の法医学部門で評価された。この若い女性は社会的には男として通っており、一〇代の少女と恋愛関係に陥った。パートナーの父親は彼女の真の性別を疑うようになり、本当に男である「証拠」を求めた。患者はタクシー運転手を自分のアパートにおびき寄せ、この運転手を殺害して、ペニスと睾丸を取り、それらを瞬間接着剤で自分の身体にくっつけた。狂気を理由に彼女には無罪の判決が下された。この事例は地方紙の大変な注目を集めたが、スーザン・スワン（Susan Swan）の評判の小説『バースの妻たち』（1993）の架空の登場人物ポーリー（Paulie）に影響を与えていることは間違いないだろう。ファンタジーの方は現実よりもまだましである。

第3章　疫学

有病率

児童の性同一性障害の有病率に関する公式の疫学調査はこれまでのところ行われていない。しかし、性同一性障害を「まれな現象」とするマイヤー＝バールブルク（Meyer-Bahlburg, 1985）の見解は理にかなったものだろう。性同一性障害は児童の精神医学的な状態としては例外的なもの（例えば自閉性障害のように）であって、有病率という点では、破壊的行動障害のような状態とはまったく比較にならない。

成人における性同一性障害（性転換症）の有病率の見積りによると、発生率は概算で男性二万四〇〇〇〜三万七〇〇〇人に一人、女性一〇万三〇〇〇〜一五万人に一人となる（Meyer-Bahlburug, 1985）。より最近では、バッカー、ファン・ケステレン、グーレン、ベゼマー（Bakker, van Kesteren, Gooren, Bezemer, 1993）が、オランダの主要な成人の性同一性クリニックで「反対性」のホルモン治療を受けている患者数をもとに性転換症の有病率を推測したところ、男性は一万一〇〇〇に一人、女性は三万四〇〇〇人に一人であった。

しかし、この研究方法には少なくとも三つの限界がある。第一に、この方法は手術やホルモン療法による性別再割当ての窓口である専門クリニックに通院する患者数に依存しているが、そのようなクリニックがすべての性別違和症候群の成人を診察しているわけではない。第二に、児童の性同一性障害が成人期まで持続するという推定は必ずしも正しくないにもかかわらず（第10章参照）、成人の性転換症のデータから算出した性同一性障害の有病率の見積りを性同一性障害がまれであるという見解の裏付けとしている。最後に、例外なく生物学的女性に性的に惹かれる性別違和症候群の成人女性と違って、性別違和症候群の成人男性は生物学的男性、女性のどちらにもほぼ等しく性的に惹かれる傾向にあるが[1]（Blanchard, 1985a, 1988, 1989; Blanchard, Clemmensen, Steiner, 1987）、しかし、児童期の性同一性障害歴、あるいは性同一性障害の児童期における準臨床的な発現はもっぱら同性愛指向の性別違和症候群の成人に認められる。成人男性の性転換症有病率から児童期の性同一性障害の有病率を見積る際にはこのことを考慮すべきである。

第10章で詳述するように、児童期の性同一性障害は後の同性愛と強く関連している。したがって、性同一性障害の有病率は同性愛の疫学文献から導くことができるかもしれない。しかし、同性愛の有病率の算定は容易ではなく、方法論的にも解釈上も多くの問題がつきまとう。例えば、同性愛体験があるからといって同性愛指向であるということにはならないことはよく知られている。だから、キンゼイ、ポメロイ、マーティン（Kinsey, Pomeroy, Martin, 1948, p. 623）が米国で行った調査で、成人男性の37％が思春期後のオルガスムに達する同性愛体験を少なくとも一回はもっているという、よく引用されるこの結果は、実際の同性愛指向の有病率を確定するのにそれほど有用ではないのである（Diamond, 1993a 参照）。

キンゼイら（1948）のデータの他の部分から算出した同性愛指向の有病率の見積りは、それぞれかなり異なる。ヴェラー（Voeller, 1990）は、最近「〔男女混合〕人口の平均10％はゲイ〔同性愛者〕と呼ぶことができるだろう」（p. 33 強調省略）と結論づけている。キンゼイらの研究を再検討した他の学者たちは、一般的に男性は2％から6

%の間、女性はおよそ2%と、はるかに低い有病率を示唆している（Diamond, 1993a; Fay, Turner, Klassen, Gagnon, 1989; Gebhard, 1972; Rogers, Turner, 1991; Whitam, Mathy, 1986 など）。エイズの流行が問題になった時期に行われた研究からは、男女ともにさらに低い見積りも現れた（Billy, Tanfer, Grady, Klepinger, 1993; Laumann, Gagnon, Michael, Michaels, 1994; Leigh, Temple, Trocki, 1993; Spira, Bajos, the ACSF Group, 1994; Wellings, Field, Johnson, Wadsworth, 1994）。

近年のこうした性調査はキンゼイらの研究よりも進歩してはいるものの、同性愛指向の実際の有病率という点では不十分である。なぜなら、現時点での性体験とこれまでの性体験との区別は重要であるにもかかわらず、必ずしも区別されてこなかった。また、同性愛行動の操作的定義は調査によって様々である。ファンタジー（例えば、マスターベーション時のイメージ）にはあまり注意が払われず、むしろ対人的性行動が評価の主眼となってきた。ファンタジーにおける性指向の評価が重要であるのは、同性愛指向の成人の中にはいろいろな理由で明白な同性愛行動に出ない人もいるはずだからである。無回答者の問題もなお悩みの種である（Fay et al., 1989; Wiederman, 1993 を参照）。さらに、エイズ流行に関連した同性愛指向の人々の死亡について補正しようとした調査はこれらの中には一つもなかった。これらの要因すべてが、同性愛指向の過小評価という結果を生じさせたのかもしれない。

レマフェディ、レスニック、ブラム、ハリス（Remafedi, Resnick, Blum, Harris, 1992）は、三万六七四一人の一〇代の人（平均年齢一五歳、範囲一二〜一八歳、回答率69%）を対象に、性指向に関する独自の研究を行った。ミネソタ思春期健康調査（Minesota Adolescent Health Survey）の一部分として、性指向、すなわち（1）性的ファンタジー（男性、女性、両性）、（2）男性、女性とのあらゆる性的体験、（3）性指向の自己分類（同性愛のみから異性愛のみまで、あるいは「はっきりしない」）、（4）性的魅力、（5）性的関心について質問した。

性的ファンタジーに関しては、2・2%の男性と3・1%の女性が両性愛あるいは同性愛のファンタジーを報告した。性的魅力については、4・5%の男性と5・7%の女性が両性愛あるいは同性愛感情を報告した。しかし自己分類で見ると、両性愛あるいは同性愛であると報告した対象者はわずか1・1%にすぎなかった。これらのデータから、思春期では「両性愛」あるいは「同性愛」であると自己認識するよりは、むしろ両性愛や同性愛感情や魅力を報告する傾向にあるようである。こうしたパターンは他の研究でも認められている（Meyer-Bahlburg et al., 1992 など）。

これらの質問に回答しなかった対象者の割合は質問ごとに3・6%から7・4%であった。自分の性指向が「はっきりしない」対象者の割合は、年齢に強く相関していた。例えば、一七歳のわずか5%とは対照的に、一二歳の25・9%が不確かであった。

残念ながら、無回答の明確な理由を説明することはできない。例えば、性的ファンタジーや性的魅力に関して回答しないということは、異常な感情を報告したくないということかもしれないし、ファンタジーや魅力を経験していないということなのかもしれない。「性的ファンタジーがないあるいは性的魅力を感じない」という選択肢がなかったために、質問に無回答のままであった可能性があるのである。

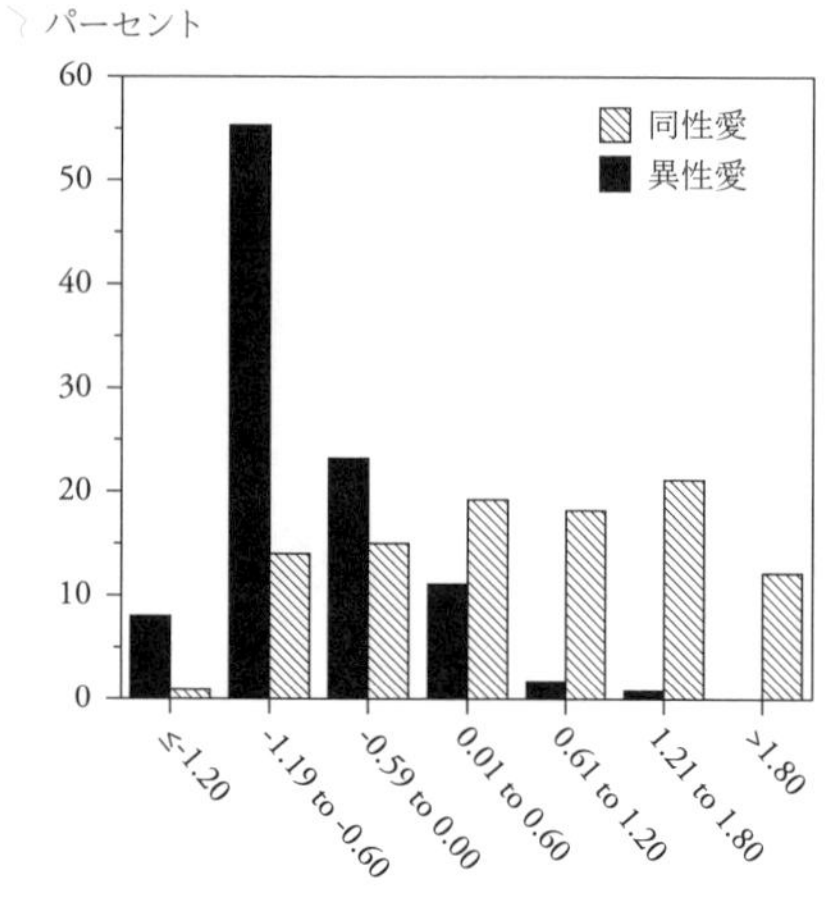

図3−1　同性愛男性と異性愛男性において想起された児童期の性典型的行動の頻度複合分布．ベイリーとズッカーより（1995, p. 48），アメリカ心理学会，© 1995，許諾転載．

さらに、調査の性質上、対象者がどれだけ正確に質問を理解したのかが不明である。対象者の正確な理解を得るためには、はるかに詳細な性心理学的面接が必要であろう。最後に、質問紙に回答しなかった31%が、性指向分類のうちのどれか一つに特に集積していたかどうかはわからない。

児童の性同一性障害有病率を算定するのに同性愛の有病率データを用いるのは、後方視的研究において、異性愛対照群にくらべ、かなりの比率の同性愛男女が児童期の反対性の行動を想起することが明らかとなったためである（例えば、Well, Weinberg, Hammersmith, 1981）。児童期の性典型的行動と後の性指向に関する後方視的研究文献をより形式的に定量分析すべく、ベイリーとズッカー（Bailey, Zucker, 1995）は、四一の引用文献から得られた四八の独立エフェクトサイズにもとづいてメタ分析を行った。エフェクトサイズのうち異性愛男性対同性愛男性に関するエフェクトサイズは三二で、異性愛女性対同性愛女性に関するエフェクトサイズが一六であった。**同一性における**性指向の比較に関する平均エフェクトサイズ

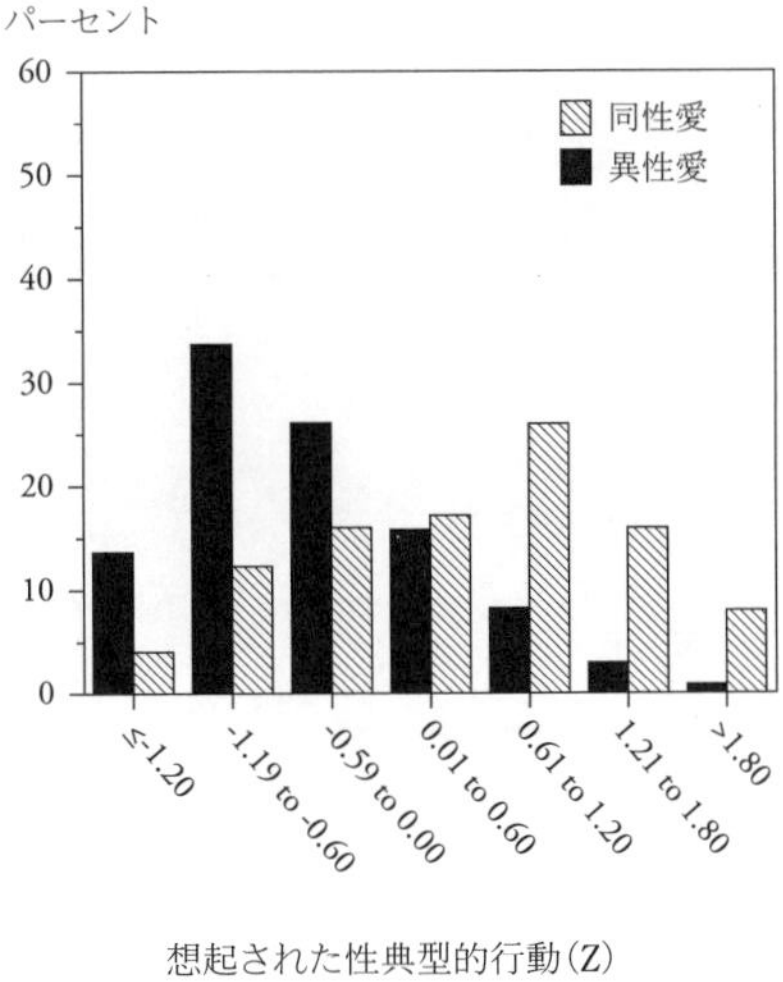

図 3-2　同性愛女性と異性愛女性において想起された児童期の性典型的行動の頻度複合分布. ベイリーとズッカーより（1995, p. 48），アメリカ心理学会，© 1995，許諾転載.

は、コーエン（Cohen, 1988）の基準によると「大」であり、それぞれ男性1・31、女性0・96であった。図3－1と図3－2は、男女それぞれのサンプルの頻度分布を示している。男性の分布では、同性愛男性の89％が異性愛男性の中央値を上回り、わずか2％の異性愛男性しか同性愛男性の中央値を上回らなかった。女性ではもう少し重複していた。81％の同性愛女性が異性愛女性の中央値を上回ったが、同性愛女性の中央値を上回った異性愛女性はわずか12％のみであった。

しかし有病率という点では、これらの研究には解釈上の問題がある。例えば、評価対象となる特定の行動が研究ごとに異なっていた。ある人が反対性的であったかそうではなかったか（「事例性」）を決定する基準がほとんど明確にされていないのである。しかもフリードマン（Friedman, 1988）がとりわけて指摘したように、反対性的だと分類された者が必ずしも性同一性障害の診断基準を完全に満たすわけではない。つまり、（異性愛男女との比較で）同性愛男女における児童期性同一性障害の発症に関する正式な後方視的診断研究は手つかずのままなのである。

より緩やかな性同一性障害の有病率見積りならば、その特定の反対性行動を評価した児童の研究から得られるかもしれない（Zucker, 1985, pp. 87–95 等を参照）。たとえば、ファゴット（1977）は、「中等度」レベルの反対性行動がみられる未就学児童を統計的に同定しようとした。そのレベルの児童では、反対性活動嗜好得点が反対性の児童の平均値の少なくとも1標準偏差以上であり、同性活動嗜好得点が自身の性の児童の平均値の少なくとも1標準偏差以下であると定義した。この基準によると、男児一〇六人中七人（6・6％）と女児一〇一人中五人（4・9％）が中等度の反対性指向を示した。

より幅広い年齢層の児童について得られる他の情報源として、広く利用されている児童行動チェックリスト（Child Behavior Checklist : CBCL, Achenbach, Edelbrock, 1981）がある。このチェックリストは親報告型の行動問題質問紙で、優れた心理測定特性をもっている。（一一八項目のうちには）反対性への同一感に関する二つの項目、すなわち

「反対性のように振る舞う」と「反対の性になりたいと願う」がある。標準化研究において（表3－1を参照）、年齢や臨床状態（紹介群対非紹介群）にかかわらず、両項目とも、男児よりも女児の方が該当することが多かった。紹介群の男児では、反対の性になりたいという願望は四歳から五歳で極めて高かった（15・5％）が、それより年長の児童では急に低下した。紹介群の女児では、反対の性になりたいという願望はもっと安定しており（4・2％から8・3％の範囲）、非紹介群女児よりも一貫して高かった。

両項目とも臨床群サンプルと非臨床群サンプルを有意に区別はしたものの、その識別力は弱いものであった。実際のところ、二項目とも、全質問項目の中でも最小の差異を示す五項目の中に含まれる。それゆえ、同時比較数の補正後には、その二項目はいずれも有意な識別力はないものと考えられた（Achenbach, Edelbrock, 1981, p. 36）。新たに開発された親報告

群	年齢群 4－5	6－7	8－9	10－11	12－13
	反対性のように振る舞う（項目5）				
男児					
紹介群	16.3	11.2	9.5	10.7	2.7
非紹介群	6.0	5.9	2.7	4.9	0.7
女児					
紹介群	18.6	9.1	14.5	13.1	16.5
非紹介群	11.8	9.6	11.0	12.5	12.9
	反対の性になりたいと願う（項目110）				
男児					
紹介群	15.5	2.7	5.1	1.1	2.4
非紹介群	1.3	0.0	0.0	2.3	0.0
女児					
紹介群	6.5	5.8	8.3	7.4	4.2
非紹介群	5.0	2.6	2.7	1.9	2.7

注　アッヘンバッハとエーデルブロック（Achenbach, Edelbrock, 1981）からのデータ．正確な割合はアッヘンバッハ（1982年12月7日付の私信）より．n＝100 / セル．紛失したデータがあるため割合が正確でない場合もある．

表3－1　CBCLの反対性への同一感に関する項目を母親がチェックした児童の割合

型質問紙、ＡＣＱ行動チェックリスト（Achenbach, Howell, Quay, Conners, 1991）でも同様の結果が得られた。そのチェックリストには全二一五項目のうち反対性への同一感に関する項目が三項目ある（二つは原本のＣＢＣＬから、三番目は「反対の性であるような服装、あるいは遊びをする」）。どちらかと言えば、これらの項目への該当例は、原本のＣＢＣＬよりも新しい質問紙では少ないようで、極端な反対性の行動というものは比較的まれであるという一般的な見解を裏づけている。

こうしたデータの主要な問題は、データから「事例性」を同定するのに有用な反対性の行動パターンを適切に見極めることができない点である。したがって、このようなデータは、より精密な評価を前提としたスクリーニング法と捉えるのが最も適当であろう（Pleak, Meyer-Bahlburg, O'Brien, Bowen, Morganstein, 1989; Pleak, Sandberg, Hirsch, Anderson, 1991; Sandberg, Meyer-Bahlburug, Ehrhardt, Yager, 1993を参照）。残念ながら、現在の児童診断面接一覧表には、性同一性障害に関する項目が十分にない（Orvaschel, 1989）。しかし、シェイファー（D. Shaffer, 一九九四年八月四日付の私信）によると、児童用診断面接表（Shaffer et al., 1993）の改訂版の疫学的治験にこうした項目を含めることが考慮されているようなので、有病率に関する新たな知見が得られることが期待される。

発生率

ローズシュタイン（Lothstein, 1983）は、臨床経験から、文化的な時代精神（Zeitgeist）に影響されて「男女平等主義」的な社会化の方法を採用するようになった親たちが、心ならずも性同一性の葛藤をその子どもたちに引き起こしたのではないかと考えている。しかし、過去数十年の間の性同一性障害発生率の変化（あるいは変化の欠如）に関する体系的データが存在するわけではない。

図３－３は、一九七八年から一九九四年までに我々のクリニック（加えて、児童クリニックが開業する以前の

一九七五年から一九七七年までは成人クリニック）を紹介受診した児童数を示している。紹介受診率が一九八七年から一九九四年までにいささか増加したことがみてとれるものの、発生率は疫学的にしか検討できず、このことと発生率との間になんらかの関係性があるのかどうかは不明である。現時点では、紹介受診率の増加は「地元の状況」の変化を反映しているにすぎないのかもしれない。例えば、我々は患者の紹介を積極的に求めたことはなかったが、我々のクリニックが以前よりも注目されているとも考えられる。一般開業医、小児科医、スクールカウンセラーは子どもの性同一性の問題に対して敏感になったが、それは性同一性障害が今やＤＳＭに「正式に」位置づけられたことによるところもあるのであろう。大衆紙や親向け雑誌等に性同一性の問題が今では頻繁に取り上げられていることを考えれば、親たちもまたこうした問題により敏感になってきたのかもしれない。第４章で詳述するように、我々が面接している親たちの多くは長期の性心理学的転帰（性転換症、

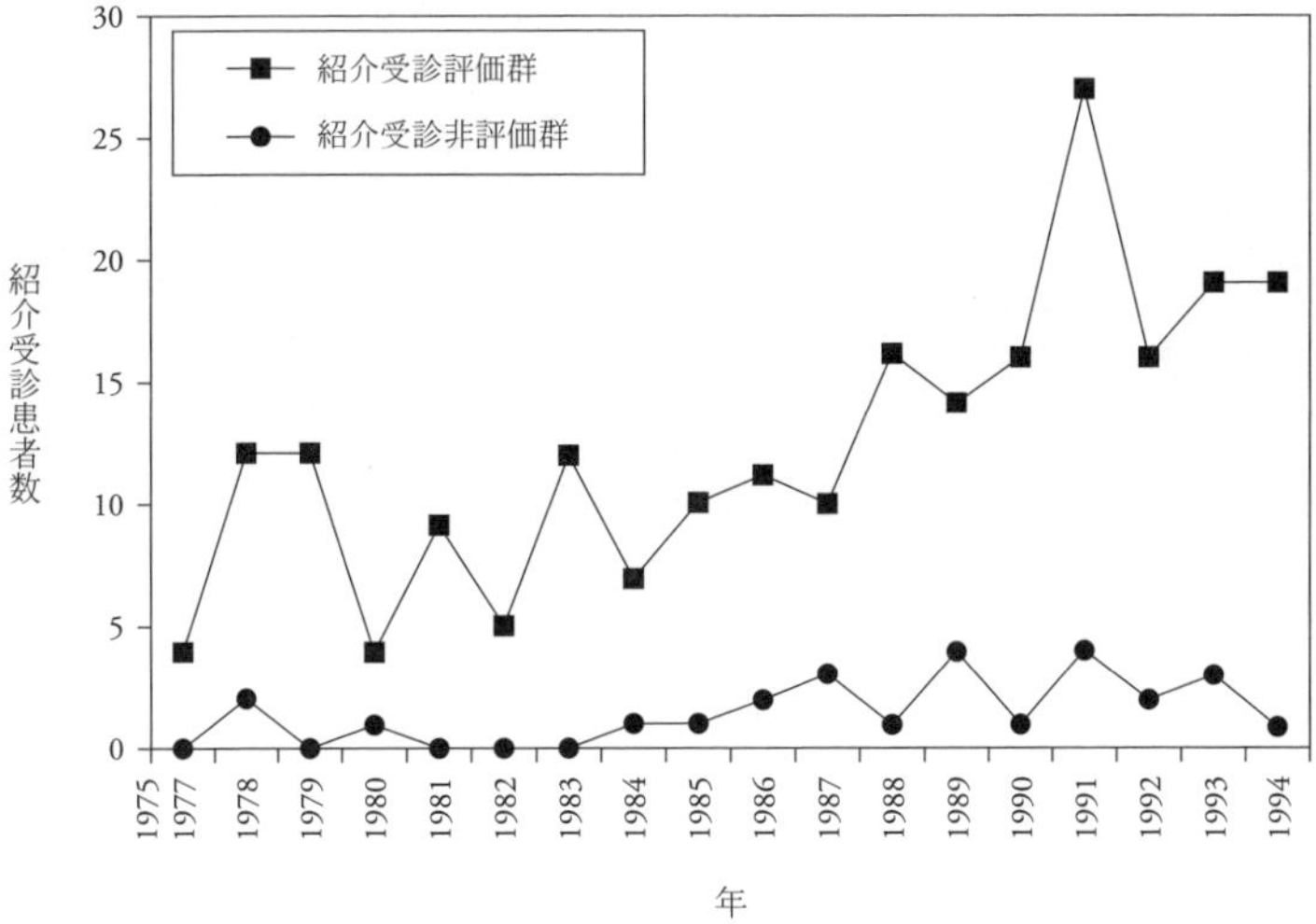

図３－３　オンタリオ州トロント，クラーク精神医学研究所，成人性同一性障害クリニックへの 1975 から 1977 年の各年児童紹介受診患者数，およびクラーク精神医学研究所，児童家族研究センター，児童思春期性同一性クリニックへの 1978 から 1994 年の各年児童紹介受診患者数

同性愛）に関する問題を気にしていたが、このような問題はＡＩＤＳの流行からなお一層注目されるようになったのであろう。ただし、これらは推測にすぎず、こうした見解のいずれをもこれまで実証的に検証したわけではない。

紹介受診率における性差

性同一性の問題を主訴に紹介されるのが女児よりも男児に多い点は一貫している。このことは、調査研究と治療症例報告のいずれにおいても現れている。一九七八年の開業以来、我々のクリニックの男児対女児の紹介受診の割合は6・3対1（n＝249）であった。

この差異をどう理解するのが適切だろうか。男性の方が、生物学的脆弱性が大きいことが、性心理学的障害の有病率が高い理由なのかもしれない。例えば、哺乳類の雄性発達は、胎児発達期初期のアンドロゲン産生に依存するとされてきた。適切なアンドロゲン分泌が起こらない、あるいは細胞受容体が循環アンドロゲンに反応しない場合、ＸＹ性染色体があっても胎児発達は雌性へと向かうのである。こういう症例のうち最も代表的なものが、遺伝学的男性におけるアンドロゲン不応（精巣女性化）症候群（Pérez-

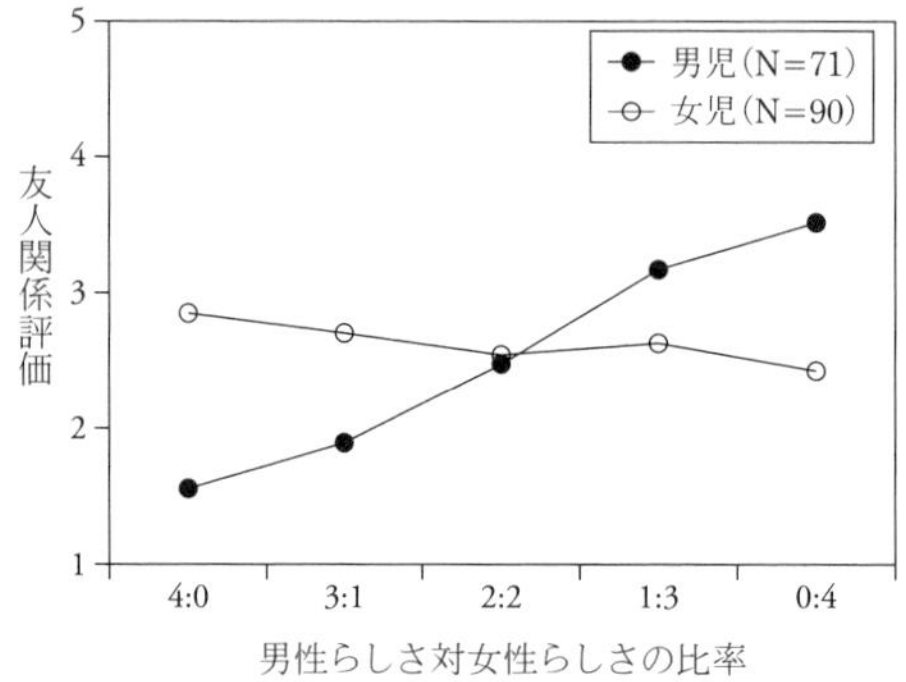

図3－4　物語内容（描かれている対象は男児）と同輩による友だちとしての評価，および評価者の性別との関係．データはズッカー，ウィルソン，クリタ，スターン（1995）より

Palacios, Chávez, Méndez, Imperato-McGinley, Ulloa-Aguirre, 1987 等を参照）である。このように、雄性胎児発達は雌性胎児発達よりも「複雑」であり、それゆえ、生後の性心理学的分化に影響を及ぼす可能性のある異常に、より敏感であると示唆されてきた（Gadpaille, 1972; Money, Ehrhardt, 1972; Stoller, 1972 など）。

生物学的事柄の影響はどうであれ、紹介受診率の差については、社会的要因で部分的に説明がつくようである。例えば、女児よりも男児の仲間集団の方が反対性の行動に寛容ではない（Zucker, 1985 が概説している）が、このことが病院受診を左右している可能性はある。

ズッカー、ウィルソン、クリタ、スターン（Zucker, Wilson, Kurita, Stern, 1995）は、男児と女児の臨床的に問題となるような反対性の行動、つまり性同一性障害の診断基準を満たす児童の行動特性に関する子どもたちの評価について調査を行った。すなわち、彼らは同性行動と反対性行動の比率を4対0、3対1、2対2、1対3、0対4に変えた五つの物語をつくった。小学三〜六年生の子どもにまず各物語を読ませた後に、いくつかの質問に1〜5の五段階選択式で回答させた。これらの質問に対象児童と友だちになりたいかどうかを尋ねる質問を一つ含めた。図3－4と3－5に結果を示す。対象児童が男児である実験では（図3－4）、男児の

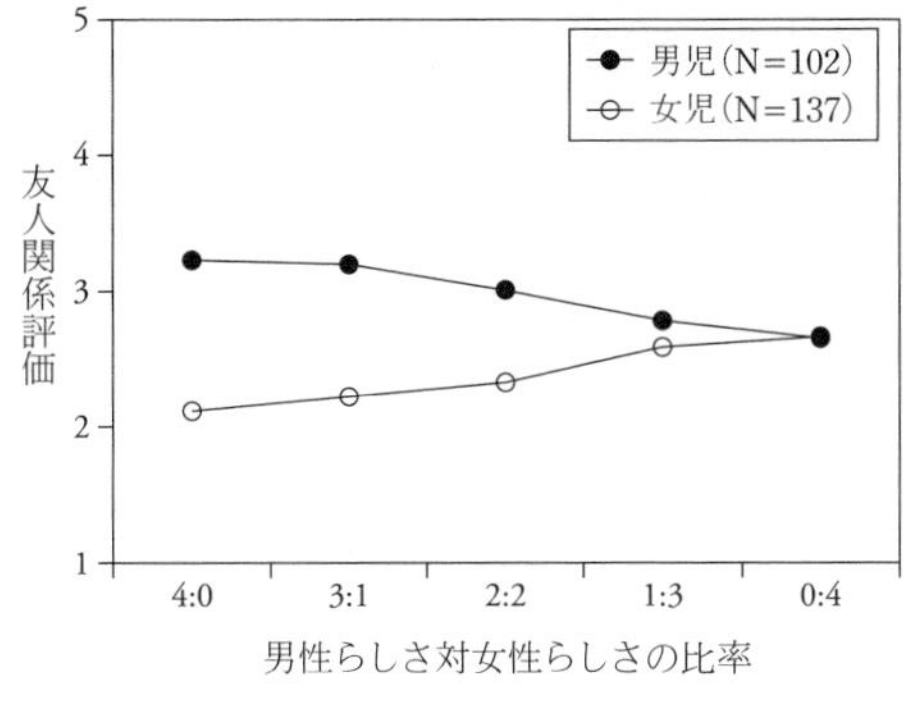

図3－5　物語内容（描かれている対象は女児）と同輩による友だちとしての評価，および評価者の性別との関係．データはズッカー，ウィルソン，クリタ，スターン（1995）より

評価者は四つの同性行動をとった男児をいちばん好んだ。反対性行動を一つ加えるに従い（同性行動は一つずつ減らす）描かれている男児は次第に友だちとして好まれなくなった。評価者が女児の場合、描かれている男児の女の子っぽい行動が増えるにつれて好かれるという傾向が若干あったものの、その男児と友だちになることに関し全体的に無関心であることを示していた。描かれている対象が女児の実験では、こうした影響はずっと少なかった（図3－5）。

反対性の行動に対する弁別的な反応の男女差についてのより直接的なエビデンスが、女性的な男児と男性的な女児に関するグリーンの研究から得られている。グリーン（1976）や、グリーン、ウィリアムス、ハーパー（Green, Williams, Harper, 1980）は、女性的な男児五五人と対照男児四五人（全員が平均程度に男性的であることがはっきりしている）の同性の仲間関係について親の評価を得た。女性的な男児は、様々な職種の専門家から調査のために紹介されてきていた（Green, 1970を参照）。グリーン、ウィリアムス、グッドマン（Green, Williams, Goodman, 1982）も男性的な（「おてんばな」）女児五〇人と女性的な（「おてんばではない」）女児四九人の同性の仲間関係についての親の評価に関する

群	同性の仲間関係（%）			
	リーダー	社交家	自発的に孤立している	拒絶されている
男性的男児（$n=45$）	19	70	3	8
女性的男児（$n=55$）	14	29	38	18
男性的女児（$n=50$）	32	44	24	0
女性的女児（$n=49$）	27	63	8	2

注　データはグリーン（1976, 表20）とグリーン，ウィリアムス，グッドマン（1982, 表22）より.

表3－2　男性的男児あるいは女性的男児，男性的女児あるいは女性的女児それぞれの同性の仲間関係に関する母親の評価

データをとっている。この研究では、これらの女児は新聞広告を通じて募集されている。

これら四群の児童の同性仲間関係に関する母親評価を表3－2に示す。男性的な男児の方が女性的な男児よりも良好な同性の仲間関係を築きやすいようである。特に社交的とみなされている場合が多い（また、他研究においてグリーンの原データを分析したところ（Zucker et al., 1995）、女性的男児の中の「拒絶されている」は、他の三つに分類される男児よりも年齢が有意に高い）。

女性的な女児に比べ男性的な女児は同性の仲間にうまく適応できない傾向にあったが、親評価の分析からこの傾向を確認することはできなかった（Green et al., 1982）。しかし、女性的な男児に比べ男性的な女児は同性の仲間に拒絶されず、リーダーあるいは社交家とみなされやすいらしいことが、表3－2からわかる。ただし、こうした違いを解釈するにあたり、女性的な男児とは異なり男性的な女児は臨床的経路を介して紹介されたわけではなかったことに留意すべきである。

大人（例えば両親や教師）もまた、女児よりも男児の反対性の行動に対して抵抗を示す（Fagot, 1977, 1985b; Langlois, Downs, 1980 など）。ウェイズとウェイス（Weisz, Weiss, 1991）は「紹介受診指数」（referability index; RI）というものを考案したが、これは紹介受診頻度、つまり子どもの問題（一般人口におけるその問題の発生率と調整してある）が紹介受診につながる頻度を反映している。ＣＢＣＬの全一一八項目について、クリニック紹介群と非紹介群間の比較によって分析された。専門家紹介受診につながる上位の二〇問題（破壊行為、成績不良、対人攻撃など）に関して、米国人の親は比較的深刻な事柄とみていた。一方、専門家紹介受診につながる下位の二〇問題（自慢する、よく泣く、孤独を好むなど）はそうではなかった。ウェイス（B. Weiss, 一九九二年三月四日付の私信）によると、男児においてＣＢＣＬ項目「反対の性であることを願う」はＲＩ 91／118（すなわち上位四分の一以内）、「反対性のように振る舞う」はＲＩ 80／118であるという。女児のＲＩはより低く、「反対の性であることを願う」は55／118、「反対性のように振る舞う」は14／118であった。成人は、男児と女児の反対性の行動に対する即応的な弁別的反応の他に、男性的な女児よりも女性的な男児の方が、長期的転帰において非定型的（例えば、同性愛）な結果を示すと予測する傾向にある（Antill, 1987; Martin, 1990）。

これらの研究、とりわけウェイズとウェイス（1991）の研究から、女児の場合には男児よりも極端な反対性の行動を示して初めて親が臨床評価を求めるということが予測された。図3－6は、我々のクリニックに通院しているジェンダー問題で紹介されてきた女児の母親は、ジェンダー問題で紹介されてきた男児の母親に比べ、CBCLのジェンダー発達に関する二項目に「2」（0から2の尺度で「とてもそうである、あるいはしばしばそうである」）と評価する傾向が有意に高かったことを示している。しかし、父親が評価した場合にはそうでもない（図3－6）。CBCL二項目の母親の評価と父親の評価は有意に相関していた（$\gamma(128) = .56, p < .001$）が、父親よりも母親の方が男児女児共に両項目を「2」と評価する傾向にあることも図3－6からわかる（男児 $\chi^2(1) = 5.11, p < .05$、女児 $\chi^2(1) = 3.18, p < .10$）。

概して、父親よりも母親の方が病院受診に先鞭をつけると仮定すれば（経験から当然気づいていた現象である）、病院受診に至る過程に、性別に関連した閾値の差があるのかもしれない。

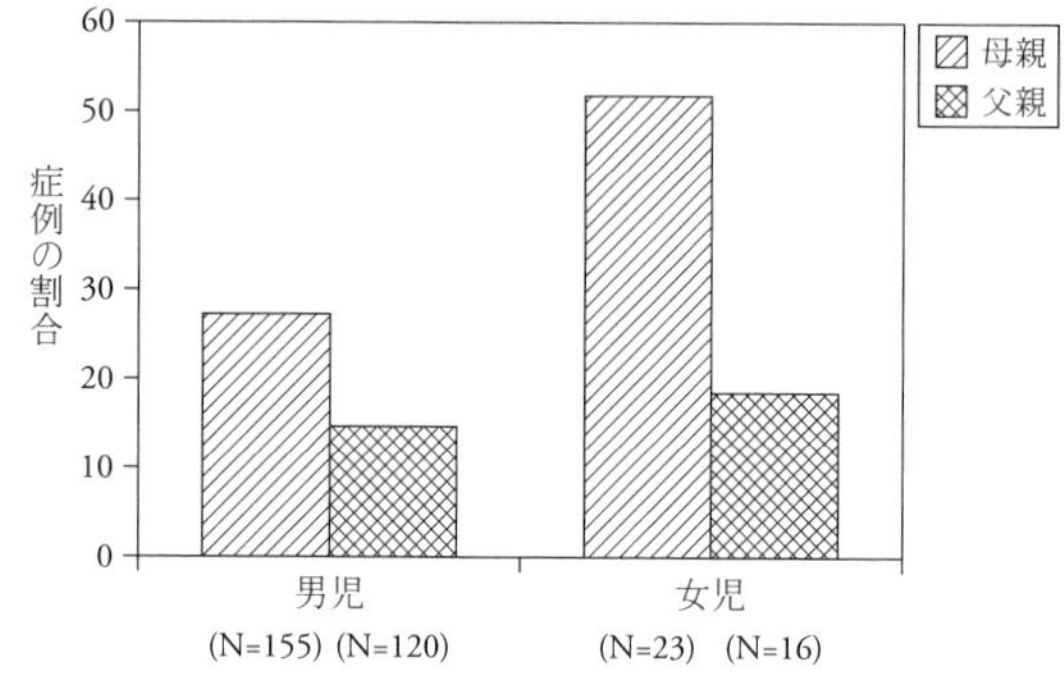

図3－6　性同一性に関するCBCLの2項目（項目5「反対性のように振る舞う」，項目6「反対の性になりたいと願う」）を，0から2の尺度で「2」と評価した母親と父親の割合.

このことから、男児の場合、過剰受診ではないか（つまり閾値が低すぎる）、あるいは女児の場合、過少受診なのではないか（つまり閾値が高すぎる）という疑問がわく。この疑問は擬陽性受診の割合における性差を検証すれば吟味することができる。この問題については第4章でさらに詳細に取り組みたい。

受診率の性差をもたらすもう一つの可能性は、一般人口における反対性の行動の基本的出現率が男児と女児では異なるという点である。この点について、発達に関する文献に結果上の一貫性はないが、どちらかと言えば、男児が女性的に振る舞うことに比べ、女児が男性的に振る舞うことの方が多い（Brown, 1956; Cole, Zucker, Bradley, 1982; Sandberg et al., 1993; Serbin et al., 1993 など）。したがって、比較という点では、女児では男児よりも多くの反対性の行動があってはじめて同性の仲間とは明らかに異なると認知されるということが予測される。この可能性を検証するために、我々は我々のＣＢＣＬデータを標準化サンプルの基準データ（Achenbach, Edelbrock, 1983）と比較し、ジェンダー発達に関するＣＢＣＬの二項目両方で「2」と評価された四〜一一歳の非紹介群の男児と女児の割合を計算した[2]。男児三九八人のうち、両項目とも「2」と評価された者はいなかった。女児三九八人のうち、わずか二人が該当した。ゆえに、ジェンダー問題で紹介されてきた我々の児童サンプルにおけるＣＢＣＬの性差は、非紹介群におけるこれらの項目の評価における性差では説明されないようである。

注

（1）しかし、最近の症例研究によれば、同性愛の生物学的男性に対して性的魅力を感じると報告している性別違和症候群の生物学的女性が少数例いることがわかっている（例えば、Blanchard, 1990a; Blanchard et al., 1987; Clare, Tully, 1989; Coleman, Bockting, Gooren, 1993; Devor, 1993a, 1993b; Dickey, Stephens, 1995; Stoller, 1982, Case 2）。

（2）T. M. Achenbach がＣＢＣＬの原データをフロッピーディスクで提供してくれた。

第4章　診断とアセスメント

小児の性同一性障害という診断が精神医学の用語として初めて姿を現したのは、ＤＳＭ－Ⅲ（American Psychiatric Association, 1980）においてである。それより前に、様々な研究者によって少なくとも二三の記述用語が用いられていたが、それらの用語はすべて「反対性に対する同一感」を思わせる特徴群に与えられた名前であった（Zucker, 1992b, p. 309の一覧表）。そうした歴史のあと、ＤＳＭ－Ⅲの性心理障害に関わる諮問委員会が、一九八〇年以前のこうした文献の中で記述されていた現象を**性同一性障害**というグリーン（1971）の用語で一括して表現するようになったのである。

その後、ＤＳＭ－Ⅲ－Ｒ（American Psychiatric Association, 1987）において、診断基準のうちとりわけ女子の基準に対して修正が加えられた。性同一性障害の小委員会（以下ＤＳＭ－Ⅳ小委員会 Bradley et al., 1991）は、ＤＳＭ－Ⅳでさらなる修正を提案した（American Psychiatric Association, 1994）。この章の前半では、まず、ＤＳＭ－Ⅳの性同一性障害の診断基準に関わる諸問題について概観することにしよう[1]。ＤＳＭ－ⅢやＤＳＭ－Ⅲ－Ｒの小児の性同一性障害の診断基準を詳細に分析した文献は他にいくつかある（Zucker, 1982, 1992b; Zucker, Bradley, Lowry Sullivan, 1992）。そして、この章の後半では、アセスメントに関わる諸問題について論ずることにしたい。

診断上の問題

用語としていかに定着したか

ＤＳＭの中で小児の性同一性障害の項目がどのセクションに置かれてきたかという点に関しては、興味深い歴史がある。そもそもＤＳＭ－Ⅲにおいては、小児の性同一性障害は「その障害の始まりが幼児期、小児期、思春期」という項目の中に置かれていない唯一の小児の障害であったという意味で、いくぶん「欄外的」な扱いであった。この障害は、性転換症など他の新しい診断とともに「性心理障害」の項目に入っていた。おそらく、ＤＳＭ－Ⅲにおいてこのように分類されていたために、小児精神医学の診断について書かれたいくつかの教科書には性同一性障害の章が存在しなかったのであろう（例えば、Frame, Matoson, 1987; Ollendick, Hersen, 1983）。しかしＤＳＭ－Ⅲ－Ｒになると、小児の性同一性障害は小児の項目に移動する。その結果、小児精神医学の診断に関するいくつかの新しい教科書に性同一性障害が含まれることになった（Garfinkel, Carlson, Weller, 1990; Hooper, Hynd, Mattison, 1992; Kestenbaum, Williams, 1988; Last, Hersen, 1989 を参照）。

しかし、いずれにせよ、ＤＳＭ－Ⅳになると状況は再び変化することになる。ＤＳＭ－Ⅲ－Ｒでは、大部分が成人期に診断される性転換症（性転換症のヴァリアントである青年期または成人の性同一性障害・非性転換型も含めて）までもが小児の項目に入れられていた（ＤＳＭ－Ⅲ－Ｒでは「性心理障害」という項目が削除され、「性障害」に置き換えられた）。この状況に対して成人の臨床家は不満をもっていた（Bradley et al., 1991; Pauly, 1992）。それに加えて、ＤＳＭ－Ⅳの小委員会は以下のような立場をとった。「小児の性同一性障害」「性転換症」「青年期または成人の性同一性障害、非性転換型」などは質的に異なる障害ではなく、むしろ発達や重症度の違いを反映しているとする立場である。結果として、DSM－Ⅳ小委員会は性同一性障害という一つの包括的診断を提唱することになり、さらにこの診断はライフサイクルに応じてその診断基準を適切に変化させることができるようにされた（Bradley et al., 1991）。このことは、性同一性障害が、例えば「不安障害」や「気分障害」などと同格の一つの明確な項目としての位置を得たことを示している。そしてDSM－Ⅳの起草者たちは、結局、大項目名として「性障害および性同一性障害」という用語を使うということで決着をつけた。この大項目名はDSM－Ⅲの「性心理障害」に比べれば、記述的により正確な表題と言っていいだろう。

DSM－Ⅳの診断基準――DSM－Ⅲ－Rからの変更点

DSM－Ⅲ－Rによる小児期の性同一性障害の診断基準を**表4－1**に、DSM－Ⅳによる小児の性同一性障害の基準を**表4－2**に示した（青年期や成人に用いられる診断基準については第11章を参照）。DSM－Ⅳでは、三つの基準（A、B、D）が診断に必須であり、Cは除外基準であることがわかる。DSM－ⅢやDSM－Ⅲ－Rと比べ、DSM－Ⅳの小児の診断は、主に以下の五つの点で改変が加えられている。

1　基準Aは、小児の反対性に対する同一感を示している。全部で五つの行動上の特徴を表す項目が掲げられているが、診断のためにはこのうち少なくとも四つが存在しなければならない。それ以前、DSM－Ⅲ－Rではこれらの項目は基準Aに入れられていたり基準Bに入れられていたりした。また、DSM－Ⅳでは、これらの項目はより明確な表現で記されている。

2　基準Bは、小児が解剖学的状態を拒絶するか、同性の典型的活動を拒絶する、あるいはその両方であるということを示している。DSM－Ⅲ－Rでは、いくつかの行動に現れる反対性に対する同一感は基準Bにも含ま

女性の場合

A　女の子であることについての持続的で強い苦痛，および男の子になりたいという願望を述べること（男の子であることによって得られると思われる文化的利得に対する欲求だけではない），または自分は男の子であるという主張

B　(1) または (2) のいずれか
　(1) 正常な女性の服装に対する持続的で強い嫌悪および定型的な男性の服装，例えば，少年の下着や他のアクセサリーをつけることの主張
　(2) 女性の解剖学的構造の持続的否認，それは以下の少なくとも1項目により示される
　　(a) 自分にはペニスがあるあるいは生えてくるという主張
　　(b) 座位による排尿の拒絶
　　(c) 乳房の発達や月経を望まないという主張

C　患者は思春期に達していない

男性の場合

A　男の子であることについての持続的で強い苦痛，および女の子になりたいという強い願望，または，まれには自分は女の子であるという主張

B　(1) または (2) のいずれか
　(1) 女性に定型的な活動への囚われで，それは，女の子の服を着たり，または女装を真似るのを好んだり，または女の子のゲームや娯楽に加わりたいという強い欲求と，男の子に典型的な玩具，ゲーム，活動の拒否により示される
　(2) 男性の解剖学的構造の頑強な否認，それは以下のうち，少なくとも1項目を繰り返し主張することで示される
　　(a) 自分は成人して女になる（単に役割だけのことではない）
　　(b) 自分のペニスまたは睾丸は嫌悪すべきもの，あるいは消失するだろう
　　(c) ペニスまたは睾丸をもっていなければよかったのに

C　患者は思春期に達していない

注　『精神疾患の診断・統計マニュアル第3版改訂版』(pp. 73－74) より許諾転載. ©アメリカ精神医学会, 1987.

表4－1　DSM－Ⅲ－R　小児期の性同一性障害の診断基準

れていたが、ＤＳＭ－Ⅳになると基準Ａに限定されている。

3　男児、女児それぞれの基準に関して言えば、ＤＳＭ－Ⅲ－Ｒと比較すると、ＤＳＭ－Ⅳでは両者をより近似のものとして扱うようになっている。例えば、ＤＳＭ－Ⅲ－Ｒでは、女児は男児でありたいという願望を表明しようとし、一方、男児は女児でありたいという強い願望をもつとなっている。ズッカー（1992b）は以前この点について、そもそもＤＳＭ－Ⅲにおいては男女に関して同じ表現（「強く一貫して、男児あるいは女児になりたいという願望を表明する」American Psychiatric Association, 1980, p. 265 強調は追加）が用いられていたことを考えれば、ＤＳＭ－Ⅲ－Ｒにおける区別の根拠はあいまいで混乱したものであると指摘した。さらに言えば、ＤＳＭ－Ⅲ－Ｒでは、女児の願望の強度と慢性性については指摘がなかった。しかし、ＤＳＭ－Ⅳになると、男児も女児も反対の性になりたいという願望を「繰り返し表明する」とされた。さらに、診断に必要となる他の行動上の特徴も、ＤＳＭ－Ⅲ－Ｒに比べると、男児も女児も同じようなものになっている。

4　ＤＳＭ－Ⅲ－Ｒでは、女児による反対性になりたいという願望は「男の子であることによって得られると思われる文化的利得に対する欲求だけ」であってはならないとされていたが、この但し書きは男児についてはなかった。しかし、ＤＳＭ－Ⅳになると、男児にも女児にも適用されている。

5　ＤＳＭ－Ⅲ－Ｒの基準Ａでは、小児は自身が男児や女児であることに「持続的で強い苦痛」を感じていなくてはならない、と明示されていた。これはＤＳＭ－Ⅲにはなかったものではある。ＤＳＭ－Ⅲ－Ｒでも、臨床家はこのような苦痛をどのように評価したらよいのか、さらにはそれを基準Ａに含まれる他の要素とどのように区別したらよいのかという点が明確にされていなかった。結局この表現もＤＳＭ－Ⅳの基準Ａでは削除され、かわりに基準Ｄが設けられ、小児は「臨床的にいちじるしい苦痛または、社会的、職業的または他の重要な領域における機能の障害」を経験していなければならない、とされた。

A　反対の性に対する強く持続的な同一感（他の性であることによって得られると思う文化的有利性に対する欲求だけではない）

子どもの場合，その障害は以下の4つ（またはそれ以上）によって現れる

(1) 反対の性になりたいという欲求，または自分の性が反対であるという主張を繰り返し述べる
(2) 男の子の場合，女の子の服を着るのを好む，または女装をまねるのを好むこと：女の子の場合，典型的な男性の服装のみを身につけたいと主張すること
(3) ごっこあそびで，反対の性の役割をとりたいという気持ちが強く持続すること，または反対の性であるという空想を続けること
(4) 反対の性の典型的なゲームで娯楽に加わりたいという強い欲求
(5) 反対の性の遊び友だちになるのを強く好む

B　自分の性に対する持続的な不快感，またはその性の役割についての不適切感

子どもの場合，障害は以下のどれかの形で現れる：男の子の場合，自分のペニスまたは睾丸が気持ち悪い，またはそれがなくなるだろうと主張する，またはペニスを持っていないほうがよかったと主張する，または乱暴で荒々しい遊びを嫌悪し，男の子に典型的な玩具，ゲーム，活動を拒否する：女の子の場合，座って排尿するのを拒絶し，または乳房が膨らんだり，または月経が始まってほしくないと主張する，または，普通の女性の服装を強く嫌悪する

C　その障害は，身体的に半陰陽を伴ったものではない

D　その障害は，臨床的にいちじるしい苦痛または，社会的，職業的または他の重要な領域における機能の障害を引き起こしている

注 『精神疾患の診断・統計マニュアル第4版』(pp. 537－538) より許諾転載.　©アメリカ精神医学会, 1994.

表4－2　DSM－Ⅳ　性同一性障害の診断基準（子どもの基準）

ＤＳＭ－Ⅳの基準の評価

信頼性と妥当性

ＤＳＭ－Ⅳによる性同一性障害の診断に信頼を置くことができるのだろうか。基準が変更されたばかりで、臨床試験もなされていないので、今のところこの問いに答えることはできない。先行するＤＳＭ－Ⅲの診断基準の信頼性を検討した我々の研究が一つある（Zucker, Finegan, Doering, Bradley, 1984）。この研究は我々のクリニックに紹介され、継続して通院した三六人の患者について行ったものである。その結果、基準Ａ、Ｂについて、それぞれカッパ値は.89と.80であった（$p<.001$）。

ズッカー、フィネガンら（Zucker, Finegan, 1984）の研究では、ＤＳＭ－Ⅲの診断基準の妥当性について検討するため、ＤＳＭ－Ⅲの基準を完全に満たす小児と完全には満たさない小児に関し、人口統計学的変数と性典型的行動について評価が行われた。一般に、ＤＳＭ－Ⅲの基準を完全には満たさない小児が、少なくとも反対性に対する同一感のいくつかの特徴を示し、我々のクリニックに紹介されたことが必ずしも間違いでなかったということは特筆されていいだろう。

表4－3と**表4－4**は、こうした初期の分析をかなり大きなサンプルを対象にして更新した結果を示している。**表4－3**では、小児期の性同一性障害の基準を完全に満たす小児は、完全には満たさない小児に比べて、年齢が有意に低く、社会階層的には上層に属し、両親のそろった家庭出身であることが多いことが示されている。性別とＩＱについては、この二つのグループの間に有意差はなかった。相関の分析によって、年齢、ＩＱ、両親の社会階層、両親の婚姻状況などの変数は互いに有意に相関している（絶対相関係数は.32～.50の範囲）ことが示された。しかし、小児の性別はどの人口統計学的変数とも相関していなかった。

どの変数が患者を正確に二つのグループに分けるのかを調べるために判別関数分析を行った。年齢やＩＱ、

変数	診断 DSM－Ⅲ（n=113）		非 DSM－Ⅲ（n=80）
小児の性別			
男（n）	95		72
女（n）	18		8
p		n. s.	
年齢（年）			
平均	6.1		8.7
標準偏差	1.9		2.5
n	113		80
p		.000	
IQ の実値			
平均	109.4		105.7
標準偏差	16.3		18.0
n	111		79
p		n.s.	
社会階層 [a]			
平均	44.3		38.0
標準偏差	14.9		15.4
n	111		79
p		.005	
婚姻状況			
両親あり（n）	86		44
母親のみ／再婚（n）	27		36
p		.003	

[a] ホーリングスヘッドの社会階層の 4 因子指標（1975）（絶対範囲＝8－66）

表 4－3　小児の性同一性障害の診断の際の状態と相関する人口統計学的特徴について

尺度	診断 DSM－Ⅲ 平均	標準偏差	非 DSM－Ⅲ 平均	標準偏差	p^a
	親用				
男児用性行動一覧改訂版 [b]					
因子 1（男らしさ）	2.7	0.5	2.8	0.6	.047
因子 2（女らしさⅠ）	3.0	0.8	2.3	0.7	.000
因子 3（女らしさⅡ）	3.2	1.1	2.3	1.0	.001
因子 4（お母さん子）	3.7	0.9	3.6	0.9	.021
遊びやゲームに関する質問紙 [b]					
スケール 1（女らしさ／就学以前）	18.9	4.7	17.0	5.6	n.s.
スケール 2（男らしさ，外で遊ばない）	9.1	3.5	10.7	4.3	.065
スケール 3（男らしさ，外で遊ぶ）	3.1	2.1	5.3	3.2	.001
娯楽（スケール 1）	4.0	0.5	3.9	0.6	n.s.
娯楽（スケール 2）	3.5	0.7	3.7	0.6	.009
娯楽（スケール 3）	3.0	1.1	3.2	1.1	.008
活動レベル／外向性 [c]	3.1	0.5	3.0	0.6	n.s.
性同一性質問紙 [d]	2.7	0.5	3.2	0.5	.000
	小児用				
人物描画テスト [e]					
初めに反対の性の人物を描く比率 [f]	1.7	0.4	1.3	0.5	.000
同性の人物の身長－反対の性の人物の身長（単位は cm）[g]	–0.6	3.6	0.1	2.8	n.s.
ロールシャッハテスト					
同性に対する反応数－反対の性に対する反応数 [h]	–1.3	4.2	–0.3	4.5	n.s.
自由遊戯テスト					
同性の遊び－異性の遊びの割合 [i]	–0.4	0.5	0.3	0.6	.000
性同一性面接					
因子 1（性についての感情的な混乱）[j]	1.0	0.6	0.3	0.3	.000
因子 2（性についての認知的な混乱）[j]	0.3	0.6	0.04	0.2	n.s.

注　$b-d$ と $f-j$ の脚注の n が示しているのはそれぞれ DSM－Ⅲと DSM－Ⅲ以外の下位分類の数である．「性行動一覧」の 4 つの因子の絶対範囲はそれぞれ 1.00－5.75, 1.00－5.80. 1.00－6.84 と 1.00－5.75 である．「遊びやゲームに関する質問紙」の 3 つのスケールの絶対範囲はそれぞれ 0－29, 0－22, 0－14 である．「娯楽の得点」「活動レベル因子」「性同一性質問紙」の絶対範囲は 1－5 である．「性同一性面接」の絶対範囲は 0－2 である．

[a] p 値は年齢と両親の社会階層，婚姻状況を共変数化し，T 検定したものにもとづいている

[b] n=91 / 65　[c] n=92 / 64　[d] n=74 / 49

[e] ダミー変数を使用．1 は同性の人物，2 は反対性の人物である．最初に反対性の人物を描いた割合は，それぞれ 72.5% と 30.4% であった

[f] n=110 / 78　[g] n=108 / 78　[h] n=105 / 73　[i] n=106 / 60　[j] n=64－43

表 4－4　小児の性同一性障害の診断の際の状態と相関する性同一性と性役割行動の尺度について

婚姻状況は判別関数に対応し、なかでも年齢が最も強い因子であった。DSM－Ⅲの診断にあてはまるグループについては82・6％が、DSM－Ⅲの診断にあてはまらないグループについては68・8％が正しく分類されていた。

我々は性典型的行動のうちのいくつかの項目について、二つのグループを比較した（表4－4）。また、年齢や社会階層、両親の有無についても検定を行った。DSM－Ⅲの診断にあてはまるグループはそうでないグループに比べて、一八のうち一一の項目において、有意に多く反対性の行動を示し、また、有意に少なく本来性の行動を示すという結果が示された。つまり二つのグループの間で、「本来性の典型的行動」や「反対性の典型的行動」の程度に関して、少なくとも何らかの行動上の違いがあることが示されたわけである。これは、この二つのグループの間で差のあった人口統計学的変数を統制した上での結果である。

実証的分析

DSM－Ⅳの作成グループが診断基準に修正を加える際には、それを裏づけるために、できるかぎり広範で新しいデータベースを用いるように要請される（例えば、Widiger, Frances, Pincus, Davis, 1990）。

当初、DSM－Ⅳ小委員会は、DSM－Ⅲ－Rの小児の基準A、Bを一つの基準にまとめようと考えていた。その理由の一つは、これらの二つの基準が概念的にも経験的にも類似していたためである（例えば、Bender, Rekers, Rosen, 1979; Rosen, Rekers, Frier, 1977）。DSM－ⅢやDSM－Ⅲ－Rの診断基準を用いた研究によって、年齢の低い子ども（平均年齢六・四歳　*n*＝54）の方が年齢の高い子ども（平均年齢九・〇歳　*n*＝54）に比して、診断基準に当てはまることが有意に多いことが明らかにされている（Zucker, 1992b; Zucker, Finegan, et al., 1984）。その要因はおそらく、年齢が高くなると基準Aを満たさなくなるからであろう。当初は臨床的にはっきりと反対性に対する同一感を表明していた小児も、成長するにつれて反対の性になりたいという願望をそれほど口にしなくなる。その原因は、社会的に望まれている機能を果たす必要性が出てくることと、偏見に対する恐れが出てくることにあるのだろう（Bentler, 1976 参照）。

実際、反対性に対する同一感を表明することが、性同一性障害を指示する一連の行動上の指標の一つにすぎないならば、これらの指標を因子分析することによって一つの共通因子が生じるはずである。そこでDSM－Ⅳ小委員会は、グリーン（1987）の男児症例と対照群の症例を用いて、反対性の行動についての親の報告と臨床家による評価を再分析し、この仮説の検証を行った（Zucker et al.,1998）。バリマックス回転を用いた主軸因子分析（principal axis factor analysis）の結果、分散が51・2％もある一つの強力な因子が示された（**表4－5**）。「息子は女性でありたいと言う」という変数も、この強力な因子をもつ一五の反対性の行動（すべての因子は.40以上）の一つであった。こうして、先の仮説に関し一定の実証的支持

行動変数	因子1
1. 女性のロールプレイ	.840
2. 性典型的ロールプレイ（男性対女性）	.826
3. ままごと遊びのときの役割（女性）	.772
4. 性典型的な画を描く	.757
5. 女の子の服装を着る	.732
6. しばしば反対の性の服装を着る	.690
7. 人形ごっこ	.684
8. 仲間をつくる	.661
9. 男性的行動	–.659
10. 何でも女性に結びつける	.650
11. 女の子になりたいと望む	.611
12. 人形ごっこ	.607
13. パパのようになりたいと望む	–.544
14. 女性の服装への関心	.471
15. 芝居への関心	.437

注　グリーン（1987）のデータとズッカーらの報告（1998）のデータ．因子負荷量≧0.40の項目のみを挙げた．明記されていないところでは，正の因子負荷量は女性的／女性得点が高いことを示している．項目1，3，5，6，8，10－13，15は母親の評価によるもので，項目2，4，7，9，14は評価者の全体的評価によるものである．

表4－5　グリーンのデータ（1987）の因子分析

が得られた。

前述したように、臨床経験やいくつかの研究データ（Bates et al., 1974; Zucker, Finegan, et al., 1984）は、性転換をしたいという小児の願望が年齢とともに弱くなることを示唆している。つまり、子どもは成長すると、おそらくは社会的に望まれていることが何であるのかを考えて、こうした願望を表明しなくなるのである。年齢と反対性になりたいという願望のこうした関係を調べるために、グリーン（1987）のデータが再分析された。他の分析結果から想定される年齢効果を考慮して、ここでは、三～九歳の子どもと九～一二歳の子どもが比較された。三～九歳の集団には四七人の男子が含まれていたが、このうちの四三人（91・5％）については、彼らの母親によって、子どもがしばしば女性になりたいという願望を口にしていたことが報告されていた。しかし、九～一二歳の集団に関しては、同じ願望を表明した子どもは一三人中九人（69・2％）であった（Fisher's exact test, $p = .0588$, 片側検定）。そして年齢以外の人口統計学的変数と反対性になりたいという願望の頻度との間には相関は認められなかった。

ＤＳＭ－Ⅳ小委員会によって基準Ａ（表４－２参照）に変更が加えられようとしていることを受けて、我々（Zucker et al.,1998）も、ＤＳＭ－Ⅲの性同一性障害の基準Ａを満たさなかった五四人の小児の両親の面接から得られた症状評価を再検討した（Zucker, 1992b）。この分析において、我々はこれらの小児が性同一性障害のＤＳＭ－Ⅳの基準Ａを満たしうるかどうかを評価したのである。彼らは反対の性になりたいという願望を繰り返し口にしていたわけではないので、我々はまず以下の四つの持続する特徴を有するか有しないかで分類した。つまり、反対の性の服装、空想遊びにおける反対の性の役割、反対の性の活動または遊びへの関心、反対の性の仲間とのつきあいを好むこと、である。これで、四つの特徴のすべてを有するのであれば、その小児は新しい基準Ａとして提案された基準を満たすことになる（我々は、ＤＳＭ－Ⅲの小児期の性同一性障害用の基準を満たす五四人の小児の知見については再検討しなかった。それは我々の印象では、これらの小児はすでに反対の性になりたいという願望を口にしていたし、明らかな反対性の役割行動を示していたため、実質上診断の変更はないと考えられたためである)。

さて、ＤＳＭ－Ⅲの性同一性障害の基準Ａを満たさない五四人の小児の症状の平均数は２・36であった（SD＝1.33, range＝0－4)。七人はどの症状も示していなかった。一六人（29・6％）が四つの症状すべてをもち、新しい基準Ａを満たしていた。

この基準Ａを満たしたグループと基準Ａを満たさなかったグループとの間で、年齢、ＩＱ、両親の社会階層、両親の婚姻状況などの人口統計学的変数に関して比較が行われた。その結果、基準Ａを満たす小児は、満たさない小児よりも年齢が低い傾向にあった（八・〇対九・四歳）（$t(52) = 1.74, p = .087$,（両側検定）。つまり、年齢と診断はここでも相関関係を示していた。しかしこの相関関係も我々の先行する研究（Zucker, Finegan, et al., 1984）に比べると弱いものであった。他の因子では二つのグループを区別することはできなかった。以上の再分析結果は、ＤＳＭ－Ⅳの診断基準が登場しても、結果的には、基準を完全に満たす症例数がほんの少し増加するという程度の影響しかないことを示唆している。

我々がこの再分析を終了した後、ＤＳＭ－Ⅳ小委員会は、ＤＳＭ－Ⅳの主委員会からのフィードバックを受けて、新しい基準Ｂを作成した（表４－２参照）。この基準により、診断基準を満たすことはより難しくなるはずである。残念なことに、先に述べた再分析はこの基準Ｂに直接には焦点を当てていない。そのため、この推論の当否を云々するためには、新たな実証的分析が必要となる。

文化の影響

前述のように、ＤＳＭ－Ⅳにおいては、反対性であることに文化的有利さが一つでもあれば、基準Ａを満たさないものと考えられている。ＤＳＭ－ⅢやＤＳＭ－Ⅲ－Ｒと違って、この除外条件は女児だけに適用されるものではない。

興味深いことに、DSM－Ⅳ小委員会は当初こうした但し書を削除することを提唱していた。反対の性になりたいという願望への動機づけが、治療に対する反応性や自然経過といったパラメーターに影響を与えることがあるとしても、これを診断の際に採用する根拠はあいまいだという議論があったからである（Bradley et al., 1991）。例えば、女性になりたいという男児も、逆であるというだけで、同等の文化的な利点（「女の子はドレスを着ることもズボンを履くこともできる」「男の子は荒っぽい遊びをしなくてはならないが、女の子はしなくてもいい」）をもっていると議論することも可能だろう（Coates, 1985; Green, 1974; J. W. Thompsom, 一九九三年八月一〇日付J. E. Mezzichへの私信；K. J. Zucker, 一九九三年八月一〇日付J. E. Mezzichへの私信）。DSM－Ⅳが刊行される前に、この点に関し、DSM－Ⅳ小委員会とDSM－Ⅳ作成グループとの間の議論を通して一つの歩み寄りが行われた。こうして、この但し書を付すことに有効性と妥当性があるのかという問題は将来の実証研究に委ねられることになったのである。

持続についての判断

DSM－Ⅳの基準Aにおいても基準Bにおいても、問題の行動が持続しているものか否かを判断することが要求されている。例えば、基準Aでは、何が「繰り返し表明された反対性になりたいという願望」に当たるのかについて、臨床的判断が必要となる。しかし、反対性になりたいという願望が持続しているか否かを決定するのに、臨床家はどんな基準を用いればよいのだろうか。この問いは、一般の人々の中で反対性になりたいという願望がどのくらいの頻度で、またどのくらいの強さであるのかという点が知られなければ、解くことができないだろう。第3章で疫学について書いたように、おそらく反対性になりたいという願望が一貫して続くことは比較的まれだと思われる。しかし、臨床家が用いる「絶対的基準」が本当にあるわけではない。もちろん、この問題は性同一性障害の診断に限られたことではない。例えばADHD（注意欠陥／多動性障害）を診断するためには、子どもが「しばしば教室の席から離れている」かどうかを判断しなくてはならない（American Psychiatric Association, 1994, p. 84）。

DSM-Ⅳはこうした問題に関し明確なガイドラインを提供していないのである。

鑑別診断

我々は、性同一性障害について小児を評価する際に必要な四つの鑑別診断上の注意点を見出した。第一に、性同一性障害の症状を急性に発症させる子どもに時おり出会うが、そうしたケースの症状は、ほとんどの場合、一過性であることが判明する。もっとも、このことは文献に明確に書かれているわけではない。我々は、こうした急性発症タイプはある特定のライフイベントに対するストレス反応であると考えている。例えば、新しく異性の同胞が誕生した場合に、限定した反対性の行動（例えば、反対の性の服装、女児における「ペニス羨望」など）を示すことがある。こうした行動は置き換えや嫉妬などの感情に関係すると考えられる。反応としての行動であるから、顕在化した性同一性障害をもつ小児に時に見られるような慢性の羨望感情とは容易に区別することができる。同性の仲間の中で一時的に挫折を体験し、男あるいは女であるという自分の状態について不満を口にする幼児にも、反応としての行動が一過性に現れることがある。この場合は、いったんストレスが取り除かれ、問題となっている葛藤が軽減すれば症状は急速に消失する。

さらに、幼児や就学前の小児などについて書かれた精神分析的臨床文献の中に、特定の発達上の危機（例えば、解剖学的な性差にはっきり気がついたとき）を背景に生じたと考えられる性別違和感症候群の特徴（例えば女児における「ペニス羨望」）を示す幼児の症例報告を見ることはまれではない。こうした文献を読むとわかるように、反応としての行動はそれほど広がることはなく、はっきりとした治療をしなくても時間がたてば消失する（例えば、Fast, 1984; Frenkel, 1993; Linday, 1994; Renik, Spielman, Afterman, 1978; Roiphe, Galenson, 1981; Roiphe, Spira, 1991 参照）。

鑑別診断における第二の問題は、性同一性障害に典型的な「反対性の服装」とは質的に異なる服装を身につける場合である。典型的な「反対性の服装」とは、外見上の着用物などである（例えば、ドレス、靴、宝石など）。

これらは、自分が反対性に属しているという空想を強めてくれる。それに対して、パンティやナイロン靴下などは典型的でない着用物である（Schafman, 1976; Stoller, 1985a）。臨床からわかるように、こうした非典型的な現象が、典型的な反対性に対する同一感の特徴に伴うことはない。非典型的な現象を示す男児の外見や行動などは、通常の意味で男性的である。さらにこうしたタイプの現象は、自慰や不安の軽減などと関係があることも臨床経験からわかるだろう。服装倒錯的フェティシズム（American Psychiatric Association, 1994）を示す多くの青年・成人男性は、小児期にこのタイプの現象があったことを思い出すこともある（第12章；Bradley, Zucker, 1990を参照）。しかしこの小児期の現象が本当に将来の服装倒錯と連続しているという仮定を立証した前方視的研究は今のところないことも考慮しておく必要があるだろう。

次の事例は、非典型的なかたちで反対性の服装を身に着けるケースの特徴をよく示している。

事例４－１

ジミーはＩＱ108の五歳男児である。彼が我々のもとに紹介されてきたのは、彼が母親の衣服をこっそり盗み出して、隠したり身に着けたりするので母親が心配したことと、もう一つ彼には遺糞症があったからである。彼の両親は中下層の社会階層に属し、別居していた。彼は母親と暮らしていたが、父親もこの診察には参加した。

ジミーは、三歳の頃、母親の寝巻や、水着、下着など反対性の服装を身に着けるようになった。彼が母親から離れなければならなくなると（例えば、託児所に行く時など）、自分の衣服の下にこれらの衣類を身に着けようとした。ジミーは父親のガールフレンドの下着を持ち出したこともある。さらに百貨店に連れて行くたびに、女性の下着売場へと「姿をくらまして」しまっていた。

ジミーの遺糞は紹介前の二年間にわたって両親の悩みの種となっていた。この遺糞は下着の汚損と、時には絨毯上での排便というかたちをとった。両親によると、反対性の服装をする頻度と遺糞の頻度は反比例の関係にあったという。

ジミーは男の子の友だちと遊ぶことを好み、典型的な男の子のおもちゃを好んだ。また、荒っぽい遊びなども楽しんでいた。彼は自分の解剖学的な性に対して嫌悪感を示したわけでも、女っぽい行動を示したわけでもない。ところが、母親の衣服を身に着けようとするのを母親によって止められた後、女になりたいと言い出した。「だって、そうすれば、ママの服を着ることができるもん」。しかし、臨床的には、彼が最初から女性になりたいという一貫した願望をもっていたという証拠はなかった。

性同一性障害の臨床症状がすべてそろっている場合には、診断を下すことはそれほど難しくない（Zucker, Finegan, et al., 1984 参照）。しかし、反対性への同一感がスペクトラムをなすと考える臨床家は、マイヤー－バールブルク（1985）が「臨床上顕著な反対性の行動と平均的なジェンダーからの単なる統計的偏り間の移行領域」として記述したものが何かを明確に言えるようにしなければならない。臨床経験が示すように、こうしたあいまいな領域に属する少年たちは、同性の子どもたちと遊ぼうとせず、荒っぽい遊びを避け、スポーツやその他の男の子らしいとされる活動を嫌がり、男の子であることをいくぶん不快に感じているように見えるが、だからといって、こうした少年は女性になりたいと思っているわけでも、女性らしさに強くとらわれているわけでもない。フリードマン（Friedman, 1988）は、こうした少年を記述するために**若年期非男性性**という用語を提示した。フリードマンは、こうした少年は「一貫して男としての不十分さ」に悩み「それが自己の否定的評価につながっている」（p. 199）と論じている（この**若年期非男性性**からの類推で、女児に**若年期非女性性**があると推論することは許されよう。もっともこの点についてフリードマンは議論していないし、臨床的にも十分に研究されていない）。しかし、こうした移行線上の行動パターンが独立した症候群をなすか否かという問題は未解決のままである。フリードマン（S・J・ブラッドレーへの私信、一九八九年六月一六日）は、その後、こうした行動パターンについて**若年期非

定型性同一性障害という呼び名を用いた。しかし、これは単に性同一性障害の閾値に達していない群なのかもしれない。いずれにしても、このようなケースに対しては「特定不能の性同一性障害」(American Psychiatric Association, 1994)という残遺診断を採用することができるだろう。

女児においては、性同一性障害と「おてんば」との区別が鑑別上まず問題となる。グリーン(1982)によるおてんば娘群を対象にした研究によると、これらの少女たちも、臨床対象となるようなジェンダー障害をもつ少女たちに観察されるのと同じ反対のジェンダー特徴を示している。女児における性同一性障害のDSM-Ⅲ-Rの診断基準に修正が加えられた理由は、こうした二つの集団をはっきりと鑑別しようとしたことにある(Zucker, 1982)。この鑑別診断をするのに、少なくとも以下の三つの指標は極めて有用であろう。(1)定義上、性同一性障害の女児は、自分が女性であることに非常に絶望しているが、おてんば娘にはこのことが当てはまらない。(2)性同一性障害の女児は、どんな環境においても、女性のものであると文化的に定義されるような服装に対して強い嫌悪感を示すが、おてんば娘はカジュアルな服装(例えばジーンズなど)を着ることを好むことはあっても、女性の服装にそれほどの嫌悪感を示すことはない。(3)性同一性障害の女児は、おてんば娘と違って、自身の解剖学的な身体に対する不快感を言葉にし、行動でも示す。

鑑別診断の問題として最後に残っているのは、身体的半陰陽(両性具有者)の小児に関するものである。DSM-Ⅲ(American Psychiatric Association, 1980)においては、半陰陽は成人の性転換症の除外基準になっている。しかし、小児の性同一性障害では半陰陽は除外基準になっていない。ただ、DSM-Ⅲでは「性同一性障害で、性器に身体的な異常があることはめったにない」(American Psychiatric Association, 1980, p. 256)と注が付されている。DSM-Ⅲ-R(American Psychiatric Association, 1987)では性転換症からもこうした除外基準が削除されている。

DSM-Ⅳ小委員会は、半陰陽の小児の中に深刻な性同一性の葛藤を経験しているものがあるという観察を考慮して、それに関連する診断上の問題について討議した。マイヤー-バールブルク(1994)が指摘しているように、DSM-ⅢにもDSM-Ⅲ-Rにも概念上の問題に関する明確な情報は含まれていなかった。DSM-Ⅲ-Rは、反対性への同一感をはっきり示す半陰陽の小児に性同一性障害という診断を与えるべきか否かという問題を明確には扱っていないのである。

最近、マイヤー-バールブルク(1994)は、半陰陽の症例報告では性同一性と性役割の葛藤をもっている患者に関するもの(Zucker, Bradley, Hughes, 1987 参照)であっても、その記述を行う際にDSMの基準が用いられていることはほとんどないと指摘している。そのため、性同一性の問題をもつ半陰陽の患者の内どの程度が性同一性障害の形式的基準を満たしているかについて特定することは不可能である。マイヤー-バールブルク(1994)は、性同一性の問題を巡って起きる彼らの様々な現象が、果たして性同一性の問題をもちながら半陰陽ではない人に見られる現象と同じものであるか明確ではないと述べている(Bradley et al., 1991 参照)。しかし、DSM-Ⅳ小委員会は、結局この問題について統一見解に達しなかった。

半陰陽の子どもと非半陰陽の子どもの現象が類似したものであるとしても、両者の間には、その他の点、つまり関連する諸特徴、有病率、性比率、発症年齢などにおいて実質的な違いがあるようである(Meyer-Bahlburg, 1994)。このことは、半陰陽の子どもの現象には、性同一性障害の非半陰陽の子どもの場合とは少なくとも少し異なる病因があることを示唆している。例えば、男性に割り当てられた半陰陽の子どもに比べて女性に割当てられた半陰陽の子どもの方がより性別違和症候群が多いように思われる。これは性同一性障害をもちながら半陰陽ではない子どもたちに観察されることとは正反対である(これは少なくとも紹介されるケースの割合から推測されることである)。

半陰陽の子どもたちに別の病因因子が働いているということは大いにありうることなので、彼らに身体的に異常のない小児に適応される診断と同じ診断を使うことは問題(例えば、身体的に異常のない小児と同じタイプの治療が行われてしまうなどの問題)があるのではないかという疑問が生じる。しかし、ある特定の診断が症例に関係なく一律に同じ治療を強要するわけではないということが認識されるなら、危険は少なくなるだろう。病因論的見地からすると、身体的な異常がどのような役割を果たしているのかを示すために、身体疾患や状態として第三軸を使用することも重要であろう。しかし、だからと言ってそのことが、臨床的に正当であると思われる場合に性同一性障害の診断を使用することを妨げるわけではないだろう（さらなる議論としては、Bradley et al., 1991; Meyer-Bahlburg, 1994 参照）。

ＤＳＭ－Ⅳ特別委員会は、このことをさらに討議した上で、半陰陽の患者でも性同一性の葛藤がある場合には「特定不能の性同一性障害」という残遺診断のもとにこれらの患者を含めることを決めたのである。

性同一性障害は本当に「障害」なのか

この章においてここまでは、診断に関する問題について、疾病学的問題や通常生じる疑問など比較的狭い範囲に限って考察してきた。これらの議論は精神医学的診断の信頼性や妥当性という観点から重要である。しかし、性同一性障害の診断を巡るより異論のある論争点について、議論を避けるとすれば、それは我々の怠慢ということになるであろう。

精神医学の診断について議論する研究者たちが長い間考えてきたのは、いかにして行動上の現象が「障害」とみなされるようになるのかについてである。サズ（Szasz, 1961）は、**精神疾患**という概念について根本的な批判を試みたが、この批判が、この問題について議論するときの最も有名な理論的足掛かりとなっている。興味深いことに、一九七〇年代、同性愛について、それが病理的なものか否かに関し議論がなされ、その後ＤＳＭから同性愛が削除されることになった。これらの議論は、ＤＳＭ起草者の精神障害の境界に関する考え方に大きな影響を与えている（例えば、Bayer, 1981; Bayer, Spitzer, 1982; Kirk, Kutchins, 1992, pp. 81–90; Spitzer, 1981 参照）。

それでは、性同一性障害を「障害」と考える根拠はいったい何にあるのだろうか。先に述べたように、前方視的に性同一性障害の小児を追跡すると、思春期後、最もよくみられる性心理的転帰は同性愛である（Green, 1987）。その後フォローされた性同一性障害の小児の大半は性別再割当手術を求めなかったし、DSM-Ⅲ-R以前にあった性転換症の基準も満たさないように見える。実際、小児期に観察される反対性の行動パターンは、厳密な意味での同性愛が未熟な形で現れたものにすぎないという研究者もいた（例えば、Harry, 1982; Zuger, 1988）。さらにイザーイ（Isay, 1989）は、男児が非常に早期に女性的な性役割の特徴を示すのは、「父親の愛や注意を（性的に）引きつけるため」（p. 30）とさえ言っている。そもそも「前同性愛的」であると思われるような小児に対して、大人になってからではなく、ライフサイクルのある段階（小児期）で精神科の診断を与えるべきなのかという疑問をもつ研究者もいる（例えば、Bem, 1993, pp. 106–111; Fagot, 1992; McConaghy, Silove, 1991; Neisen, 1992; Sedgwick, 1991; Thorne, 1986, 1993）。例えば、ソーン（Thorne, 1986, p. 31）は、以下のような問いを立てている。「そもそも、問題は対象の側（分類されるもの）にあるのか、それとも概念の側（分類するもの）にあるのか。さらに精力的に探究した文献が望まれている」。こうして、二つの異なる問題が問われなければならないことになる。（1）小児の性同一性障害は同性愛にすぎないのか。（2）何がこの障害を障害として構成しているのか。

概念的見地からも、経験的見地からも、性同一性障害と思春期以後の同性愛の行動パターンを同形の現象とする議論を認めることはできない（Coates et al., 1991, p. 518; Friedman, 1988）（しかしこのことは、ブラッドレーとズッカー（1995）が第3章で指摘した統計的関連性の強さを否定するものではない）。例えば、性同一性と性指向を独立した変数とみないとすると、いわゆる性別再割当てを望み別の男性に性的魅力を感じている男性において、性転換という現象をどう説明することができるのだろうか。経験的視点から、性同一性障害と成人してから現れた同性愛の間に完全な一致があるという考え方を支持する前方視的研究や後方視的研究があるわけではない。前方視的には、性同一性障害をもつ小児のうち少数が「性転換症」になり、さらには異性愛になった少数のグループもいることがわかっている（Green, 1987; Zucker, 1985, 1990a）。後方視的には、すべての同性愛の男性・女性が性同一性障害と言えるような小児期の行動パターンを思い出すわけでもなく、弱められたかたちの反対性への同一感を思い出すわけでもないということがわかっている（例えば、Bailey, Zucker, 1995; Friedman, 1988）。さらに我々は、イザーイ（1989）の性指向が一次的で性同一性が二次的であるという「転倒した」[1]考え方にエビデンスがあるとは考えていない（この点についてのさらなる議論は Zucker, 1990a 参照）。

しかし、性同一性障害が概念的・経験的に同性愛的性指向とは区別されるべきものだという点について同意が得られたとしても、こうした行動パターン自体が一つの「障害」であり、一群となって現れる単なる行動の群ではないという点について、なお十分な議論がなされなければならないだろう。それでは、この一群の行動が障害であるという議論の根拠は何にあるのだろうか。この点については、**精神障害**の定義に関して理論的コンセンサスが得られているわけではないということをまず認めておかなくてはならない（例えば、Scott, 1958; Spitzer, Endicott, 1978; Wakefield, 1992a, 1992b 参照）。こうした事情を踏まえた上で、まず性同一性障害がＤＳＭの障害の定義、言い換えれば「ゲームの規則」と一致しているかどうかを検討してみよう。

スピッツァーとエンディコット（Spitzer, Endicott, 1978）は、**苦痛**、**能力低下**、**不利益**が存在することが、行動上の症候群を障害とする必要条件であるとした。スピッツァーとエンディコットの主張によれば、障害という概念は「ネガティヴな結末に至る状態、推測されるかあるいは同定される生体の機能不全、そして行動への潜在的な希求」を前提としている（p. 17）。スピッツァーらは**苦痛**を自覚的な訴え、または明白に現れた行動から推測される訴え（例えばパニック発作の間に体験される不安）と定義した。また、**能力低下**を広い領域にわたる行動に生じる機能的不全（例えば、抑うつ状態で集中できなくなること）と定義した。さらに、**不利益**を物質的・社会的環境の側面と個人との間で相互作用を起こしているときに生じるネガティヴな帰結と定義した（例えば冷感症）。

最近では、ウェイクフィールド（Wakefield, 1992a, 1992b）が、障害に関するＤＳＭによる概念化についていくつかの鋭い批判を提示している。ＤＳＭの中には、必ずしも**広い**領域にわたる行動上の不全をきたすことなく、単に一つの機能領域に限定されるような障害（例えば早漏など）もある。ウェイクフィールドは障害の概念は**有害な機能不全**（harmful dysfunction）という考え方を含んでいなければならないと議論している。彼らは、有害な機能不全を「個人の中の自然な機能を遂行するメカニズムの故障」と定義し、「自然な機能のメカニズムは自然な選択によって決定されている」としている（1992a, p. 236）。有害な機能不全というこのウェイクフィールドの定義は**正常**に関するキング（King, 1945）の単純な定義を思い出させる。それは「意図と調和して機能するもの」（p. 494）というものである。以下の議論の中で、最初のＤＳＭの基準、なかでも苦痛や能力低下を必須とする基準、さらにはウェイクフィールドの有害な機能不全というより最近の概念についてさらに論ずることにしよう。

小児の性同一性障害は明確な苦痛を示すのか

スピッツァーとエンディコット（1978）は、苦痛という概念について詳述していない。おそらくそれは、大人の主観的な訴えは通常まさにそれ自身が臨床家の注意を引くものであるからであろう。さらに言えば、大人の精神科疾患のほとんどが、ウェイクフィールド（1992a）の用語を使えば「個人の中」での訴えから成り立っている。

しかし、苦痛という概念はどう考えてもこれより複雑である。大人によくみられるいくつかの精神科障害では、外的世界との特定の葛藤に対する反応としてのみ主観的苦痛を引き起こす（例えば反社会性パーソナリティ障害）。こうした事例においては、苦痛が単純に「個人の中」のものかどうかが、問題になるだろう。苦痛という概念はまた理論的な事柄にも関わりをもっている。生物学的な精神科医は、苦痛は有機体の誤った配線（hard-wiring）の結果であると主張するかもしれない。精神分析的精神科医は、苦痛は発達上の原因と心的葛藤との相互作用の結果であると主張するかもしれない。現在の精神医学における「うるさがた」である社会構成学者は、心的苦痛は社会的圧迫に対する反応でしかないと主張するかもしれない。いずれにせよ、彼らの考え方からすると、人は自分一人で自身の苦痛を作り出すことは決してできないのである。

一般的に小児の場合、苦痛の概念はさらに複雑である。苦痛という概念は「大人中心」なのだろうか。例えばウェイクフィールド（1992a）は、行為障害のような小児のいくつかの精神科診断は環境要因（例えば、世話をしない親）に対する「合理的な」反応なのかもしれないと考えている。

性同一性障害の小児に関しては、以下のような二つの互いに関連した問いについて考えておかなければならない。「彼らは自分の状態が苦痛なのか」。そして、もしそうであるとすれば、「この苦痛の起源は何なのか。」第一の問いに対しては、大きく分けて二つの答えがある。まず、第一に、子どもは反対性の行動を妨げられて初めて反対性の行動に関して苦痛を感ずるものである（Stoller, 1975）。例えば、少女は男の子になれないと言われて怒ったり泣いたりするし、少年も学校にピンクの洋服を着て行くことはできないと言われて混乱する。ストーラー（1966, 1975）は、反対性に対する同一感（少年における）は一般的に自我親和的であるという立場をとっているが、それは、そうした心性を生み出すような家族の心的力動は必然的にそれに対して親和的であるから、この心性は子どもにとっても自我親和的になりやすいと考えたからである。グリーン（1974）やレッカーズ（Rekers, 1977b）など、苦痛は、特に仲間から社会的に大きく排除されることによってしか生じないことを強調している。

二番目の答えは、苦痛は小児と家族における他の精神病理によって引き起こされる、というものである。例えば、コーツとパーソン（Coates, Person, 1985）は、性同一性障害は、家族の精神病理によって小児に引き起こされた精神病理の特殊なかたち（とりわけ分離不安、「消滅」不安など）に対する一つの「解決」であると主張している。こうした考え方を支持する人々にとっては、反対性の行動という衝動的、反復的、強迫的かつ固定的なパターンも、このような精神病理の過程に関連していると考えられるのである。

これらの答えは両者とも正しいかもしれないし、あるいは個々のケースにおいては一方がより当てはまるということがあるかもしれない（この考え方については第5章でより詳しく論じる予定である）。ただ、第二の答えは個人由来の苦痛という考え方により適合し、第一の答えは社会の病理が個人の病理を作り出すという考え方により適合している。臨床的立場からすると、我々の経験でも、多くの性同一性障害者が非常に幼い頃から自分が男あるいは女であるという状態について不快を感じており、この不快感はＤＳＭの苦痛という概念によく当てはまっていた。ある臨床家が、四歳の少年（ＩＱ104）に性同一性障害の半構造化面接（Zucker, Bradley, Lowry Sullivan, et al., 1993）を用い、これから紹介するような回答を得た。この評価の前に彼は両親に、自分はもう「死んで」しまって今は幼児向けのある人気映画に登場する女の子になっていると伝えている。

質問者（**I**）「君は男の子かな、女の子かな」
少年（**C**）「男の子だよ」
I「君は女の子かな」
C「そうだよ」
I「大きくなったら、お母さんになるのかな、お父さんになるのかな」
C「お母さん」
I「いつかお父さんになるということもあるのかな」
C「それはないよ」
I「自分が男の子で何かいいことがあるかな」
C「ないよ」
I「自分が男の子なのが嫌だと思うことが何かあるの」
C「そうだよ」
I「男の子なのが嫌だと思うこと、いくつか教えてくれる」
C「だって男の子は嫌いなんだもん。座っていても、馬鹿みたいだもん」

I「男の子か女の子、どっちがいいと思うの」
C「女の子」
I「どうして」
C「面白いから。みんなで輪になって座って、おしゃべりするし」
I「君の心の中では、いつか女の子になりたいって考えているの」
C「そうだよ」
I「どうしてか教えてくれる」
C「知らないよ。……ただ、輪になって座って、おしゃべりするし、それに女の子なら女の子がすること何でもしているよ」
I「君の心の中で、ごちゃごちゃになっていないかな。自分が男の子か女の子かよくわからなくなっていないかなあ」
C「私は女の子だよ」
I「それについてもう少し教えてよ」
C（返答なし）
I「男の子よりも女の子みたいだと思ったことがあるのかな」
C「もう遅いよ。だってもう女の子だもん。男の子は嫌だもん」
I「夢って何かわかるかな。そう、君も夜になると夢をみるでしょ。夢をみたことあるかな」
C「夢なんかみないよ」
I「本当に自分が女の子だと思っているんだね」
C「だからそうだって」
I「それについてもう少し教えてよ」

C（部屋から飛び出し、待合室の母親のところに戻ってしまう）

この子どもが体験している苦痛がまったく手に取るようにわかるだろう。[2]

性同一性障害の小児に明確な能力低下はあるのか

スピッツァーとエンディコット（1978, p. 23）は、人間の活動領域のうちある領域を「検証なしに a priori」基礎的で本質的であると決めてしまうことを避けるために、能力低下は「二つ以上の機能領域」に現れなければならないものとした。DSMにおける大うつ病のような障害では、確かに社会職業機能が広く障害されており、こうした能力低下の考え方そのものを否定する必要は少しもない。しかし、DSMの他の診断を考えたときには、能力低下のこの考え方が不明瞭になってしまう場合がある。例えば、先にも述べたように、DSMの性に関係する診断の中には、必ずしも広範囲の機能障害に至らないものがある（Wakefield, 1992a）からである。

一般的に小児の場合は、能力低下の定義は厳密すぎるかもしれない。それはおそらく、小児の状態は全体的に成人の状態よりも能力低下の程度が少ないからであろう（小児でも自閉性障害のような状態は成人の状態と同程度の能力低下が現れる）。確かに、能力低下という概念は広範囲にわたる問題をもっているが、これを避けるなら、より限定した方法で、性同一性障害の小児が「能力低下」を示すか否かという問題を問うことができる。いくつかの点において、彼らには能力低下があると言うことができるだろう。例えば、性同一性障害の小児は彼らのジェンダーに関する基本的な認知上の概念に問題があるように見える。我々も（Zucker, Bradley, Lowry Sullivan, et al., 1993）、性同一性障害の小児は対照群の小児に比べ、自身のジェンダーの分類の間違いが多いことを見出した。このことは、ジェンダーが社会的カテゴリーとして隅々にまでいきわたっていることを考えると、彼らの社会的交流に何らかの混乱をきたさざるをえないであろう（Maccoby, 1988 も参照）。いくつかの臨床研究から示されたように、性同一性障害の小児は、他の臨床的問題がある小児と同じ程度に一般的な行動上の精神病理をもっている（これらの文献についてのより詳しいレヴューとしては、第5章を参照）。第2章で指摘したように、性同一性障害の小児（とりわけ男児）には、その仲間関係においても障害が現れる。

結論

性同一性障害を障害とする考え方は、当然ながら他の様々な問題を導く。例えば、社会生物学者は、直接因（個体因）と究極因（系統発生因）の両方を尊重する彼らの立場から性同一性のような「もの」がなぜあるかを問うであろう。ボウルビー（Bowlby, 1969）の幼児期の愛着理論は、発達論的精神医学や心理学におけるこの種の探究として最も有名なものである。系統発生的に言えば、愛着は、人間の「進化において適応してきた環境」の中で保護機能を果たしている。一方、個体発生的には、愛着が必要とされるのは、社会的・物理的環境の探索へと促し、さらには自律機能を高めるような安心感を幼児にもたらすからである（この議論については、Hay, 1980; Sroufe, Waters, 1977 参照）。

これと同様の分析が性同一性を理解するのに役に立つだろうか。残念ながらこうした問いにはほとんど注意が払われてこなかった。ジェンダーが社会的カテゴリーとして隅々にいきわたっていることは、社会生活を組織づける上でジェンダーがいかに重要かを示唆している。ジェンダーが成長後の性欲にも関係していることを考えあわせれば、系統発生的機能と生殖とを結びつけることによって、ある程度立論の複雑さを回避できるだろう。産業化されていない社会――そこでは社会化はより形式的に儀式化されている――における性欲とジェンダーによる社会化との関係については、すでに明快な記述がある（例えば、Herdt, 1990a; Herdt, Stoller, 1990）。もちろんこのことは、ひとまわりして、進化の過程の中における、同性愛という（さらに間接的には性同一性の）逸脱という問題へと戻る。例えば、ボウルビー（1969, pp. 130–131）は、同性愛においては、一連の性行動を活性化する刺激内部に

「エラー」があると主張している（すなわちここでの「対象」は、反対性の人間の代わりに同性の人間である）。しかし、現代の社会生物学者は、同性愛を進化論的に説明することに関しても、同性愛の適応的な機能を説明することに関しても、いまだ意見の一致をみていない。同性愛の適応的な機能について経験的に証明することは困難だろうとも言われてきた（例えば、Kirsch, Weinrich, 1991; Ruse, 1981; Weinrich, 1987）。しかし、性指向の系統発生的機能についてコンセンサスが得られていようがいまいが、次のように議論を展開することはなお可能だろう。つまり、カップルの絆を形成する能力（異性愛であろうと同性愛であろうと）が親密な関係をもつ可能性を強化し、そのことは、人間のような群れをなす種においては、個体にとってより適応的な機能を促進するように働く、という議論である。

アセスメント

心理学的検査

一九七〇年代初期以降、小児の性同一性障害のためにいくつかのアセスメント技法が考案されてきた。これらのアセスメント技法の中には、特異的な性典型的行動に関する両親への構造化面接（Green, 1987; Robert, Green, Williams, Goodman, 1987; Zuger, Taylor, 1969）、一連の性典型的行動に関する両親の自記式質問紙（Bates, Bentler, 1973; Bates, Bentler, Thompson, 1973; Green, 1976, 1987; Meyer-Bahlburg, Sandberg, Yager, Dolezal, Ehrhardt, 1994; Zucker, Bradley, Doering, Lozinski, 1985）、標準化された状況における顕在的な性典型的遊びの測定（Doering, Zucker, Bradley, MacIntyre, 1989; Green, Fuller, Rutley, Hendler, 1972）と潜在的な性典型的遊びの測定（Green, Fuller, 1973a; Zucker, Doering, Bradley, Alon, Lozinski, 1984）、性典型的な運動行動の観察（Bates, Bentler, Thompson, 1979; Green, Neuberg, Finch, 1983）、ジェンダー恒常性の発達の評価（Zucker, Kuksis,

Rekers, Yates (1976)	自由遊戯	男らしいもしくは女らしい性典型的な遊戯	Doering et al. (1989); Rekers, Morey (1990); Zucker et al. (1982, 1985)
Green, Fuller, Rutley (1972)	小児用 IT スケール	性典型的な好みの尺度	Rekers, Rosen, Morey (1990)
Green, Fuller (1973)	空想ごっこ	男らしいもしくは女らしい空想ごっこ（物語）	
Zucker, Doering, et al. (1984)	空想ごっこ	男らしいもしくは女らしい空想ごっこ（物語）	Cramer, Hogan (1975); Erikson (1951)
Green, Fuller, Rutley (1972)	人物描画テスト	初めに描く人物の性別 同性の人物の身長と反対の性の人物の身長 内容分析	Rekers, Rosen, Morey (1990); Skilbeck et al. (1975); Zucker et al. (1983)
Zucker et al. (1988)	性別一貫性	性別一貫性の「段階」	Slaby, Frey (1975); Emmerich et al. (1977)
Zucker, Lozinski, et al. (1992)	ロールシャッハ	性典型的反応，性別の混乱	Tuber, Coates (1985)
Zuker, Bradley, Lowry Sullivan et al. (1993)	性同一性面接	認知的・情緒的性同一性の混乱	

注　これらのアセスメント尺度は，臨床的アセスメントをするのに非常に便利である．すべての基準に少なくとも一定程度判別上の妥当性が確認されている．つまり，これらの基準はジェンダー問題で紹介された小児を正常対照群や同胞対照群，あるいは／また，その他の臨床的対照群から区別する．規準によっては，男児にも女児にも適用できるものもあるが，なかには男児に関してのみ妥当性が確認されているもの（例えば Bates et al., 1973）もある．

文献	尺度／技法	内容	原典／追加文献
Green（1976, 1987）	親の報告	性同一性，性役割行動	Roberts et al.（1987）
Green et al.（1982）	親の報告	性同一性，性役割行動	
Bates, Bentler（1973）	親の報告	性典型的ゲームや活動	Doering（1981）; Klein, Bates（1980）; Meyer-Bahlburg, Feldman, Ehrhardt（1985）; Pleak et al.（1989）; Rekers, Morey（1990）; Sandberg, Meyer-Bahlburg（1994）; Zucker et al.（1985）; Meyer-Bahlburg, Sandberg, Dolezal, Yager による修正版（1980）
Bates et al.（1973）	親の報告	性役割行動	Bates（1979）; Meyer-Bahlburg, Feldman, Ehrhardt（1985）; Pleak et al.（1989）; Zucker et al.（1980）による修正版
Zucker, Bradley（本書）	親の報告	性同一性，性役割行動	Elizabeth, Green による修正版（1984）
Bates et al.（1973）	親の報告	活動レベル／外向性	Zucker, Bradley による修正版（本書）
Green, Fuller, Rutley, Hendler（1972）	自由遊戯	男らしいもしくは女らしい性典型的な遊戯	

表4－6　評価技法の一覧

Bradley, 1988)、人物描画テスト（ＤＡＰ）に現れる性典型的な指標（Green, Fuller, Rutley, 1972; Skilbeck, Bates, Bentler, 1975; Zucker, Finegan, Doering, Bradley, 1983)、ロールシャッハテスト（Zucker, Lozinski, Bradley, Doering, 1992; Tuber, Coates, 1985)、性同一性の認知的・感情的混乱に関する構造化面接表（Zucker, Bradley, Lowry Sullivan, et al., 1993）が含まれている。

表４－６にもろもろの技法をまとめた。これらの評価尺度を使用すると、一般的に、ジェンダー問題で受診した小児と彼らの同胞やその他の精神科的問題で受診した小児、そして正常児などからなる対照群との間に有意差が確認される。例えばグリーン（1987）は、両親の面接データを使い、すべての男児を正確に「女性的な群」と「男性の正常対照群」に分類するには、判別機能分析によると、一六の性典型的行動のうち六つの行動が必要であることを見出した。判別機能の妥当性に関するこうしたエビデンスは、性同一性障害を独立した小児の精神医学的対象として打ち立てるための重要な一段階になっている（Rutter, 1978 参照）。

我々の研究でも、これらの評価基準のいくつかを用いた心理学的な評価が、ジェンダーの問題で紹介されてきた小児と対照群を区別するのに有用であることがわかった。**表４－７**は我々の外来で使用しているアセスメントのプロトコルである。アセスメントに際して、両親にはこれらの質問紙（および**表４－７**以外のものも）が渡され、記入を求められる。小児には、心理学的評価日一日をかけてこれらの課題が施行される。**表４－７**には、これらの測定の「発表済みの結果」および「未発表の結果」に関する参照先も付記した。

実践家にとっては、個々のテストの判別力は完全ではないことを認識することが重要である。例えば、ＤＡＰテストを考えてみよう。ＤＡＰテストは比較的単純なテストで、反対性に対する同一感の自然な指標と捉えることができるテストである。このテストでは、子どもは、まず一人の人物を描き、その人物の性別を特定するよう言われる。これまでの研究によると、ほとんどの男女がこうした指示に対して、最初は自身の性の人物を描くという（Brown, 1979; Heinrich, Triebe, 1972; Jolles, 1952; Tolor, Tolor, 1974）。それに対して、三つの研究が、性同一性障害の子どもは対照群に比し最初に自分と反対の性の人物を描く傾向があると報告している（Green, Fuller, Rutly, 1972; Skilbeck et al., 1975; Zucker et al., 1983)。この三研究で、最初に反対の性の人物を描いたジェンダー問題のある患者と対照群の割合は、それぞれ57%対24%、32%対6%、61%対20%であった。

それぞれの研究で対照群との間に有意差こそ認められたが、擬陰性の比率が擬陽性の比率よりもかなり高かった。擬陰性の比率が高かったことについては、いくつかの解釈があるだろう。まず、こうした尺度が二分法的な性質をもつものであることを考慮すると、「間違った」反応をする可能性は偶然だけでも50%ある。また、性別の問題で紹介されてきた小児の反対性への同一感の程度は様々であり、この事実は心理学的評価でも様々に変動することにつながるであろう。例えば、DAPテストでは、「性別の問題で紹介されてきた小児」のうちDSM－Ⅲの性同一性障害の診断基準を完全に満たしている子どもの72・5%が最初に反対の性の人間を描いたが、それに対し、「性別の問題で紹介されてきた小児」のうちDSM－Ⅲの診断基準を完全には満たさない子どもでは、30・4%のみであった（**表4－4**参照）。

尺度	文献	対照群[a]	出版／未出版の結果
	親用尺度		
男児用性行動質問紙改訂版	Zucker et al.（1980）	S, C, N	Zucker et al.（1980, 1985）
遊び・ゲームの質問紙	Bates, Bentler（1973）	S, C, N	Zucker et al.（1985）
活動レベル／外向性	Zucker et al.（1980）	S, C, N	本書
性同一性質問紙（修正版）	Elizabeth, Green（1984）	S, C, N	本書
	小児用尺度		
人物描画テスト	Jolles（1952）	S, C, N	Zucker et al.（1983）
ロールシャッハテスト	Zucker, Lozinski, et al.（1992）	S, C, N	Zucker, Lozinski, et al.（1992）
自由遊戯テスト（修正版）	Rakers, Yetes（1976）	S, C, N	Zucker et al.（1982, 1985）
性別一貫性テスト	Slaby, Frey（1975）; Emmerich et al.（1977）	S, C	Zucker et al.（1988）
物語創造テスト	Cramer, Hogan（1975）	S, C	Zucker et al.（1984）
性同一性面接	Zucker, Bradley, Lowry Sullivan, et al.（1993）	C, N	Zucker, Bradley, Lowry Sullivan, et al.（1993）

[a] 対照群は以下の記号を用いている．S＝同胞，C＝臨床対照群，N＝正常対照群

表4－7　クラーク精神医学研究所の小児・思春期性同一性クリニックでの「性典型的行動」アセスメントのプロトコル

つまり、擬陰性の比率はより診断に当てはまる症例群の方で低くなる。ＤＡＰテストは二分法的な性質のデータなので、連続性をもつ評価はできない。しかし、ＤＡＰテストにおける性典型的な反応など他の潜在的指標がさらに詳細な分析を可能にしてくれるだろう。我々（Zucker et al., 1983）は、「性別の問題で紹介されてきた小児」は自分の性の人物よりも反対の性の人物を大きく描き、対照群の小児は反対の性の人物よりも自分の性の人物を大きく描く傾向があることを見出した。スキルベック（Skilbeck, 1975）らも「性別の問題で紹介されてきた小児」が男性よりも女性を描く場合により精緻に描くことを見出した。これは、男児の治療においてしばしば観察される（Coates, 1985）ことである。一般的に、男性や女性の描画は、質的なものとして、性同一性障害の小児のジェンダー表象を理解するのに臨床上有用である（図４－１～４－３を参照）。

多くの臨床家は、入手可能な尺度で網羅的に心理テスト一式を施行できる立場にはないと思われ

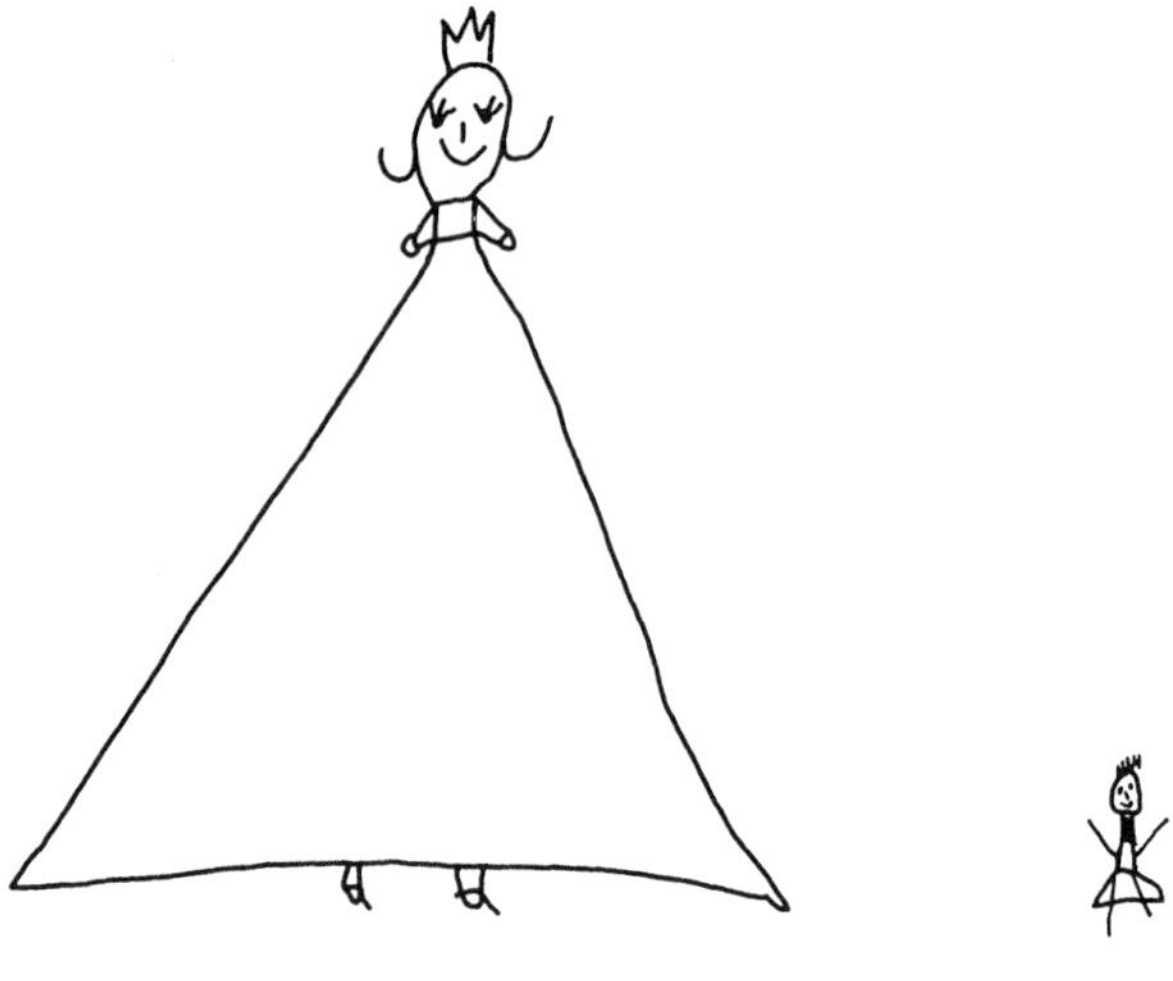

図４－１　性同一性障害の８歳の男児によって描かれたDAPテストの女の子（左）と男の子（右）．身長がまったく異なることに注目せよ．男の子も「ドレスを着せられている」が，それはズボンを「どう描いたらよいかわからなかった」からだとその男児は説明した．

るので、**表4－8**に、**表4－7**に記載した尺度のいくつかに見出された年齢との相関関係をまとめておいた。自由遊戯テストでは分散が18％で、年齢の影響が最大になっている。このテストは、男の子と女の子それぞれに性典型的な玩具や服や装身具が小児に与えられ、どちらでどれだけ遊んでいるかハーフミラーを通して観察者が記録するものである。

年齢による影響をどう説明することができるだろうか。これらの年齢による影響は、年齢が高くなると実際に反対性に対する同一感が減少することを反映しているのだろうか。それとも、小児の反対性の行動は、周りの重要な人物が否定的な社会的反応をしていることに彼らが気づくと、「潜行」することを意味しているのだろうか。あるいは、年長の小児の性同一性や性役割を評価するのに用いられているもろもろの技法は、妥当な反応を引き出すのに不適切か、あまりに見えすいているという点で、問題は測定技法にあるのだろうか。これらすべての説明がある程度は当を得ているの

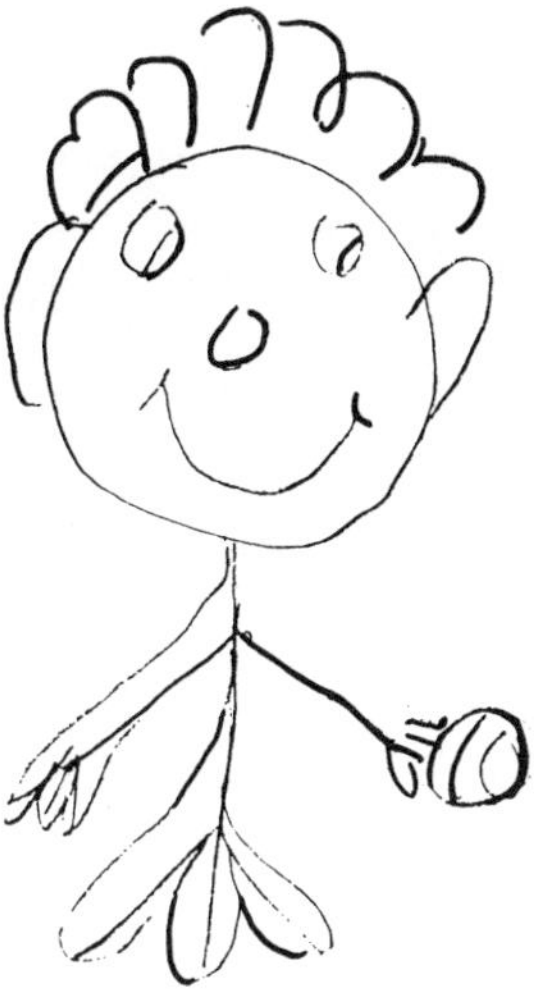

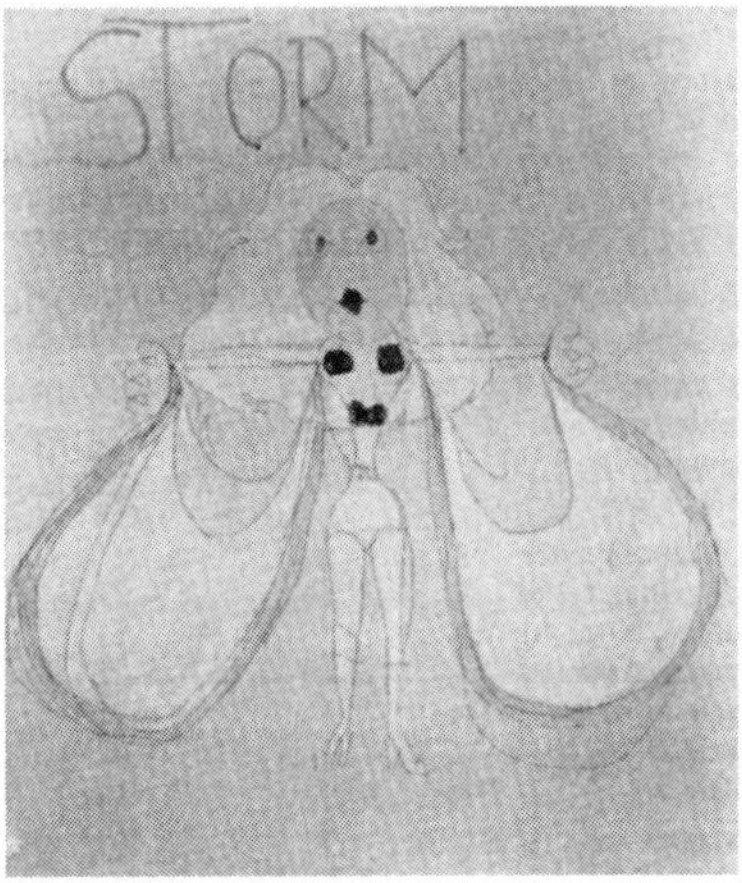

図4－2（右）　11歳の性同一性障害の少年による人気女性レスラーの自由画．この少年の母親は彼が5歳の時に亡くなっているが，父親によれば，その母親は激しい気性のアルコール中毒者で，プロレスが好きだったという．
図4－3（左）　性同一性障害の女児がDAPテストにおいて描いた少年．第3の足の存在に注目せよ．

であろうから、結局、臨床家としては、個々の事例においてどの説明が最も的確かを見定めなければならないことになるだろう。

性差

我々は、第3章において、男児のほうが女児に比べ、かなり多く性同一性の発達に関する訴えで紹介されてくるという点に触れた。しかし、CBCLのデータ（図3−6）は、アセスメント前の段階で、女児のほうが男児に比べより顕著に反対性の行動を示していたことを示唆していた。この仮説をさらに詳しく検証するために、我々は性典型的な行動に関するいくつかの尺度を性別ごとに比較した。まずそれぞれの評価尺度ごとに、年齢、IQ、両親の社会階層、両親の婚姻状況という四つの人口統計学的変数に関し、性差が現れるものを調べた。その結果、IQと両親の婚姻状況では性差はなかったが、年齢および両親の社会階層、あるいはその両方において有意な性差があり、それらは性差と共変するものと考えられた。

結果は表4−9に示されている。七つの性典型評価尺度のうち四つに有意な性差が現れた。すべての例において、女児は男児に比べてより顕著な反対性の行動を示した。しかし、男児と女児の間で性同一性障害の基準を完全に満たす割合に有意な差はないという事実を思い出す必要があるだろう（表4−3）。

これらを概観するならば、性典型的な行動に性差が生じたのは、男児が擬陽性で紹介されたためというより、むしろ、紹介された女児が男児に比べ反対性への同一感において平均的にやや程度の強いものをもっていたという事実によると考えていいだろう。我々の考えでは、両親が臨床アセスメントを求めるに至る閾値が男女の間で異なるためアセスメント時の性典型的行動に性差が生じたというのが、この点に対する最も簡潔な説明である。

尺度	r	p [a]	n
親用			
改訂版男児用性行動一覧 [b]			
因子 1（男らしさ）	–.07	n.s.	156
因子 2（女らしさⅠ）	–.12	n.s.	156
因子 3（女らしさⅡ）	–.33	.001	156
因子 4（お母さん子）	.25	.002	156
遊びやゲームに関する質問紙 [c]			
スケール 1（女らしさ／就学以前）	–.27	.001	156
スケール 2（男らしさ，外で遊ばない）	.11	n.s.	156
スケール 3（男らしさ，外で遊ぶ）	.28	.001	156
娯楽（スケール 1）	–.18	.020	156
娯楽（スケール 2）	–.02	n.s.	156
娯楽（スケール 3）	–.16	.044	156
活動レベル／外向性	–.25	.002	156
性同一性質問紙 [d]	–.21	.019	123
小児用			
人物描画テスト			
初めに反対の性の人物を描く比率	–.29	.001	188
同性の人物の身長－反対の性の人物の身長（単位は cm）	.12	n.s.	186
ロールシャッハテスト			
同性に対する反応数－反対の性に対する反応数	.11	n.s.	178
自由遊戯テスト			
同性の遊び－異性の遊びの割合	–.41	.001	166
性同一性面接			
因子 1（性についての感情的な混乱）	–.33	.000	107
因子 2（性についての認知的な混乱）	–.36	.000	107

[a] 両側検定
[b] この質問紙は男児のみに使用可能
[c] この質問紙は男児と女児の両方に使用される。しかしデータは男児においてのみ相関している
[d] この質問紙では総得点は性非典型的な行動をより反映している

表 4－8　性同一性と性役割に関する尺度：性同一性障害の小児における年齢との相関関係

両親の面接

DSM－Ⅳの性同一性障害の診断基準を満たしていても満たしていなくても、小児の両親に対する臨床面接は行われるべきである。**表4－10**は臨床的な判断が要請されるいくつかの主要な領域をまとめたものである。これだけ情報が集まれば、診断の確定は十分可能である。診断のためには、質問者は最近の行動、つまり過去六ヵ月間に示された小児の行動のみを考慮すればいいだろう。しかし、発達論的見地からすると、これらの行動の経過、つまりいつから生じ、その後どのような変化があったかという点を理解することも重要になる。例えば、年長の小児では、過去に反対性になりたいという願望を表明していても、アセスメントの時点では、反対性の行動を示しているにもかかわらず、その願望を表明しないということがまれではない。

小児面接

小児の臨床面接も、性別違和感の存在や、男や女であるという自分の状態に関する混乱を見定めるのに役に立つ。こうした面接は診断のために必須のものではないが、小児の葛藤問題を質的に把握するのに役立ち、また治療プログラムを計画する助けにもなる。我々は、小児の面接を体系づけるのに役に立つ半構造化面接を以下のように作成した（**表4－11**）（このような面接の例としては、75―77頁参照）。

インフォーマントの影響

診断を決定する際に我々がまず依拠したのは、臨床アセスメント時にインフォーマントの機能を果たす両親の情報である。正式には、小児が話すことに依拠しなかったのである。ここ数年、小児の精神医学的症候に関する報告においてインフォーマント間の一致がどの程度かという点にますます多くの関心が寄せられている（例えば、

尺度	男児 平均	男児 標準偏差	男児 n	女児 平均	女児 標準偏差	女児 n	p
親用							
性同一性質問紙[a]	2.9	0.5	108	2.7	0.5	15	.041[b]
小児用							
人物描画テスト							
初めに反対の性の人物を描く比率	51.5	—	163	76.0	—	25	.038
同性の人物の身長－反対の性の人物の身長（単位は cm）	–0.4	3.4	161	–0.3	3.1	25	n.s.
ロールシャッハテスト							
同性に対する反応数－反対の性に対する反応数	–0.8	3.9	155	–0.9	6.9	23	n.s.[c]
自由遊戯テスト							
同性の遊び－異性の遊びの割合	–0.1	0.7	145	–0.5	0.4	21	.007
性同一性面接							
因子 1（性についての感情的な混乱）[d]	0.7	0.6	93	0.9	0.5	14	.049[b]
因子 2（性についての認知的な混乱）[d]	0.2	0.5	93	0.3	0.5	14	n.s.[d]

注　それぞれの性典型評価尺度で評価している男児と女児の数に違いがあるので，これらの比較はそれぞれ異なる人数の子どもにもとづいている．p 値は t 検定にもとづいている．

[a] 絶対範囲＝1.0－5.0（低いほど性非典型的）

[b] 年齢と社会階層が性差と共変した

[c] 年齢が性差と共変した

[d] 絶対範囲＝0－2（高いほど逸脱）

表 4－9　性同一性と性役割行動に関する評価尺度において現れた性差

5. 遊び仲間
——反対の性の仲間と遊ぶことを好む.
——孤独を好むか，仲間はずれになっている.
——同性とも異性とも遊ぶ.
——同性の仲間と遊ぶことを好む.

6. 行動特徴
——しばしば反対の性に関連する仕草や話し方を「自然に」もしくは「誇張して」示す（例えば，男児においては，手の動きや，腰の動き，気取った調子，舌足らずの発音など．女児においては，低い発声など）.
——時おり，反対の性に関連する仕草や話し方を示す.
——めったに反対の性に関連する仕草や話し方を示さない.
——反対の性に関連する仕草や話し方を示さない.

7. 荒っぽい遊び
——男児においては，荒っぽい遊びやホッケー，〔アメリカン〕フットボール，サッカーなどの集団スポーツを嫌悪する．しばしば，怪我をすることに対して注意を払う．女児においては，とりわけ男児との荒っぽい遊びや集団スポーツに強く惹かれる.
——男児において，荒っぽい遊びや集団スポーツに関心がないが，それに対して恐がっているわけではない.
——男児においては，荒っぽい遊びや集団スポーツに関心がある．女児においては，男児がいるかどうかは関係なく，むしろ興味はより自身の性に典型的な形式で表現される（例えば，男女混合集団，すべて女児の集団など）.

注　Zucker（1992b, pp. 327－328）より．© Lawrence Erlbaum Associates 1992．許諾転載．以上の行動特徴は，Green（1974, 1987），Rekers（1977a），Stoller（1968b），Zucker（1985），Zuger（1966）などを含む様々な文献から抜粋されたものである.

1. 同一感の表明
——しばしば反対の性になりたいという願望，もしくは自分の性が反対であるという表明をする．（例えば，「私は女の子になりたい．私は女の子だ」や「私は大きくなったらお父さんではなくて，お母さんになりたいんだ」などである）．

——時おり，反対の性になりたいという願望を表明する．

——めったに反対の性になりたいという願望を表明しない．

——反対の性になりたいという願望を表明しない．

2. 解剖学的違和感
——しばしば自分の解剖学的性に対する嫌悪感を表明したり（例えば，「おちんちんが嫌いだ」「おちんちんがないのは嫌だ」など），このことを行動で示したりする．（例えば，男児においては，解剖学的に女性であることを装うために座って排尿し，また女児においては，解剖学的に男性であることを装うために立って排尿する）．

——時おり，自分の解剖学的性に対する嫌悪感を表明したり，このことを行動で示したりする．

——めったに自分の解剖学的性に対する嫌悪感を表明したり，このことを行動で示したりしない．

——自分の解剖学的性に対する嫌悪感を表明したり，このことを行動で示したりしない．

3. 反対の性の服装
——しばしば反対の性の服装を着ようとする（例えば，男児においては，ドレスやハイヒール，宝石，化粧など母親が身につけるものを利用したり，タオルを長髪に見せかけたりする．女児においては，文化的に典型的に女性的な服装を身につけることを拒み，男児のズボンやシャツなどを着用して，男児の外見を装う．そして，男児の慣習に従って，髪を非常に短くしようとする）．

——時おり，反対の性の服装を着ようとする．

——めったに反対の性の服装を着ようとしない．

——反対の性の服装を着ようとしない．

4. 玩具やままごと遊び
——反対の性に典型的な玩具や遊びを好む（例えば，男児においては，バービーやジェミーのような女の人形を好み，ままごと遊びで女性役をし，女の主人公の真似をする．そして，描く人物画はいつも女性である．女児においては，GI ジョー〔兵士の着せ替え人形〕やトランスフォーマー〔自動車や飛行機に変身するロボット〕になりたがり，ままごと遊びで男性役をし，男のスーパーヒーローの真似をする．そして，描く人物画はいつも男性である）．

——男性と女性の両方に典型的な玩具や遊びをそれぞれ好む．

——自分の性に典型的な玩具や遊びを避けるが，反対の性に関連する玩具や遊びを好むことはない．

——中性的な遊びを好む（例えば，お絵かき，作曲など）．そして，自分の性や反対の性の玩具や遊びには参加しない．

——自分の性に典型的に関連する玩具や遊びに参加することを好む．

表 4－10　小児期の性同一性障害の中核的行動特徴の臨床評価用紙

Ebebrock, Costello, 1988; Gutterman, O'Brien, Young, 1987)。例えば、母親と子どもの間に一致することが多いのは、具体的で、観察可能で、不明瞭なところがない症状の場合である（例えば、Herjanic, Reich など）。また例えば、小児と思春期例の診断面接には、性同一性に関わる二つの項目、つまり反対性の服装と反対性になりたいという願望が含まれているが、ヘルジャニックとレイク（Herjanic, Reich, 1982）は、反対性の服装についてはカッパ値は.33、また反対性になりたいという願望についてはカッパ値はわずか.10であると報告している。両項目ともカッパ値が低いことについては、そもそも出現の頻度自体が比較的低いことによって一部は説明がつく。しかし、両項目のカッパ値の違いについては、比較的観察しやすい項目のほうが一致する傾向にあるというヘルジャニックとレイクらの一般的見解に沿っていると考えていいだろう。

我々は、両親が自分の子どもが反対性になりたいと思っているのを知らされて驚いているという場面にしばしば遭遇する。これらのケースの中には、性同一性の形成に関心をもつ専門家（例えば、教師など）の示唆によって紹介されてくるケースがある。また、両親の否認という要素が想定されるようなケースもある。なぜなら、両親以外の人間（例えば、兄弟など）は本人の反対性になりたいという願望に気づいているからである。いずれにせよ、すべてのケースにおいて診断はインフォーマントに依存している。しかし、一般的に我々の経験では、子どもの性同一性の発達に関しては両親が通常は極めて優れたインフォーマントであった。

臨床的問題

この節では、我々の臨床的なアセスメント手法の構成について記述し、我々が長年の間に直面したいくつかの技術上の問題について議論する（この問題に非常に近い考え方としては、Coates, Wolfe, 印刷中、参照）。

1. 「君は男の子かな，女の子かな」答え（男の子　女の子）

2. 「(初めの答えとは反対の性）かな」答え（　）

3. 「大きくなったら，お母さんになるのかな，お父さんになるのかな」答え（お父さん　お母さん）

4. 「いつか（初めの答えとは反対の性）になるということもあるのかな」答え（はい　いいえ）

5. 「自分が男の子で何かいいことがあるかな」答え（はい　いいえ）
   YES の場合「自分が男の子で何かいいことがあれば教えてくれる」答え（　）（最大 3 つの答えまで）
   YES でも NO でも「自分が男の子なのが嫌だと思うことが何かあるの」答え（はい　いいえ）
   この質問に YES の場合「男の子なのが嫌だと思うこと，いくつか教えてくれる」答え（　）

6. 「男の子か女の子，どっちがいいと思うの」答え（はい　いいえ）
   「どうして」（最大 3 つの答えまで）

7. 「君の心の中では，いつか女の子になりたいって考えているの」答え（はい　いいえ）
   YES の場合「どうしてか教えてくれる」（最大 3 つの答えまで）

8. 「君の心の中で，ごちゃごちゃになっていないかな．自分が男の子か女の子かよくわからなくなっていないかなあ」答え（はい　いいえ）
   YES の場合「それについてもう少し教えてよ」（十分に聞く）

9. 「そもそも男の子より女の子みたいだって思ったことがあるの」答え（はい　いいえ）
   YES の場合「それについてもう少し教えてよ」（十分に聞く）

10. 「夢って何かわかるかな．そう，君も夜になると夢をみるでしょ．夢をみたことあるかな」答え（はい　いいえ）
    YES の場合「夢の中では，男の子かな，女の子かな．それとも，男の子になったり女の子になったりするのかな」答え（男の子　女の子　両方　夢の中には出てこない）（夢の内容についても答えてもらう）

11. 「本当に自分が女の子だと思っているんだね」答え（はい　いいえ）
    YES の場合「それについてもう少し教えてよ」（十分に聞く）

注　Zucker, Bradley, Lowry Sullivan, et al.（1993, p. 448）より．© Lawrence Erlbaum Associates, 1993．許諾転載．

表 4 − 11　小児の性同一性面接（男児版）

アセスメントの準備

アセスメントの過程が始まるのは、両親が、おそらく専門家（例えば、教師やホームドクターなど）の示唆により、精神医学または心理学的評価を求めようと決めた時であると言っていいだろう。アッヘンバッハ（Achenbach, 1979）は、こうした決定をするのは子ども自身ではなく常に両親であることに注意を喚起している。これは、通常、成人患者の治療開始の際の紹介過程とはまったく異なった状況である（ただし、成人でも障害の程度が重く、彼ら自身が紹介を求めることすらできない場合や、紹介が強制的である場合はその限りでない）。我々の経験でも、このアッヘンバッハ（1979）の指摘はおおよそ当てはまる。何年かの間にわずか一人だけ自ら受診した六歳の少女を経験したことがある。彼女は、自分が少女であることが非常に不幸であると感じていたので、「お医者さん」にかかることができるのかと母親に尋ねたのである。

病院という状況では（我々がそうであるように）、両親や紹介をする専門家がまず接触するのは通常インテーク・ワーカーであり、彼らが最初の聞き取りを行うことになる。多くの場合、このような手順はわかりやすく、家族は利用可能なサービスや予約状況などについて情報を得ることができる。トロントのメンタルヘルス領域ではクラーク研究所の活動はよく知られているので、紹介する専門家はしばしば複雑で専門的な例を我々の小児外来に紹介してくる。何年かの間に、我々の性同一性クリニックの認知度はかなり広範囲に及ぶようになった。さらに、多くの専門家が自身は性同一性をアセスメントするために必要な専門的訓練を受けていないと感じており、我々にアセスメントを委ねることを望んでいる。このことは、性同一性障害の有病率が低いこと、そして性とジェンダーの問題を扱うことに内在する不安を考えるなら、決して驚くことではないだろう。

過去数年の間に、我々は紹介ケースのうちに興味深い変化があることを観察した。つまり、アセスメントを求めて我々に接触した両親の中に、アセスメントに対してはっきりと躊躇を口にする人がいることである（我々の予想では、躊躇がさらに強い場合、あるいは心配すらしていない両親の場合は、そもそも子どもを受診させないと思われる)。この躊躇は、以下の四つの問題を巡って生じていると思われる。(1)自分の子どもの行動は本当に問題なのか。(2)自分の子どもについての話題をどう切り出せばいいのか。(3)自分の子どもがアセスメントに参加することは本当に必要なのか。(4)アセスメントをすることが子どもを傷つけることにはならないか。こうした状況のもとで、我々は、我々のうちの(インテーク・ワーカー以外の)誰か一人が、電話を通じてこれらの疑問点について話をすることからアセスメント過程を始める方がいいという見解に達した(Hazell, 1992 参照)。我々をこのような立場をとるように導いた作業仮説は、両親の躊躇はほとんどの例において「問題の一部」であること、つまり両親の躊躇は、子どもの性同一性の混乱を少なくとも永続させるような家族変数と相関しているということである(家族因子に関する詳細な考察は、第5章、第7章を参照)。両親が躊躇しているこうしたケースでは多くの場合、最初の電話での相談(通常、数回程度)は両親の不安を軽減し、家族との「アセスメント同盟」とでも呼ぶべき関係を確立するのに極めて有用であることがわかった。いずれにせよ、臨床家は、両親の最初の躊躇は、その家族が治療に入りうるか否かという点に関する予後不良の指標であることを、認識しなくてはならないだろう。

事例4－2

ベン、五歳男児。母親がホームドクターに相談し、その後我々に連絡をとった。彼は、社会階層的には中の上に属する両親、兄、幼い妹と暮らしている。母親は電話による受理面接で、はじめは自分も夫も息子のことを「心配している」と話していたが、その後すぐに「彼よりも問題はむしろ我々の方にあります」と付け加えた。母親の言葉にはどこかつながりに欠けるところがあった。例えば、ベンはいつも「難しい子どもで……、我々も無知ではないつもりですが……、夫は息子が同性愛だと思っている」などと語った。母親はベンの性同一性の発達の様々な側面について描写してみせたが、そこには、反対性に対する明らかな同一感が認められた。ベンは遊び仲間としては女の子を好み、お気に入りの玩具はドールハウスであった。女の子としてごっこ遊びをし（例えば女王、王女になるなど）、バレエのダンサーになりたいとも言っていた。彼の描くのは決まって美しい女性である。女性の格好を好み、男の子の格好（例えば、スポーツのロゴの入ったシャツなど）を嫌がった。さらに荒っぽい遊びを避けていた。母親に対して、ベンは男の子であることについてどう感じていると思うかと尋ねると「ああ、見当もつきません」という答えが返ってきた。母親はベンの服装について、ベンが着たいと思うような色の「（男の子の）防寒着は町には売っていなかったからしかたない」と語った。一方で母親は、息子の反対性への同一感は「彼の態度の隅々にまで浸透している」と感じていた。

ベンの母親は、息子にバレエのレッスンを受けさせるのを夫が拒んでいることについて話した。このことに関する彼女の考えを尋ねると、こう答えた。「私としては、ホッケーよりバレエの方が好きですけど……。バレエの方が美しいし、奥が深いし……。彼は彼なのです。彼に幸せになって欲しいだけです……。私たちは、彼を幸せにするために一所懸命にやってきました。ほんとうに大変でした」。そして、ベンは「美しい顔立ち」で、髪もカールしていて、しばしば女の子と間違えられたという話をした。そのあと、繰り返し、ベンはずっと難しい子どもで、いつも「不憫な子」だったと語った。そして、実際、ベンが二歳の時、そのことで精神科の診察を受けさせたことを思い出した。そのときのアセスメントをもとにした報告によると、母親はベンが「早熟である」と思う一方で、「機嫌が悪くいつも泣いてばかりでやかましい」と思っていたことがわかる。また、彼女は、ベンは「突然気分が変わり、思うようにならないとずっと泣いている」とも述べていたようである。さらに報告書には「対処の試みはどれもうまくいかなかった。母親は非常に抑うつ的で、安心と援助を求めていた」と書かれていた。また、母親が上の息子の方に望みをかけていることで罪悪感をもっていたこと、ベンが「難しく自分本位の行動ばかりする」ので、長男の面倒を見る時間がないとこぼしていたことにも触れられていた。さらに、報告書は、ビジネスで成功したエグゼクティヴであるベンの父親が、ベンが夜通し泣き続ける家では眠りを妨げられるために一週間のうち何日かはホテルに宿泊していること、父親が「仕事のために休むことが必要なのだ」と語っていたことを告げていた。そして報告書の最後に「母子関係の病理」に焦点を合わせた治療を勧めたと書かれていた。しかし、結局、両親はこの勧めに従わなかったわけである。

受理面接で得られた情報をもとに、アセスメントを受けることが勧められた。ベンの母親はこれに同意したが、「彼を巻き込むこと」は望んでいないと述べた。彼女は、彼にアセスメントを受けさせることについて多くの不安を表明し、次のように言った。「私たちが彼のドールハウス遊びを止めさせたりしたら……。彼を傷つけたくないわ……。何もかもが不安でいっぱいなんです」。

ベンの母親は、息子がアセスメントを受けることに関して非常に強い不安をもっていたので、我々はまず両親とだけ面接した。両親との面会が終わると、両親は、本人にアセスメントを受けさせることを受け入れた。アセスメントをしてみて、我々は彼が非常に不幸な状況に置かれた子どもであることにほとんど疑いの余地はないと考えるようになった。つまり、この子の顕著な反対性の同一感は、様々な社会感情的、対人関係的困難を伴っていたのである。ベンの両親はアセスメントを有用と受け止めたようで、我々の意見のうちいくつかを（原理上）受け入れたが、ベンに個人療法を受けさせ、両親も両親カウンセリングを受けた方がいいという我々の勧めを受け入れることはなかった。我々から見れば、両親とはいい治療関係を築いてきたと感じていたし、また、二回目のフィードバック、つまり説明面接の折に、両親自身が本人に治療を受けさせようと思うと語っていただけに、治療を続けないという両親の選択には困惑を感じた。

アセスメント過程に対する両親の躊躇に気づくことは重要であるが、しかし、そのような躊躇は、必ずしも、妥当な治療の勧めを両親が拒否する予兆となっているわけではない。我々は、アセスメント過程において強い不安を喚起されていたにもかかわらず、治療を受け入れた両親を数多く経験している。

アセスメントの流れ

我々の臨床では、原則として、初回のアセスメント面接に際し家族全員の参加を求めている。しかし、場合によっては、例えば、両親が、年上の同胞が本人を不当に非難している（例えば、からかうなど）と感じているような場合には、兄や姉を外して家族に会うこともある。このようなことはめったに起こらないが、そうした場合、年上の同胞（たいていは男の子）も彼ら自身の問題を抱えており、一般的に家族がうまく機能していないことが多い。また、我々にとっては、父親を治療に巻き込むことはそれほど難しくなかったが、この問題は、一世代前の家族を相手にしていた臨床家（例えば、Stoller, 1979）にとっては、ごくありふれた困難であったようである。このことはおそらく、臨床家あるいは家族のどちらかにおける期待値が、一種のコホート効果[2]によって膨らんできたことを反映しているのであろう。先にあげたような非常に両価的な家族の場合、我々は、まず両親だけに会い、本人にアセスメントを受けさせたいと思っているかどうかを確かめ、それが確認できれば、次に子どもと一緒に来ることができるようアレンジすることにしている。

両親が子どもに対してなぜアセスメントを受けるのかという点についてどう話しているのか、両親からはっきりと聞いておくことの重要性を、このところますます意識するようになった。大半のケースでは、両親はアセスメントの理由についてそのまま子どもに伝えることができる（例えば、両親が自分たちの子どもがなぜ反対性になりたいと思っているのか知りたいと考えている場合など）。ここでもやはり、事が複雑になるのは両価的なケースの場合である。そうした場合、両親はしばしば、子どもにアセスメントについてどう話せばいいのかわからないまま困惑している。例えばある母親は四歳の息子に、たまたまクラーク研究所で働いている親戚の「友だち」に会いに行くのだと話すつもりでいた。たいてい両親は子どもに対して極めてあいまいな態度をとっていて、例えば、どうしたら家族はお互いにうまくいくようになるのか相談しにいくのだ、といった説明をしている。我々は、両親に対して、アセスメントに行く理由についてもっと明確な情報を子どもに与えるよう勧める方法をとっている。通常、そうすることで両親は、「子どものことについてよく知っているお医者さんがお話ししてくれるから会いにいこう。その先生は、なぜ「男の子（女の子）でいることがそんなにつまらない」のかきっと教えてくれるよ」といった説明を子どもにすることができるようになる。なかには、「誰も怒っているわけではないのだよ。お父さんとお母さんはおまえがどうしてそう思っているのか、ただ知りたいだけなんだ」と話すよう指示を受けて、ほっとする両親（特に母親）もいる。

我々は、最初のアセスメント面接の間に、その子の性同一性の発達と一般的な発達の諸側面についてざっと振り返り、基盤としての家族機能の全般について質問をする。この面接の後、両親はそれぞれ個別に面接を受け、子どもも一人で診察を受ける。両親がその後訪ねてきた場合も個別に面接し、彼ら自身の生活史について聞き取り、また家族アセスメントでカバーできなかった家族の問題について質問する。小児自身に対して、（先に述べたような）心理学的テストが施行される。そして、フィードバックと説明のための面接を行い、我々の見解と治療上の指針を示すことになる。

経験上、アセスメント過程の間によく質問される事柄がいくつかある。両親が生物学的なテストの可能性について質問することはまれではない。こうした質問は、子どもの問題は身体的な異常によって説明されるのではないかという両親の漠然とした思いや、病因に関する明確な確信を反映している（身体因と現象とのこのような関連づけは、高学歴の両親によって語られることが多い）。こうした質問に対する我々の答えはいつも文脈に沿うかたちでなされている。つまり、両親の信じこんでいるものについて我々が何を直感するかということにもとづいている。例えば、両親が「染色体検査」について訊ねてきた場合には、身体的な間性状態がない以上、性染色体の核型を調べても情報として役に立つとは思われませんといった説明をする（第6章参照）。それと同時に、心理的性の分化に生物学的な事柄が与える影響の複雑さについて話し合うようにし、現代の技術では何らかの生物学的仮説にもとづいた確実なテストはないと説明している。家族力動的な視点からすれば、臨床家は、生物学的因子についての様々な質問が両親の信念体系の一部をなしているということを認識すべきであろう。例えば、性同一性障害について長い経過をもつ一一歳の少年の母親は、彼を内分泌科医のところに連れて行った。母親が、彼のペニスは小さいと思い込んでいたからである。少年のペニスの長さは正常範囲であるという説明を受けても、母親はそれを信じず、むしろ医者の力量を疑った。詳しく話を聞いてみると、母親自身が、息子が「本当は女の子」で、ペニスを取り除くことができればと望んでいることがわかった。彼女は、息子の気持ちに対してどうしてやればいいのかまったくわからないのだから、彼が女の子であれば「自分としてはどれほど楽なことか」と語った。

よくあるもう一つの質問は、紹介されたことが的確であったかという点に関し、我々の見解を求めるものである。我々が「何も問題はない」と言い、「大袈裟に反応しすぎですよ」といったことを言うのではないかと期待している親もある。そのため、家族によっては、我々は初回の診察の最後に暫定的な見解を示している。おそらく、我々のクリニックのあり方や制度のためであろうが、我々が偽陽性の評価をすることはまれである。しかし、だから、我々が初回に行うフィードバックは、家族との同盟を作り上げる作業の一部となっている。我々は、まず、両親が我々のところに相談に来たのは正しい決断だと思うと伝え、我々が、お子さんは性同一性の問題を抱えていると考えていること、そしてアセスメントを継続していくことが助けとなると思っていることを伝えている。しかし、多くのケースにおいて、我々は、我々の意見のすべてを伝えるのはアセスメント過程の最後まで引き延ばすようにしている。

多くの親が、子どもは将来、自分の性を変えたいと思うようになるのかと尋ねてくる。また、子どもが将来的にゲイ、レスビアン、同性愛者になるのかと尋ねてくることも多い。こうした問いに対し、我々はこれまでの臨床経験や文献的研究にもとづき事実に沿った答えを返すこともできるだろう（第9章、第10章参照）。しかし、これらの質問はコンテクストに沿って理解される必要がある。例えば、親によっては、自分の子どもが将来同性愛者になってしまうのではないかと（様々な理由で）非常に動揺しているが、その一方で、他の親はこうしたことにはまったく無関心で、ただ子どもに幸せになってほしいとだけ願っている。将来子どもが同性愛者になるのではと強い不安を抱えている親に対しては、しばしば、不安の原因を取り除いたり、それを切り抜けることができるようにする別の臨床的作業が必要となる。しかし、我々は、両親の関心の焦点を子どもの不快感、つまり男あるいは女であることに対する不快感そのものへと移動させ、まさにこの点においてこそ彼らは子どもを直接に助けることができるのだと指摘するようにしている。こうした勧めによって、通常、両親の将来にわたる懸念はやわらげられる。一方、親の側に将来に対する懸念が認められない場合、その理由は様々に考えることができるだろう。ある種の親では、この懸念の不在は、性やジェンダー一般に関する複雑な力動的な問題を反映していて、子どもが現に抱いている性同一性の葛藤に対しまったく反応できなくなっている場合がある。そのようなケースでは、こうした問題に焦点を当てた別の臨床的作業がしばしば必要となる。しかし、親によっては、子どもの将来的な性指向の受容が親がもともともっている共感の高さの反映であるような場合がある。このような親は、性同一性と性指向の違いを認識していて、彼らのとりあえずの目標は、まずは子どもが男か女かでいることについてよりよく感じられるよう援助することにあることを理解している。こうした問題については、第9章でさらに詳しく考察することにしたい。

注

（1）性心理障害（psychosexual disorders）に関わっていたＤＳＭ－Ⅲの諮問委員会委員は、Anke. A. Ehrhardt, Diane S. Fordney-Settlage, Richard C. Friedman, Paul H. Gebhard, Richard Green, Helen S. Kaplan, Judith B. Kuriansky, Harold I. Lief, Jon K. Meyer, John Money, Ethel S. Person, Lawrence Sharpe, Robert L. Spitzer, Robert J. Stoller, Arthur Zitrin である。ＤＳＭ－Ⅲ－Ｒの性同一性障害の小

委員会の委員は、Anke. A. Ehrhardt, David McWhirter, Heino F. L. Meyer-Bahlburg, John Money, Ethel S. Person, Robert L. Spitzer, Janet B. W. Williams, Kenneth J. Zucker である。ＤＳＭ－Ⅳの性同一性障害の小委員会の委員は、Susan J. Bradley（委員長）, Ray Blanchard, Susan Coates, Richard Green, Stephen B. Livine, Heino F. L. Meyer-Bahlburg, Ira B. Pauly, Kenneth J. Zucker である。

（2）ＤＳＭ－Ⅲ－Ｒの多くの性に関する診断に、苦痛を感じているという基準がないことを付け加えておこう（Gert, 1992 参照）。小児性愛がそのよい例である。ウェイクフィールド（1992a）も、女性のオルガスム障害は異種性をもつグループからなるが、彼女たちのほんの一部だけが生活史上でオルガスムの経験がないことに苦痛を感じていると指摘している。

訳注

〔1〕「転倒した」は「inversion」という語が使われている。「inversion」は「性対象倒錯」のことであると同時に、語義的には「転倒」「ひっくり返し」である。ここでは意味を優先し「転倒した」と訳した。

〔2〕「コホート効果」、同じ時期に生まれた人口がある現象に関して長い期間を通じて同様の傾向を示すことを指す。

第5章　関連する精神病理について

併存障害——これは二つ以上の精神障害が存在することであるが——は、精神医学的評価のために紹介されてきた子どもたちに頻繁に認められる。併存する病的状態が実際にそれぞれ別の障害の表れであると仮定すれば、ある状態がもう一方の引き金となっているのか、あるいはそれぞれ別の因子もしくは多少重なる因子によって引き起こされているのかを理解することは、様々な理由（予防や治療計画など）から重要である（Caron, Rutter, 1991; Verhulst, Koot, 1992）。本章では、性同一性障害の子どもたちに見られる関連する精神病理や行動上の問題に関する文献を概観していく。

この課題に関し、これまで、標準化された行動問題質問紙（例えば、Bates et al., 1973, 1979; Rekers, Morey, 1989b, 1989c）、構造化された状況での社会的行動評価（Bates et al., 1979）や質問紙による社会的行動評価（Zucker, 1985）、投影法による人格機能および構造評価（Coates, Tuber, 1988; Goddard, 1986; Goddard, Tuber, 1989; Ipp, 1986; Kolers, 1986; Tuber, Coates, 1985, 1989）、その他の精神障害の確認（Coates, Person, 1985）などいくつかの測定法を用いた取り組みがなされてきた。これらの研究のほとんどが男児を対象に行われたものである。

全般的な行動問題に関する情報の大部分は児童行動チェックリスト（Child Behavior Checklist: CBCL）から得られ

た親による報告に依拠している。ＣＢＣＬでは、一一八の項目ごとに出現頻度を0から2までの三段階で評価する。ＣＢＣＬの標準化にあたり、性別と年齢（四〜五歳、六歳〜一一歳、一二歳〜一六歳）によって分けた六群に対し因子分析を行った。その結果二つのブロードバンド因子が抽出され、これを内向性と外向性とした。六群に共通する特有のナローバンド因子も認めた（Achenbach, 1978; Achenbach, Edelbrock, 1979 参照）。内向性の障害は情緒の障害もしくは行動の欠乏（抑うつ、社会的引きこもり、不安など）として、外向性の障害は行為もしくは行動の過剰障害（攻撃性、多動性など）として特徴づけられる。こうした障害の次元的カテゴリーの類似性を、より正式なＤＳＭ診断上に位置づけようとする試みがいくつかなされてきた（例えば、Achenbach, 1980; Cicchetti, Toth, 1991; Edelbrock, Costello, 1988）。

性同一性障害男児のＣＢＣＬデータ

親の報告データ

これまでの研究において、我々はＣＢＣＬから得られたデータを徹底的に利用してきた（Zucker, 1985, 1990b など）。**表5-1**は、ジェンダーの問題で紹介された男児一六一人とその男性同胞（発端者は男女どちらでもよい）九〇人の五つのＣＢＣＬ障害指標に関する母親の報告データである。五つの障害指標とは、高得点ナローバンド尺度（$T>70$）の数、1点か2点の項目の数と合計、内向性と外向性ブロードバンド尺度のT得点である。[1] ジェンダーの問題で紹介されてきた男児は、五つの指標すべてで行動障害の程度が有意に高かった（すべてのp値$<.001$）。**表5-1**は、性同一性障害男児では外向性T得点よりも内向性T得点が有意に高かった（$t(160)=3.01, p=.003$）が、男性同胞では高くなかったことも示している（$t<1$）。

男児一六一人のうち一一七人の父親からのＣＢＣＬ評価も得ることができた。母－父の相関関係は五つの指標すべてにおいて有意であった（r値の範囲は.41から.58、すべてのp値は＜.001）。これらの相関の強さは、両親の評価の一致を検証した他の多くの研究結果と一致した（Achenbach, McConaughy, Howell, 1987）。

表5－2は二つの年齢群（四～五歳と六～一一歳）別にＣＢＣＬデータを示している。六～一一歳の子どもに比べ、四～五歳の男児は平均ＩＱが高く、高い社会階層の家庭の子どもで、離婚や再婚がなく、両親が揃っている傾向にあることも**表5－2**から見てとれる（すべてのp値は＜.001）。それゆえ、二つの群の比較は、こうした人口統計学的変数を共変数化して行った。障害評価の三つ（高得点ナローバンド尺度数、1点か2点の項目の合計点、外向性T）において、四～五歳の性同一性障害男児は六～

	性同一性障害（n=161）		同胞（n=90）	
尺度	平均	標準偏差	平均	標準偏差
得点の高いナローバンド尺度の数	1.8	2.3	0.8	1.6
項目の数[a]	34.9	16.6	25.5	15.2
項目の合計点[b]	43.2	24.8	30.1	21.0
内向性T得点	60.7	10.1	53.9	10.8
外向性T得点	59.2	10.7	54.4	9.9
年齢（年）	7.0	2.4	7.5	2.9
IQ	108.5	15.4	107.3[c]	15.4
社会階層	42.4	15.2	43.7	14.4
婚姻状況				
両親あり	110（n）		64（n）	
母親のみ／再構成	51（n）		26（n）	

[a] 絶対範囲＝0－118

[b] 絶対範囲＝0－236

[c] n=21. 我々の研究では，初めに評価を実施した36家族の同胞IQを系統的に評価した．それ以降は，とりわけ研究として関心がある場合や，臨床的に必要な場合にのみ同胞のIQも測定した

表5－1　性同一性障害男児と男性同胞のCBCL行動障害の母親による評価

一一歳の男児に比べて有意に低かった（すべてのp値＜0.5）。残りの二つ（1点か2点の項目数、内向性T）においても群間差は有意であった（両p値＜.10）。

どちらの年齢群でも、年齢と社会階層において、性同一性障害男児は男性同胞との間にわずかであるが有意差があった（表5－2を参照）。そこで、年齢と社会階層を共変数化して比較した。すると、四～五歳の群では、性同一性障害男児は障害評価の三つ（項目の数と合計点および内向性T得点）において男性同胞よりも有意に高かった（p値は＜.003から.05の幅）。六～一一歳の群では、障害評価五つの指標すべてにおいて有意差があった（すべてのp値＜.01）。

二つの年齢群の行動障害の程度の差は、ＣＢＣＬの合計得点が臨床域にある男児の割合にも反映されている（＞90パーセンタイル）。四～五歳群で行動問題総得点が臨床域にあったのは性同一性障害男児六七人中わずか一四人（20・9％）で、同胞の三一人中四人（12・9％）と比較しても有意差はない。これとは対照的に六～一一歳群では、同胞五九人中わずか一七人（28・8％）の得点が臨床域にあったが、性同一性障害男児では九四人中五八人（61・7％）の得点が臨床域にあった（$\chi^2 = 14.41, p < .001$）。つまり、四～五歳の群に比べて性同一性障害の年長男児では、ＣＢＣＬ合計得点が臨床域にある可能性が約三倍にもなった。

四～五歳の性同一性障害男児では、内向性T得点が外向性T得点よりも有意に高かった（$t(66) = 2.68, p = .009$）。しかし、六～一一歳の男児では、二つのブロードバンド尺度間に有意差はなかった（$t(93) = 1.58, p = .118$）。両年齢群の同胞では、内向性T得点と外向性T得点の間に有意差はなかった。

図5－1に年齢別の二群のＣＢＣＬナローバンド尺度を示した。年齢と社会階層を共変数化した上で（前述）、各ナローバンド尺度についてt検定を行った。四～五歳の性同一性障害男児では、八つのナローバンド尺度のうち未熟性のみにおいて同胞よりもT得点が有意に高かった（$p < .05$）。これとは対照的に、六～一一歳の性同一性障害男児では、九つのナローバンド尺度のうち七つ、つまりスキゾイド－不安、抑うつ、非社交性、強迫、社

	4－5歳[a]			
	性同一性障害（n=67）		同胞（n=31）	
尺度	平均	標準偏差	平均	標準偏差
得点の高いナローバンド尺度の数	0.8	1.4	0.3	0.8
項目の数	29.1	13.2	21.3	12.7
項目の合計点	33.7	16.8	24.7	17.2
内向性 T 得点	57.5	9.6	49.9	10.4
外向性 T 得点	55.1	9.4	50.6	10.1
年齢（年）	4.8	0.7	4.4	0.7
IQ	114.9	13.0	112.7[c]	13.5
社会階層	49.5	13.0	43.1	15.1
婚姻状況				
両親あり	58（n）		25（n）	
母親のみ／再婚	9（n）		6（n）	

	6－11歳[b]			
	性同一性障害（n=94）		同胞（n=59）	
尺度	平均	標準偏差	平均	標準偏差
得点の高いナローバンド尺度の数	2.5	2.5	1.0	1.9
項目の数	38.9	17.7	27.6	16.1
項目の合計点	49.7	27.4	32.9	22.4
内向性 T 得点	62.8	10.0	55.9	10.5
外向性 T 得点	62.0	10.7	56.4	9.3
年齢（年）	8.5	1.9	9.2	2.0
IQ	103.5	15.8	102.3[d]	16.0
社会階層	37.1	14.8	43.9	14.1
婚姻状況				
両親あり	52（n）		39（n）	
母親のみ／再婚	42（n）		20（n）	

a　各群に3歳男児が数人含まれていた．この場合，2－3歳用のもの（Achenbach, Edelbrock, Howell, 1987）を用いてCBCLの表を算定したが，質問紙の項目数がより少ないので，この差を調整するように比例配分した

b　各群に12歳男児が数人含まれていた．この場合，12－16歳用のものを用いてCBCLの表を算定した

c　n=10

d　n=11

表5－2　年齢群別の性同一性障害男児と男性同胞のCBCL行動障害の母親評価

会的ひきこもり、多動、攻撃性の指標において同胞よりも*T*得点が有意に高かった（*p*値の幅は<.01から.001まで）。

表5－3は、ナローバンド尺度得点が臨床域にある性同一性障害男児、男性同胞、標準化サンプルの専門家紹介群と非紹介群の割合を示している（>98パーセンタイル）。四～五歳の性同一性障害男児における高得点ナローバンドの割合は、概して紹介群よりも非紹介群と似ていた。しかしながら六～一一歳の性同一性障害男児では、特に内向性尺度、社会的ひきこもり尺度および外向性尺度の一つである攻撃性に関して高得点ナローバンドの割合が紹介群に極めて似ていた。多動や非行下位尺度が高かったジェンダー問題紹介群の割合は、これらの尺度が高かった標準化サンプル紹介群の割合よりもはるかに低かった。

ペア対応させた臨床対照群との比較

表5－4に示したのは、我々のクリニックで行われたいくつかの調査研究に参加経験のある臨床対照群男児四六人と、それら男児とペア対応しているジェンダー問題で紹介されてきた男児四六人の母親の記録によるデータである（Birkenfeld-Adams, 1995; Doering, 1981; Mitchell, 1991）。年齢（±一歳）、ＩＱ（±15点）、親の社会階層（Hollingshead, 1975）、親の婚姻状況（両親あり対母親のみ／再婚）に関して、可能な限り厳密にペア対応を行った。五つのＣＢＣＬ障害指標のいずれにおいても有意な群間差はなかった。

教師の記録によるデータ

ＣＢＣＬの教師報告記録Teacher's Report Form（ＴＲＦ）が利用可能となって以降（Achenbach, Edelbrock, 1986; Edelbrock, Achenbach, 1984）、我々はジェンダー問題で紹介されてきた男児についての教師の評価も収集してきた。ＴＲＦのデータは男児八九人のうち六七人（75・2％）から得ることができた。二一人の男児の親からは我々が教

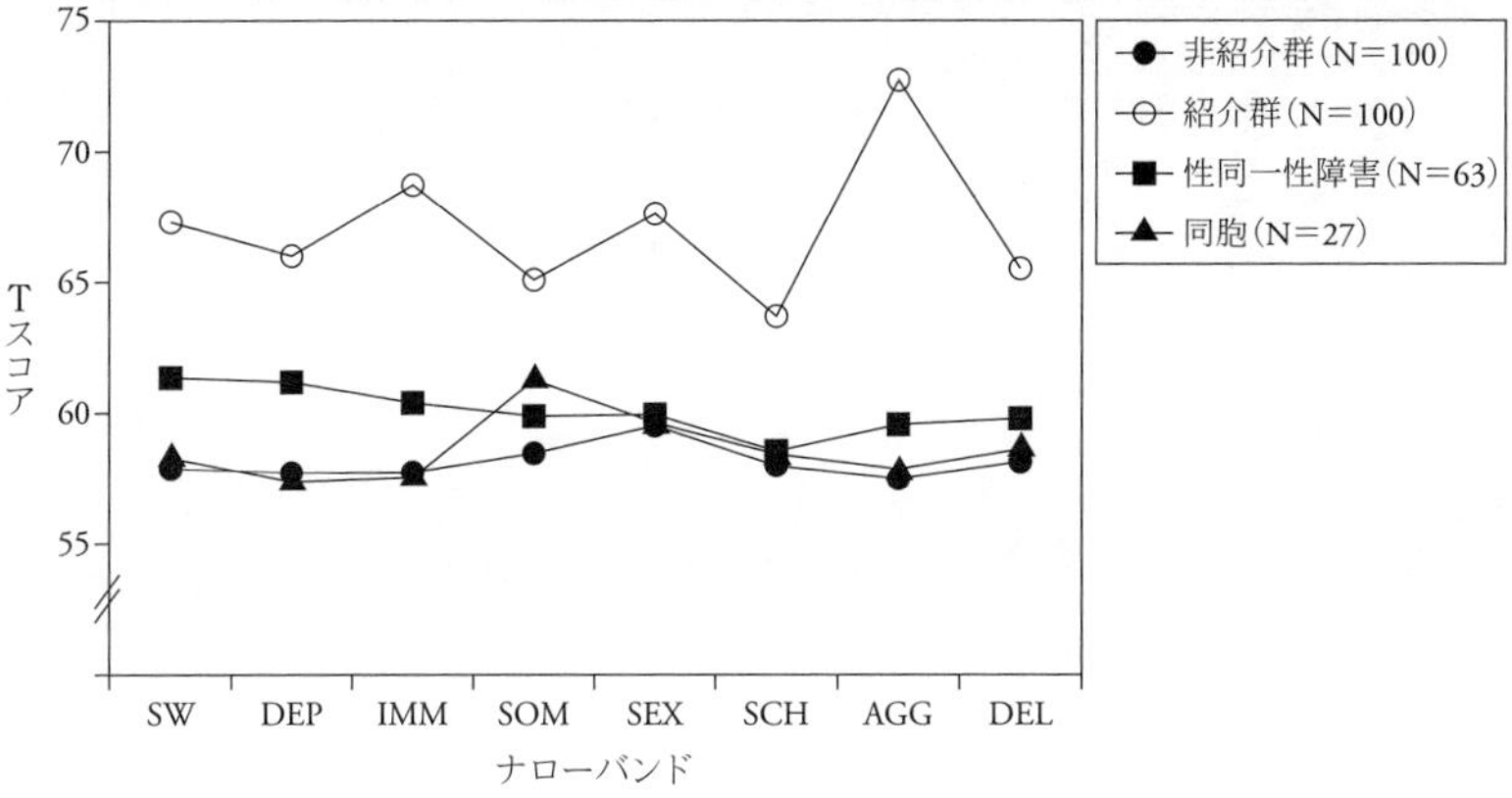

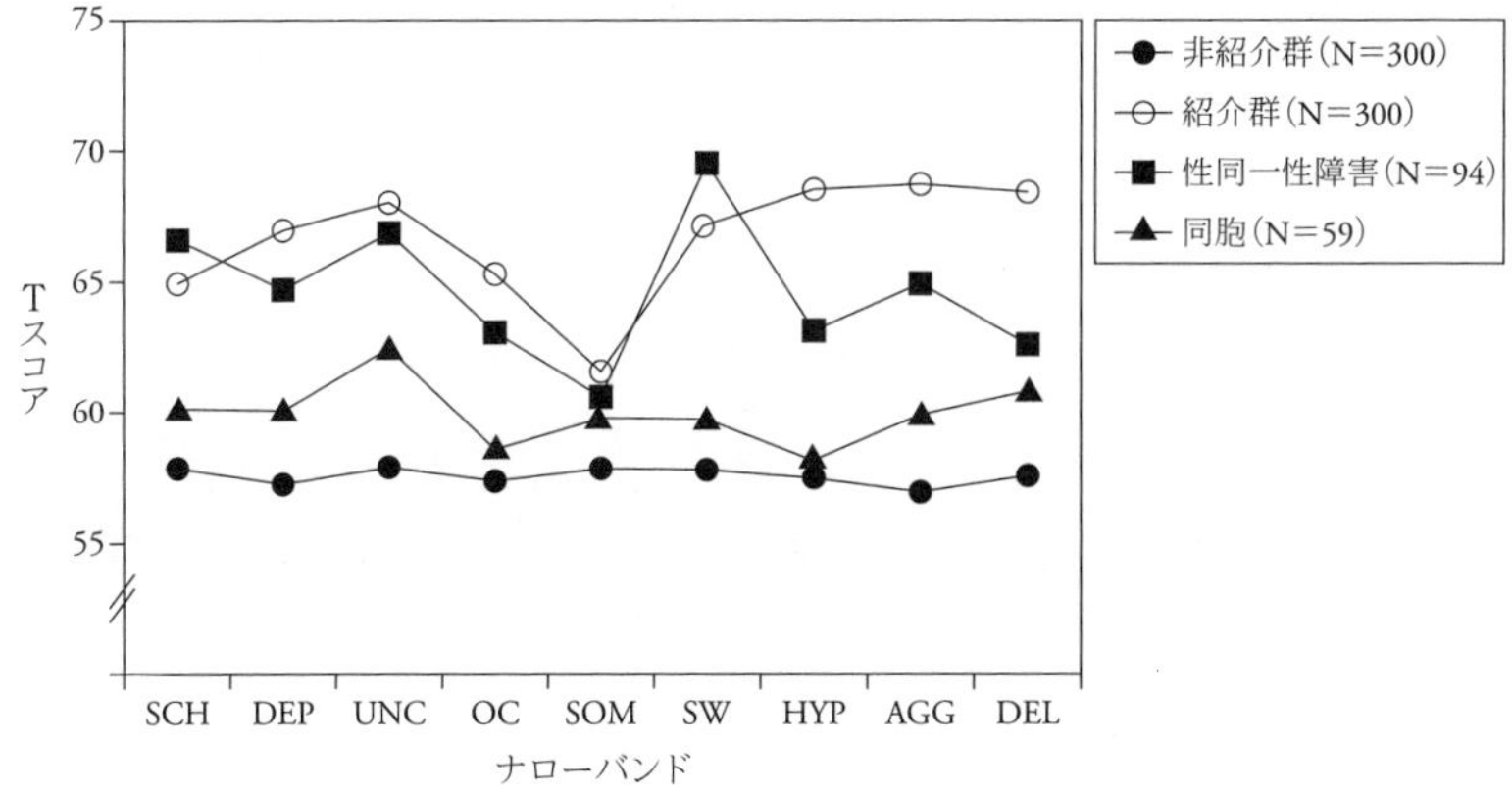

図5－1
上：4－5歳男児のCBCLナローバンド因子　SW：社会的ひきこもり　DEP：抑うつ　IMM：未熟性　SOM：身体的愁訴　SEX：性的問題　SCH：スキゾイド　AGG：攻撃性　DEL：非行
下：6－11歳男児のCBCLナローバンド因子　SCH：スキゾイド－不安　DEP：抑うつ　UNC：非社交性　OC：強迫　SOM：身体的愁訴　SW：社会的ひきこもり　HYP：多動　AGG：攻撃性　DEL：非行　GID：性同一性障害
非紹介群と紹介群のデータは標準化研究より（Achenbach, Edelbrock, 1983, 付録D）

ナローバンド尺度	4－5歳 性同一性障害 (*n*＝63)	同胞 (*n*＝27)	紹介群 (*n*＝100)	非紹介群 (*n*＝100)
社会的ひきこもり	12.7	3.7	37.0	3.0
抑うつ	20.6	3.7	37.0	4.0
未熟性	7.9	3.7	42.0	3.0
身体的愁訴	9.5	3.7	25.0	3.0
性的問題	14.3	7.4	14.0	0.0
スキゾイド	1.6	3.7	14.0	2.0
攻撃性	12.7	7.4	61.0	6.0
非行	7.9	3.7	29.0	2.0
	6－11歳			
ナローバンド尺度	性同一性障害 (*n*＝94)	同胞 (*n*＝59)	紹介群 (*n*＝300)	非紹介群 (*n*＝300)
スキゾイド－不安	34.0	11.9	31.0	3.0
抑うつ	21.3	5.1	31.0	2.0
非社交性	37.2	20.3	44.0	6.0
強迫	28.7	11.9	30.0	2.0
身体的愁訴	19.1	13.6	14.0	2.0
社会的ひきこもり	42.6	8.5	28.0	2.0
多動	17.0	6.8	34.0	3.0
攻撃性	34.0	13.6	43.0	2.0
非行	13.8	11.9	40.0	4.0

注　非紹介群と紹介群のデータは、アッヘンバッハとエーデルブロック（Achenbach, Edelbrock, 1983, p. 64）より.

表5－3　ナローバンド尺度が臨床域にあった男児の割合（$T > 70$）

	性同一性障害（n=46）		臨床対照群（n=46）	
尺度	M	SD	M	SD
得点の高いナローバンド尺度の数	2.5	2.7	2.3	2.3
項目の数	38.8	18.2	42.2	15.5
項目の合計点	50.1	27.2	53.5	25.6
内向性 T 得点	63.6	10.2	63.2	8.5
外向性 T 得点	62.2	11.1	65.8	9.2
年齢（年）	6.9	2.2	6.9	2.3
IQ[a]	11.3	2.1	12.1	2.1
社会階層	38.1	14.7	40.7	12.8
婚姻状況				
両親あり	24（n）		27（n）	
母親のみ／再婚	22（n）		19（n）	

[a] 以下の4つの下位テストにもとづいている．すなわち，ウェクスラー児童用知能検査改訂版［the Wechsler Intelligence Scale for Children —— Revised（WISC－R）］，WISC 第3版（WISC－Ⅲ），幼児向けウェクスラー式知能検査［Wechsler Preschool and Primary Scale of Intelligence（WPPSI）］，あるいは幼児向けウェクスラー式知能検査改訂版（WPPSI－R）の4つである（平均＝10；絶対範囲＝1－19）．

表5－4　性同一性障害男児とペア対応させた臨床対照群の CBCL 行動障害の母親評価

	性同一性障害				非紹介群		紹介群	
	4－5歳（n=26）		6－11歳（n=41）		6－11歳（n=300）		6－11歳（n=300）	
尺度	M	SD	M	SD	M	SD	M	SD
得点の高いナローバンド尺度の数	0.2	0.7	0.9	1.4	—	—	—	—
項目の数	20.6	15.1	34.6	21.5	—	—	—	—
項目の合計点	25.6	23.8	46.8	32.8	22.3	22.9	65.8	31.9
内向性 T 得点	57.5	7.1	61.2	9.6	52.3	8.3	62.2	8.7
外向性 T 得点	51.7	9.0	58.4	9.4	52.2	9.2	65.6	8.9

注　紹介群と非紹介群のデータはアッヘンバッハとエーデルブロック（1986, 付録 C, p. 160）より．

表5－5　性同一性障害男児の TRF 行動障害評価

師と連絡をとることの同意を得られず、一人の男児の質問紙は教師から返送されてこなかった。さらに一三人の男児は未就学だったので、TRFの評価を行うことはできなかった。

標準化サンプル（Achenbach, Edelbrock, 1986を参照）では、一つの年齢群が六〜一一歳の男児を含んでいたので、我々は自験例を六〜一一歳と四〜五歳の二群に分けた。このデータを表5-5に示す。六〜一一歳の性同一性障害男児四一人では、TRFの項目合計点は標準化サンプルの紹介群と非紹介群の合計点の中間に位置していた。内向性T得点は紹介群にほぼ一致し、外向性T得点は非紹介群にほぼ一致した。四一人のうち一九人（46・3%）において、行動問題総得点が臨床域にあった。

四〜五歳の性同一性障害男児二六人では、内向性T得点は、非紹介群と紹介群のT得点の中間に位置していたが、年長群と比べ行動障害はかなり少なかった。行動問題総得点が臨床域にあったのは、男児二六人中三人（11・5%）のみであった（四〜五歳のジェンダー問題紹介群は標準化サンプルの年齢幅を下回るので、これらの分析には注意が必要である）。

表5-5は、両方の年齢群で内向性T得点が外向性T得点よりも有意に高かったことも示している（それぞれt値＝4.0と2.3、p値＜.001と.03）。

母親の記録と教師の記録の両方を入手できた子ども（n＝64）に関しては、五つの障害指標のすべてにおいて有意な相関がみられた（r値の幅は.40〜.63、すべてのp値は＜.001）。概して、これらの相関は、親と教師の記録の間に通常みられるものよりも強かった（Achenbach, McConaghy, Howell, 1987）。

プロフィールパターン

アッヘンバッハとエーデルブロック（1983; さらにEdelbrock, Achenbach, 1980も参照）は、CBCLのデータから得た「プロフィールパターンの分類」を進めるためにクラスター分析を行った。こうした分類法を行う目的は、各々の子どものプロフィールの類似性を検出するためである。エッシェンバッハらは、重大な社会情緒問題をもつ子どもの行動問題パターンの特徴を同定するために、標準化研究における紹介群に対してのみ新たなCBCL分析を行った（Achenbach, Edelbrock, 1983の第8章を参照）。性別と年齢で分けた群ごとに、階層内相関を算出してクラスター分析重心法にかけ、そこからプロフィールタイプを同定、分類した。階層内相関は−1.00から1.00の範囲であった。0.00点は標準化研究の紹介群平均値を表しており、エンドポイントは±1標準偏差を表す。

表5−6は、四〜五歳および六〜一一歳の性同一性障害男児自験例プロフィールタイプの平均階層内相関をそれぞれ示したものである。四〜五歳の男児で紹介群に最も近いプロフィールタイプは、抑うつ−社会的ひきこもりであった。また、紹介群と異なるプロフィールタイプは攻撃性−非行、攻撃性、性的問題であった（この最後のプロフィールは人為的である。というのは、性的問題因子に加算してしまう性同一性に関する項目二つを意図的に「0」点とし

プロフィールタイプ	*M*	*SD*
	4−5歳（n=41）	
抑うつ−社会的ひきこもり	.04	.38
身体的愁訴	−.16	.27
未熟性	−.13	.35
性的問題	−.28	.39
スキゾイド	−.16	.35
攻撃性	−.28	.29
攻撃性−非行	−.42	.26
	6−11歳（n=77）	
スキゾイド−社会的ひきこもり	.04	.37
抑うつ−社会的ひきこもり−攻撃性	−.20	.33
スキゾイド	.16	.38
身体的愁訴	.02	.40
多動	−.33	.34
非行	−.29	.32

注　アッヘンバッハとエーデルブロック（1983）が示した順序でプロフィールタイプを記載した．1点か2点の項目の合計が25点を超える場合のみ，階層内相関を算出した（Edelbrock, Achenbach , 1980を参照）．

表5−6　性同一性障害男児のCBCLプロフィールタイプの平均階層内相関

たからである)。六～一一歳の男児については、紹介群に最も近いプロフィールタイプは、スキゾイド、スキゾイド－社会的引きこもり、身体的愁訴であった。紹介群と異なるプロフィールタイプは、多動、非行、抑うつ－社会的引きこもり－攻撃性であった。どちらの年齢群でも、内向性プロフィールタイプの類似性よりも外向性プロフィールタイプの非類似性の方が強かった。

まとめ

全般的には、行動障害の程度において性同一性障害男児はペア対応する臨床対照群と似ていたが、男性同胞よりは障害の程度が概して強かったことをCBCLデータは示していた。六～一一歳群では、性同一性障害男児はCBCLやTRFの標準化サンプルの非紹介群よりも障害の程度は強かったが、その差も四～五歳群では明らかでなかった。行動障害のパターンを見ると、内向性の症状が優位であった。これは別の行動問題質問紙を用いた研究結果(Rekers, Morey, 1989c; Sreenivasan, 1985)、「身体緊張」の観察評価(Bates et al., 1979)、分離不安や気分変調症の臨床診断(Coates, Person, 1985)、行動上の抑制や内気さに関する母親の記録(Coates, Wolfe, Hahn-Burke, 1994)と矛盾しない。しかしCBCLやTRFの分布を検討してみると、CBCLの精神病理の程度は極めて幅広いことがわかる。この多様性にみられた若干の相関現象については後述するが、まず、精神医学的評価から得られた臨床データに沿って、代表的プロフィールを考察することでCBCLのデータについて詳述することにしたい。ここで選択されたプロフィールは、各年齢群で、CBCLの合計得点が臨床カットオフ値より1標準偏差以上高いか低い、あるいは臨床カットオフ値にあった子どもを無作為抽出して構成したものである。

四～五歳の男児の事例報告

事例５－１

マーカスは五歳でＩＱ 125である。母親が彼の性同一性の発達を心配したため、ホームドクターに紹介されてきた。父親は特に心配していなかったが、妻を納得させるために評価に参加することにした。マーカスは両親と年長の同胞二人、年少の同胞一人と生活していた。ホーリングスヘッド指標で家族の社会階層ランクはaIIであった。

ＣＢＣＬ上、母親はマーカスの行動特徴として一三項目を認め、臨床カットオフ値をかなり下回る合計13点であった。内向性T得点（45）、外向性T得点（38）ともに臨床カットオフ値をかなり下回っていた。父親の評価も母親の評価と一致していた。

ＣＢＣＬでは精神病理を認めなかったが、これはマーカスの状態に関する我々の臨床的な印象と一致していた。彼は幼稚園では問題はなかったし、自宅でも彼に問題があると両親が感じたことはなかった。多くの性同一性障害男児と同様に、とても感受性が高い子どもであると母親は評した。母親は彼のことを素直であるが、素直すぎるとも感じていた。マーカスは、個人面接で父親との関係が希薄であると話していたが、そのことは両親も認めていた。マーカスの父親は仕事上の理由で一日のうち多くの時間、家を空けていた。父親はしばしば息子とのやり取りで皮肉っぽくなり、マーカスは、父親が「いつもいらいら」していて、「お母さんのことを……もう好きじゃない」ようだと我々にこぼした。マーカスの父親は、実際に体罰を加えることはないけれども、自分の子どもたちとのふれ合い方のせいで、子どもたちが父親は「傷つけ」ようとしていると感じていることに気づいていた。マーカスは、母親は自分のことをめったに叱らないが、「嫌だし怖い」と言い、あの「怖い顔」をみれば怒っているかどうかだいたいわかると言った。ある時、彼は「みんな、どうして怒っていなくちゃならないの」という言い方で訊ねた。ロールシャッハテストでは、火や煙、火山に数多く言及しており、ここでもマーカスの情動に対する過敏性が明らかであった。またプロトコルには、やり取りを好意的に受け取ったり被害的に受け取ったりと恣意的に揺れる反応も含まれていた（例えば、「人が遊んでいて……彼に水をかけようとしていたんだ」「蜘蛛が……お互いに唾を吐き合っていて……喧嘩している……いや、ちがう、……キスしているんだ……蜘蛛はああやってキスするんだ、僕たちのようにキスできないと、唾を吐くんだ」）。

マーカスと母親との関係は非常に親密であった。彼は年上の同胞たちとは歳が離れていたので、母親は多くの時間をマーカスと一緒にいてやることができたし、またそのことを大いに楽しんでいた。しかし、その後、母親は予定外に娘を妊娠したことで極めて抑うつ的になった。マーカスは、妹が生まれたことにひどく嫉妬した。興味深いことに、マーカスは、男児に対する差別や批判であると受け取れることには、どんな些細なことにも極めて敏感に反応したという。例えば、女児の好む子守唄を苦痛に感じていた。最後に、マーカスは出生時の不十分な割礼処置のせいで二歳時に再手術を受けなくてはならなかった。拘束されたことや術後の痛みは、彼には非常に辛い体験であった。我々との評価面接で、マーカスはこの処置にまつわる記憶について多くを語ることはできなかったが、男児と女児をどう区別するのかを尋ねられると不安になり、かなり長いことソファーの下に「何かを」探していた。

我々の印象では、マーカスは敏感で不安の強い子どもではあっても、このことで彼の全般的な機能が障害されているようにはみえなかった。彼の精神病理に大きな問題のないことは明らかであった。母親は彼が二歳の時の妊娠をきっかけにひどい抑うつ状態に陥ってしまったが、それ以前の機能ははるかに良好であり、彼が健康的に人生のスタートを切るのに役立った。しかし批判として認知したものに対する脆さ、そして嫉妬心、また父親との不十分な関係について、マーカスには明らかに援助が必要であった。性同一性障害以外にＤＳＭ－Ⅲ－Ｒ上の診断はなかった。

事例５－２

ジェレミアはＩＱ135の四歳男児で、学校の専門家の勧めで受診した。内縁関係の両親と暮らしている。父親に

郵便はがき

料金受取人払郵便

本郷支店承認

1819

差出有効期間
平成23年4月
1日まで

113-8790

505

東京都文京区
本郷5丁目32番21号

みすず書房営業部
行

通信欄

ご意見・ご感想などお寄せください．小社ウェブサイトでご紹介させていただく場合がございます．あらかじめご了承ください．

読者カード

・このカードを返送された方には，新刊を案内した「出版ダイジェスト」(年4回 3月・6月・9月・12月刊)をご郵送さしあげます．

お求めいただいた書籍タイトル

ご購入書店は

・ご記入いただいた個人情報は，図書目録や新刊情報の送付など，正当な目的のためにのみ使用いたします．

(ふりがな) お名前　　　　　様	〒
ご住所　都・道・府・県　　市・区・郡	
電話　(　　　　)	
Eメール	

・「みすず書房図書目録」最新版をご希望の方にお送りいたします．

(送付を希望する／希望しない)

★ご希望の方は上の「ご住所」欄も必ず記入してください．

・新刊・イベントなどをご案内する「みすず書房ニュースレター」(Eメール配信・月2回)をご希望の方にお送りいたします．

(配信を希望する／希望しない)

★ご希望の方は上の「Eメール」欄も必ず記入してください．

・よろしければご関心のジャンルをお知らせください．

(哲学・思想／宗教／心理／社会科学／社会ノンフィクション／教育／歴史／文学／芸術／自然科学／医学)

(ありがとうございました．みすず書房ウェブサイト http://www.msz.co.jp では刊行書の詳細な書誌とともに，新刊，近刊，復刊，イベントなどさまざまなご案内を掲載しています．ご注文・問い合わせにもぜひご利用ください．)

は離婚経験があり、前の結婚で儲けた三人の子どもとは定期的に会っていた。ホーリングスヘッド指標によると家族の社会階層ランクはaⅢであった。

ＣＢＣＬ上、ジェレミアの母親が彼の行動特徴として三四項目を認め、その合計点は臨床カットオフ値を6点下回る37点であった。内向性*T*得点（58）は、外向性*T*得点（63）よりもいくぶん低かった。外向性*T*得点は臨床カットオフ値の64点よりもほんのわずかに低いだけであった。しかし、ジェレミアの父親は彼に行動上の問題はほとんどないと報告した。チェックしたのは九項目のみで、その合計点は9点であった。

ジェレミアの強い反対性への同一感を除けば、両親から、行動上あるいは心理的な問題についてはなんの報告もなかった。幼稚園の教員はジェレミアのことを「明るく……素直で、分別があり、親切で、他人への思いやりがある」と評価していた。ジェレミアの母親は、「利発で快活」な子どもと述べた。性同一性障害以外にはＤＳＭ－Ⅲ－Ｒでの診断はなかった。

前述したように、母親の記録による外向性*T*得点は、臨床カットオフ値をほんのわずかに下回っただけであった。このことは、破壊的行動障害に見られるような抑制のきかない子どもであるという臨床上のエビデンスがまったくないことを考えると、興味深い。本症例では、母親の特徴がこのことをよく説明するように思われた。例えば、評価面接の際、母親が非常に「支配的」であることが見て取れた。彼女は息子に絶えず目を向けていた。つまり、ジェレミアは質問に答えたり、自発的に意見を述べたりする前には必ず母親の顔色を「窺」っていた。また、母親は内縁の夫に比べてかなり押しが強かった。両親はお互いのことを気にかけているようであったが、いさかいが絶えず、別居の話が日常的に持ち上がっていた。ジェレミアの母親は息子の反対性への同一感について非常に両価的で、それが問題なのかどうかまったく確信がもてず、彼の女性的な行動を強力に促進していた（女の子の人形を買い与えたり、女装を容認したりするなど）。一方、ジェレミアの父親は息子の性同一性の発達を非常に心配していて、例えば、ドレスを着て外出するのを許すべきではないと話していた。母親は、電話受け入れ面接で、内縁の夫がジェレミアの反対性の行動についてこれ以上疑義を唱えるのであれば別れるつもりだと述べた。そして、息子が同性愛者になってもまったく気にしないと力説した。もし仮に息子が性別再割当て手術を希望したらどう思うかと尋ねられると、彼が幸せであるならば問題ないと答えた。

ジェレミアの母親は男性や男らしさに対して非常に両価的で、ジェレミアのいかなる男性性の徴候も彼女には耐え難いものなのであろうと我々は考えた。したがって、ジェレミアの比較的高い外向性T得点は、攻撃的だと母親が解釈するような行動、母子二人の男性的連想を伴う行動への、彼女の耐性の低さを反映したと考えられる。これに関しては若干のエビデンスがあり、ジェレミアのロールシャッハプロトコルは、理想化された女性像と非常に攻撃的で破壊的な女性像（殺しをする「意地悪な魔女たち」など）の間を揺れ動くものであった。面接に来た三日間、毎日、ジェレミアが女性の評価者と残りたがり、母親と帰宅したがらなかったことも注目すべき点である。

事例5－3

トレヴァーはIQ129の五歳、一人っ子の男児で、母親との二人暮らしである。母親が彼の性同一性の発達を心配し、紹介されてきた。両親はトレヴァーが二歳半のときに別居となっている。ホーリングスヘッド指標では家族の社会階層ランクはaIIである。

トレヴァーの母親は、CBCL上、彼の行動特徴として四七項目を挙げた。これらの項目の合計点は62点で臨床域にあった。トレヴァーの内向性T得点（76）は外向性T得点（64）よりかなり高く、両得点とも臨床域にあった。

トレヴァーは極めて魅力的で、きれいな顔立ちの子どもであった。彼は身体的魅力に関する我々の研究（第6章）の対象者の一人で、対象者中、最も魅力評価が高かった。母親によると、彼の発達は極めて早く、中でもとりわけ言語発達が早かった。

はっきりした反対性への同一感に加え、トレヴァーは不安の強い子どもで、本人にしかわからないファンタジーに没頭する傾向があった。彼は、赤ん坊の頃に愛着をもつようになったお寝んね毛布をまだ時折使っていた。初回面接の際、母親は彼からなかなか離れることができなかったが、対照的にトレヴァーは母親を無視しているようであった。個人面接になるとトレヴァーは非常に不安がってそわそわと落ち着きなく、腕をパタパタさせていた。たいへん複雑なパズルをやり遂げても、まったく嬉しそうではなかった。

家族歴によるとトレヴァーの父親は養育に関わることがなかった。両親は長い間別居していた。母親によると、父親はアルコール中毒で、仕事も不定期にしかしていなかった。母親は、トレヴァーが赤ん坊の頃極めて抑うつ的であったが、それでも仕事ではうまくいっていた。母親には気分変調症に加え、とりわけ感情や対人関係の点において境界性パーソナリティの特徴があった。しかし、衝動行為の既往はなかった。

トレヴァーの評価はＤＳＭ－Ⅲの出版以前であった。性同一性障害の診断の他にはＤＳＭ－Ⅱで児童期の過剰不安反応という診断が下された。

六～一一歳の男児の事例報告

事例５－４

カールは六歳でＩＱ114である。彼の性同一性の発達を両親が心配したのでホームドクターによって紹介されてきた。カールは両親と弟と暮らしている。ホーリングスヘッド指標では、家族の社会階層ランクはaⅢであった。

ＣＢＣＬ上、カールの母親は息子の行動特徴として二〇項目を挙げ、その合計点は臨床カットオフ値をはるかに下回る23点であった。内向性T得点（59）は外向性T得点（46）よりもかなり高かった。父親が報告した項目の数や合計点は、母親による評価に極めて近かった。総合計点は低いが、母親の記録によるスキゾイド－不安ナローバンド得点は臨床カットオフ値をほんのわずかに下回る程度で、非社交性ナローバンド得点は臨床域にあった。しかし、父親の記録によるナローバンド得点はすべて正常域にあった。

カールの両親は、息子の明らかな反対性への同一感以外に一つだけ行動上の問題を報告している。それが遺尿である。カールの遺尿は昼間にも睡眠中にもあった。彼の学校の成績は良く、分離不安のはっきりした徴候もない。だが、彼にはテディベアという移行対象があり、夜は相変わらずテディベアと寝ていた。両親は、彼が非常に恥ずかしがり屋で、攻撃的で対応に苦慮する弟とはまったく違うと感じていた。弟は、ＩＱは高かったが、強度の構音障害をもっていた。

カールの両親は夫婦間の問題をいくつか報告した。父親は妻が「支配的」であると感じており、これに対して父親は憤り、回避することで対処していた（例えば、喧嘩の途中で家から出て行くなど）。一方、母親は、自分もいろいろとこらえていたし、夫が家から出て行くときには腹が立ったと報告している。彼女は、女性に比べて男性はすぐに家を出ていくと不満を漏らした。両親は、こうした問題を認識していたにもかかわらず、夫婦の間に明らかな慢性的不和があることは否定した。

この内向的な子どものＣＢＣＬプロフィールは、臨床面接時の我々の観察と一致していた。カールは極めて抑制的で、質問に答えたり、注目されたままでいたりすることが苦手だった。両親が「戦争ごっこ」と呼ぶものを現実の戦争であると解釈していた。自分の中で母親は「常に」ボスであると彼は述べた。また、父親が弟をぶつと、不安になるとも述べた。物語を作るように指示されると、カールは「母親を探す人たち」の話を作った。

我々の印象では、カールは気質的に抑制的な子どもで、両親の不仲を認知し動揺していた。彼は母親の男性に対する公然の怒りに敏感で、父親の怒りと弟に対するしつけ方に不安になっているように思われた。カールの遺尿症は部分的には不安と関連していると思われた。ＤＳＭ－Ⅲでは遺尿症と診断されるが、過剰不安障害も満たすかどうかは疑問である。

事例５－５

チャールズは八歳でＩＱ106である。母親の友人が、クラーク研究所で働いていたことがあるため、我々のクリニックのことを知っていて、その友人の勧めで紹介されてきた。チャールズは両親と年下の同胞と生活していた。ホーリングスヘッド指標では家族の社会階層ランクはaⅢであった。

チャールズの母親は、CBCL上、息子の行動特徴として四〇項目を挙げており、その合計点は51点で臨床域にあった。内向性T得点（71）は臨床域にあり、外向性T得点（58）より相当高かった。しかし、父親の評価は、母親とはまったく対照的であった。つまり、父親はチャールズの行動特徴として二三項目しか挙げておらず、その合計点は23点で、臨床カットオフ値をはるかに下回っていた。内向性T得点（57）も外向性T得点（53）も臨床カットオフ値を下回っていた。

チャールズの母親によるCBCLプロフィールは極めて内向的な子どもであることを示しているが、これは臨床所見とよく一致していた。父親によるプロフィールは、チャールズが体験している諸問題を過小評価しているように我々には思われた。こうしたことは、評価の際の父親の全体的なあり方、すなわち、概して家族、特にチャールズに関する問題を軽視する態度と関連しているように思われた。家族との初回評価の際、面接の初めの四五分間、チャールズは母親の椅子の肘掛けあるいは母親の膝の上や背後に座っていた。彼は母親にべったりとくっついていないではおれないようだった。我々のチームのメンバーの何人かが、彼の行動はハーローの研究の怯えたアカゲザルの古典的映像を思い出させると言った。

母親は初回の電話受け入れ面接で、反対性への同一感に加えて、チャールズが「非常に不安定である」と述べている。二年前から遺糞症があり、チャールズは友だちにいじめられるので「学校が大嫌い」だと話していた。また、学校に行くと、家で「何かを見逃す」のではないかとか、だれかが家にやってきて母親を傷つけるのではないかとも心配していた。彼は母親から離れることを嫌がり、母親が旅行に出かけると死んでしまうのではないかと心配していた。初回面接後の帰路、チャールズは、まだだれにも話していない「ことをたくさん心にしまっている」と母親に打ち明けた。縫いぐるみや、半開きのクロゼットのドアなどが恐いというのである。また、今日の面接は、両親が自分を「追い払」いたがっていることと関係しているに違いないと思ったとも母親に話した。

これは、母親がチャールズの行動に不満が募ると彼に向かって言うこと、つまり「いっそ他の家に住みなさい。……あなたの部屋にはホームレスの人に住んでもらいます」を、彼が文字通り受け取っていたことに関連しているようであった。

心理テストの際、チャールズは、不安が強く、殻に引きこもってしまったように感じられた。ひどい爪かみのあとがあった。女性検査者と視線を合わせることがほとんどなかった。ロールシャッハテストでは反応数はわずか一一であり、彼の抑制された心理状態と一致していた。

DSM-III-Rの診断は機能性遺糞症（二次性）と分離不安障害であった。

事例5-6

ジョンは一一歳でIQ107である。母方おばの勧めで受診した。ジョンのことを心配した学校関係者がこのおばに連絡をとったようである。ジョンは母親と母親の両親と暮らしていた。父親（母親のまたいとこ）と母親は彼が二歳になる前に別居し、それ以来、彼は父親に会ったことがない。父親は路上生活をしていて、慢性の精神障害、おそらく統合失調症を患っていると彼の母親は考えていた。ホーリングスヘッド指標では、家族の社会階層ランクはaIVであった。

CBCLでは、ジョンの母親は息子の行動特徴として七四項目を挙げており、その合計点は126点で臨床域にあった。内向性T得点（81）、外向性T得点（84）ともに臨床域にあった。

ジョンは、反対性への同一感の他に、社会性と情緒の発達に関してずっと問題をもってきた。この評価の約一年前に、家族は彼を母方おばと住まわせることに決めた。おば自身、自分の方が母親よりも彼の問題にうまく対処できるのではないかと感じていた。それまでジョンは、同年代の子どもたちと友だち関係を築くことができていなかった。彼は自分よりもかなり年下の従兄たちとよく遊んでいて、彼らに対してひどく威張り散らし、横柄な態度をとることをとても楽しんでいた。彼のおばは、ジョンが「自分だけの世界に生きて」いて、しばしば特に理由もなく笑うので怖いと述べている。英語が母国語ではなかったことがおそらく事態をより複雑にしたのであろうが、彼の学校での適応は悪かった。彼は、社会的にひきこもっていて未熟であり、しばしばテレビアニメを何時間も見て過ごした。彼はある宗教にとらわれていて、その宗教が何らかの安らぎを与えていた。この数年来、強迫的に手を洗い、汚れに非常に敏感であった。評価の際に母親がこのことに触れると、彼はとても不安になり、「落ち着かない」と述べ、手を洗いたいので退室してもよいかと礼儀正しく許可を求めた。彼の母親もまた清潔に関する強迫観念があるようであったが、評価の時点で母親が正式な診断基準に該当するのかどうかははっきりしなかった。ジョンのDSM－Ⅲ診断は、小児期の統合失調症質障害と強迫性障害であった。

性同一性障害女児のCBCLデータ

両親の記録データ

これまでのところ、臨床研究による性同一性障害女児の精神病理に関する体系的データは実質的にはまったくない。**表5－7**は、ジェンダーの問題で紹介されてきた女児二四人と女性同胞（発端者は自験例の男児と女児の両方）七六人について、男児の項で説明した五つのCBCL障害指標に関する母親の記録データを表している。五つの指標すべてにおいて、ジェンダーの問題で紹介されてきた女児は、行動障害のレベルが有意に高かった（p値の幅は$<.006$から.025）。内向性T得点と外向性T得点に関して、二つの女児の群のあいだに有意な差はなかった。

表5－8は、二つの年齢群（四～五歳と六～一一歳）別にCBCLデータを示している。六～一一歳の子どもに比べ、四～五歳の性同一性障害女児の障害得点ははるかに低かった。その一方で、二つの年齢群の女性同胞間

尺度	性同一性障害（n=24）		同胞（n=76）	
	M	*SD*	*M*	*SD*
得点の高いナローバンド尺度の数	2.2	2.7	0.9	1.7
項目の数	35.3	19.1	25.2	16.1
項目の合計点	46.0	30.1	30.8	22.5
内向性 T 得点	61.3	11.2	55.1	11.5
外向性 T 得点	60.2	13.7	53.6	11.5
年齢（年）	7.6	2.7	7.8	2.8
IQ	109.4[a]	22.4	99.6[b]	19.7
社会階層	38.1	17.4	42.9	16.0
婚姻状況				
両親あり	16（n）		53（n）	
母親のみ／再婚	8（n）		23（n）	

注　1人の発端者とその2人の姉妹については，母親が英語を読めなかったので，CBCLをすべて終えられなかった．父親は英語を読むことができたので，父親のデータを用いた．また，別の発端者2人のCBCLデータを入手することはできなかった．

[a] n=23

[b] n=17. 我々の研究では，初めに評価を実施した36家族の同胞のIQを系統的に評価した．それ以降は，とりわけ研究として関心がある場合や，臨床的に必要な場合にのみ同胞のIQも測定した

表5－7　性同一性障害女児と女性同胞のCBCL行動障害の母親評価

尺度	性同一性障害 (*n*=8)		同胞 (*n*=23)		紹介群 (*n*=100)		非紹介群 (*n*=100)	
	4－5歳							
	M	*SD*	*M*	*SD*	*M*	*SD*	*M*	*SD*
得点の高いナローバンド尺度の数	0.1	0.4	0.4	0.9	—	—	—	—
項目の数	24.6	13.4	23.9	14.8	—	—	—	—
項目の合計点	27.9	14.9	30.1	21.9	25.2	17.1	58.8	29.1
内向性 *T* 得点	54.6	10.7	50.4	11.3	50.8	10.5	66.5	11.3
外向性 *T* 得点	48.5	7.5	47.5	9.7	49.8	8.7	61.5	12.8
年齢（年）	4.8	1.0	4.3	1.1	—	—	—	—
IQ	116.8	19.8	97.4[a]	15.6	—	—	—	—
社会階層	46.3	12.8	38.5	17.5	—	—	—	—
婚姻状況								
両親あり	7 (*n*)		15 (*n*)		—		—	
母親のみ／再婚	1 (*n*)		8 (*n*)		—		—	

尺度	性同一性障害 (*n*=16)		同胞 (*n*=53)		紹介群 (*n*=300)		非紹介群 (*n*=300)	
	6－11歳							
	M	*SD*	*M*	*SD*	*M*	*SD*	*M*	*SD*
得点の高いナローバンド尺度の数	3.3	2.8	1.1	1.9	—	—	—	—
項目の数	40.6	19.6	25.8	16.8	—	—	—	—
項目の合計点	55.1	33.1	31.1	23.0	19.9	14.2	58.4	26.2
内向性 *T* 得点	64.7	10.2	57.1	11.0	51.3	9.1	67.0	9.1
外向性 *T* 得点	66.1	12.3	56.3	11.3	51.0	9.4	68.1	9.5
年齢（年）	9.0	2.2	9.3	1.8	—	—	—	—
IQ	105.5[b]	23.4	100.6[c]	21.7	—	—	—	—
社会階層	34.0	18.3	44.8	15.1	—	—	—	—
婚姻状況								
両親あり	9 (*n*)		38 (*n*)		—		—	
母親のみ／再婚	7 (*n*)		15 (*n*)		—		—	

注　非紹介群と紹介群のデータは標準化研究より（Achenbach, Edelbrock ,1983, 付録 D, pp. 213－214）
[a]*n*=5.　[b]*n*=15.　[c]*n*=12.

表5－8　性同一性障害女児，女性同胞，標準化サンプルの CBCL 行動障害の母親評価

ではそのような差を認めなかった。四～五歳の群では、いずれの障害指標においても、性同一性障害女児と女性同胞との間に有意差はなかった。これとは対照的に六～一一歳の群では、社会階層を共変数化すると、性同一性障害女児は、五つのうち四指標において女性同胞よりも障害レベルが高かった（すべてのp値$<.05$）。

行動問題総得点については、四～五歳の性同一性障害女児八人のうち、臨床域にあったのはわずか一人（12・5％）であるのに対して、女性同胞では二三人中四人（17・4％）が臨床域にあった。これは有意な差とはいえない。一方、六～一一歳の性同一性障害女児一六人中一一人（68・8％）の得点が臨床域にあるのに対して、女性同胞では五三人中一七人（32・1％）が臨床域にあった（$\chi^2=5.43, p<.02$）。したがって、六～一一歳の性同一性障害女児では、四～五歳群の五倍以上もＣＢＣＬの総得点が臨床域に入る傾向にあった。

四～五歳の性同一性障害女児では、内向性T得点は外向性T得点よりも有意に高い傾向にあった（$t(7)=2.24, p=.06$）が、六～一一歳の女児では、この二つのブロードバンド因子に有意な差はみられなかった。また両方の年齢群の女性同胞では、内向性T得点と外向性T得点に有意な差はみられなかった。

ＣＢＣＬのナローバンド尺度（図５－２）では、四～五歳の性同一性障害女児と女性同胞間に有意な差はなかった。六～一一歳の性同一性障害女児では、九つのナローバンド尺度のうち四つ（スキゾイド－強迫、多動、非行、冷酷さ）において女性同胞より有意にT得点が高かった（p値の幅は$<.003$から$<.05$）。

表５－８は、標準化サンプルから得た女児のＣＢＣＬデータも示している。四～五歳群では、性同一性障害女児の得点は、標準化サンプルの非紹介群に極めて近かった。それに比べて六～一一歳の性同一性障害女児の得点は、標準化サンプルの紹介群に極めて近かった。

まとめ

概して女児のＣＢＣＬデータは男児のデータと類似していた。性同一性障害女児は同胞より障害の程度は大き

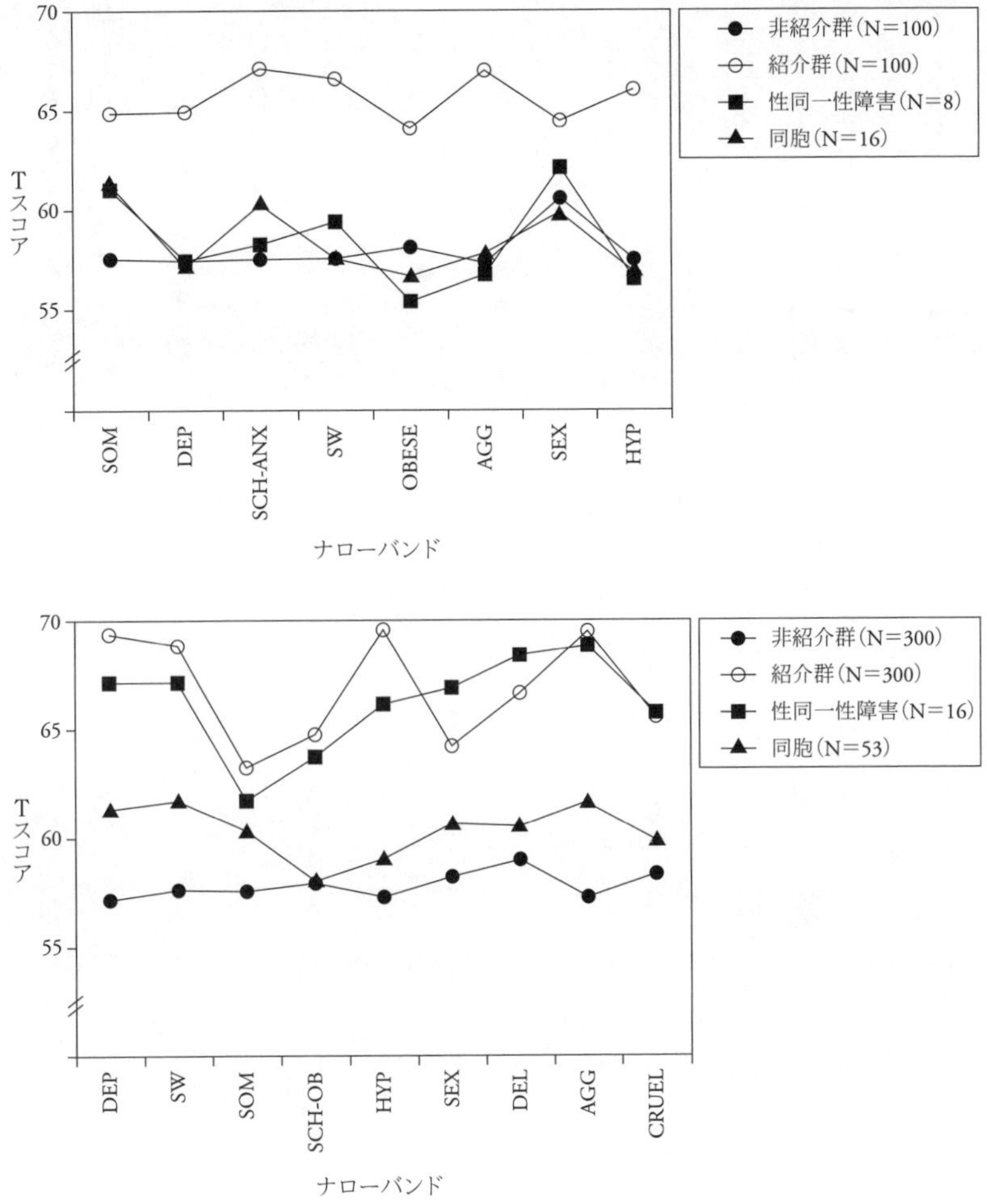

図5－2
上：4－5歳女児のCBCLナローバンド因子
SOM：身体的愁訴　DEP：抑うつ　SCH-ANX：スキゾイド－不安　SW：社会的ひきこもり
OBESE：肥満　AGG：攻撃性　SEX：性的問題　SCH：スキゾイド　HYP：多動
下：6－11歳女児のCBCLナローバンド因子
DEP：抑うつ　SW：社会的ひきこもり　SOM：身体的愁訴　SCH-OB：スキゾイド－強迫　HYP：多動　SEX：性的問題　DEL：非行　AGG：攻撃性　CRUEL：冷酷さ　GID：性同一性障害
非紹介群と紹介群のデータは標準化研究より（Achenbach, Edelbrock, 1983, 付録D）

かったが、この傾向は六～一一歳の群に限られていた。男児と同様に、六～一一歳の女児は標準化サンプル（Achenbach, Edelbrock, 1983）の紹介群と似ていたが、四～五歳の女児は非紹介群に似ていた。以下で、精神医学的評価から得られた臨床データに加えて典型的なプロフィールを検討し、ＣＢＣＬデータについて詳述したい。

四～五歳女児の事例報告

事例５－７

エリカは五歳でＩＱ109である。彼女の性同一性の発達を心配した両親が評価を求めた。彼女は一人っ子で両親と父方祖父母と暮らしていた。ホーリングスヘッド指標で、家族の社会階層ランクはaIであった。

ＣＢＣＬ上、エリカの母親は娘の行動特徴として九項目を挙げていて、その合計点は臨床カットオフ値をかなり下回る10点であった。内向性T得点（39）も外向性T得点（41）も臨床域をずいぶん下回っていた。父親によるＣＢＣＬの評価も、母親のものと一致していた。

明らかな反対性への同一感の他には、両親からの行動あるいは情緒の問題に関する訴えはなかった。彼女の性同一性の発達の点では、彼女が攻撃的空想に夢中になることを両親は特に心配していた。しかし、破壊的行動障害の子どもたちとは異なり、彼女は顕在的にはまったく攻撃的でなかった。

ＣＢＣＬでは両親から精神病理に関する報告はなかったものの、個人臨床面接でのエリカの振る舞いやロールシャッハテストの反応は、これとまったく対照的であった。面接の際、エリカは明らかに攻撃的空想にとらわれていた。また、彼女は女性面接者とのやりとりにおいては非常に支配的でもあった。一方的に長々と話をするが、自分に向けられた質問に対してはずいぶん的の外れた回答をしているように見えることもしばしばあった。面接者を支配せねばならないのは、隠れた不安を反映しているように思われた。ロールシャッハのプロトコルは非常に解体していて、統制がとれていなかった。彼女のプロトコルは、我々がこれまでに体験した中でも、極めて混乱したプロトコルのひとつに入る。例えば、カードⅡの自由連想は以下のようであった。「うわ。彼女どうやって……あぁ、これは教会……これは爆発でこれは男の人、前は生きてた、彼は爆死した。それから教会は爆発。［ここで検査者は、エリカが早口なので続きを聞き取れなかったと記している。そして、エリカはカードを逆さにした］。あなた、逆さに見てるよ。あ、それは半分がコウモリで、半分が人間。あ、どのくらいここにいたのかな。もうすぐお昼ごはん食べるのかな。次のを見せてくれれば……わかったよ、続けて［いらいらした調子で言う］」。

カードⅡに関する質問により、エリカの混乱と内的焦燥感がさらに明らかになった。

「どうしてこれが教会に見えたのかな」。ああ、もう一度カードをみてごらんよ。たぶんあなたはわかってないんだ。ああ、その教会はいらないかも。これは本当は教会じゃない、教会じゃないほうがいい。Eジックルだね。電気を爆発できるんだよ。えーと、男と女。［その時点でエリカに〈まとまりがない〉こと、彼女の言語化についていけないことを検査者は書き留めた］。ああ、でっちあげてるだけだよ、ただのふりだよ。これは大きい穴。大きな穴をあけちゃうときわかってるでしょ［DS5を指差す］。そのことを覚えていられない。そのことに集中できない。時々、Eジックル……ときどきEパワー電気がそこらじゅうに広がって、わからないんだよ。時々……停電する時にね。誰も傷つけないけど。知ってるのはこれだけ。はい次。「エリカ、さっき教会が見えたって言ったね。その話題に戻ろう。どうして教会に見えたのかな」。カードをみなければ頭の中で集中なんてできないよ。ああ、ここに尖塔がある……。これ全部見えるかな……黒いの。そうだね、爆発しているのかもしれない。それからこの男の人、彼はその近くにいる。それからここに彼の目と鼻と口があるね。「みんな吹き飛ばされちゃったのかな」。そうだよ。この男の目を……誰かが彼の目玉を見つけたよ。これは本当のことじゃないよ。ごっこ遊びだからね。誰かが目を見つけて、それをお医者さんのところにもっていったら、お医者さんは逃げちゃった……。すっごく怖かったんだよ。あの絵について話せるのはこれで全部。わかった。わかった。わかったか。「どうして教会が爆発するように見えたんだろうね」。それが全然わからないんだよね、だって自分の話したことを忘れちゃったから。「黒いから爆発したように見えたってさっき言ったよね」。ここに二人の男の人が逃げ出してる……彼らが走っているのわからないの。「エリカは首にまいていたひもについている小さな金属性の鈴を振りはじめた。彼女は言った、〈私の赤ちゃんが男の子になるか女の子になるか当てられるよ。ほら。もし鈴がこんなふうに（左右に）揺れたら女の子。こんなふうに（円を描くように）揺れたら男の子〉。そしてエリカは、その鈴で検査者を催眠にかけるまねをした」。

解釈的視点からは、エリカが自分のロールシャッハテストの反応は「ふりにすぎない」と強調する必要に駆られていたのは、彼女にとって驚異的な体験に思われることを幾らかでも制御しようとしていたからだろうと理解できる。予後の点を考えると、極めて原初的な感情から自分自身を離しておく能力が多少はあるので、このことも好ましい徴候であると言えるのかもしれない。

家族歴から、エリカの内的な不安や支配の必要性を理解する若干の手がかりが得られた。エリカの誕生後数ヵ月して、母親が自身の誕生日に目覚めると、身体が麻痺していた。母親は病院に搬送され、産褥期うつ病と診断された。病院で彼女は薬物療法と電気ショック療法を受けた。それ以降、精神科医の治療を受けてきたが、その治療法はほぼ薬物療法のみであった。我々の評価面接の際、エリカの母親は、気分は良くなってきたと話した。やがて我々は母親の心理的状態や病歴についてさらに情報を得た。母親が一二歳の時に自身の母親を亡くし、その後父親による近親相姦の被害者になった。これは父親の再婚後も、彼女が後期思春期の頃に家を出るまで続いた。彼女は空疎な抑うつ感情といちじるしい依存傾向に苦しんでいるようで、明らかな怒りと憤怒以外の境界性パーソナリティ障害の特徴をもっていた。エリカの父親は強迫的な性格構造をもつ非常にもの静かな男性であった。彼は自分の人生に常に不満をもっていた。エリカの母親は、夫が、父親であることを人生の目的を妨げるものとみなしていて、自分の娘にその「憤り」をぶつけていると感じていた。本症例と臨床的に関わる中では、こうした母親の認識を確認することはできなかったが、エリカが父親の「陰気さ」を脅威の源として体験していることはありうることだった。

父親の家族歴をさらに調べてみると、エリカの発達についての手がかりが得られた。父方のおばが性別再割当てを過去に求めたほどにはっきりした性別違和感をもっていた。「実のところは」レスビアンであるという理由で、彼女の性別再割当ては拒否されていた。このおばの性別違和感や性指向は、家族にとって相当な当惑と不名誉のもとで、話題に上ることは決してなかった（我々はエリカのおばに直接会ったことはないが、エリカの治療に対して明らかにたいへん支持的であり、ある時には自分の友人を我々に紹介してきたことがある）。エリカの父方祖父母は、エリカの早期発達において強い影響力をもっていた。前述したように、エリカの家族はこの祖父母と暮らしており、母親がうつ状態にあった時期には祖父母が養育の多くを引き受けていた。エリカの両親は、祖母は慢性的なうつ状態にあり、女性を嫌っていると感じていた。祖母はエリカが生まれた頃に一度自殺を企図したが、このことは決して話題に上らなかった。エリカの両親は、祖父母がエリカに対して極めて敵対的かつ攻撃的であるとも感じており、このことがエリカの反対性への同一感の一因であると確信していた。

事例５－８

ナンシーは四歳でＩＱ143である。両親が彼女の性同一性の発達を心配し、ホームドクターに紹介されてきた。両親と弟と暮らしていた。ホーリングスヘッド指標では家族の社会階層ランクはaⅢであった。

ナンシーの母親は、ＣＢＣＬ上、娘の行動特徴として三六項目を挙げた。その合計点は39点で、臨床カットオフ値を4点下回った。内向性*T*得点（62）は臨床カットオフ値をわずかに下回り、外向性*T*得点（58）よりも高値であった。父親が挙げた項目数や合計点も、母親による評価に極めて近かった。

ナンシーの明らかな反対性への同一感以外に、両親は彼女の現時点での行動あるいは情緒発達についてたいして心配はしていなかった。

評価の時点で家族は比較的安定した状態にあったが、病歴を聴取したところ、実際にはナンシーが二歳になるまでは問題の多かったことがわかった。その頃の自分たちの状況を非常に不幸でストレスが高かったと両親は説明した。当時、一家は田舎住まいで、ナンシーの母親は強い孤独を感じていた。母親によると、ナンシーは抱かれることを嫌がる夜泣きの激しい子どもであったという。また、ナンシーは「二歳になるまでまったく笑わない」「ひどく生真面目」な乳児だったという。母親は、ナンシーにかわいらしさがなく、あやしても何の反応もないようにみえ、たいへん「がっかり」して「拒絶された」ように感じたことを思い起こした。ナンシーは母親に対して肯定的な反応をみせることがないにもかかわらず、人見知りや分離不安は激しく、母親が少しの間いないだけでも絶え間なく泣き続けた。このことは親類との間に緊張をもたらした。例えば、多くの父方のおばたちが「人里はなれたところで」暮らしているからだと両親を責めた。母親は、その二年のあいだ自分は「辛くて、とても憂うつであった」と述べている。母親は、自分の夫を打ち解けない無口な人物であると感じていた。また、ナンシーに関する問題は、一部は自身の欠陥によるものだと思い、田舎暮らしのせいで閉じ込められたような気分になっていた。母親はとりわけ子育てにおいて問題を抱えていたので、ナンシーが六ヵ月の時にパートタイムで仕事に復帰することにした。

評価の間じゅう、ナンシーは母親と一緒にいて、父親にはほとんど寄りつかず、関心を示すこともなかった。両親は、生後一二ヵ月から一八ヵ月にかけてナンシーが父親に非常に「反抗的」で、父親は苛立たしく感じていたことを思い出した。ナンシーと父親は「互いに顔を合わせることができなかった」ほどで、両親はその状況を耐えがたいものであったと表現した。ナンシーの父親は「自分は好かれないとだめな性格」であると言い、「子どもっぽく」なりナンシーに報復的になってしまったことで、状況をおそらく悪化させたであろうと、やや後悔した様子で述べた。興味深いのは、ナンシーが二歳の頃、ナンシーよりも年上の息子が二人いる親類が時おり彼女の面倒をみていたことである。ナンシーの両親は、娘がこの子どもたちといることを好きだと思っていたが、この子どもたちはナンシーを「いじめたりからかったり」した。ナンシーはこれを拒絶として体験していたようであった。母親は、ナンシーが同年代の子どものプレッシャーにいつも極めて「過敏」で「脆い」と述べた。

二歳半でナンシーは保育園に入園したものの、彼女の分離不安があまりに強いため、母親は保育園を辞めさせた。両親は、現在に至るまでずっと、ナンシーは母親から離れることができないと感じていた。我々がナンシーと個別に面接しようとした時にこのことが観察された。彼女はひどく取り乱し、泣き叫び、母親の足にすがりついたのである。そして、弟が彼女と一緒に部屋に残るのであれば面接に応じると言った。しかし、いったん母親から離れてしまうと、リラックスして女性の検査者に自分の気持ちを率直に話すことができた。面接が終わる頃には、母親より「もっと」女性の検査者の方が好きなので、退室して両親のもとに戻りたくないと述べた。

ナンシーの幼少期を考察してみると、ナンシーの両親に明らかな精神障害はないものの、いくつかの要因によって、生後の二年間は実際には負の影響を受けていたと考えられた。まず、彼女の気難しさ（癇の強さ、あやしにくさ等）はナンシーの母親との関係に悪影響を及ぼし、さらに娘とのやり取りの難しさは自分自身の欠陥に由来するのだという母親の思いがこの問題を大きくした。次に、父親との関係もまた父親がナンシーに拒絶されていると感じはじめたときに対立的になったようであった。二歳になるまでにナンシーの自信は脆くなり、このために保育園に適応することが非常に難しくなり、また預けられていた家の子どもたちからのいじめに強く反応したのだという印象を我々はもった。ナンシーが反対性への同一感の徴候を示し出したのはだいたいこの頃である。我々が面接した際、彼女の空想遊びの一つは、剣でドラゴンを撃退して、「おびえた王様と女王様」を守る少年に関するものであった。空想の中で、その少年は、恐怖をまったく感じていなかった。

ナンシーは分離不安障害の診断項目のいくつかは満たしたが、性同一性障害以外にDSM－Ⅲ－R上の診断はできなかった。

六〜一一歳女児の事例報告

事例5－9

エヴァは六歳で、両親および年下の同胞と生活している。折にふれて彼女の性同一性の発達が気にかかっていた母親が、我々のところに連れてきた。ホーリングスヘッド指標では、家族の社会階層ランクはaIであった。

エヴァの母親は、CBCLで、娘の行動特徴として三八項目を挙げており、その合計点は38点であった。これは臨床域をやや下回ったが、内向性T得点（67）は臨床域にあり、外向性T得点（60）より若干高かった。

CBCLプロフィールは内向的な子どもであることを示していたが、これは臨床観察と一致していた。母親は、エヴァのことを「敏感で」「すぐ泣いてしまう」と説明した。また、母親は、エヴァは自己評価が低く、他の子どもに言われることに過敏であるとも感じていた。学校のある日にはべたべたとまとわりついたり、泣いたりすることが多く、加えて彼女は自分が独りにされるかもしれない新しい状況を回避していた。エヴァの評価まで三ヵ月間の待ち期間があった。この間に何度か母親と電話で様々なことを話し合った。しかしその時の会話では、深刻な結婚生活の危機であることがわかるような事柄について母親はいっさい触れなかった。すなわち、エヴァの両親は父親に関係する出来事のためにしばらくのあいだ別居していた。評価の過程で夫婦関係を検討しようとするたびにエヴァの父親はこれを遮り、娘の発達と自分たち夫婦の問題は関係ないとぶっきらぼうに述べた。彼はエヴァの性別違和感の程度を過小評価しており、初回面接以降、面接を拒否した。一方、エヴァの母親は評価面接への参加を続けていたが、エヴァが心理テストを受けることは許可しなかった。初回面接の際、面接者が両親の「別居」について穏やかに言及すると、エヴァは涙を堪えていた。

我々がエヴァを包括的に評価することに両親は乗り気でなかったので、DSM－Ⅲ－R上、抑うつ気分を伴う適応障害という暫定的な診断しかできなかった。

事例5－10

サミーは八歳でＩＱ94である。彼女は評価のとき居住型療養施設で生活していた。ホーリングスヘッド指標では彼女の社会階層背景はaⅤであった。

ＣＢＣＬ上、サミーの児童養護ワーカーは彼女の行動特徴として八四項目を挙げ、その合計点は141点で、明らかに臨床域にあった。内向性T得点（79）も外向性T得点（89）も同様に明らかに臨床域にあった。

サミーは、明確な反対性への同一感の他に、広範囲にわたる社会情緒障害を示していた。彼女のこれまでの生活は極めて不安定であった。彼女の母親は非常に問題のある家庭の出身で、何年もの間、児童福祉当局の保護下にあった。サミーを出産した時、母親は覚醒剤中毒、鎮静剤乱用、売春行為に陥っていた。サミーの父親が母親の売春を斡旋していた。両親が一緒に暮らしたことはない。サミーが二歳の時、母親は彼女を養育できないと思い、代わって父親に養育させようとした。これ以降、母親をサミーに会わせる前に、父親は母親に性交を要求するようになった。父親と生活していた時には、サミーは年上の異母兄弟たち（父親の以前の交際相手との子ども）と同居しており、他の筋からの報告によると、深刻な身体的虐待を受けていた。また、父親が母親に暴力をふるうところもサミーは幾度も目にしていた。サミーが五歳の時、父親のアパートで当時の父親の交際相手が父親の顔面を拳銃で撃った。そのとき、彼女はそのアパートにいた。その後、彼女は養護施設に引き取られた。我々の評価の際、サミーは父親に見つかって、また連れ戻されるのではないかとびくびくしていた。そして、銃とかペニスを見つけ出し自分と母親を守ることを繰り返し心の中で思い描いていた。

ＤＳＭ－Ⅲ－Ｒの診断は、（夜行性）機能性遺尿症、反抗・挑戦性障害、過剰不安障害であった。反応性愛着障害も考えられた。サミーのパーソナリティ機能には深い障害があり、将来の性格病理に深刻なリスクがあると考えられた。

関連する精神病理のその他の尺度

社会適応

ＣＢＣＬには社会適応に関する項も一つあり、三つの領域の機能を評価している。すなわち、活動性（スポーツや趣味、ゲーム、あるいは与えられた仕事や日課に子どもが関与する量やその質）、社会性（組織への帰属や参加、友人の数や友人との接触回数、他の人といる時と一人でいる時の行動）、学校（学習成績、特別クラスへの配置、落第、学校での問題）である。また、総社会適応得点というものもある。四つの社会適応T得点はＣＢＣＬの行動精神病理とわずかにしか相関しなかった（Achenbach, Edelbrock, 1981, p. 60）ため、アッヘンバッハとエーデルブロックは、子どもの機能の独立した尺度を設定した。

表5－9の上段は、ジェンダー問題で紹介されてきた男児、男性同胞、臨床対照群男児および健常対照群男児の社会適応に関する我々のデータを示している。前述したように、臨床対照群と健常対照群の男児は、我々のクリニックで行った研究の参加者である。四つの尺度すべてにおいて、健常対照群は他の三群より有意に年齢が低かったが、この三群においては互いに差はなかった（年齢差が生じた主な理由は、三～六歳の子どもを対象とした研究から健常対照群の一部を抽出したためである）。学校T得点については、両親の社会階層と婚姻状況で群間差が生じた。したがって、これらの変数は適切に共変数化した。

変数の片側検定を行ったところ、健常対照群は、四尺度すべてにおいて他の三群よりも社会適応値が高かった。二つの尺度で$p<.05$、その他の二つの尺度で$p<.10$であった（**表5－9**）。

性同一性障害の女児と女性同胞の社会適応データもある。人口統計学的変数については、学校尺度に関しての

尺度	男児 性同一性障害	同胞	臨床対照群	健常対照群	F	p^a
活動性 T 得点						
平均	48.3	48.5	48.1	51.5	2.6	.055
標準偏差	8.5	7.2	8.9	5.5		
n	156	85	45	56		
社会性 T 得点						
平均	42.0	45.5	43.8	44.0	2.2	.085
標準偏差	10.8	9.9	10.1	11.2		
n	156	85	45	56		
学校 T 得点						
平均	44.0	45.1	41.1	52.1	4.6	.004
標準偏差	10.0	10.1	10.5	5.9		
n	93	59	27	31		
総 T 得点						
平均	44.8	46.7	45.9	51.3	3.7	.012
標準偏差	11.2	11.4	13.7	11.4		
n	155	85	45	56		

尺度	女児 性同一性障害	同胞	t	p
活動性 T 得点				
平均	48.0	49.2	<1	n.s.
標準偏差	7.0	7.1		
n	24	67		
社会性 T 得点				
平均	39.6	45.0	2.4	.017
標準偏差	9.7	9.2		
n	24	67		
学校 T 得点				
平均	41.5	47.4	1.5	.130[b]
標準偏差	13.6	8.6		
n	16	52		
総 T 得点				
平均	42.1	47.4	2.3	.022
標準偏差	8.6	9.8		
n	24	67		

[a] ダンカンの多重比較法を用いたところ，活動性 T 得点は，健常対照群で，性同一性障害男児，同胞，臨床対照群よりも有意に得点が高かった（すべての p 値 $< .05$）．社会性 T 得点に有意差はなかった（$p < .05$）．学校 T 得点は，健常対照群＞性同一性障害男児＝同胞＝臨床対照群であった（$p < .05$）．総 T 得点は健常対照群＞性同一性障害男児＝同胞＝臨床対照群であった（$p < .05$）

[b] 社会階層は共変数化した

表5－9 CBCL の社会適応に関する母親評価

み社会階層で二つの群の間に差が生じたので、社会階層は共変数化した（六歳以下の子どもでは学校T得点は算定されないので、学校T得点のある女児が他と比べて少なくなっている）。性同一性障害女児は、二つの尺度、すなわち社会性（$p<.02$）と総得点（$p<.03$）において女性同胞よりも社会適応得点が有意に低かった（表5－9の下段を参照）。

投影法

何人かの研究者（例えば、Goddard, 1986; Goddard, Tuber, 1989; Ipp. 1986; Kolers, 1986; Tuber, Coates, 1985, 1989）が、対象関係や思考障害を含め、性同一性障害男児の自我機能を評価するのにロールシャッハテストを用いている。わかりきったことかもしれないが、こうした研究は、人格発達に関する精神分析理論に由来する見解に依拠している。ロールシャッハテストの反応を評価する様々な尺度では、平均的に、性同一性障害男児は健常対照群よりも障害の程度が強かった（Goddard, Tuber, 1989; Ipp, 1986; Kolers, 1986; Tuber, Coates, 1989）。しかし、イップ（Ipp, 1986）もコラーズ（Kolers, 1986）も、ジェンダー問題で紹介されてきた男児の同胞にも同程度の自我機能の障害があることを見出し、また、ゴダールとテューバー（Goddard, Tuber, 1989）によれば、分離不安障害と診断されているジェンダーの問題で紹介されてきた男児は、分離不安障害との診断でクリニックに紹介されてきた男児と概して自我機能の障害の程度は変わらないという。

全般的な行動問題のＣＢＣＬデータでは、性同一性障害男児の障害の程度は臨床対照群と同等であったが、一般対照群よりは強かった。このＣＢＣＬデータとは対照的に、イップ（1986）やコラーズ（1986）の研究では、発端者―同胞間に差異はなかった。この不一致は、さらなる実証研究によってのみ解決される問題であろう。残念ながらこれまでの研究では、ロールシャッハテストと、ＣＢＣＬやＴＲＦから得られるデータのような他の障害尺度との相関は検証されていない。しかし、ＣＢＣＬデータと同様に、全般的な精神病理という点では、投影法による所見でも、性同一性障害男児は臨床対照群と異なるというよりむしろ似ているということが示唆された。

関連する精神病理と性同一性障害の関係について

我々は、両親が報告した行動問題データに着目してきた。このことについて、精神病理を評価する手法としては極めて狭く、表面的でさえあると考える人がいるかもしれない。しかし、ＣＢＣＬデータは、性別を問わず性同一性障害が一般的に他の行動問題と関連するというこれまでの臨床所見を予備的に裏付けていると我々は考えている。それゆえ、性同一性障害とこうした行動上の問題の間に（もしあるとすれば）どのような関係があるのかを検討する必要がある。別のところで述べたが（Zucker, Green, 1992）、この関係を説明しうる三つのモデルがある。これらのモデルは、主に性同一性障害男児に関して理論的に発展したものであるので、当然、考察は制限される。

第一のモデルは、子どもの明らかな反対性の行動は、（とりわけ同年代の子どもからの）いじめの標的となり、これが全般的な精神病理の露呈に至らしめるメカニズムであるというものである（Rekers, 1977b; Green, 1974を参照；Green et al., 1980）。

第二のモデルは、子どものジェンダー発達に対する親の影響、例えば、親の精神障害や不安定な養育、夫婦の不和などが原因であるとする。概して、こうした見解は、性同一性障害の発展を子どもの発達や家族の精神病理におけるより広範な問題という文脈の中で捉えている（例えば、Bates et al., 1974; Chiland, 1988）。コーツら（Coates, 1985, 1990, 1992）（例えば、Coates et al., 1991; Coates, Person, 1985; Coates, Wolfe, 1995; Marantz, Coates, 1991; Rainbow, 1986; Sherman, 1985）は、この見解についてやや詳細に検討し、ある仮説を提示した。すなわち、分離不安（母親が不在がちであると促進される）が男児の性同一性障害の進展に重要な役割を果たすというのである。コーツとパーソン（Coates, Person, 1985）によれば、男児の女性的な行動には先立つ深刻な分離不安があり、女性的な行動は、「物理的であれ心理的であれ、不在の母親に結びつくという空想を復元する」ために生じ、「「ママ」を真似るにあたって、（男児）は「ママをもつこと」と「ママであること」を混同する。（反対性の行動には）母親の喪失によって生じた不安をやわらげる側面があるようである」という（p. 708）。

第三のモデルは、親の影響が全般的な精神病理にも性同一性障害にもみられるが、それぞれに関与する親の行動が異なるとしている。この説では、例えば夫婦の不和や精神障害などのように診断上特異的でない親の作用から、性同一性障害男児における親の影響と全般的な精神病理との関係を説明することが可能であろう。これとは別に、男児の女性的な行動に対する促しや寛容さ、また異常な性心理的特性（Green, 1987 参照）等、診断上特異的であろう親の因子は、性同一性障害の直接の原因となる。そして性同一性障害がいじめのメカニズムを通して全般的な精神病理へと結びつくのである。

この第三のモデルは、性同一性障害と全般的な精神病理がそれぞれ別個の親の影響を受けている可能性を示唆しているが、こうした別々の影響も、実は互いに関連しているとも考えられるであろう。例えば、広範囲にわたり結婚生活に不和をきたしている親や人格障害の親は、将来いじめにあう可能性を高めてしまう子どもの反対性の行動にあまり介入しようとはしないということも考えられる。

この三つのモデルは以下のように要約できる。

1　性同一性障害→全般的な精神病理
2　親の影響→全般的な精神病理→性同一性障害
3　親の影響→全般的な精神病理
　　親の影響→性同一性障害→全般的な精神病理

以下で、三つのモデルを評価するためのエビデンスとしてこれまでに得られたいくつかの臨床データを概観する。

モデル1

我々は、第一のモデルを裏付けるエビデンスをいくつか提示してきた（Zucker, 1990b）。いじめの影響は時が経つにつれ強くなると考えられるので、全般的な精神病理の程度は年齢と相関すると仮定した。CBCLの五つの行動障害指標を用いたところ（本章を参照）、ジェンダー問題で紹介されてきた男児一六一人の自験例で、CBCLの精神病理の程度と年齢は実際に有意に相関していた（r値の幅は.28から.42、すべてのp値＜.001）。

男児の年齢は、他の三つの人口統計学的変数（IQ、親の社会階層、婚姻状況）とも有意に相関しており、年齢の低い男児の方が知的に高く、より高い社会階層の家庭の子どもで、両親と暮らしているようであった。同様に、これらの三つの人口統計学的変数もCBCLの精神病理と有意に相関し（絶対値（r）は.21から.43の範囲）、加えて互いに相関していた。単純相関は、IQが低く、社会経済的に低い親をもち、「原形をとどめていない」または再構成された家庭（すなわち、両親が別居、離婚あるいは再婚していたり、男児本人が幼少期に養子縁組している）の子どもは、CBCLの精神病理が多いことを示唆していた。

年齢がCBCLの精神病理に特有の分散をもたらすのかどうかを検証すべく、予測変数に四つの人口統計学的変数、基準変数にCBCLの指標を用いて多重回帰分析を行った。五つのCBCL指標すべてにおいて、年齢が、また指標によっては親の社会階層あるいは婚姻状況が特有の分散をもたらしていた（**表5－10**）。

ジェンダー問題で紹介されてきた男児を四～五歳と六～一一歳の二つのCBCL年齢群に分けて、年齢の影響をさらに検証した。**表5－3**はCBCLの障害指標を表し、**図5－1**はCBCLのナローバンド下位尺度を年齢群の機能として示している。すると、四～五歳の性同一性障害男児は、標準化サンプルの紹介群ではなく非紹介群男児に極めて近かった。反対に、六〜一一歳の性同一性障害男児は、とりわけ内向性ナローバンド尺度で非紹介群ではなく紹介群男児に極めて近かった。我々がＴＲＦデータを分析した際にもまったく同様のパターンが観察された（図５－３）。

別に分析を一式行い（Zucker, 1990b にならって）、男児がＤＳＭ－Ⅲの性同一性障害の基準を完全に満たすかどうかの相関的要素として年齢とＣＢＣＬ精神病理との関係を検討した。年齢は、ＤＳＭ－Ⅲの基準を満たさない男児下位群六五人（平均年齢八・二歳、r 値は .16 から .27 の範囲）よりも満たす男児下位群九〇人（平均年齢五・九歳、r 値は .40 から .50 の範囲）でＣＢＣＬの精神病理と強く相関した。

いじめのより直接的な尺度、例えば男児が「めめしい」と呼ばれる程度（母親の報告から測定）なども両方の診断下位群で同等にＣＢＣＬの精神病理と相関していた（r 値は .34 から .53 の範囲）。多重回帰分析では、年齢が、ＤＳＭ－Ⅲの基準を満たす下位群の最も信頼できる精神病理の予測変数であった（β 値は .40 から .50 の範囲）。一方、「めめしい」と呼ばれること

基準尺度	有意な予測変数 [a]
得点の高いナローバンド尺度数	段階 1：婚姻状況（R^2=.19）
	段階 2：年齢（$R^2\Delta$=.09）
項目数	段階 1：社会階層（R^2=.14）
	段階 2：婚姻状況（$R^2\Delta$=.03）
	段階 3：年齢（$R^2\Delta$=.02）
項目の合計点	段階 1：社会階層（R^2=.15）
	段階 2：年齢（$R^2\Delta$=.05）
	段階 3：婚姻状況（$R^2\Delta$=.03）
内向性 T 得点	段階 1：社会階層（R^2=.09）
	段階 2：年齢（$R^2\Delta$=.03）
外向性 T 得点	段階 1：社会階層（R^2=.13）
	段階 2：年齢（$R^2\Delta$=.03）
	段階 3：婚姻状況（$R^2\Delta$=.02）

注　用いた 4 つの人口統計学的予測変数は年齢，IQ，親の社会階層，婚姻状況である．
[a] p 値の幅は＜.05 から＜.001 である

表 5－10　性同一性障害男児における CBCL 精神病理の人口統計学的予測変数（n=161）

が、ＤＳＭ－Ⅲを満たさない下位群の最も信頼できる精神病理の予測変数であった（β値は.39から.53の範囲）。両群とも同程度に「めめしい」と呼ばれそうではあるが、ズッカー（1990b）は、年齢が低いグループの方が高いグループよりも「めめしい」という抽象的な悪口をよく知らないのではないかという。すなわち、このことは前述したように、ＤＳＭ－Ⅲ群より二歳以上年齢の高い非ＤＳＭ－Ⅲ群において、悪口の影響が色濃い理由を部分的に説明しているのかもしれない。年齢が低いので、おそらく短い期間しかこのようにからかわれた経験がないために、「めめしい」と呼ばれる影響がＤＳＭ－Ⅲを満たす群ではさほど強くないとも考えられる(2)。

モデル２

第二のモデルを裏付けるには少なくとも二種類のエビデンスが必要である。まず、対照群よりも性同一性障害男児の家庭において、親の精神病理や機能不全の程度が強いことが明らかにされねばならない。次に、性同一性障害の発症に特異的に影響する親の精神病理

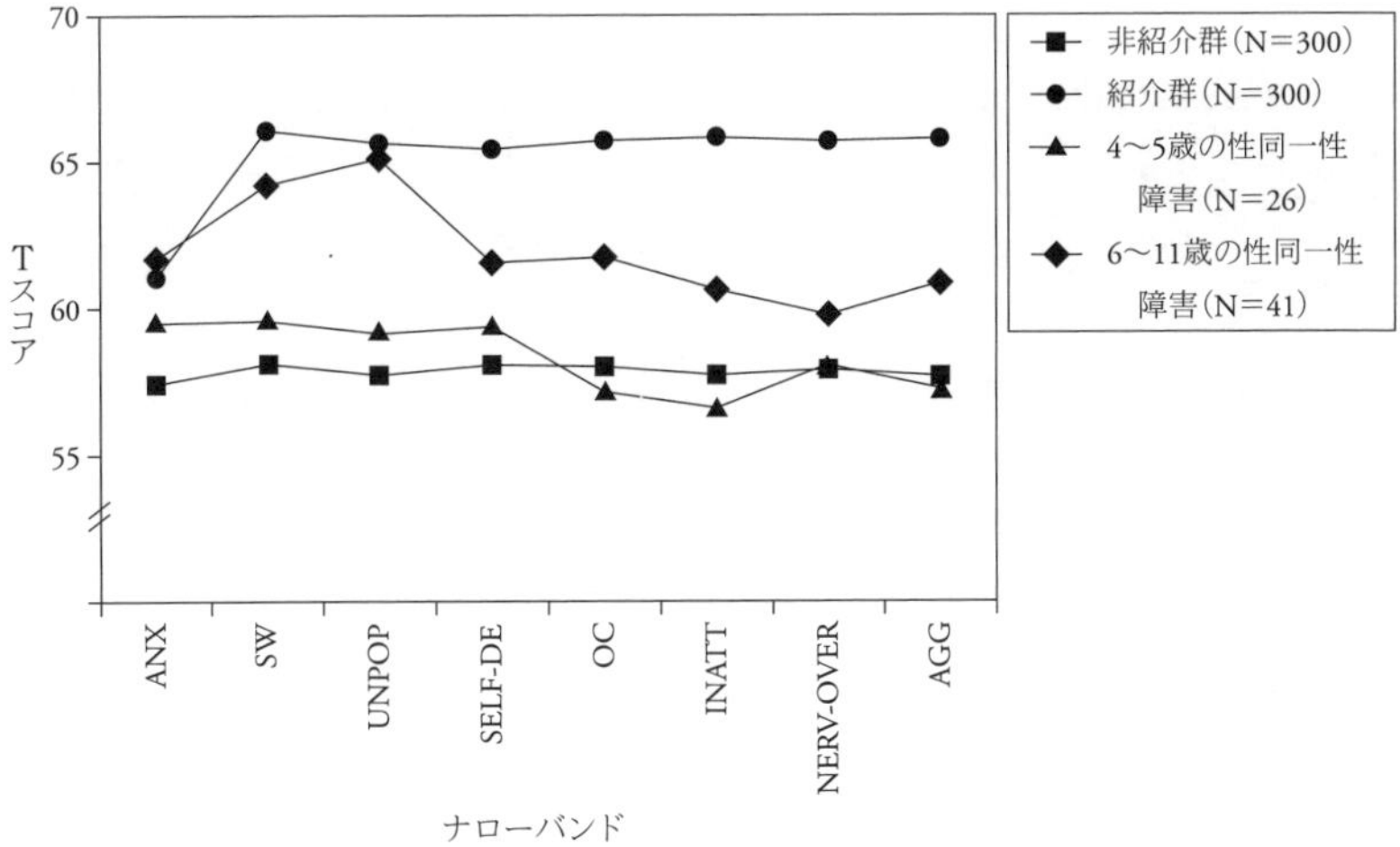

図５－３　６～11歳男児のTRFのナローバンド因子
ANX：不安　SW：社会的ひきこもり　UNPOP：人気のなさ　SELF-DE：自己破壊的　OC：強迫
INATT：不注意　NERV-OVER：敏感－多動　AGG：攻撃性　GID：性同一性障害
非紹介群と紹介群のデータは標準化研究より（Achenbach, Edelbrock, 1986）

や機能不全が明らかにされなくてはならない。

両親の精神病理／機能不全の発生

第一の点については、いくつかの実証的研究から関連する情報を得ることができる。マランツとコーツ（Marantz, Coates, 1991）は、境界例患者の診断面接（Gunderson, Kolb, Austin, 1981）やベック抑うつ尺度（Beck, Ward, Mendelson, Mock, Erbaugh, 1961）などより病理学的な評価尺度において、性同一性障害男児の母親は、人口統計学的に対応させた健常男児の母親よりも精神病理の徴候を多く示すことを見出した。ウォルフェ（Wolfe, 1990）は、ＤＳＭ－Ⅲの構造化臨床面接（Spitzer, Williams, Gibbon, First, 1992; Williams et al., 1992）を用いた研究で、性同一性障害男児の両親では精神障害の罹患率が高いことを報告した。ただし、この研究には対照群がなく、結果の確実性は制限される。性同一性障害男児に関するその他の研究でも、両親の別居や離婚の割合（Coates, 1985; Rekers, Swihart, 1989）、親の精神衛生の専門家への相談歴（Rekers, Mead, Rosen, Brigham, 1983）、さらに親の過保護（Bates et al., 1974）によって評価した家族の機能不全が指摘されていた。

尺度	文献
症状チェックリスト90－改訂版	Derogatis（1983）
うつ病診断質問紙	Zimmerman, Coryell（1987）
ボーダーライン患者の診断面接	Gunderson, Kolb（1978）
診断面接一覧表	Robins et al.（1981）
二分法適応尺度	Spanier（1976）
子育て実態調査	Block（1981）; Trickett, Susman（1988）
想起式児童期性同一性尺度	Mitchell, Zucker（1991）

表5－11 母親評価プロトコル

我々の研究グループは、数年にわたり、母親の精神病理、夫婦の不和、子どもの養育方法に関する体系的なデータを収集してきた。その中のいくつかについては、ミッチェル（Mitchell, 1991）が報告している。評価プロトコルは**表5－11**にある。現時点では、ジェンダー問題で紹介されてきた男児の母親六三人と、臨床対照群の母親一三人、健常群の母親二四人のデータを解析した。臨床対照群と健常対照群はすべてミッチェル（1991）の研究の参加者で、子どもの年齢と親の社会階層や婚姻状況についてジェンダー問題で紹介されてきた群とペア対応させた。IQも臨床対照群の大部分とあらかじめペア対応させておくことができた。

表5－12から、三群の人口統計学的変数が十分に対応していることがわかる。CBCLでは、発端者と臨床対照群は、健常対照群よりも有意に障害されていた。性同一性質問紙（**表4－8**を参照）では、発端者は二つの対照群よりも逸脱していたが、対照群の間に差はなかった。

表5－13と**図5－4**に母親の結果をまとめた。いくつかの精神病理に関する尺度において、性同一性障害男児の母親と健常対照群の母親との間に有意差があった。臨

	性同一性障害 (*n*＝63)		臨床対照群 (*n*＝13)		健常対照群 (*n*＝24)		
尺度	平均	標準偏差	平均	標準偏差	平均	標準偏差	*p*
子どもの年齢（年）	6.4	2.0	6.3	1.9	5.9	1.8	n.s.
子どものIQ [a]	11.4	2.1	11.6	2.6	12.1	1.8	n.s.
社会階層 [b]	43.9	13.6	40.5	13.2	43.1	11.8	n.s.
婚姻状況							
両親あり	45（*n*）		6（*n*）		17（*n*）		n.s.
母親のみ／再婚	18（*n*）		7（*n*）		7（*n*）		
得点の高いナローバンド							
尺度数	1.7	2.4	1.9	2.1	0.3	1.0	.0165
項目数	35.4	15.6	39.9	16.0	20.5	13.8	.0001
項目の合計点	43.7	22.7	50.6	24.6	23.2	16.9	.0001
内向性 *T* 得点	61.5	9.6	62.4	8.1	49.0	8.9	.0001
外向性 *T* 得点	60.1	10.0	65.4	11.8	49.3	9.8	.0001

[a] WISC－Ⅲ、IWISC－RあるいはWPPSI－Rの4つのサブテストにもとづく（平均＝10）

[b] 社会的な状態に関するホーリングスヘッド（1975）の4因子指標（絶対範囲＝8－66）

表5－12　CBCLの人口統計学的特徴と行動障害の評価

床対照群の母親の得点は、他の二群の得点のちょうど中間にあった。夫婦の不和に関する尺度に群間差はなかった。

子育て実態調査（Child-Rearing Pactices Report. CRPR）では、独裁的支配因子における傾向のみならず子どもや親役割の楽しみ因子において群間差があった。子どもの楽しみ因子において、健常対照群の母親に比べて臨床対照群の母親は子どもや親役割を楽しむことが有意に少なかった。発端者の母親の得点は、他の二群の中間にあった。独裁的支配因子については、臨床対照群の母親が最も独裁的で、健常対照群の母親が最も独裁的でなかった。ここでもまた発端者の母親の得点は他の二群の中間にあった。

全体として、クリニックに紹介された性同一性障害男児の家族は、健常対照群の家族に比べ、平均して親や家庭の機能不全の程度が強いとする仮説をこれらのデータが多少なりとも裏付けた。しかし、これらの結果には注意が必要である。というのは、人口統計学的に対応させた健常対照群を採用したのはたった二つの研究に限られ（Marantz, Coates, 1991; Mitchell, 1991; Mitchell, Zucker, Bradley, Lowry Sullivan, 1995）、臨床対照群まで用いたのは我々の研究のみであったからである。(3) 我々の予備的データは、性同一性障害男児の母親は臨床対照群の母親と異なるというよりはむしろ似ていることを示唆している。したがって、性同一性障害における母親の機能不全が果たして特異的であるかという問いは未解決のままである。しかしながら、性同一性障害の進展において、全般的な親の精神病理は、非特異的であるにせよ危険因子ではあると結論づけてもよいのではなかろうか（Marantz, 1984 参照）。

分離不安の仮説的役割

前述したように、性同一性障害に関し分離不安の果たす特異的役割は、親の機能不全の影響を説明するために引き合いに出される心理学的説明経路の一つであった。コーツとパーソン（1985）の主張は、彼らのデータに部分的にもとづいている。すなわち、ＤＳＭ－Ⅲで性同一性障害と診断された男児二五人のうち一五人（60％）は、

DSM－Ⅲの分離不安障害の診断基準も同時に満たしていたのである。例えばサッチャー（1985）は、コーツのクリニックでみていた三歳の男児について記述している。その男児は、母親によると「抑うつ的で活気がなく、母親から離れるとひどく動揺してしまう」（p. 4）。病歴上、親には顕著な精神病理が存在し、夫婦の不和は甚だしく、別居を繰り返し、喧嘩が絶えず、暴力に及ぶこともあった。こうした状況下で、彼は「膣のある女の子だよ」（p. 4, 強調は削除）と主張するなどの様々な反対性の行動が現れたと母親は言う。このように、いちじるしい分離不安のある男児が、不安に対処するために母親対象の表象的な特徴を取り入れる（異性装など）ということはありうるだろう。次に示す症例報告は、分離不安と性同一性障害の症状の出現との可能な関係性について示す臨床例である。

事例5－11

ダーネルはＩＱ128の五歳の男児である。彼は、以前彼の兄の反抗挑戦性障害らしき症状と「気難しさ」についての評価と治療を行っていた児童精神科医か

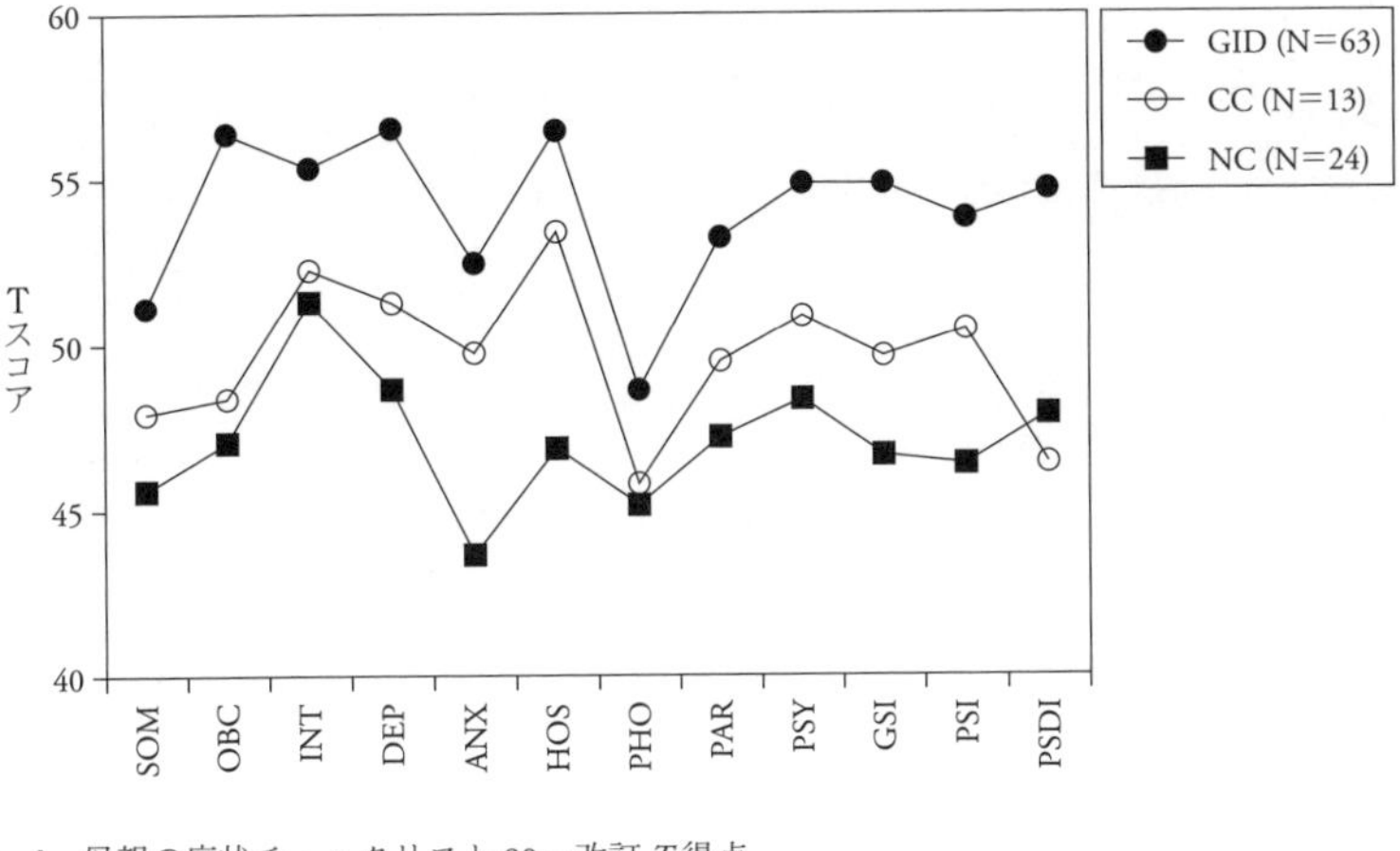

図5－4　母親の症状チェックリスト90－改訂 *T* 得点
GID：性同一性障害（N=63）　CC：臨床対照群（N=13）　NC：健常対照群（N=24）
SOM：身体的愁訴　OBC：強迫　INT：対人的敏感さ　DEP：抑うつ　ANX：不安　HOS：敵意
PHO：恐怖症性不安　PAR：妄想観念　PSY：精神病質　GSI：全体重症度指標　PST：全陽性症状
PSDI：陽性症状苦痛指標

ら紹介されてきた。ダーネルが生まれた時、両親の不和は深刻になりつつあった。父親が次第にひきこもるという形であった。両親の不和はほとんど表面化していなかった。父親は長いこと付き合いで家を空けることが多く、妻に対して性欲がまったくわかなかった（インポテンツでもあった）。妻は、以前の性交渉ではいつも満たされていたと報告している。ダーネルの二歳の誕生日までに両親は二回別居して、二歳の時に離婚した。ダーネルの母親は敏感な親で、仕事では成功を収め、明らかな精神病理はなかった。しかし、彼女が児童期の後半に達する前に彼女の父親がアルコール依存症になり、家族の生活に暗い影を落としていた。

これまでのダーネルの人生のほとんどで、家庭生活は極めてストレスの高いものであった。ベビーシッターは何度も替わり、父親の長引く不在や頻回の母親との短期間の分離（母親は出張で一回に何日間も家族と離れなくてはならなかった）を彼は体験した。ダーネルの母親は彼のことを感受性が強く、自分から離れることがとても難しい子（例えば、保育園で）だと述べた。母親は彼の自己評価は低く、それが例えばしばしば見られる自己非難の言葉（例えば「自分のことが大嫌いだ」）に現れていると感じていた。

ダーネルの反対性の行動は、こうした慢性的にストレスの高い家庭環境のもとで始まった。ダーネルが四歳の時、母親はある男性と関係をもった（ゆくゆくこの男性と結婚する）。母親が遠出しているときに、この男性が仕事から帰宅すると、ダーネルが異性装をしていることがよくあったという。ダーネルの異性装や他の女性的な振る舞いが母親の不在中に増加することは、少なくともこの将来の継父の観察から判断するかぎり、間違いないことであろう。四歳になるまでに、ダーネルは地理学に知的関心をもつようになり、しばしば地球儀や世界地図を眺めていた。面接の際、面接者が、世界を学ぶと「お母さんと……つながっていられるね」と言うと、ダーネルはにっこり笑い、うなずいた。

ズッカーとグリーンは他稿（1991）で、コーツとパーソン（1985）の分離不安のデータについてその方法論と解釈に関して警鐘を鳴らしている。分離不安の評価に用いられた面接手順が明らかにされておらず、評価者間信頼

尺度	性同一性障害（n＝63）		臨床対照群（n＝13）		健常対照群（n＝24）			
	平均	標準偏差	平均	標準偏差	平均	標準偏差	F or χ^2	p
抑うつ診断質問紙[a]	13.2	9.6	11.6	8.5	9.3	8.5	1.6	n.s.
ボーダーライン患者の診断面接[b]								
社会適応	1.6	0.5	1.7	0.5	1.9	0.2	6.4	.002
刺激作用パターン	0.1	0.3	0.0	0.0	0.0	0.0	1.2	n.s.
情動	0.8	0.8	0.3	0.8	0.4	0.7	4.0	.022
精神病	0.03	0.2	0.0	0.0	0.0	0.0	＜1	n.s.
対人関係	0.5	0.7	0.2	0.4	0.5	0.5	＜1	n.s.
総尺度得点	3.0	1.6	2.2	1.3	2.8	1.0	1.8	n.s.
診断面接一覧表（診断の数）[c]	1.7	1.7	0.6	1.0	0.8	0.7	5.5	.005
二分法適応スケール（総得点）[d]	98.0	22.4	93.0	21.5	102.0	27.1	＜1	n.s.
子育て実態調査[e]								
独裁的支配	2.6	0.5	2.7	0.5	2.4	0.4	2.2	.113
子どもや親役割の楽しみ	5.4	0.8	5.2	0.5	5.8	0.5	4.0	.022
自主性	5.0	0.5	4.9	0.7	5.1	0.4	1.4	n.s.

[a] 絶対範囲＝0－88
[b] 5つの下位尺度の絶対範囲＝0－2，総得点の絶対範囲＝0－7
[c] 絶対範囲＝0－26
[d] 絶対範囲＝0－151
[e] 各尺度の絶対範囲＝1－7

表5－13　母親の精神病理，夫婦の不和，子どもの養育に関する尺度

性に関する情報が記載されていなかった。そのうえ、分離不安障害と性同一性障害の診断が評価時に同時に行われたので、モデルが提唱するように分離不安が性同一性障害の出現に実際に先行するのかどうかははっきりしない。この点については臨床的印象のみで、実証的根拠があるわけではない。マランツとコーツ（1991）が指摘しているように、なぜ反対性の行動が分離不安の出現に続いて起こるのかはわからないままである。というのも、分離不安障害の男児が必ず性同一性障害になるわけではないし、性同一性障害の男児が必ず分離不安障害になるわけでもないからである。言い換えれば、分離不安に対処するための「症状選択」であると容易に結論づけることはできないのである。

方法論や解釈上の問題はあるにせよ、性同一性障害男児に分離不安障害が多いというコーツとパーソン（1985）の診断的な印象は、前述したより全般的な所見、つまり性同一性障害の男児では内向性の精神病理が優勢であるという点に矛盾しない。例えば我々の研究において、六～一一歳の男児に比べてはるかに障害の程度の軽い四～五歳の性同一性障害男児でさえ、CBCLとTRFの両方で内向的行動が優勢であった（表５－２と表５－５を参照）。

ローリーとズッカー（Lowry, Zucker, 1991; Lowry Sullivan, Zucker, Bradley, 1995）は、様々なレベルのジェンダー問題で受診した男児における分離不安の存在を評価しようと試みた。この研究を始めたとき、我々は既存の分離不安尺度は不十分であると感じた。例えば、児童・思春期診断面接（Herjanic, Reich, 1982）や児童面接一覧表（Kovacs, 1983）のような半構造化面接には分離不安に関する質問が含まれていたものの、DSM－Ⅲの診断項目すべてが網羅されていたわけではなかった。それゆえ、我々は分離不安障害のDSM－Ⅲ診断基準を構造化面接の質問へ単純に変換し、母親が「はい」「時々」「いいえ」で答えられるようにした（表５－14を参照）。この面接一覧表をジェンダー問題で紹介されて来た男児八五人（平均年齢六・三歳）の母親に施行した。DSM－Ⅲと同様に九つの領域のうち三つで母親が「はい」と回答するとき、「厳密な基準で」分離不安障害と診断し、九つの領域のうち三つで

母親への指示：「各質問に対して＜はい＞＜時々＞＜いいえ＞で答えてください」
質問者への期間枠：過去 6 〜 12 ヵ月の行動に限る.

1a. （子どもの名前）さんはお母さんに何か危険なことが起こるのではないかと非現実的なほどに心配しますか.
1b. （子どもの名前）さんはお母さんが出かけたまま帰ってこないのではないかと非現実的なほどに心配しますか.
2a. （子どもの名前）さんはお母さんからはぐれてしまうのではないかと非現実的なほどに心配しますか.
2b. （子どもの名前）さんは誘拐されるのではないかと非現実的なほどに心配しますか.
2c. （子どもの名前）さんは殺されるのではないかと非現実的なほどに心配しますか.
2d. （子どもの名前）さんは事故の被害者になるのではないかと非現実的なほどに心配しますか.
3a. （子どもの名前）さんは家でお母さんと一緒にいられるという理由で学校に行き渋りますか.
3b. （子どもの名前）さんは家でお母さんと一緒にいられるという理由で登校を拒否しますか.
4a. （子どもの名前）さんはお母さんがそばにいないと寝ることを嫌がりますか.
4b. （子どもの名前）さんはお母さんがそばにいないと寝ることを拒否しますか.
4c. （子どもの名前）さんは家でお母さんといたいという理由で（友だちや親戚などの家に）外泊することを嫌がりますか.
4d. （子どもの名前）さんは家でお母さんといたいという理由で（友だちや親戚などの家に）外泊することを拒否しますか.
5a. （子どもの名前）さんはお母さんと一緒にいたいという理由で家で一人でいること（遊ぶなど）を避けますか.
5b. （子どもの名前）さんは自宅周囲でお母さんを見失ったら慌てますか.
6. （子どもの名前）さんはお母さんから離れるというテーマの悪夢を繰り返しみますか.
7. （子どもの名前）さんは学校のある日に腹痛，頭痛，吐き気，嘔吐のような身体的な症状を訴えますか.
8a. （子どもの名前）さんはお母さんと離れることがわかっている時（例えば，お母さんが仕事にでかける，夜に外出するなど），ひどく動揺しますか.
8b. （子どもの名前）さんはお母さんと離れている時（例えば，お母さんが仕事にでかける，夜に外出するなど），ひどく動揺しますか.
9a. （子どもの名前）さんはお母さんといないとひきこもってしまうようですか.
9b. （子どもの名前）さんはお母さんといないと悲しそうですか.
9c. （子どもの名前）さんはお母さんといないと，勉強や遊びに集中するのが難しそうですか.

注　9 つの領域は DSM－Ⅲの分離不安障害の診断基準を反映している（アメリカ精神医学会 , 1980, p. 53）

表 5－14　分離不安障害面接一覧表

母親が「時々」あるいは「はい」と回答するとき、「ゆるやかな基準で」分離不安障害と診断した。プロトコルの大部分で、オーディオテープを使用して評価者間信頼性を得た。変換なしでも、特定の質問についての評価者間一致度は95％を超え、最終的な診断確定にあっては100％であった。面接一覧表の内的一貫性はクロンバッハα係数が.78で妥当であった。二一項目の平均合計点は5・3であった（標準偏差＝5.0、範囲＝0－22）。

男児八五人のうち、五四人（63・5％）はＤＳＭ－Ⅲの性同一性障害の診断基準を完全に満たしていると判断された。残りの三一人（36・5％）は性同一性障害の徴候があるものの診断基準を完全には満たさなかった。性同一性障害の診断基準を完全に満たした五四人のうち一一人（20・4％）が分離不安障害の厳密な基準を満たしたが、性同一性障害の診断基準を完全には満たさなかった三一人では三人（9・7％）にとどまった。この相関は有意ではなかった（$\chi^2<1$）。しかし、ゆるやかな基準を用いると、性同一性障害と分離不安障害の間には相関があった。性同一性障害の診断基準を完全に満たした男児五四人のうち三三人（61・1％）は、分離不安障害のゆるやかな基準を満たしたが、性同一性障害の診断基準を完全には満たさなかった男児三一人ではわずか九人（29・0％）にとどまった（$\chi^2=6.9, p<.01$、両側検定）。

他の分析の結果、年齢、ＩＱ、親の社会階層に関して、分離不安障害の基準を満たす男児は、基準を満たさない男児と同等であったが、母親のみあるいは「再婚」された家庭の子どもである傾向にあった（表５－15参照）。全体では、「時々」か「はい」と回答された分離不安特性の数は、わずかではあるが有意にＣＢＣＬ内向性T得点（$r=.30, p<.01$）と相関したが、外向性T得点（$r=.18$, 有意でない）との相関は認められなかった。

ＤＳＭの性同一性障害の診断基準を完全に満たす男児は、診断基準を満たさない男児よりも有意に年齢が低く、またより高い社会階層の出であり、さらに、婚姻状況は分離不安障害のゆるやかな基準と相関していたので、年齢、社会階層、婚姻状況の影響を取り除いた後にＤＳＭの性同一性障害の診断と我々の分離不安障害の面接診断の相関を調べた。すると、$r(80)=.33$、$p=.002$（両側検定）と有意に相関しており、このことは二つの診断の相関において、人口統計学的特徴の違いは交絡因子でないことを示していた。

これらの結果が分離不安と性同一性障害との因果関係を明らかにするわけではないが、性同一性障害の男児は分離不安に関する領域で諸々の問題を示す傾向にあるという見解を多少なりとも裏付けている。しかし、我々の分離不安の評価自体にさらなる検証が必要であることに留意したい。厳密な診断基準を用いると、分離不安と性同一性障害との有意な相関は認められなかったのである。ゆるやかな基準を用いた場合に性同一性障害との有意な相関を認めた。しかし、このカットオフ値は過剰診断的であるのであろう。というのは、たとえ性同一性障害の男児では分離不安を平均以上に認めるとしても（Bernstein, Borchardt, 1991 参照）、この「罹患」率は、疫学研究で通常報告されている率よりもはるかに高いのである。それゆえ我々の分離不安のゆるやかな基準は、この障害の正確な尺度ではなく、ある一つの次元の特性の尺度ととらえることにしたい。小児の不安障害を評価する構造化面接法が進歩し、この領域の今後の研究がその恩恵に浴することを願っている（例えば、Bell-Dolan, Brazeal, 1993; Klein, Last, 1989; Silverman, 1991 参照）。

性同一性障害男児の不安、とりわけ分離不安が高いとすれば、母親との愛着関係と性心理との関連についての疑問が湧く。典型的な分離不安がピークに達するのは生後一八ヵ月の頃で（Kotelchuck, Zelazo, Kagan, Spelke, 1975）、典型的か非典型的かにかかわらずジェンダーの発達の徴候が最初に現れる時期とさほど違わない（例えば、Fagot, 1985a）。また、動物行動学の愛着理論

	分離不安障害				
	あり（n=42）		なし（n=43）		
人口統計学的因子	平均	標準偏差	平均	標準偏差	p 値
年齢（年）	6.0	1.8	6.5	2.0	n.s.
IQ	108.3	13.9	112.2	13.5	n.s.
社会階層	43.5	13.8	46.7	12.9	n.s.
婚姻状況					
両親あり	27（n）		38（n）		.018
母親のみ／再婚	15（n）		5（n）		

表5－15　分離不安障害の「ゆるやかな」診断と人口統計学的特徴との関係

（例えば、Ainsworth, Blehar, Waters, Wall, 1978）から概念化され評定された不安もしくは不安定な愛着は、生後一二ヵ月までには見られるということもわかっている。したがって、不安定な愛着と性同一性障害を結びつける時間説を縦断的に研究することは可能であろう。ただ、あからさまな性同一性障害というものはめったにないので、こうした研究には費用がかかり、実行はほぼ不可能である。それでも、就学前愛着関係の評価は近年進歩しており（Bretherton, Waters, 1985; Greenberg, Cicchetti, Cummings, 1990）、より適当な予備的戦略がありそうである。つまり、就学前に紹介されてきた性同一性障害男児における母子の愛着関係の質を一定の形式に従って評価するのである。

ビルケンフェルト－アダムス（Birkenfeld-Adams, 1995）は、我々のクリニックでそうした研究を終えたところである。予備的分析は、性同一性障害男児では不安定な愛着の出現率が平均よりも高いという仮説と一致していた。しかし、他の臨床的な問題で紹介されてきた男児も高い割合で不安定な愛着を示し、破壊的行動障害の未就学男児が不安定な愛着を示すという先行研究と一致していた（DeKlyen, 1992; Greenberg, Speltz, DeKlyen, 1993; Greenberg, Speltz, DeKlyen, Endriga, 1991; Speltz, Greenberg, DeKlyen, 1990）。したがって不安定な愛着は、せいぜい性同一性障害の非特異的な危険因子にとどまるのであろう。明らかにその他の因子が関与しており、この問題については第6章から第8章でさらに考察することにしたい。

モデル3

前述したように、第三のモデルは、明らかな親の影響が、関連する精神病理と性同一性障害のそれぞれに関係しているのではないかというものである。この項では、子どもの全般的な精神病理と相互関係のあるものを特定しようとするこのモデルの一部に関するデータを検証する。母親の行動のいくつかの領域が調査されている。すなわち、精神病理と育児両方の複合尺度、夫婦の不和、母親の児童期の想起された性同一性である。母親に関する変数および人口統計学的変数とＣＢＣＬ精神病理の三つの指標との単純相関を**表5－16**に示した。

次に予測変数として母親に関する変数と人口統計学的変数を、基準変数としてＣＢＣＬの指標を用いて回帰分析を三つ行った。その結果は表５－17に示すとおりである。ＣＢＣＬ精神病理の最も強力で一貫性のある予測変数は母親の精神病理の複合尺度であった。子どもの年齢も三つすべての指標に対して特有の分散を与え、母親の育児法は一つの指標に対して特有の分散を与えていた。夫婦の不和や想起された母親の性同一性、そしてその他三つの人口統計学的変数は子どもの精神病理の程度とは無関係であった。

こうした分析を臨床対照群と健常対照群の母親についても行ったところ、同様の結果が得られた。単純相関（表５－18）において唯一の大きな違いは、夫婦の不和とＣＢＣＬの精神病理も有意に相関していたということである。回帰分析（表５－19）においては、ＣＢＣＬ精神病理の指標の最も強力で一貫性のある予測変数は、母親の精神病理の複合尺度であった。子どもの年齢も三つすべての指標に対して特有の分散を与え、母親の育児法と子どものＩＱは二つの指標に対して特有の分散を与えていた。そして、夫婦の不和は、一つの指標に対して特有の分散を与えていた。想起された母親の性同一性とその他三つの人口統計学的変数は、子どもの精神病理の程度とは無関係であった。

性同一性障害男児のＣＢＣＬの精神病理にみられる分散のうちのいくつかは、子どもの精神障害に一般的に認められる危険因子によって大抵の場合は説明がつくということがこれらのデータからわかる。したがって、性同一性障害の発症にこうした危険因子が何らかの役割を演じていようといまいと、それらの因子が性同一性障害男児でみられる関連精神病理の理解に直接結びつく面をもっていることは明らかである。それゆえ、治療にも当然関係していることになる（第９章を参照）。

もちろん我々のデータについては補足説明が必要である。すなわち、母子両者の精神病理の測定を母親が行うことを考慮すると、インフォーマント・バイアスが生じている可能性は否定できない。しかしながら近年の文献は、情緒あるいは精神障害のある母親が自分の子どもの精神病理を必ずしも過剰に報告しているのではないことを示唆している（概説にはRichters, 1992参照）。それでもなお、母親による評価の有効性をチェックするために子どもの精神病理の独立した評価（例えば、父親や教師による）を行うことが重要である。前述した父親や教師の報告によるCBCLのデータは、妥当な確認情報を与えてくれる。

もう一つの問題として、作用の方向性に関して我々のデータに信頼性が置けるかという問題がある。母親尺度のいくつか（例えば、症状チェックリスト90-改訂版、二分法適応スケール、子育て実態調査）は、CBCLが測定している子どもの精神病理の出現に先行する母親の特徴ではなく、併存する母親の行動や態度を反映している可能性がある。その一方で、母親尺度の中にはより長期間に及ぶ母親機能のパターンを反映しているものもある（診断面接一覧表など）。母親尺度は、おそらく単なる状態特性というよりはむしろ機能の恒久的パターンを反映しているというのが、我々の臨床的印象である。さらに、子どもの精神病理の進展において、親の行動が果たす重要な役割をより前方視的方法で記録している文献ももちろんある。それでも母親の機能障害は、子どもの精神病理の原因というよりはそれに対する反応であると主張することもできるであろう。母親の機能障害と子どもの精神病理は互いに排除しあうものではない（言い換えれば、相互に影響しあっている可能性がある）が、「子ども作用因」仮説を間接的に検証することができる。もし母親の機能障害が子どもの精神病理に対する単なる反応であるならば、慢性的に存在する子どもの精神病理の母親機能への影響は、時間が経つほど強くなるはずであるから、子どもの年齢と母親の機能障害は相関するはずである。しかし、結局のところ、子どもの年齢は、母親の機能障害の指標のいずれとも相関していないことがわかった。

全体のまとめ

まとめれば、本章では、性同一性障害児の関連精神病理のエビデンスについて検討した。概括すれば、性同一

母親に関する尺度／人口統計学的因子	CBCL の変数 項目の合計	 内向性 *T* 得点	 外向性 *T* 得点
精神病理（複合）	.59*	.52*	.40*
夫婦の不和	.13	.18	.15
育児法			
独裁的支配	.21	.10	.16
子どもや親役割の楽しみ	–.59*	–.41*	–.40*
自主性	–.39*	–.26*	–.30*
想起された性同一性			
因子 1	.03	–.04	.08
因子 2	–.04	–.13	.01
子どもの年齢	.35*	.35*	.29*
IQ	–.26*	–.24	–.20
社会階層	–.32*	–.27*	–.28*
婚姻状況	–.26*	–.19	–.25*

*p ＜ .001 − .05（両側検定）

表 5 − 16　性同一性障害男児における母親の行動／人口統計学的変数と CBCL の精神病理との単純相関（n＝63）

基準尺度	有意な予測変数 [a]
項目の合計	段階 1：母親の精神病理（R^2＝.35）
	段階 2：年齢（$R^2\Delta$ ＝.11）
	段階 3：育児法（$R^2\Delta$ ＝.06）
内向性 *T* 得点	段階 1：母親の精神病理（R^2＝.27）
	段階 2：年齢（$R^2\Delta$ ＝.11）
外向性 *T* 得点	段階 1：母親の精神病理（R^2＝.24）
	段階 2：年齢（$R^2\Delta$ ＝.07）

注　8 つの予測変数を入力した。つまり，年齢，IQ，社会階層，婚姻状況，母親の精神病理（複合），夫婦の不和，育児法（複合），母親の児童期の想起された性同一性（複合）である．

[a]　p 値の幅 は＜ .05 から＜ .001 である

表 5 − 17　性同一性障害男児の CBCL の精神病理の予測変数（n＝63）

母親に関する尺度／人口統計学的因子	CBCL の変数		
	項目の合計	内向性 T 得点	外向性 T 得点
精神病理（複合）	.56*	.53*	.48*
夫婦の不和	.24*	.33*	.27*
育児法			
独裁的支配	.23*	.17	.24*
子どもや親役割の楽しみ	–.59*	–.46*	–.48*
自主性	–.35*	–.26*	–.32*
想起された性同一性			
因子 1	–.00	–.02	.03
因子 2	–.06	–.05	–.04
子どもの年齢	.34*	.32*	.34*
IQ	–.36*	–.29*	–.32*
社会階層	–.27*	–.18	–.29*
婚姻状況	–.20*	–.18	–.22*

*p < .001 - .05（両側検定）

表 5 - 18　母親の行動／人口統計学的変数と CBCL の精神病理との単純相関（全サンプル，n=100）

基準尺度	有意な予測変数 [a]
項目の合計	段階 1：母親の精神病理（R^2=.32）
	段階 2：育児法（$R^2\Delta$ =.09）
	段階 3：年齢（$R^2\Delta$ =.05）
	段階 4：IQ（$R^2\Delta$ =.02）
内向性 T 得点	段階 1：母親の精神病理（R^2=.28）
	段階 2：年齢（$R^2\Delta$ =.07）
	段階 3：夫婦の不和（$R^2\Delta$ =.03）
	段階 4：IQ（$R^2\Delta$ =.03）
外向性 T 得点	段階 1：母親の精神病理（R^2=.23）
	段階 2：年齢（$R^2\Delta$ =.08）
	段階 3：育児法（$R^2\Delta$ =.05）

注　8 つの予測変数の変数を入力した．つまり，年齢，IQ，社会階層，婚姻状況，母親の精神病理（複合），夫婦の不和，育児法（複合），想起された母親の児童期の性同一性（複合）である．

[a]　p 値の幅は< .05 から< .001 である

表 5 - 19　男児における CBCL の精神病理の予測変数（全サンプル n=100）

性障害の子どもは、臨床的な問題で紹介されてきた子どもにみられるのと同程度に全般的な精神病理を示すと考えられた。性同一性障害男児には内向性の精神病理が通常よりも多く見られるという臨床観察を裏付けているようであった。いじめや家族の危険因子など複数の因子が、関連する精神病理の源を説明しているように思われた。現時点では、性同一性障害の進展と全般的な精神病理との因果関係に関するエビデンスは明らかではないが、この問題についてはこの後の三つの章でさらに検討を加えることにしたい。

注

（1）　第3章で示したように、ＣＢＣＬの二項目は明らかに反対性の行動に関係している（項目5「反対の性別のような振る舞い」と項目110「反対の性別になりたいという願望」）。ＣＢＣＬの他の特定の項目でも、子どもの反対性への同一感を反映してチェックされてしまうことを我々は経験している。例えば、ある親は項目84（「奇妙な行動」）にチェックして、それと同時に「彼は自分を女の子だと思っている」というような例を挙げる可能性があるのである。ここで報告したすべての分析において、こうした項目は0点とカウントし、障害指標が人為的に高くならないようにした。

（2）　性同一性障害女児で、ＣＢＣＬの障害指標と人口統計学的変数（年齢、ＩＱ、親の社会階層、婚姻状況）との相関を計算した。すると、社会階層が障害指標と相関のあった唯一の人口統計学的変数であった（r値は−.40から−.63の範囲）。つまり、社会階層の低い家庭の女児では、障害得点が高いということである。それぞれの人口統計学的変数に相関がみられたので、男児と同じように多重回帰分析を行った。すると、社会階層のみが唯一の特異的な障害予測変数であった。女児のサンプルは少なかったが、年齢が障害の程度と相関しないのは興味深いことである。年齢が高くなるほどいじめが増えるとすれば、男児の場合とは異なり、このメカニズムは障害の程度を予測しないようであった。この所見は、性同一性障害の男児と女児ではいじめの程度に違いがあるという我々の考察に矛盾しない（第2章から第4章参照）。残念ながら、男児とは異なり女児にはいじめを直接測るような尺度がない（本章参照）。

（3）　レインボー（Rainbow, 1986）は、性同一性障害でなおかつ分離不安障害の男児の母親数名（$n=5$）と分離不安障害のみの男児の母親（$n=5$）の比較を行っている。しかし、この性同一性障害のサンプルは、これを抽出したより大きなサンプルの典型例ではないと思われる（Marantz, 1984; Marantz, Coates, 1991 参照）ので、ここではこのデータを除外した。

第6章　病因論——性同一性障害および関連する性心理学的状態の生物学的研究

性科学者は、生物学と社会科学において、性心理学的分化の決定因子の同定に多くの関心を寄せてきた。こうした決定因子が、主に生物学的なものなのか、心理学的なものなのか、あるいは社会学的なものなのかという議論をする研究者がいる一方で、最近普及している「生物心理社会的」見地のように、統合的あるいは相互的に分析すべきであると主張する研究者もいる。しかし、たいていの研究者は特異的な仮説を病因のジグソーパズルのピースのようにばらばらに検証する傾向にある。本章では、児童の性同一性障害、および成人の性同一性障害（性転換症）、同性愛、特定の間性状態を含む近縁の性心理学的状態への、生物学的影響に関する病因論（あるいは疑似病因論）的な研究を批判的に評価する。

まず、はじめに、なぜ近縁の性心理学的状態の病因論研究が児童の性同一性障害の病因を理解する手がかりになりうるのかという点について、説明しておかなければならない。児童の性同一性障害に関しては病因論的研究がほとんどなされていないため、近縁での議論は生物学的研究に関して特に重要である。我々の見解では理由は比較的明解である。つまり、児童の性同一性障害は、成人期の性同一性障害（性転換症）とも同性愛とも関連しているのである（第3章参照）。これらの関連性は完全ではないものの、こうした障害の一方の原因が明らかになれば、もう一方の原因を知る手がかりを得られる程度の関連性はあるのである。

初期の生物学的研究

ヒトの性心理学的分化の生物学的相互関係と決定因子の調査は複雑で時間のかかるものである。いくつかの仮説が行きづまり、消えた。例えば、一九三〇年代には同性愛男性は、遺伝学的には女性であると言われていた[1]（Lang, 1940）。一九五〇年代中頃に性染色体の核型を調べる技術が発達すると（Moore, Barr, 1955）、この見解は急速に消えていった（Pare, 1956, 1965; Pritchard, 1962）。成人の性同一性障害の異常な性染色体パターンが時折症例報告されてきたが（例えば、James, Orwin, Davies, 1972; Taneja, Ammini, Mohapatra, Saxena, Kucheria, 1992）、大多数は正常なＸＸあるいはＸＹ染色体をもっている。性同一性障害男児の二症例の両方で、性染色体は正常であったという報告がある（Green, 1976; Rekers, Crandall, Rosen, Bentler, 1979）。

さらに最近になって、Ｈ－Ｙ性別決定抗原（Polani, Adinolfi, 1983）が性転換症の成人では逆転していると主張された（Eicher et al., 1981）。エンゲル、プレッフリン、ヴィドキング（Engel, Pfäfflin, Wiedeking, 1990）が部分的な再現に成功したが、それ以降の試験については確認されていない（Ciccarese, Massari, Guanti, 1982; Wachtel et al., 1986）。もともとの研究チームがさらに厳密にテストしたところ再現できず、さらに、擬陽性の割合が高かったとホーニグ（Hoenig, 1981; 1985a, pp. 53–61）は述べている。この分野の研究はそれ以来止まったままである。

問題解決の糸口を誤った最後の例は、全身の（末梢の）性ホルモンレベルと性指向との関係にかかわるものである。数十年前、同性愛男性の男性典型的な性ホルモンレベルは低下していると考えられていた。したがって、アンドロゲンによって性的興奮パターンが男性から女性に移行するであろうという期待のもとに多くの同性愛男性にアンドロゲンが投与された。ところが、アンドロゲン投与は、単に男性への性欲を高めたにすぎなかった

(Barahal, 1940)。より鋭敏な分析検査が可能となり、仮説に矛盾しないホルモンパターンが報告された。しかし研究デザインがより厳密になり、潜在的交絡因子（例えば、気晴らしの薬物使用）が取り除かれると、エビデンスの大部分は確認できなかった。同様の結果が同性愛女性でも得られ、この系統の研究は次第に立ち消えることになった（概論はMeyer-Bahlburg, 1977, 1979, 1982, 1984, 1993b参照）。

このように誤ったスタートを切ったにもかかわらず、生物学的因子の研究は、以前とは異なる、おそらくはより洗練された性心理学分化のモデルに導かれて、現代の性科学研究の中心的な目標であり続けている。

行動の遺伝学

行動特徴における遺伝子の潜在的な影響を評価できる周知の研究デザインがいくつかある（Kendler, 1993; Plomin, 1994）。これには、性的関心の特徴を家族内（例えば同胞間など）で評価する**家族歴**法と特徴の一致率を一卵性（MZ）双生児と二卵性（DZ）双生児間で比較する**双生児研究**法がある。もしも特徴が家族性であるか二卵性双生児よりも一卵性双生児において優位ならば、遺伝の影響の関与している可能性があることになる。しかし、家族研究と双生児研究のほとんどで、それぞれが一緒に養育されているために、伝達という点に関して心理社会的因子が同等に妥当である可能性が生じる（より効果的なデザインでは、別々に養育された双生児を対象にするべきであろうが、当然の理由から実行はかなり難しい）。しかし、遺伝学的仮説の正当性を立証する最初の一歩として、家族性、あるいは二卵性双生児よりも一卵性双生児で優位であることが論証されねばならないであろう。

家族性と子どもの性同一性障害

性同一性障害児における家族性を示すエビデンスはほとんどない。数施設で得られた臨床データから、非双生児同胞間での一致率は極めて低いことが明らかとなった（S. Coatesn, 一九九三年六月二三日付の私信；Green, 1974, 1987）。我々の施設では、三人の男性同胞が性同一性障害である一家族が見出されたのみであった。症例報告では、一卵性双生児（Chazan, 1995, 第4章；Green, Stoller, 1971）でも二卵性双生児（Esman, 1970）でも性同一性障害の有無は一致していない。グリーン（1987, 第8章）は、自験例の双生児は現実的には性指向が一致していなかったと後に述べている。我々の施設では五組の二卵性双生児（年齢幅三〜八歳）を評価したが、うち三組は男児－男児のペアで、一組は男児－女児のペア、残りは他で詳述した（Zucker et al., 1987）真性半陰陽者（核型は45X、47XYYで、生後五週目に女性に割当てた）と正常な遺伝的女児の組であった。五組すべてで性同一性障害の有無は一致しなかった。一卵性双生児男児男児の一組についても評価したが、やはり性同一性障害の有無は一致しなかった。一卵性双生児男児のもう一組は、受け入れ電話面接での母親の話では二人とも性同一性障害であるとのことであったが、両親は総合評価を続ける選択をしなかった。最後に、ツゲール（1989）は、性同一性障害の小児期と思春期の男子五五人の第一、第二親等の男性と女性親族の同性愛者率はそれほど高くはなかった（それぞれ男性親族4％と女性親族1％）と報告している。

家族性と成人の性同一性障害

成人の性同一性障害（性転換症）の家族性に関する研究は十分であるとは言い難い。双生児と非双生児同胞間の一致率と不一致率について記した症例報告もあるが（Hoening, 1985a で概観されている。さらに Garden, Rothery, 1992; Gooren, Frants, Ericksson, Rao, 1989; Jpyce, Ding, 1985 参照）、症例数が少なく、臨床経験からは家族性の遺伝はまれであることが示されている（R. Blanchard, 一九九三年八月一日付の私信）。

家族性と性指向

四〇年以上前に、カールマン（Kallmann, 1952a, 1952b）が男性一卵性双生児と男性二卵性双生児の同性愛一致率をそれぞれ100％と15・4％であると報告した。それから一〇年後にはシュレーゲル（Schlegel, 1962）が、ドイツ人サンプルにおいて同じような一致率を報告している。カールマンの研究の後に、一緒に育てられた一卵性双生児に関する症例報告が少数ではあるものの英語文献で発表されたが、同性愛一致率が不一致率を上回ることを裏付ける明確なパターンは認められなかった。興味深いことに、一致しなかった男性ペアに関する報告のなかに、同性愛者には幼少期に女性的な行動徴候があったのに対して、異性愛者の方にはそのような徴候はなかったというものがあった（Friedman, Wollesen, Tendler, 1976; McConaghy, Blaszczynski, 1980; Zuger, 1976）。症例報告文献の散発性や不一致症例の存在、カールマンのデータに対する方法論的批判（Rosenthal, 1970, pp. 250–255）、そして第二次世界大戦後数十年の間にみられた遺伝研究に対する世間の反感（Rosenthal, 1970）から、間接的には性同一性障害も含む性指向の発達と遺伝子との潜在的因果関係に対する関心は薄れていった。しかし最近の研究は、遺伝の影響への新たな関心を引き起こし、行動の遺伝学の領域での進歩がこうした研究の多くを概念の上で手引きしてきた[2]（例えば、Plomin, Daniels, 1987 Plomin, Rende, 1991）。

エッカート、ブーシャルド、ボーレン、ヘストン（Eckert, Bouchard, Bohlen, Heston, 1986）は、別々に養育された男性一卵性双生児二組について述べている。うち一組は、そもそも同性愛において一致しなかった。しかし、残りの一組は一致し、二人が大人になって再会したのちに、互いの性的なパートナーとなったのである。別々に養育された女性の一卵性双生児の四組すべてが同性愛で一致しなかった。ウィッタム、ダイアモンド、マーティン（Whitam, Diamond, Martin, 1993）もまた別々に養育された男性の一卵性双生児二組について説明している。一組は同性愛で一致し、もう一組は一致しなかった。しかし、この不一致のペアもしばらくのあいだ性的な関係にあったのである。

一緒に養育された男性および女性双生児のさらに大きなサンプルを用いて、二卵性双生児より一卵性双生児において同性愛の一致率が有意に高いことを示した研究がある（図6－1にまとめた）。さらに、いくつかの研究（表6－1にまとめた）で、一緒に養育された非双生児同胞間の性指向の一致率を評価した結果、ここでも家族因子の影響が示唆された（Pattatucci, Hamer, 1995も参照）。二卵性双生児より一卵性双生児において性指向の一致率が高かったので、これらの研究結果は遺伝の影響に矛盾しない（確実な証拠があるわけではないが）。しかし、こうした性指向は「純粋に」遺伝のみによるわけではない。このことは一卵性双生児における完全な一致にははるかに及ばないという所見一つからも推論できるであろう。

ベイリーとピラード（1991）、ベイリー、ピラード、ニーレ、アグヤイ（Bailey, Pillard, Neale, Agyei, 1993）は、一致率を報告するだけでなく、標準的なモデルフィッティング法を用いて遺伝の可能性を算出した。モデルから遺伝の可能性、共有環境作用、非共有環境作用の推定値を得た[3]。両方の研究において、仮説の範囲下で遺伝の強さの推定値はおおむね高かった。これとは対照的に、共有環境推定値はゼロに近かった。しかし、非共有環境推定値は、たいていの場合、遺伝の強さと共有環境の推定値との間にあったが、なかには遺伝の強さの推定値と同じくらい高い症例もあった。

これらの推定値についてさらなる批評を加える前に、双生児研究に関する一般的な見解をいくつか挙げておく。図6－1で示したように一致率は実にさまざまである。キングとマクドナルド（King, McDonald, 1992）が一卵性双生児間の最低一致率（25%）を報告したが、彼らの研究は方法論上不十分であり、性指向の評価についての記述にも乏しく、被験者との直接の面接もまったく行われなかった。ウィッタムら（1993）の報告が一卵性双生児間の一致率（71%）では最も高かったが、彼らのデータの問題点は、二卵性双生児での一致率（39%）がベイリーとピラード（1991）やベイリーら（1993）の研究の一卵性双生児での一致率よりも有意に低くはなかったということである（我々の分析において）。

こうした一致率の差異は、行動遺伝学者のいう**確信バイアス**あるいは**リクルートバイアス**によって部分的には説明しうるものなのかもしれない（Lykken, McGue, Tellegen, 1987）。これらすべての研究で、被験者は、同性愛者向け出版物の掲載広告を通じて主に募集されていたからである。ベイリーとピラード（1991）やベイリーら（1993）は、この方法で生じうるバイアスのあらゆる原因を詳細に吟味したが、そのような広告に誰が応じ、誰が応じなかったかを把握するのはまったく不可能である。ある点ではこうした状況は、研究者がすべての、あるいはほとんどすべての潜在的被験者と接触する（例えば、入院患者）統合失調症などの双生児研究とは非常に異なる。このように可能性のあるバイアスを検討しても、どのくらいのバイアスがあるかおおよそ概算することしかできないのである（Torgersen, 1987）。

双生児というのは一緒に養育されるものであり、だからこそ、一卵性双生児の生活体験（親の育児方法など）の高い類似性が、一卵性と二卵性双生児間で一致

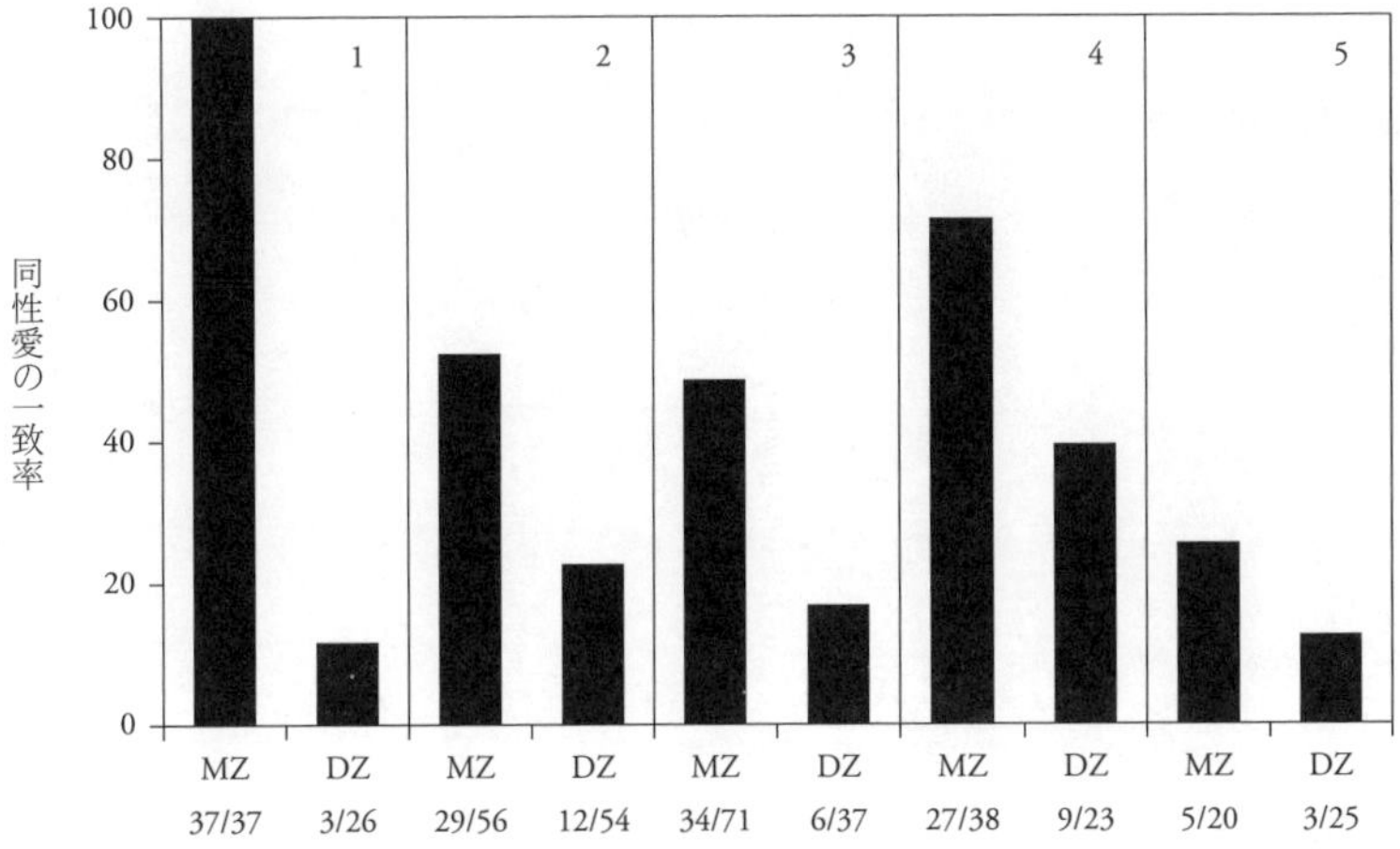

図 6－1　一卵性（MZ）および二卵性（DZ）双生児のペアにおける同性愛的性指向の一致率．まず指標となる片方が同性愛者であり，次にもう片方の未知の性指向を評価した．1　Kallmann（1952a, 1952b）; 2　Bailey, Pillard（1991）; 3　Bailey et al.（1993）; 4　Whitam et al.（1993）; 5　King, McDonald（1992）

率の異なる理由を解明しうるかもしれない。研究中の行動特性に関連する潜在性をもつ環境因子を評価することで、行動遺伝学者はこの可能性に取り組んだのである。いわゆる**等環境仮説**である（例えば、Loehlin, Nichols, 1976; Plomin, Daniels, 1987; Plomin, Rende, 1991, pp. 179–182; Reiss, Plomin, Hetherington, 1991 参照）。概して、行動遺伝学者は、二卵性双生児よりも一卵性双生児の方がより等しく扱われたという仮説を裏付ける、強固なエビデンスをまだ見出せていない（Kendler, 1993）。むしろ一般同胞の研究と同様に、非同一環境の影響の方がより重要であると考えられてきた。つまるところ、等環境仮説のテスト結果がさほど説得力のあるものではなかったともいえる。例えば、同じような服装をさせられたり、同じ部屋を共有したり（当然、二卵性よりも一卵性双生児でありがちなことである。Kendler, 1993 参照）することが、一般の行動発達や特に性心理学的分化に対して最も強く作用するわけではないかもしれない。

性指向に関する等環境仮説の直接的な検証はこれまでなされていない。さらに重要なのは、「形質に関連する」環境体験とはなにかをあらかじめ規定しておく必要があるという点である（Byne, Parsons, 1993）。この点において、これまでの他の研究の関連で調査されてきた性指向に対する推定上の心理社会的影響とされるものを検証したいと考える研究者もいるだろう。一つの単純な仮説として、そのような影響が重要なのだとすると、一卵性双生児の一致例においては双生児の両者がそろってそうした影響に曝露されていたということになるが、一卵性双生児の不一致例においては同性愛者だけがそうした曝露を受けたということになると予測できるであろう（Dank, 1971 参照）。同様に、グリーンとストーラー（1971）は、自験例における性同一性障害不一致例の一卵性双生児男児ペアは、いくつかの幼少期の特性や体験（例えば、出生時の身体的な外見、愛くるしさ、活動レベル、病気）が実際に互いに異なっていたのだと仮定的に結論づけた。病気の有無によって明らかに親との接触に差異が生じたことに加え、これらすべての因子が性心理学的分化に関連すると考えられた。しかし、非共有環境が性心理学的分化に及ぼす影響に関する厳密な双生児研究もやはり行われなければならない。

研究		異性愛発端者 HT 同胞	異性愛発端者 BS / HS 同胞	同性愛発端者 HT 同胞	同性愛発端者 BS / HS 同胞
			男性発端者		
Pillard et al.（1982）	兄弟	49（92.5%）	4（7.5%）	46（71.9%）	18（28.1%）
	姉妹	60（95.2%）	3（4.8%）	43（93.5%）	3（6.5%）
Pillard, Weinrich	兄弟	53（96.4%）	2（4.6%）	53（77.9%）	15（22.1%）
（1986）	姉妹	61（91.0%）	6（9.0%）	44（91.7%）	4（8.3%）
Bailey（1989）	兄弟	84（100%）	0（0.0%）	113（79.0%）	30（21.0%）
	姉妹	69（100%）	0（0.0%）	119（90.2%）	13（9.8%）
Bailey, Pillard（1991）	兄弟	—　—	—　—	129（90.1%）	13（9.2%）
Bailey, Bell（1993）	兄弟	226（95.8%）	10（4.2%）	455（91.0%）	45（9.0%）
	姉妹	229（99.1%）	2（0.9%）	462（97.1%）	14（2.9%）
Hamer et al.（1993a）	兄弟	—　—	—　—	90（86.5%）	14（13.5%）
合計	兄弟	412（96.3%）	16（3.7%）	886（86.8%）	135（13.2%）
	姉妹	419（97.4%）	11（2.6%）	668（95.2%）	34（4.8%）
			女性発端者		
Bailey（1989）	兄弟	57（95.0%）	3（5.0%）	26（86.7%）	4（13.3%）
	姉妹	53（89.8%）	6（10.2%）	19（79.2%）	5（21.8%）
Pillard（1990）	兄弟	44（100%）	0（0.0%）	30（83.3%）	6（16.7%）
	姉妹	47（88.7%）	6（11.3%）	45（75.0%）	15（25.0%）
Bailey, Bell（1993）	兄弟	108（100%）	0（0.0%）	185（88.1%）	25（11.9%）
	姉妹	91（100%）	0（0.0%）	176（93.6%）	12（6.4%）
Bailey, Benishay（1993）	兄弟	80（98.8%）	1（2.2%）	102（92.7%）	8（7.3%）
	姉妹	81（97.6%）	2（2.4%）	87（87.9%）	12（12.1%）
Bailey et al.（1993）	兄弟	—　—	—　—	99（95.2%）	5（4.8%）
	姉妹	—　—	—　—	63（86.3%）	10（13.7%）
合計	兄弟	289（98.6%）	4（1.4%）	442（90.2%）	48（9.8%）
	姉妹	272（95.1%）	14（4.9%）	390（87.8%）	54（12.2%）

注　HT：完全にあるいは優位に異性愛者　BS / HS：バイセクシュアルあるいは完全に同性愛者．すべての同胞は非双生児であった．この表で，我々は，各研究の最多同胞数にもとづき値を算出した．ここでは，発端者の認識のみをもとに性指向が分類された被験者を含んでいる．可能な場合には同胞と面接をした研究もあるが，面接を行わなかった研究もある．各研究は，厳密に言えば，性指向を評価して後に分類するという方法に関して，直接吟味されるべきである．

表 6－1　同胞間での性指向の一致率

もちろん、理想的な双生児研究デザインがあるとすれば、双生児の典型的なサンプル（例えば登録簿から）を用いて、彼らの性心理学的発達を評価することになるだろう。ビューリッヒ、ベイリー、マーティン（Buhrich, Bailey, Martin, 1991）は、オーストラリア人男性一六一組の双生児研究で、この方法を採用した。回答率は約53％であった。九五組の一卵性双生児のうち一三人が一次性の同性愛者であった。この一三人の内訳は、四組の一次性の同性愛に一致した例と、双生児の相手が一次性の同性愛ではない五人の同性愛者であった。六三組の二卵性双生児のうち二人が一次性の同性愛者であり、そのどちらにおいても双生児の一方は一次性の同性愛者ではなかった。このように九組の一卵性双生児のうち四組においてともかく双生児の一人が一次性の同性愛者で、もう一方もまた一次性の同性愛者であったことは、二卵性双生児の二組ではこのような例が存在しなかったことと対照的である。これらの割合は（双生児でもある同性愛の発端者から始めている）前述した双生児研究で得られた値と矛盾しないが、統計的検出力に乏しく、結果が統計的に有意でないことは明らかであった。一卵性と二卵性双生児間の違いを正確にテストするには相当数のペアが必要ではあるが、この結果は双生児登録簿から始めることの技術的な問題を指している。

その後、ベイリー（1995）は、再度オーストラリア人の双生児を用いた大規模な研究の予備結果を報告した。男性双生児では、二卵性よりも一卵性双生児において同性愛一致率は有意に高く、この結果はベイリーとピラード（1991）の結果に矛盾しなかった。しかし、女性双生児では二卵性よりも一卵性双生児において同性愛一致率が高いというエビデンスは得られず、ベイリーら（1993）の研究結果とは矛盾している。

ベルら（1981）は、幼少期に反対性の振る舞いをしていた男性あるいは女性の同性愛者では、そのような発達史をもたない同性愛者よりも、性指向の形態が「生来的」（換言すれば遺伝性）ではないかと推測した。この推測が正しいとすれば、もし双生児の同性愛者に反対性の行動歴があるなら、おそらくもう一方の双生児も同性愛者であるということになる。ベイリーとピラード（1991）およびベイリーら（1993）は、自分たちのサンプルの男性と女性の同性愛双生児でこの仮説を検証したが、それを支持する証拠を見出すことはできなかった。

分子遺伝学

性指向に対する遺伝的影響が認められるとすれば、その見解には分子遺伝学による説明が不可欠である。ハマー、フ、マグナッソン、フ、パタッチ（Hamer, Hu, Magnuson, Hu, Pattatucci, 1993a）は、こうした分子遺伝学研究の結果を最近報告した。ハマーらは、同性愛男性の一一四家族を調査した。その結果、同性愛男性七六人の初期の家系分析では、母親方の男性親族の同性愛率が高かったという。また、同性愛の兄弟二人を含む三八家族からなる選択サンプルでも同様の家族性のパターンが認められたという。

男性は母親からＸ染色体を受け継ぐので、ハマーらはＸ染色体のＤＮＡ連鎖解析に着目した。同性愛の兄弟二人のいる四〇家族を調査した。ＤＮＡをＸ染色体にある二二のマーカーに分類した。性指向に特異的とされるマーカーが、Ｘ染色体長腕のサブテロメア領域であるＸｑ28末端部で発見された。四〇組の兄弟のうち、三三組で全マーカーが一致し、七組で一つないし複数の座で一致しなかった。

ハマーらの研究（1993a）が、性心理的分化の解釈に分子遺伝学の方法を適用した最初の調査であった。これまでの統合失調症や躁うつ病などの行動特性に関する分子遺伝学研究は、再現されていないか、再分析で無効になるかのどちらかであった（Mowry, Levinson, 1993）ので、ハマーらは再現性の重要性を強調してきた。彼らの研究結果が有効であることが証明されれば、次の段階では、座の染色体マッピングを同定し、関連するＤＮＡ配列を分離することになるであろう。

ハマーらの研究は直後からいくつかの点で批判された。つまり、一般人口と同性愛者同胞における同性愛基本率の仮定条件、および、連鎖解析の統計解釈とそれらの関連などについて議論があった（Baron, 1993; Fausto-Sterling,

Bakaban, 1993; King, 1993; Risch, Squires-Wheeler, Keats, 1993)。連鎖解析に必要なパラメーターが不確かであるために、第一種過誤の危険性が生じるのである（反証は、Hamer, Hu, Magnuson, Hu, Pattatucci, 1993b, 1993c 参照）。

ハマーらの研究は興味深い問題を提起している。一致しない組についてどのように解釈すればよいのだろうか。同性愛男性の異性愛者の兄弟では、マーカーは一致するのかそれとも一致しないのか。同様に、（もし一致する場合があるのであれば）何割くらいの異性愛男性が同じマーカーをもつのであろうか。異性愛者でもマーカーが一致するならば、その遺伝子の発現を妨げる因子はなんなのか。個人でマーカーを同定できるとすれば、何割の同性愛男性（同性愛者の兄弟のいない同性愛男性）がそれらのマーカーをもっているのであろうか。同様に、同性愛男性のサブグループ（例えば幼少期に反対性への同一化のあったグループ）は、ベルら（1981）が問題提起したように、さらに多くのマーカーをもっているのか。そのマーカーは、非同性愛指向の性転換症者では検出されず、同性愛指向の性転換症者では検出されるのであろうか。性同一性障害男児ではどうだろうか。実際の行動に最終的に作用するメカニズムはいったいどのようなものなのだろうか。女性における性指向のマーカーも同定できるのであろうか。最後の問題については、そうした研究が進展中であることをハマー、フ、マグナッソン、フ、パタッチ（1993d）は報告している。ハマーら（1993a）の研究について、それほど専門的でない説明が、ハマーとコプランド（Hamer, Copeland, 1994）の研究にも見出される。

前述したように、ハマーら（1993a）は再現への取り組みの重要性を強調していた。本書が印刷に入った頃、ハマー（1995）は、さらにもう四〇組の同性愛者の兄弟の再現に成功したと報告した。このうち二七組（68％）でXq28マーカーが一致したという。対照的に、エバース（1995; 一九九五年四月一〇日付の私信）は、同様の実験の予備結果ではXq28に性指向特異的マーカーが存在するというエビデンスを見出せなかったことを報告している。しかしこうした相違は、エバースら（1995）とハマー（1995）やハマーら（1993a）の技術的な違いに起因するのかもしれない（Marshall, 1995 参照）。

胎生期性ホルモン

胎生期と周産期の性ステロイドの分泌パターンが、性的二型の行動発達の進展にどのような効果をもたらすかという研究は、ヒト以外の動物においては広くなされている（Beach, 1981）。齧歯動物・反芻動物・肉食哺乳類・鳥類・ヒト以外の霊長類における多くの研究から、ホルモンの影響が性的二型の行動に対して重要な役割を果たしていることが明らかにされている（以下の論述を参照、Arnold, Breedlove, 1985; Baum, 1979; Beach, 1975; Beatty, 1979, 1984, 1992; Breedlove, 1994; Eberhart, 1988; Ellis, 1986; Feder, 1984; Goy, McEwen, 1980; Kelley, 1988; Komisaruk, 1978）。中間的および交差した種の変異も存在するが、胎生期や周産期のホルモン環境が性的二型の行動パターン傾向を形成するか導くという基本原理は十分に支持されている。

多くの点で、胎生期ホルモンモデルは、性心理的な分化における生物学的要因の解明において中心的役割を果たしてきた（Collaer, Hines, 1995; Meyer-Bahlburg, 1995）。それは多くの動物種において性ホルモンの機能を実験的に研究することができたからである。これらの研究を基礎として、今度は、どの程度動物モデルをヒトの性心理的な分化に適合できるかを、研究者たちは考えるようになった。

動物研究

組織化と賦活化の影響についての原理

動物を対象とした研究者は、性ステロイドの組織化と賦活化の影響の相違点について三〇年以上研究してきた。ビーティ（Beatty, 1992）によってまとめられるように、

賦活化効果は、形態的・生理的・行動的に可逆的変化をもたらすが、それは体内にホルモンが継続的に存在することと、それが作用する受容体の機能が完全であることが条件である。性腺ホルモンの賦活化効果は生物の年齢にさほど影響されない。このホルモンは、広い年齢層において、思春期から老齢期まで、質的には同じ効果をもたらしている。対照的に、性腺ホルモンの組織化効果は、形態的・生理的・行動的に永続的変化をもたらす。これは周産期の発達のある限られた時期に、このホルモンに比較的短時間曝露することによって起こる。研究された哺乳動物すべてにおいて、成長期の生物が性腺ホルモンの組織化作用に対して感受性をもっているのは比較的短期間である。（pp. 85–86　強調は著者）

この相違点を明らかにする画期的な研究が、フェニックス、ゴイ、ジェラル（Gerall）、ヤングによって行われた（1959; Young, Goy, Phoenix, 1964 参照）。フェニックスら（1959）は、妊娠しているモルモットに妊娠期間中ずっとプロピオン酸テストステロンを注射した。この操作によって、メスの子に身体的に仮性半陰陽の外形が作られた。男性化された外性器がオスの子のものとほとんど区別がつかなかったことから仮性半陰陽と判断されたのである。出生後その子から性腺を摘出した。また対照群については、未処置（胎児期にテストステロンを曝露していない）のオスとメスの子の性腺を摘出して比較した。こうして、仮性半陰陽のメス、対照群のメス、対照群のオス（去勢されたオス）の三グループすべてにおいて、出生後内因性のホルモンの影響をとり除いた。

これらの子が成長した後、様々な量の安息香酸エストラジオールを注射して、ロードシスなどメスの性行動が表れるかをテストした。対照群のメスと比べて、仮性半陰陽のメスは、対照群のオスの反応に近く、ロードシスの反応が少ないことが示された（**表6－2**）。また**表6－2**から、仮性半陰陽のメスは、マウンティングなどオスの典型的な性行動を、対照群のメスより多く示すことが分かる。フェニックスらは、動物が年を取ってもこの傾向が継続するため、これらの効果が恒久的であると推論した。これらの結果から、胎生期ホルモンの曝露パターンが、「性行動をつかさどる組織を作り上げ、成長したメスの通常の反応をある意味では永久に変化させてしまう」という原理を導きだした（Phoenix et al., 1959, p. 379）。

行動における男性化と脱女性化の違い

動物学者は、オス特有・メス特有の行動を起こさせるホルモンのメカニズムがすべての哺乳類の種で同じではないことに、数十年来ずっと注目してきた。そのため、**行動の男性化**と**行動の脱女性化**という二つの専門用語が導かれることになった（Whalen, Edwards, 1967）。**行動の男性化**は、オス特有の行動傾向（例えば、挿入）の増加に関係している。**行動の脱女性化**は、メス特有の行動傾向（例えば、ロードシス）の減少と関係している。

この二つの概念の総説において、バウム（Baum, 1979）は、「行動の男性化は哺乳類のすべての種で起こる。……精巣アンドロゲンやその代謝物質が、周産期の臨界期において脳内で作用することが、少なくとも一つの要因である」と結論を下した。対照的に行動の脱女性化の過程は、早期のアンドロゲン刺激に対してすべての哺乳動物で普遍的な反応ではない（p. 279）。ヒト以外の霊長類を含む高等哺乳動物においては、男性化と脱女性化はさほど関連がないようであるが、ラットにおいてこの二つは強い関連があるので、男性化と脱女性化を区別しておくことは重要である。以下でこの二つの概念が、どのようにヒトの性心理的分化に応用されるかについて論ずる。

	対照群のメス（$n=14$）	仮性半陰陽（$n=9$）	去勢されたオス（$n=8$）
ロードシス（最長継続時間の中央値，秒）	11.3	2.3	2.5
マウンティング（平均値）	0.0	4.4	11.8

注　Phoenix, Goy, Gerall, Young によるデータ（1959）

表6－2　仮性半陰陽モルモットのメスと対照群のロードシスとマウンティング

社会的な影響

動物研究によって、胎生期性ホルモンが性行動の傾向を作るということだけでなく、社会環境も性的二型の行動表出に影響を与えていることの重要性が示された。例えば、ハーロウとハーロウ（Harlow, Harlow, 1965）は、生物学的に正常な猿が、幼児期に深刻な剥奪条件のもとで育てられると、「すばらしく満たされた悦びの（異性愛の）段階には決して達しない」ことを指摘した（p. 325）。そのような猿は、性的な触れ合いを避けるかとても不器用だった。この性的な欠陥を改善するためにハーロウとハーロウによって考案された治療的介入はかなりぞっとするものだった。

> 嫌がるメスのこの困難を克服するための取り組みとして、私たちはレイプラックと呼ぶ装置を考案した。この装置で人為的にポーズをとらされたメスは、繁殖期のオスの生殖器を受け入れる。……私たちが得ているデータは、レイプラックによってメスの不感症は克服されないことを示している。この発見はそれほど意外なことではない。（p. 329）

ハーロウらによる先進的な社会的剥奪実験は、愛着理論（Bowlby, 1969）の構築や、その他の社会心理的発達研究において、極めて重要な役割を果たした。しかし特に性心理的発達については、長期的な後遺症に関して有意義な結論は導けなかったようである。なぜならより標準的な状態での結果がどうなのかは、この実験からほとんど推論できなかったからである。

霊長類学者は性的二型の発達に対する社会的影響を解明するために、何年にもわたって多くの行動上のデータを集めている。例えばラブジョイとウォレン（Lovejoy, Wallen, 1988）は、「コントロールされた実験室での研究から、性差は特定の養育環境と……動物の胎生期ホルモン環境との相互作用から生じることが明らかになった」と述べた（p. 348）。しかし、彼らはまた、「実験下における養育環境と胎生期ホルモン環境の相対的寄与率は、具体的な行動によって異なるようで、……マウンティングや荒っぽい遊びなどの性的二型の行動は、どんな養育環境においても起こる。……ところが、攻撃性や受動性などその他の思春期の性差は、特殊な社会的条件のもとでのみ認められる」と指摘した（p. 348）。このように多くの最近の研究では、性的二型の行動の表現を強めたり弱めたりする環境条件を、より慎重に特定するよう試みている（例えば、Goy, Wallen, 1979; Meaney, Stewart, Beatty, 1985; Nieuwenhuijsen, Slob, van den Werff ten Bosch, 1988; Pomerantz Roy, Goy, 1988）。

この文献の詳細については本書のねらいを超えているが、この中で言及された二点がヒトの性心理的分化の理解に寄与すると思われるので、ここで触れておきたい。例えば、養育環境の違いによって性的二型の行動表現は減少するかもしれないが、性差の表出において反転や逆転（例えば、若いオスが若いメスに比べてより多くの子猿をグルーミングするとか、メスがオスに比べて同性同士でより多くのマウンティングをするというような）が起こったという報告はほとんどない。このことは特筆すべき点といえよう。

ここで、ヒト以外の霊長類の「性的な好み」の発達における養育環境の影響を検討しておきたい。例えばピアグループの性構成についてみてみよう。スロップとシェンク（Slob, Schenck, 1986）の研究では、三匹の野生のオスのアカゲザルを、前思春期から九年間一緒に収容し（「同性のみで養育」し）、メスにまったく出会わないようにした。大人になってから彼らの性的な好みについて実験的にテストすると、三匹のオスは同性ではなく初めて見たメスを選んだ。このように動物においては、ホルモン操作では異性愛志向を減弱させるまたは逆転させることはできるが（例えば、Adkins-Regan, 1988; Bakker, Brand, van Ophemert, Slob, 1993; Brand, Houtsmuller, Slob 1993; Goy, Goldfoot, 1975）、社会心理的な環境操作によって同様の効果を引き起こすことは難しいように思われた。

霊長類学者が、環境操作によって反対性の行動上の好み（非性的なものであれ性的なものであれ）を引き起こすることができるなら非常に興味深いだろうが、そのような研究結果は導かれそうにない（Green, 1993 参照）。したがって、我々がもっているエビデンスは、ラブジョイとウォレン（1988）によって指摘された相互作用効果だけということになる。

ヒトにおける研究

動物の性心理的分化において胎生期性ホルモンが重要な役割を果たしていることが分かった以上、研究者がヒトにおける同様の効果について探究し続けてきたのも驚くことではないだろう。

概念的な問題

最初に、いくつかの概念的な問題について述べておこう。現代の研究者のほとんどは、系統発生上の人類の位置から、いくつかの性的二型の行動へのホルモンの影響がヒトでは他の動物ほど強力でないことを認めている。とりわけ、進化の段階が下がれば下がるほどホルモンの影響が強くなる。マネー（1988, p. 26）は、ヒトは結局「ホルモンのロボット」ではないと皮肉をこめて言っている。

次の問題は、性的二型の行動の動物モデルを、ヒトモデルに置き換えることの妥当性についてである（例えば、Beach, 1976, 1979a, 1979b; Davidson, 1979）。例えば、性同一性とは主観的なものである以上、ヒトの性同一性の適切な動物モデルは難しいだろう。対照的に、荒っぽい遊びや攻撃性や子育てなど性役割行動については、動物においても類似のものはありそうである。性行動に関して、ロードシスやマウンティングのような行動をヒトのものに置き換えることに、懐疑的な研究者もいる。その解釈についてはさまざまな議論があった。例えば、男性とのアナルセックスを受けるのが好きな男性について考えると、これはロードティックであって、女性特有の行動だろうか。それは行動の脱男性化の例だろうか、女性化の例だろうか。しかし、男性とのアナルセックスで挿入を好む男性はどうだろうか。これは男性化の例だろうか。または、欲望の対象が男性であるので女性化なのだろうか。同様に、女性との正常位の性交で「上位」の位置を好む女性の行動は、マウンティングの例では男性特有の行動なので、男性化を示しているのだろうか。

第三の問題は、性行動と性指向の区別に関するものである。同性愛行動は、動物の世界でも観察できるが（例えば、Gadpaille, 1980; Nadler, 1990; Weinrich, 1980）、成熟した動物が同種の同性に性的な好みをもつ――つまり同性愛指向だけをもつ――ことは、自然の状況ではありえないという見解が共通になっている（例えば、Adkins-Regan, 1988; Rosenblum, 1990）。そしてもちろん、ヒトが自分のセクシュアリティについて「異性愛者」「両性愛者」「同性愛者」として自己の属性を意識するとき、歴史的・文化的に流動的であることを考慮すれば、動物モデルはほとんど役に立たないだろう。

先天性副腎過形成の例

先天性副腎過形成（ＣＡＨ）はヒトのホルモン行動に関する複雑さをとてもよく示している。ＣＡＨは常染色体遺伝による副腎ステロイド生成不全の障害である（White, New, Dupont, 1987）。白人種での、この発生数は出生五〇〇〇例から一五〇〇〇例につき一例である。副腎アンドロゲンの生産過剰のために、この障害のある遺伝子上の女性は、あいまいなまたは完全に男性化された外性器をもって生まれる。外科手術によって、外性器の外観を正常にすることができる。また一九五〇年以来行われているコーチゾン代償療法によって、内分泌系の機能を正常にし、理論上は根本的に副腎アンドロゲンの生産過剰を止めることができる（Money, Ehrhardt, 1972）。このため治療されたＣＡＨは、胎生期ホルモンの異常が出生後の性的二型の行動にどう作用するかの「自然な実験」モデルとして扱われている。したがって、この障害に関する研究についてここで詳細に概観していこう。

最初の研究において、ＣＡＨ女児の性役割行動は、対照群の女児より男性的であるまたは女性的でないということが示された（Ehrhardt, Baker, 1974; Ehrhardt, Epstein, Money, 1968）。このことは、仲間の選択、おもちゃの好み、ままごと遊びなどのいくつかの一般的な行動指標で測定された。

　これらの研究は、面接法であることや患者の状態を（対照群に比較して）評価者がどの程度知っているかなどの信頼性について方法論的な批判を受けているが（Berenbaum, 1990 参照）、その後の研究で検査法を追加して同様の結果を得ている。明確な行動の観察や信頼できる心理検査の質問紙の使用などを加えている（例えば、Berenbaum, Hines, 1992; Berenbaum, Snyder, 1995; Dittmann, 1989, 1992; Dittmann, Kappes, Kappes, Borger, Meyer-Bahlburg, et al., 1990; Dittmann. Kappes, Kappes, Borger, Stegner, et al., 1990; Hines, Kaufman, 1994; Hurtig, Rosenthal, 1987; Muller, Kraus-Orlitra, Dirlich-Wilhelm, Forster, 1983）。例えばベレンバウムとハインス（Berenbaum, Hines, 1992）は、CAH女児の性差のある遊び行動を、自由な遊びの状況において評価し、それを障害のない姉妹やいとこ（このうち何人かはCAH男児の親類であり、彼らについても研究されている）と比較した。子どもたちは、男の子らしい、女の子らしい、または、中性的なおもちゃで遊ぶ機会を与えられた。図6－2は、CAHの女児が対照群の女児より、男の子のおもちゃでよく遊び、女の子のおもちゃではあまり遊ばないということを示している。しかし中性的なおもちゃでの遊びについては、二つの群で差がなかった。対照群の少年に比べると、CAHの女児は、男の子のおもちゃでは同じくらい、女の子のおもちゃでは少し多く遊んでいた。

　CAH女児の性同一性はどうであろうか。エアハルトとベイカー（Ehrhardt, Baker, 1974）は、彼らの症例に、自分が女の子である方が良いか男の子である方が良いか尋ねた。CAHの一七人の女児のうち六人（35%）は、「わからない」あるいは、もし可能なら、「男の子を選ぶと思う」と答えた。これに対して、姉妹の一一人のうち一人だけが同様の答えをした。しかし、エアハルトとベイカーは、「CAH女児は、自分の女性としての性同一性に葛藤はなく、女であることについても不満はなかった」と述べている（p. 43）。

　CAH女児の性同一性に関する臨床的経験は、エアハルトとベイカー（1974）の印象と一致しているが（Meyer-

Bahlburg, 1993a; Money, 1968, 1991）、定型的な性同一性の障害をもち最終的に男性の社会的役割で生活するようになるＣＡＨ女児の割合は、遺伝的に女性の一般人口における性別違和症候群の割合との比較において予想されるよりも多い（Zucker, 1994）。いずれにせよ、子ども自身やその両親との系統的な面接を含めて、さらに正確な研究を行うことが重要であろう。エアハルトとベイカーのこの研究だけでは、両価的な女児がなぜこのように感じたかを理解しないままこれ以上解釈するのは難しい。そのうえ、エアハルトとベイカーのデータは、アセスメントされた女児の年齢層が広かった（四・三～一九・九歳）ので、錯綜していた。例えば、年少の女の子は性別恒常性が確立していないために自分の性別の不確定さを表現することがある（Slaby, Frey, 1975）。彼女らは男の子のおもちゃが好きだったというようなことから、手術以前では、自分はたぶん男の子なんだろうと思っていたのかもしれない。年長の女の子では、もっと別のいろいろな理由で自分の性別の不確定さを感じているのかもしれない。

ＣＡＨ女性の性指向に関する研究のうち症例数が一〇以上のものは八つ報告されている。**表６－３**でこの研究

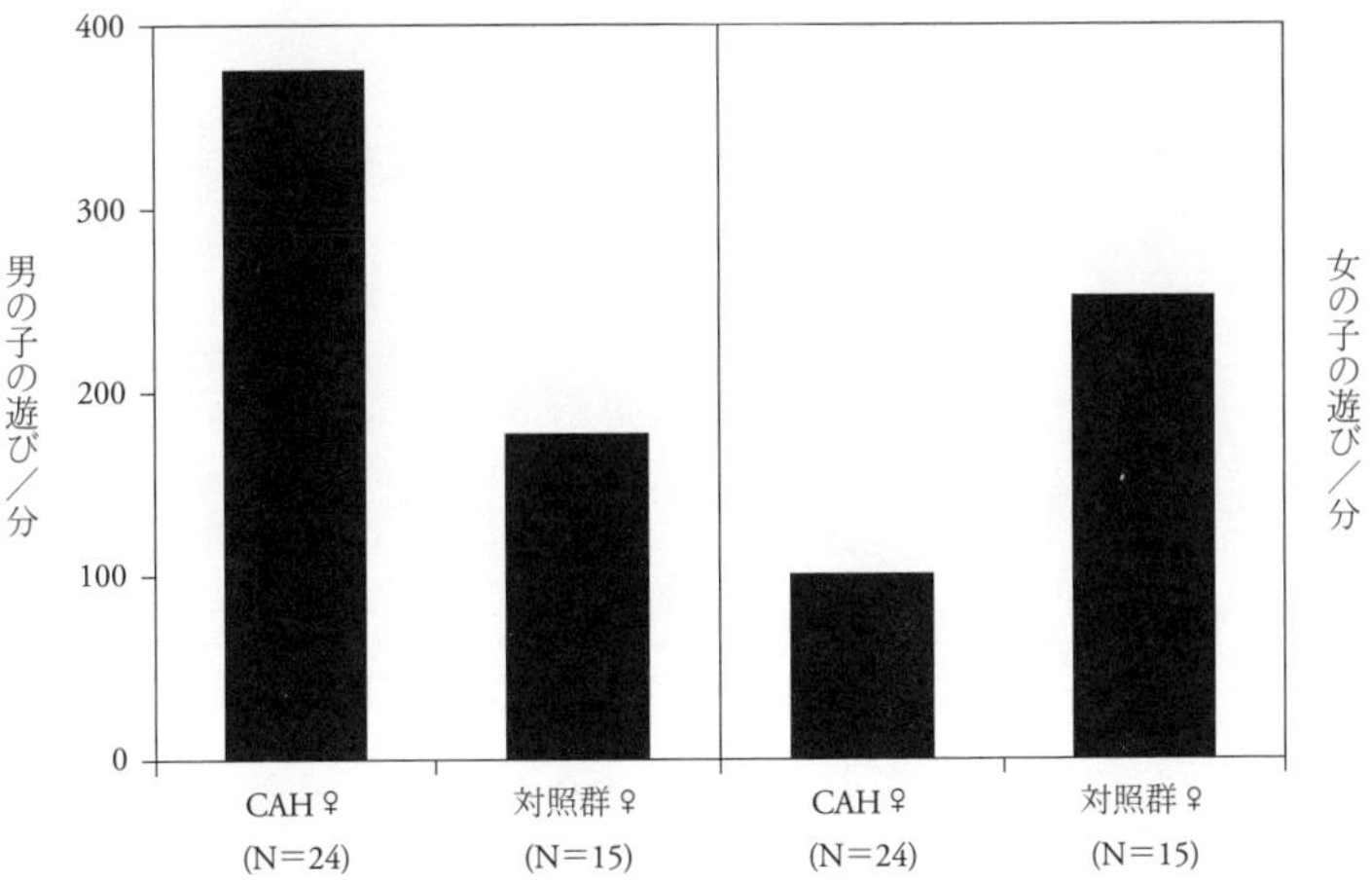

図６－２　先天的副腎過形成（CAH）の女児と対照群の女児を 10 分間遊ばせて，性差のあるおもちゃで遊んだ時間（中性的なおもちゃの遊びについては表示していない）．Berenbaum, Hines 参照（1992, p. 205）．©アメリカ心理学協会．許諾転載．

をまとめておく。これらの研究について考察する際、いくつかの方法論的問題点について考える必要がある。第一に、一一歳の患者を含んでいたほど、年齢の幅が広かったこと。第二に、性指向の評価法の厳密さにかなり差があったこと。何人かの著者は、その手順についてはっきりとした情報を提供していなかった（例えば、Lev-Ran, 1974; Slijper et al., 1992）。さらに、いくつかの研究では、ファンタジーではなく行動における性指向だけを評価していた。第三に、このうち二つの研究は、成長するまでコーチゾン代償療法を受けていない女性についての調査だったこと（平均二六歳、範囲八〜四七歳）。それは、彼女たちの一部は代償療法が行われるようになる前に生まれていたからである（Ehrhardt, Evers, Money, 1968; Lev-Ran, 1974）。そのため、この治療の遅れた女性たちは出生後に男性化を受けていた。例えば、エ

性指向（%）			
HT	BS / HS	データなし[a]	備考
39.1	43.5	17.4	
52.2	17.4	30.4	
77.7	0.0	23.3	夢にのみもとづいたファンタジー
38.8	0.0	62.2	
?	15.3	?	異性愛とデータなしの分類が不明確
40.0	37.0	23.0	
57.5	5.0	37.5	
73.6	26.4	0.0	
?	?	?	全員が「異性愛」だと言った
20.0	0.0	80.0	
70.0	23.3	6.7	面接の前年に評価
73.3	0.0	26.7	

アハルト、エバース、マネー（1968）の報告では、これらの女性のうち一八人が、おそらく美容上の目的（男根様の陰核の修正）で、陰核除去術を受けたと記されていた。第四に、出生時期が同じ対照群を用いたのは三つの研究だけであったことである（Dittmann, Kappes, Kappes, 1992; Money, Schwartz, Lewis, 1984; Zucker, Bradley, Oliver, et al., 1992）。

エアハルト、エバース、マネーの研究（1968）は、治療の遅れたCAH女性においては、両性愛のファンタジーや行動の頻度が高いことを示している。そのことは、胎生期アンドロゲンの過剰な曝露の影響によって、完全に「女性的な（すなわち、異性愛の）」パターンから性指向が変わることと矛盾しないだろう。また、いかなる対人的性体験も語らない女性の割合が高いようだった。しかし性指向の発達において、出生後の過剰なアンドロ

研究	年齢（年）			国	方法
	n	平均	年齢層		
Ehrhardt, Evers, Money（1968）	23	33	19－55	アメリカ合衆国	ファンタジー 行動
Lev-Ran（1974）	18	26	13－43	ソビエト連邦	ファンタジー 行動
Ehrhardt（1979）	13	16	11－24	アメリカ合衆国	ファンタジー／行動
Money et al.（1984）	30	21[b]	17－26	アメリカ合衆国	ファンタジー
Mulaikal et al.（1987）	80	30	18－69	アメリカ合衆国	行動
Dittmann et al.（1992）	34	—	11－41	ドイツ	ファンタジー／行動
Slijper et al.（1992）	10	21[c]	16－33	オランダ	ファンタジー 行動
Zucker, Bradley, Oliver, et al.（1992）	31	24	18－36	カナダ	ファンタジー 行動

注　HT：異性愛　BS / HS：両性愛または同性愛

[a]　患者が話すのを拒んだか，または，ファンタジーも対人的性体験も話さなかった場合

[b]　J. Money によって得られた平均年齢（私信 1993. 4. 7）

[c]　年齢の中央値

表6－3　先天的副腎過形成の女性の性指向

ゲンの効果や、外性器が男性的であることによる社会的影響を排除できないことが確かめられた。治療の遅れたＣＡＨの女性に関してこの他の唯一の研究は、旧ソ連でレブラン（Lev-Ran, 1974）によって行われた。エアハルト、エバース、マネーの研究（1968）とは異なり、レブランは、ファンタジーにおいて両性愛または同性愛指向を示すエビデンスはなかったと報告したが、彼の患者の大部分はいかなる対人的性体験もなかった。レブランの研究では、残念ながら評価方法が十分に説明されていないが、レブランは両性愛または同性愛のファンタジーがないのは、文化的要因のために表現されなかったのだろうと推測している。

早期に治療されたＣＡＨ女性の性指向について方法論的に妥当な最初の研究は、マネーら（1984）によって報告された。彼女たちの両性愛または同性愛のファンタジーは、46ＸＹアンドロゲン不感受性症候群（女性として育てられる）またはロキタンスキー症候群（膣閉鎖症）の女性の対照群に比べて高率に認められた。これらの調査結果について、ディトマンら（Dittmann et al., 1992）および我々（Zucker, Bradley, Oliver, et al., 1992）は、追試を行った。両研究では対照として障害のない姉妹と従姉妹を用いた。これら三つの研究すべてにおいて、両性愛のファンタジーが高率に認められ、どちらの対人的性体験も少ないことが指摘された。後者の結果は、ムライカル、ミジョン、ロック（Mulaikal, Migeon, Rock, 1987）による追試でも確認されている。

ムライカルらの研究（1987）は、塩喪失型（ＳＷ）障害の患者（$n=40$）と、「単純」男性型（ＳＶ）の患者（$n=40$）の二群に分けた最初のものだった。この区別は少なくとも二つの理由で重要だと考えられた。それは、第一にＳＷ患者はさらに複雑な医療（すなわち、男性化に加えて塩喪失に対する治療）を必要としたため、第二にＳＷ患者がさらに重篤に身体的な男性化をするためである（Verkauf, Jones, 1970）。

身体的な状態については、ムライカルら（1987）は、ＳＷ患者がＳＶ患者より背が高く膣口が不十分であることを発見した。この二群は、多毛症の程度と月経周期の規則性に関しては差がなかった。身体的相違は、ＳＷ群がより強く男性化を受けることによるようである。

行動における性指向だけでなく（前述）、ムライカルらは、SV群の50%が研究時点で四年以上結婚していたことを発見した。これはSW群のそれが13%であったことと比較できるだろう。SV群の一五人に子どもがいたのとは対照的に、SW群の一人にしか子どもはいなかった。

ムライカルらの研究はいくつかの観点で有益であった。CAH女性の心理的性が障害されているのは、結婚率の低さと対人的な性体験がないことから明らかである。さらにこの研究によって、SV群とSW群の間で、身体的状態と懐妊率の差について重要な違いが明らかになった。我々（Zucker, Bradley, Oliver, et al., 1992）も、SW患者がSV患者に比べて同棲や結婚をしないことを確認した。彼女らはまた、男性との対人的性体験もないようだった。

CAH研究の成果についての議論

大まかに言えば、CAHに関するデータは、胎生期ホルモン環境が性的二型の行動パターンを変えるという実験操作を動物において行ったデータと、連続していると考えることができる。しかし、この解釈は普遍的には受け入れられていない。批判的立場の人は、CAHデータに対してそれ以外の解釈を行った。両親による、あいまいな性器（しばしば幼児期やそれ以降まで修正されない）への反応は子どもにあいまいな性意識をもたらすことが予想されるため、あるいは薬の副作用のためといった解釈である（例えば、Birke, 1981; Bleier1984, pp. 97–101; Doell, Longmo, 1988; Fausto-Sterling, 1985, pp. 133–138; ; Kaplan, 1980; Kessler, 1990; Quadagno, Briscoe, Quadagno, 1977; Rogers, Walsh, 1982; Unger, Crawford, 1992, pp. 211–214; van den Wijngaard, 1991a, 1991b）。これらの解釈は、胎生期アンドロゲン環境の影響——マネー（1988）の用語では、性的二型の行動パターンの発達と発現の「出発点」——の可能性を全面的に否定するものと思われた。

行動的な影響（男性的な行動を増加させる、または女性的な行動を減少させる）については、胎生期アンドロゲンを変化させた多くの動物実験のデータと一致している。CAHのデータはまた、動物研究におけるジエチルスチルベストロール（ＤＥＳ）とも一致している。テストステロンは、ＤＥＳにおいて、芳香化され、エストラジオールやエストロゲンレセプターになる。下等動物において胎生期または周産期のＤＥＳの曝露は、性的および非性的な性的二型の行動の男性化を引き起こしている（Meyer-Bahlburg, Ehrhardt, 1986 参照）。

ヒトの性的二型の行動に対するＤＥＳ曝露の効果を研究する機会が生じたのは、流産のリスクに対する治療として広く行われていたからである（これは胎児への有害な身体的影響のため中止された）（例えば、Herbst, Ulfelder, Poskanzer, 1971）。ＤＥＳの曝露を受けた女性に関する研究で、性別役割・認知能力・ファンタジーでの性指向などの男性的な行動に変化を与えるといういくつかのエビデンスが明らかになった（例えば、Ehrhardt et al., 1985, 1989; Hines, Shipley, 1984; Meyer-Bahlburg, Ehrhardt et al., 1985; Meyer-Bahlburg et al., 1995. ネガティヴな所見については以下を参照、Lish et al., 1991; Lish, Meyer-Bahlburg, Ehrhardt, Travis, Veridiano, 1992）。おそらくＤＥＳは、ＣＡＨにおけるアンドロゲンほど強力な男性化剤ではなく、その効果はわずかにしか認められない。しかし、ＤＥＳのデータは別の観点から重要である。ＤＥＳの曝露を受けた女の子の性器は男性化されない。このことから、通常考えられる社会的要因の一つ（周囲の対応の影響）を除外できるだろう。

それでもなお、ＣＡＨ女性の性心理的分化における個人差が、まだ完全には説明されていないことの重大性を認識すべきだろう。「誤差範囲」（例えば、社会的スティグマのために両性愛や同性愛の感情を過小に報告する）は別として、個人差はどのように説明されるのだろうか。一つの可能性は、胎生期アンドロゲン曝露量の変動が、性心理に対して非定型な影響をもたらすということである。この可能性は、前述したＳＷ－ＳＶの違いから導きだせる（例えば、Dittmann, Kappes, Kappes, Borger, Meyer-Bahlburg, et al., 1990; Dittman et al., 1992; Mulaikal et al., 1987; Slijper, 1984; Zucker, Bradley, Oliver et al., 1992）。しかし、強い影響を受けているＳＷ群の中にも個人差がある。もう一つの可能性としては、社会的要因が、生物学的素因として想定される行動の男性的な傾向を、強めたり弱めたりするということである。残念ながら、直接的に社会的影響を評価した実験研究はほとんどない。社会的影響を否定する間接的な根拠はいくらか存在する。例えば、ベレンバウム、ハインズ（1992; Berenbaum, 1990も参照）の研究では、身体的な男性化の尺度（例えば、陰核の長さ）と行動の男らしさの度合いの間には何の関連も見出せなかった（Dittmann, Kappes, Kappes, Borger, Stegner, et al., 1990b参照）。やはり、社会的変数を変動させることによって、文化的に男性的とされたＣＡＨ女児や女性の生物学的素因の傾向を強めたり弱めたりする、そうした変数に直接的に焦点をあてるような研究が必要である。伝聞的な記述やケース報告研究（例えば、Money, 1991; Money, Lewis, 1987）を除いて、ＣＡＨ少女が自分の状態をどう理解しているか、さらに、その理解が彼女たちの性心理的発達にどのような影響を与えるかを調査した研究はほとんどない。[4]

間性の人々の性心理的分化の研究は有益であったが、この研究から得られた結論を間性のない人々に拡大することに対して疑問を投じる研究者もいる（例えば、Hoening, 1985b）。何人かの研究者が言及しているように、明確な間性では、児童や成人の性同一性障害や同性愛が合併することはほとんどない。彼らの性心理的状態のいくらかでも胎生期ホルモンの要因に影響されているならば、性同一性障害や同性愛をもたらす別のマーカーが特定されなければならない。過去二〇年にわたってこの問題についての研究が続けられてきた。

エストロゲンの正のフィードバック効果

現代の性科学では、エストロゲンの**正のフィードバック効果**（ＰＥＦＥ）または**ホールベーク効果**（Dörner, 1976といったものが、成人の性指向や性同一性障害（性転換症）における、また間接的には児童の性同一性障害における、胎生期ホルモンの影響についての議論に大きく影響している。[5]

人間の女性では、月経周期の卵胞期に上昇しているエストロゲンレベルが黄体化ホルモン（ＬＨ）分泌の一時的な減少を引き起こし（負のフィードバック）、それがＬＨの急上昇（いわゆるＰＥＦＥ）へと続き排卵が起こる。この現象は（胎生期）ホルモンによって調整された性的分化の結果であると考えられている。プレマリンなどのエストロゲン製剤を投与することで、実験的に同様の効果を示すことができる。人間の男性にエストロゲンを投与した場合、女性と同様のPEFE様効果は少なくともみられない（例えば、Dörner, Rohde, Schnorr, 1975）。

ラットの実験研究で、PEFEに関して同じような性的二型が示された（その概説は、Dörner, 1976, 1988; Meyer-Bahlburg, 1982, 1984）。新生児期にアンドロゲンを投与されたメスラットは、PEFEがかなり減少する。しかし、成人期に去勢されエストロゲンを投与されたオスラットに、PEFEが強く引き起こされることはない（引き起こされたとしてもほとんどない）。またデルナー（1988）は、この効果が去勢された他種（ハムスター、ブタ、羊、アカゲザル）のオスでも認められないことを指摘している。これらの実験研究によって、胎生期や周産期のホルモンの影響から、PEFEに性的二型が生じることが示された。

旧東ドイツのデルナーのグループは、ラットモデルをヒトに適用できるなら、同性愛者や性転換症者が異常な胎生期ホルモンに曝露されたと仮定すると、彼らは性的非定型的なPEFEを示すだろうと考えた[6]。この仮説を検証するため、デルナー、ロード、スタール、クレル、マーシウス（Dörner, Rohde, Stahl, Krell, Masius, 1975; さらにDörner, Rohde, Krell, 1972 参照）は、異性愛の男性二〇人、同性愛の男性二一人、両性愛の男性五人について研究した。被験者にエストロゲン製剤（Presomen）20 mgを注射し、LHレベルの基線からの変化を測定した。個人差はあったが、**図6－3**で示したように、同性愛の男性において、異性愛と両性愛者の両群に比べて顕著なPEFEが認められた。デルナー、ロード、スタールら（1975）のデータから、同性愛の男性が「少なくとも一部は、女性に優位に分化した脳をもっているかもしれない」（p. 2）ことが示された。またデルナー（1976）は別のところで、「胎生期に視床下部が組織化する臨界期において、アンドロゲンが絶対的または相対的に減少していることが、中枢神経系の仮性半陰陽をもたらすかもしれない」と述べた（p. 6）。

全身のホルモンの影響によって性指向が獲得されるのではない（前述）というエビデンスが重ねられてきたことから考えると、デルナー、ロード、スタールらの研究（1975）は、研究の焦点を特に胎生期ホルモン（中でも視床下部－脳下垂体－性腺系）の影響に移行させたこと、および性器に影響するような明確な間性のない同性愛と異性愛の男性を区別する神経内分泌マーカーを特定したことにおいて意義あるものだった。

そしてデルナーのグループは、性転換症の男性では同様の効果があり、性転換症の女性ではＰＥＦＥの抑制があると報告した（Dörner, Rohde, Seidel, Haas, Schoft, 1976）。性転換症女性における抑制効果は、その後別の研究チーム（Seyler, Canalis, Spare, Reichlin, 1978）からも報告されている（Livingstone, Sagel, Distiller, Morley, Katz, 1978は、異性愛と同性愛の男性におけるＰＥＦＥの差を見出せなかった。しかし彼らの実験手順はデルナー、ロード、スタールら（1975）のものと非常に異なっており、注入後の経過観察が非常に短時間であることなど妥当な追試と考えられない。実際、リビングストンらは、デルナーらの研究を参照することさえしていなかった。Halbreich, Segal, Chowers, 1978参照）。

グラデュー、グリーン、ヘルマン（Gladue,

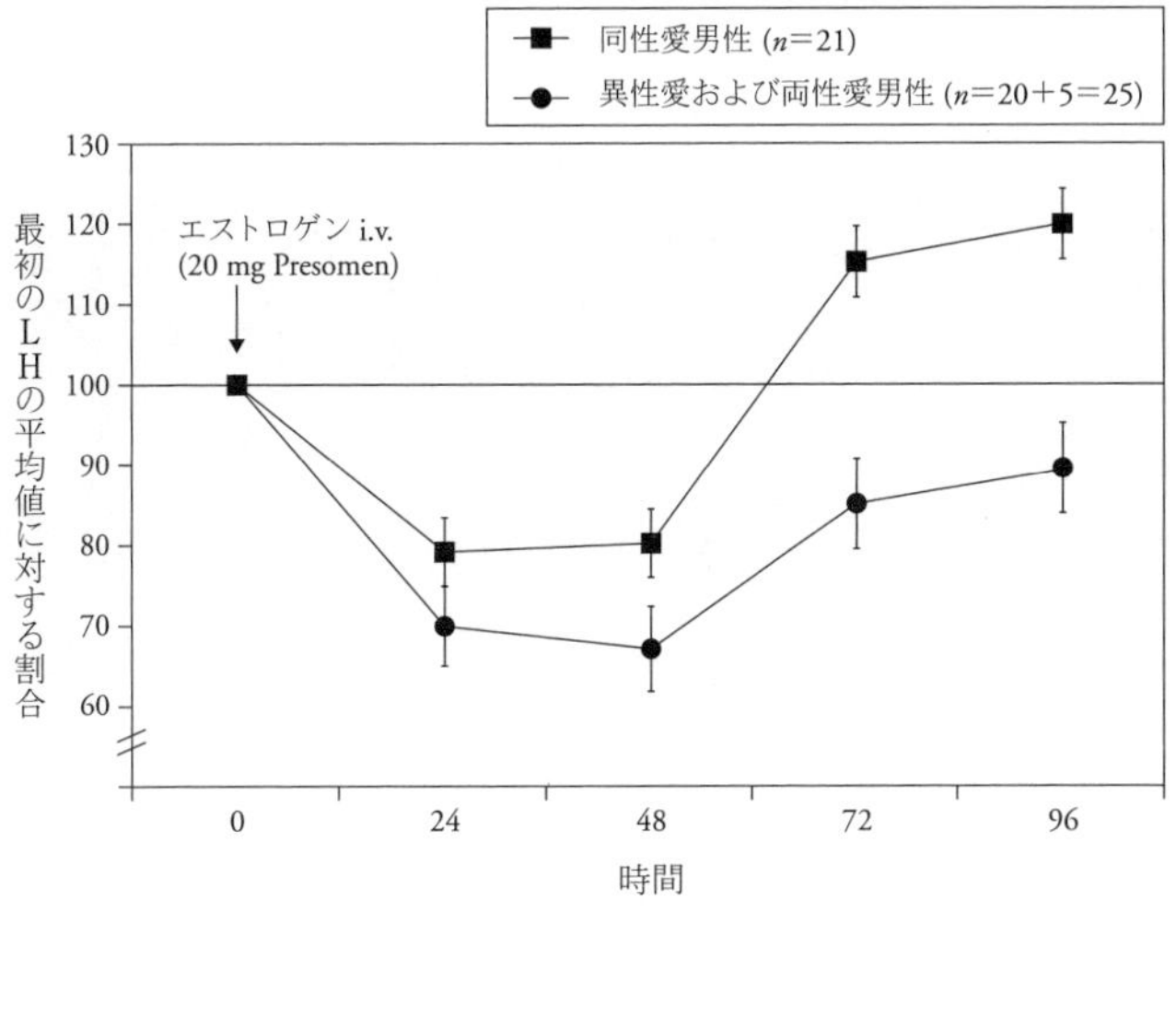

図6－3　静脈のエストロゲン注射に対する血漿LHの反応．最初のLHの平均値に対する割合として表示．同性愛の男性，異性愛か両性愛の男性の値（平均値± *SEM*）．Dörner, Rohde, Stahl, Krell, Masius から改定（1975, p. 5）．© Plenum，1975．許諾転載．

Green, Hellman, 1984）は、デルナー、ロード、スタールら（1975）の追試を、アメリカで異性愛男性一七人、同性愛男性一四人、異性愛女性一二人について行い、同様の結果を報告した。デルナーらは、ＰＥＦＥは同性愛の男性では、（おそらく異性愛の）女性ほどはっきりしないことを指摘した。ただし、彼ら自身の実験は女性を含んでいなかったので、女性例についてはヴァンドヴィールら（Van de Wiele et al., 1970）の研究にもとづいて考察された。グラデューらは、25 mgのプレマリン注射に対して、同性愛の男性では、異性愛の男性と女性の中間のＬＨの上昇が認められることを発見した（図6－4）。

実験手続きが複雑であることを考えると、この追試の労力は、デルナー、ロード、スタールら（1975）の独自の主張（ＰＥＦＥが性指向の神経内分泌マーカーでありうる）を確かめる重要な実験的進展であった。グラデューら（1984）とほぼ同時期に、デルナー、ロード、スコット、シュナブル（Schnabl, 1983）は、同性愛の性転換症男性においてＰＥＦＥがあり、異性愛または両性愛の性転換症男性ではＰＥＦＥがみられなかったことを報告した。彼らのデータから、性転換症者においては、ＰＥＦＥは性同一性の異常よりも性指向に強く関連していること、またはＰＥＦＥは幼児期に反対性への同一感のあった性別違和症候群の成人に限定されることが示された（Rohde, Uebelhack, Dorner, 1986 参照）。

ＰＥＦＥ研究の批判

しかし過去一〇年以上、ＰＥＦＥが性指向や性同一性の異常の神経内分泌マーカーであることの妥当性について、実験的、方法論的、理論的な反論が加えられている。

実験的側面に関して、ゴーレン（1986a, 1986b）およびその共同研究者（Gooren, Rao, van Kessel, Harmsen-Louman, 1984）は、同性愛の男性・性転換症男性・性転換症女性においてＰＥＦＥ研究の再現性がなかったと報告した。また、ヘンドリックス、グラバー、ロドリゲス－シエラ（Hendricks, Graber, Rodriguez-Sierra, 1989）は、同性愛の男性において、や

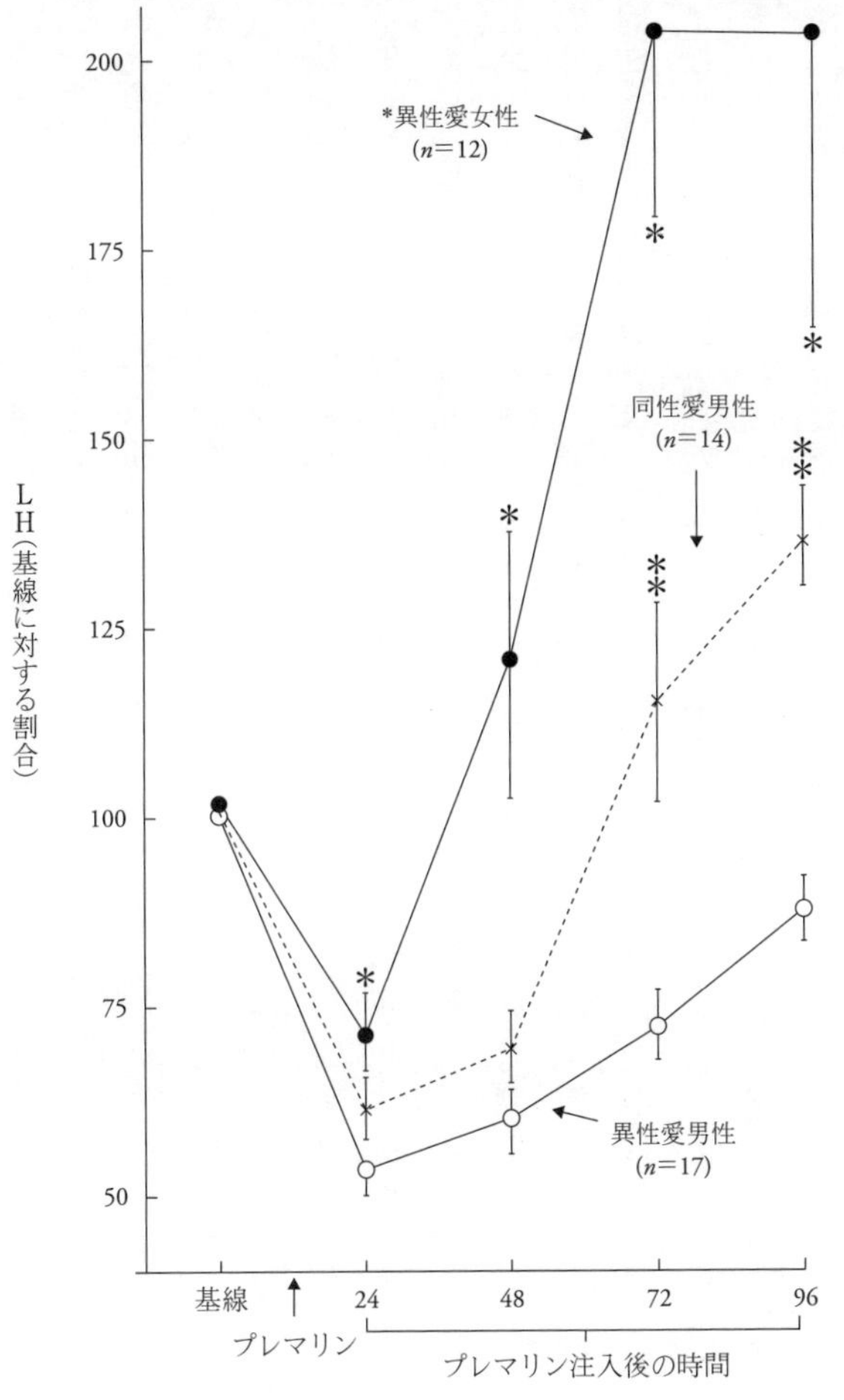

図6-4　プレマリン1回の注射に対するLHの変化．値は平均値±SE（垂直線）．点線は，各群の基準値から隔たりが信頼度95%水準であることを示す．群間比較：* 異性愛の女性は，異性愛および同性愛者の男性に対して，全時間で有意差がある（$p < .05$）．** 同性愛の男性は，異性愛の男性に対して，72時間および96時間の時点で有意差がある（$p < .05$）．

すべての群において，24時間後には基準値から減少していた．Gladue，Green, Hellman（1984, p. 1496）. ©アメリカ科学振興協会，1984．許諾転載．

はりＰＥＦＥ研究の再現性がないと報告した。また、異なった実験方法を用いたいくつかの研究が性転換症男女の症例について行われた。このうちいくつかはデルナーらの最初の調査結果に一致したが（例えば、Boyar, Aiman, 1982; Kula, Dulko, Pawlikowski, Imielinski, Slowikowska, 1986; Kura, Pawlikowski, 1986）、一致しなかった結果もあった（Goodman et al., 1985; Spijkstra Sinder, Gooren, 1988; Spinder, Spijkstra, Gooren, Burger, 1989; Wiesen, Futterweit, 1983）。

性指向または性転換症とＰＥＦＥの関連の妥当性についての議論は、追試が重ねられているが進展はしていないと考えられる。この関連性は、全身のホルモンが同性愛と異性愛の男女で差がないという多くの研究から導かれている結論とまったく対立的なのである。

デルナー、ロード、スタールら（1975）およびグラデューら（1984）の報告による一般的なＰＥＦＥの解釈は、方法論的および概念的な論点によってさらに複雑になっている。方法論の見地からは、例えばヘンドリックスら（Hendricks et al., 1989）の研究は、適切な統計的判断をするには、サンプル数が少なすぎる（各投与量に対して男性三〜五人のみ）として批判された。同様に、ゴーレン（1986a）の性転換症の研究においても、対象者数は六人を超えていなかった。そのうえ、ゴーレン（1986a）の性転換症男性の研究では、おそらく同性愛者と非同性愛者の両方が含まれていた。もしＰＥＦＥが性指向（または幼児期の反対性への同一感）に密接に関係があるなら、非同性愛の性転換症者が含まれていることは問題である。それは原則的には、同性愛の性転換症者においてＰＥＦＥを相殺するかもしれないからである。実際に、もしデルナー、ロードら（1983）の研究を検証することができたなら（前記参照）、ゴーレンの研究の価値はさらにぐらつくだろう。同性愛男性を含んだゴーレン（1986a）の研究は、デルナー、ロード、スタールら（1975）の研究およびグラデュー（1984）の研究のいずれに対しても、方法論的に正確な追試ができなかったと言われている。

概念的・解釈的な批判からは、さらに難しい問題が示されている。この点で多くの重要な報告がなされている。

1　ＰＥＦＥがヒト以外の霊長類すべてにおいて性的二型ではないと述べている研究者もいる（例えば、Hodges,

1980）。したがって、それがヒトに適用される場合、モデルの概念的な基盤が疑問視されている。しかし、この議論は完全に説得力があるというわけではない。ＰＥＦＥは異性愛の男女においては明確に性ホルモンとして性的二型であり、一つの性別の中で性指向によってＰＥＦＥに違いがあるならば、そのことが説明されなければならない。

２　また、同性愛または性転換症男性のＬＨの上昇が、真のＰＥＦＥの臨床基準を満たさないと述べられている（Gooren, 1986a）。しかし、この議論は完全に満足できるものではない。その量的な影響の有意性について、説明されなければならないだろう。さらに、デルナー、ロード、スタールら（1975）もグラデューら（1984）も、同性愛の男性のＰＥＦＥが異性愛の女性のＰＥＦＥと完全に一致するとは述べてはいない。

３　おそらく進展した議論において最も重要なことは、ＰＥＦＥは主として個体のその時点でのホルモン状態に依存するのであって、胎生期における性的二型の影響ではなさそうだということである。ＰＥＦＥは、オス猿で性腺除去後に観測することができる。つまりＬＨの上昇は胎生期のホルモン状態に引き起こされるのではないのである。例えばゴーレン（1986b）は、性転換症男性においては、女性ホルモン療法が開始された後にのみＰＥＦＥが認められたことを明示した。他方、レイエンデッカー、ウォードロウ、レフェック、ノック（Leyendecker, Wardlaw, Leffek, Nocke, 1971）は、様々な月経状態の女性（ふつうの月経状態・過少月経・無月経・閉経後）においてＰＥＦＥが認められることを示した。それにもかかわらず、男性におけるＰＥＦＥの可能性、または反対性のホルモン療法中の女性における負のフィードバック効果の可能性は、このデータに別の解釈を導いている。例えば、デルナー、ロード、スタールら（1975）が得た結果と異なり、グラデューら（1984）は、プレマリンの投与によって、異性愛と同性愛の男性においてテストステロンのレベルのいちじるしい減少をもたらし（これは女性では認められない）、同性愛の男性においてはテストステロンが基線に戻るのに時間がかかるという結果を得た。バウム、キャロル、アースキン、トゥベ（Baum, Carrol, Erskin, Tobet, 1985）は、ヒト以外の霊長類では、正常なオスにおいてＬＨ分泌がないのは、「エストロゲン系に対して神経内分泌的に反応することへの精巣ホルモンの強力な抑制機能」(p. 961) に関連し、同様のメカニズムがヒトの男性でも作用しているかもしれないと指摘した。この精巣ホルモンの作用がどこから出ているかははっきりしない (Gladue, 1985 参照)。ゴーレン (1990a) は、テストステロンレベルの抑制が、快楽のための薬物乱用、精巣感染、その他の健康状態に関わる環境要因によって起こりうるという立場をとった。グラデューら (1984) は、彼らの対象は薬物を使用しておらず健康であったと報告しているが、ゴーレン (1990a) は、テストステロンレベルが抑制されたことが人工的に外見上のＰＥＦＥを導いたのであり、胎生期ホルモン状況とは関係ないと考えた。

マイヤー－バールブルク (1993b) は、現在のエイズ流行の結果、多くの同性愛の男性が内分泌系を損ない、ＰＥＦＥのこれからの研究を複雑にするかもしれないと指摘した。結局、グラデューら (1984) の研究における何人かの同性愛の男性がＨＩＶであったと後方視的に診断されたが、事後の分析では、ＨＩＶ＋とＨＩＶ－の男性の差異はまったくなかった (B. A. Gladue, 一九九三年六月二九日付の私信)。いずれにせよ、ＰＥＦＥ研究は方法論的、実験的、概念的にあいまいであるため、マネーはこの問題が「行きづまった」と結論を出すしかなかった (1988, p. 113)。現在、同性愛と性転換症の男女におけるＰＥＦＥの研究は誰もしていない。さらに実験研究が加えられることで、何らかの新しい説明が可能になると言えるだろう。しかし一方で、概念的な批判にもとづいて、性指向に関わる効果が認められても、おそらく胎生期の性心理分化とは関係ないと結論づけている研究者もいる。

結論

それでは、ヒト以外の動物・間性の人・同性愛指向または変則的な性同一性の成人における胎生期ホルモンの影響に関する文献は、性同一性障害児童の同様のメカニズムに関して、何を提示することができるだろうか。

例外なく性同一性障害の児童は、ホルモンの異常を含めて身体的な半陰陽の兆候をまったく示さない。このことだけで、注目に値する調査結果なのである。それは、多くの経験のある臨床医が証明するように、これらの児童の多くが深刻な反対性への同一感を示しているからである。しかし、最近の研究の進展によって、外性器の構造を損なうことのないような胎生期ホルモンの影響を導くことができるようになった。このことは、ヒト以外の霊長類について、とりわけ有益かもしれない。

ゴイ、ベルコヴィッチ、マクブレア（Goy, Bercovitch, McBrair, 1988）は、妊娠中のメスのアカゲザルに、プロピオン酸テストステロンを注射するタイミングを変えることによって、生殖器に半陰陽がないにもかかわらず、行動の男性化を引き起こすことができた。オスにおける類似の実験がいまだ行われていないことは注目すべきである。ある観点から解釈すると、この方法論は興味深い。というのは、メスの子の性器異常への社会の反応によって、男性的な行動が現れる可能性が混入することを防ぐことができるからである。

図6－5からわかるように、早期に曝露したメス（生殖器が男性化される）は、ふつうのメスと比べて、母や仲間にマウンティングする（オスに典型的な行動）割合が増し、母親にグルーミングする（メスに典型的な行動）割合が減ったが、荒っぽい遊びにおいてはふつうのメスと変わらなかった。対照的に、遅く曝露したメス（生殖器は男性化されない）は、荒っぽい遊びと仲間へのマウンティングの割合は増加したが、母へのマウンティングについてはふつうのメスと変わらなかった。早期に曝露したメスの母はふつうのメスの母より、その子の性器をより点検する傾向があったが、遅く曝露したメスの母はその傾向は見られなかった。ゴイら（1988）は、「若い男性の役割の構成要素である個体の行動特性は、アンドロゲンによって系統づけられた動作に規制されることはなく、臨界期から独立している」と結論づけた（p. 552）。

胎生期アンドロゲン曝露と、ある男性的な行動が生殖器の男性化がなくても増加することの関係から、ヒト以外の霊長類においては、形態と行動への効果を切り離すことができることが示された。これは、明らかに、同様のメカニズムがヒトにも作用する可能性を示している。

前述したように、通常明確な同性は同性愛指向に関連しない。しかしデルナー（1976）の「中枢神経系の仮性半陰陽」の概念は、胎児の男性化または脱女性化（アンドロゲン受容体の「欠損」タイプの可能性も含む）にむしろわずかな違いしか示さなかった。

マッキーら（1993）は近年、この考えを検証する業績を、同性愛とおそらく異性愛の男性のアンドロゲン受容体の遺伝子のＤＮＡ配列の異常変異を調べることによって間接的に報告した。この同性愛の男性の何人かは、ハマー（Hamer）らの研究（1993a）の対象者だった。三つの研究方法がとられた（三六組の同性愛の兄弟のアンドロゲン受容体の対立遺伝子の一致率の測定。同性愛と異性愛の男性でのアンドロゲン受容体のアミノ末端領域におけるポリグルタミンとポリグリセリン区域の長さの測定。兄弟か親戚が同性愛である同性愛の男性において、配列変異としてコードされた領域のすべてのアンドロゲン受容体の調査）。マッキーら（1993）は、どの方法でも、配列変異に関する根拠が得られないことを発見した。彼らは「この系における別の遺伝変異が性指向に影響を及ぼすかどうか決めるた

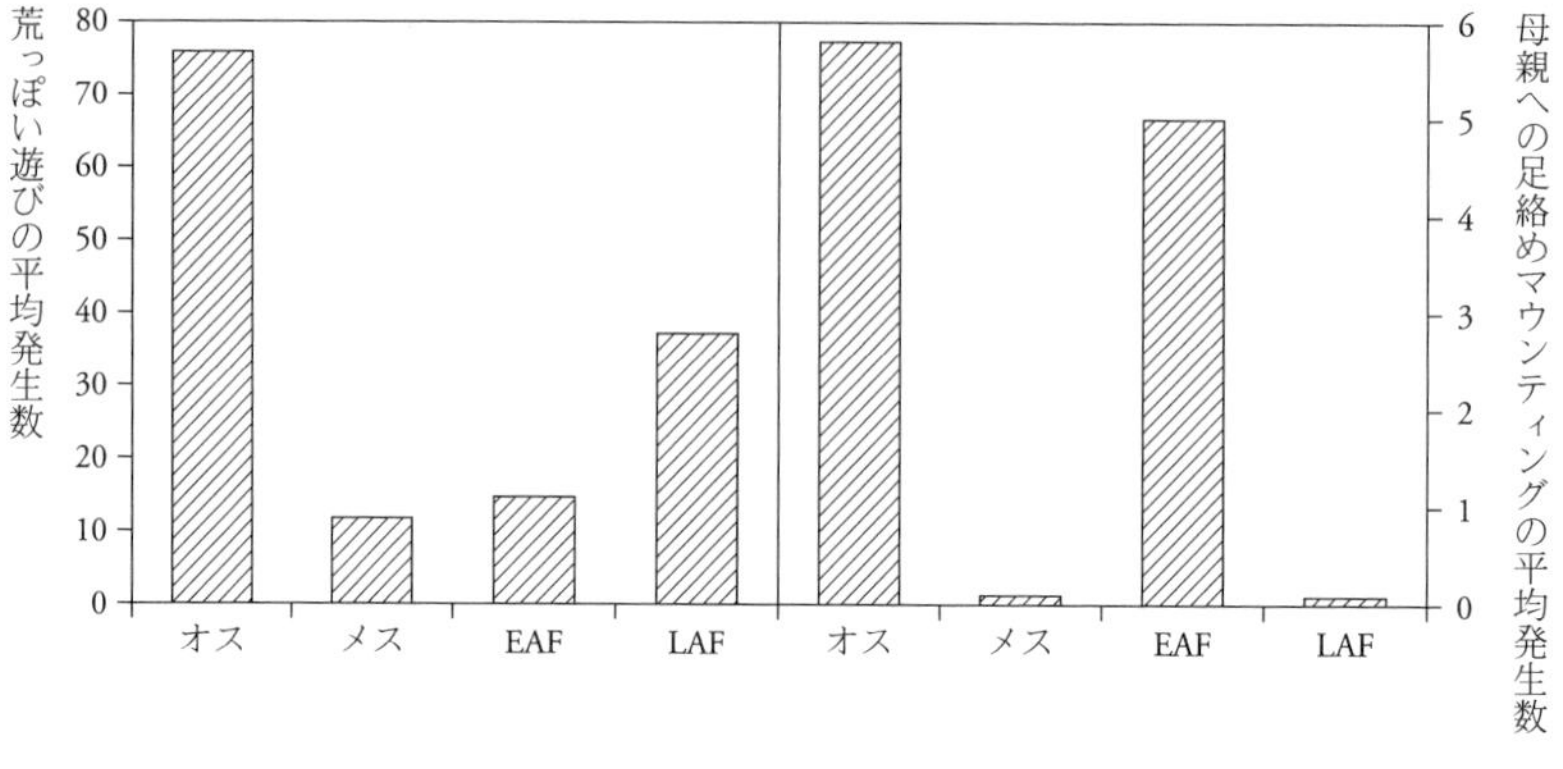

図6－5　荒っぽい遊びの平均発生数（左表），母親への足絡めマウンティングの平均発生数（右表）．それぞれ，ふつうのオス，ふつうのメス，早期にアンドロゲン投与されたメス（EAF），後期にアンドロゲン投与されたメス（LAF）のアカゲザル．ゴイ，ベルコヴィッチ，マクブレアより（1988, pp. 559, 565）．© Academic Press，1988．許諾転載．

めの、性腺ステロイドの作用に影響を与える新たな要素」を検証することに意味があることを示した（p. 851）。

胎生期の母体へのストレス負荷

動物研究

妊娠中のラットに嫌がらせをすることで（例えば、抑制しながら頻繁に照明をあてる）、母体へのストレス負荷を外因的に与えることができる。母親とオスの子の両方でコルチコステロンの血漿レベルが増加することから、この操作が有効であることがわかる（Ward, Weisz, 1980, 1984）。このようなストレス負荷が妊娠の特定の期間に生じると、胎児の精巣酵素の活性が変化し、初めにアンドロゲンはわずかに増加するが、その後永久的に欠乏する（図6－6参照）。

外生殖器の形態的な構造は元の状態のままでも、ストレスの曝露によって視索前核のサイズ（性別によって差がある）が変化する（Ward, 1992）。これらの変化によって、オスの子は出生後の性的二型の行動に異常

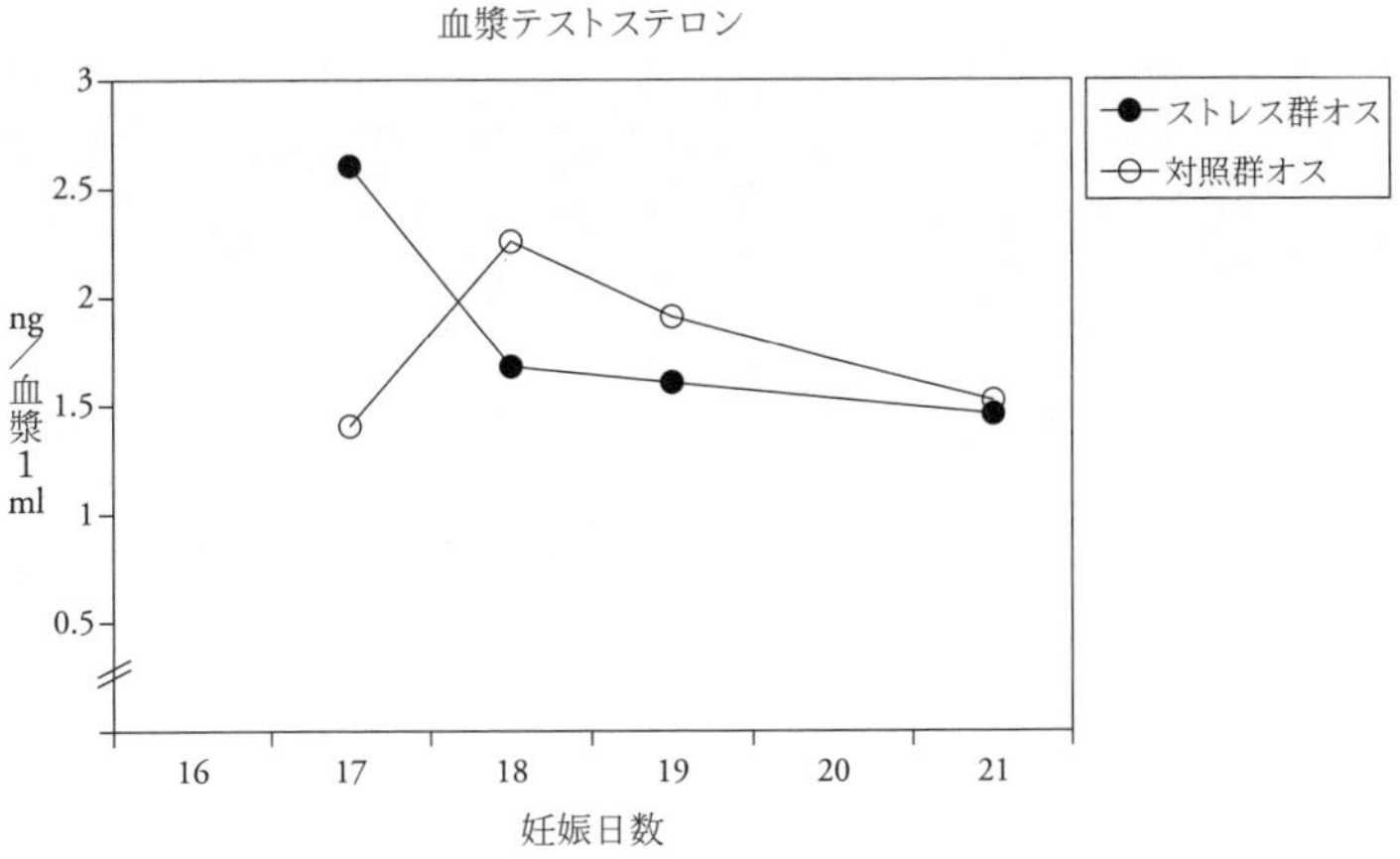

図6－6　妊娠日数17日から21日（出産の2日前）のオスラットの胎児の血漿テストステロンの平均濃度．妊娠日数17日と18日において，ストレス群と対照群の間で有意差（$p < .05$）が認められた．Ward, Weisz（1980, p. 328）より転載．©アメリカ科学振興協会，1980．許諾転載．

な影響が出現するようである（図6－7）。それは、脱男性化した性行動（例えば、交尾行動の減少）または女性化した性行動（例えば、ロードシス）、そして性的ではない性別典型的な行動（例えば、荒っぽい遊び）などである（Ward, 1972, 1984, 1992）。ワードが指摘したように（1992）、メスの子における神経解剖学および行動における同様の効果はそれほどはっきりしない。

この後何人かの研究者が、妊娠しているラットをエタノールに曝露することにより、同様の効果があることを示した。メイヤーとリレイ（Meyer, Riley, 1986）は、オスの子とメスの子においてけんか遊びする傾向が逆転することや、オスの子においてメスに典型的な性行動に変化することを観察した（Dahlegren, Matuszczyk, Hard, 1991; Ward, Ward, Winn, Bielawski, 1991, 1994; Watabe, Endo, 1994）。別の研究では、エタノールに曝露することで、曝露していないオスラットにみられた胎児のテストテスロンの正常な上昇が抑制された（MacGivern, Raum, Salido, Redei, 1988）。

こうして、齧歯動物のメカニズムが、ヒトにおける同様のメカニズムの可能性を考えるのに用いられてきたが（Everitt, Bancroft, 1991）、ヒトへの普遍化を予測するにはヒト以外の霊長類に関するデータの方が、当然より有用なものになるだろう。しかし残念ながらヒト以外の霊長類の子の性的二型の行動に関して、胎生期の母体のストレスがどのような効果をもたらすかは研究されていない。

しかし、ヒト以外の霊長類において胎生期の母体への「軽い」ストレスが、子の身体状況と行動機能に影響するというエビデンスがいくつかある。例えば、シュナイダー（Schneider, 1992）は、アカゲザルにおいて、胎生期の母体のストレス負荷（自分の檻からしばらくの間移されて予測外の雑音にさらされる）によって、子に出生時の低体重、自分でエサを食べる機能の遅れ、注意散漫、活動性の低下、運動神経の発達遅滞が起きることを示した。しかし、K・ウォレンが指摘したように（一九九三年七月二七日付の私信）、この形式のストレス負荷はラットに用いられた手法よりかなり緩やかなものだった（Ward, 1984）。また、倫理的理由から、ラットに用いた手法を霊長類近縁のものに使用することは認められないだろう。

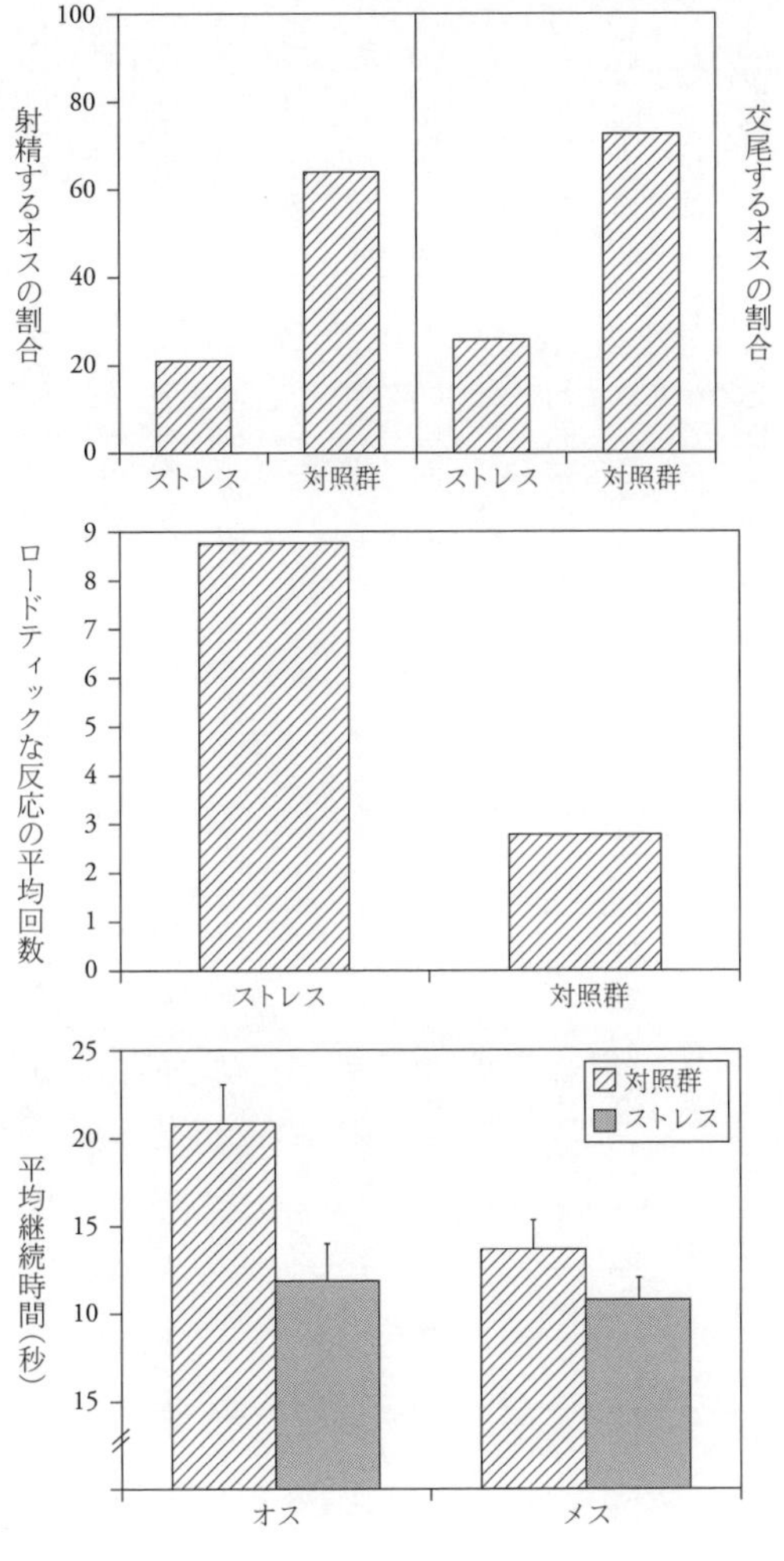

図6−7　妊娠している Sprague-Dawley 系のラットにおける外因的に誘発されたストレス効果：オスに典型的な性行動（上図），メスに典型的な性行動（中央図），および性的ではないオスの典型的な性的二型の行動（荒っぽい遊び）（下図）．オスの子（3 図すべて）とメスの子（下図）におけるもの（1972, p. 83；1992, pp. 166, 173）．©アメリカ科学振興協会，1972．Plenum，1992．許諾転載．

胎生期ストレス仮説とヒトの性指向

胎生期ストレス症候群と呼ばれるラットを用いたワード（1972）の実験から、デルナーら（1980）は、母体の胎生期ストレス負荷リスクが高まると、同性愛の発生を増加させるという予測を導きだした。この仮説を検証するために、彼らは性感染症のために内科で治療されていた旧東ドイツの同性愛男性の出生年を調べた。

彼らは、おそらく妊娠中の女性にとって外因性ストレスとなった第二次世界大戦（一九四〇―一九四五）の間に、同性愛の男性が有意に多く生まれていた（一〇万人の男性あたり五七・五人）と報告している。これは戦前（一九三二―一九三九）や戦後（一九四六―一九五三）（それぞれ一〇万人の男性あたり一九・三人と三五・一人）に比べて有意に多い。

第二の研究は、デルナー、シェンク、シュミデル、エーレンズ（Dörner, Schenk, Schmiedel, Ahrens, 1983）によるもので、一〇〇人の両性愛あるいは同性愛の男性と一〇〇人の異性愛の男性に、彼ら自身の胎生期において母親にストレスの多い出来事があったかどうかを尋ねた。彼らに対して、両親に、このことについて尋ねるよう指示した。両性愛と同性愛の男性の母親は異性愛の男性の母親に比べて、妊娠中に「中等度」および「高度」のストレスを思い起こすことが分かった。この研究で、戦争と望まない妊娠の影響が、母体ストレスの推定される主なものであったことは注目される。このことからデルナー、シェンクら（1983）は、「戦争と望まない妊娠の防止によって、性的逸脱への成長をある程度防ぐことができるかもしれない」という大胆な結論を導き出した（p. 87）。

これらの研究の結果は、アレン（Allen, 1949）によるそれまでの観察と一致していた。精神科医のアレンは、「一般的に、戦争に続いて同性愛の増加することが知られている。これは、第一次世界大戦後のドイツで非常に明白であり、おそらく近年の戦争の後でも同様に増加するだろう」と論じている（p. 128）。残念ながら、アレンはこの所見の根拠を示していない。

デルナーらの研究は、いくつかの方法論的批判を受けている（例えば、Bailey, 1989）。例えば、独立変数（母体のストレス負荷）と依存変数（性指向）に関して信頼できる調査がないこと、それを特定するものが必要であること、戦争中で父親不在が高率である（Allen, 1962）という別の解釈ができることなどである。さらにヒトの男の胎児で一時的にアンドロゲンが欠乏したことの影響について、推定されたようなメカニズムが、直接は、まだ証明されていないことを知っておくべきである(7)(8)。

影響についてのメカニズムは別として、想起された胎生期の母体のストレス負荷と性指向との関連の仮説について、再現する研究が重ねられている。エリス、エイムス、ペッカム、バーク（Ellis, Ames, Peckham, Burke, 1988）は、妊娠前と妊娠中の一年間、ストレスの高かった生活上の出来事の回数と強度について、異性愛と両性愛と同性愛の男性の母親、異性愛と同性愛の女性の母親にアンケート記入を依頼した。妊娠の第二トライメスター（妊娠九ヵ月を三ヵ月ずつ三期に分ける）が脳の性的分化の臨界期であると考えられているので（Money, 1988）、妊娠中のストレスについてトライメスター毎に評定された。エリスら（1988）は、同性愛の男性の母親は、両性愛と異性愛の男性の母親に比べて、妊娠中ではなく妊娠前一年間のストレス強度が高いことを発見した。データが三ヵ月毎に分析されたので、妊娠の前の九ヵ月から一二ヵ月間と、妊娠中の第二トライメスター（妊娠四ヵ月から六ヵ月）において、同性愛の男性の母親は異性愛の男性の母親よりも強いストレスを思い起こしたことが分かった。異性愛と同性愛の女性の母親では、ストレス想起において有意差はなかった。

残念ながらエリスら（1988）の統計的分析は、第一種の過誤率が高かったので無効であった。記述的には、エリスらのデータで最も一貫しているのは、同性愛の男性の母親が異性愛の男性の母親よりも、妊娠前あるいは妊娠中から妊娠の第二トライメスターまでの期間、強いストレスを思い起こしたということだった。そして第三トライメスターの期間にこの平均のパターンは逆転した。想起した母親のストレスは第二トライメスターだけに限られなかったが、こういった結果もこの期間の胎児の発育にストレスが重要であることと矛盾しなかった。

胎生期のストレスに関する母親の報告は、社会的な好ましさによる影響をうけると言えるだろう。つまり帰属理論によって遂行された研究によれば、否定的結果の責任を外に転嫁するということになる（Weiner, 1993）。したがって子どもの同性愛に対して自分を責めないために、母親は妊娠中のストレスの高い出来事を過剰に報告して、その原因を簡単に外に転嫁することができる（平均的な母親であれば研究の基にある仮説を直観的に推測することは想像できる）。しかしエリスら（1988）は、同性愛と異性愛の女性の母親において違いを発見できなかったので、この責任転嫁説は完全には説得力がなかった。

母体のストレス負荷と性指向との仮定された関連について、方法論的に最も妥当な研究は、ベイリー、ウィラーマン、パークス（Bailey, Willerman, Parks, 1991）によって行われたものであろう。異性愛と同性愛の男性において、妊娠の三つの各トライメスター毎に想起された母親のストレスと、キンゼイ（Kinsey）らのスケールで評価したファンタジーにおける性指向および本人や母親の語った幼児期の反対の性の行動とを比較すると、その相関はほとんどゼロだった（1948）（相関係数の絶対値の範囲が0.00から0.11）。しかし興味深いことに、ベイリーら（1991）は、母体の「ストレス傾向」は、本人も母親も共に思い出した少年時代の女性化傾向の程度に、いくぶん、相関していた。これは前述したエリスら（1988）のデータから得られた解釈といくらか一致している。ベイリーら（1991）の研究はアメリカのものであり、母親が報告したストレスは、デルナーらの研究における母親が戦時下に経験したストレスほど強いものではなかったと言えるかもしれない。

ウィル、ボーシェア、シュルツ（Wille, Borchers, Schultz, 1987）、およびシュミット、クレメント（Schmidt, Clement, 1990）――これらの二研究はベイリーらの報告（1991）と比べて方法論的に確実ではなかったが――によっては何も発見されていない。例えば、ウィルら（1987）の対象者数は、おそらく有意な結果を導き出すに足る統計的な数に満たなかった。母のストレス仮説についてさらに検証するために、戦争で苦しんできた国で成長した同性愛の男性集団についての研究がなされることになるだろう。

結論

ヒトの母体の胎生期ストレス負荷は、その子のいくつかの障害に関連している（Levin, DeFrank, 1988; Lobel, 1994; Ward, 1991参照）が、性同一性障害またはもっと広範囲の正式の診断には至らない反対性の行動に関して、実験的な研究はなされていない。ベイリーら（1991）の後方視的研究結果から考えて、我々は性同一性障害の子の母親に関する研究が肯定的な結果をもたらすかどうか疑問に思っている。しかし、ラットの性的二型の行動へのエタノールの影響に関する最近の研究結果から、ヒトにおける同様の効果を推測することができる。特に多量飲酒者であった五人の妊婦においてなされた試験的研究（その男の胎児の羊水中の4アンドロステネジオンとテストステロンの濃度が抑制された。Westney et al., 1991）の結果を考えあわせると、その効果が推測できる。アルコール依存症の母から生まれた子における性的二型の行動について、コントロールされた前方視的研究を実行することは可能であろう。しかし妊娠中に母体に強いストレスがかかることは、不特定な危険因子として機能して不特定な効果を及ぼすだろうと考えられている。

認知能力、神経心理的機能、および神経解剖学的構造

認知能力、神経心理的機能、神経解剖学的構造における標準的な性差（および類似性）に焦点を当てた研究は、数多くなされてきている。そしてそれらによって、性心理学上非定型的な分化をした人々についての研究が導かれている（注1参照）。この章では、これらの領域における研究の状況について概観しよう。

言語的あるいは非言語的（例えば、空間的、数学的）認知能力が、性別によって異なるかどうかという経験的な基本問題は、多くの注目を集めている。この研究報告について詳細な考察を行うことはとうてい本書の範囲を超えている。しかし作業仮説として、ある言語的領域（例えば、言葉の流暢さのテスト）で女性が男性より能力が高く、一方ある非言語的領域（例えば、空間的な能力のテスト）では男性が女性より能力が高いという見解は、一般的に考えて、事実と認められるだろう。これらの性差を説明するために、様々な生物学的および心理社会的な解説が試みられてきた。この膨大な研究報告を読むと、一つの要因だけで性差を十分に説明することは難しく、経験的には生物的および心理社会的な両面からの説明が必要であることがわかる（例えば、Baenninger, Newcomber, 1989; Casey, Brabeck, 1990; Fairweather, 1976; Feingold, 1988, 1993; Halpern, 1992; Harris, 1978; Hyde, 1981; Hyde, Linn, 1988; Krekling, Nordvik, 1992; Liben, 1991; Linn, Petersen, 1985, 1986; Mann, Sasanuma, Sakuma, Masaki, 1990; Masters, Sanders, 1993; Nyborg, 1983; Pascual-Leone, Morra, 1991; Sherman, 1978; Signorella, Jamison, 1986; Thomas, Turner, 1991; Vasta, Lightfoot, Cox, 1993; Wittig, Petersen, 1979）。我々はこの領域の研究をさしあたり生物学の分野で行うことにしたい。なぜなら、我々が通覧した経験的研究を行った研究者の多くが、生物学的見解からこの問題を探究していたからである。

間性状態

認知能力と間性状態に関する研究報告（外部から非定型的なホルモン環境にさらされた人についての文献による）は、何度も詳細に概説されており（例えば、Collaer, Hines, 1995; Hines, 1982; Hines, Collaer, 1993; Nyborg, 1984; Reinisch, Sanders, 1992; Reinisch, Zlemba-Davis, Sanders, 1991）、ここでは繰り返さない。胎生期ホルモン環境が性別と関わる認知能力のパターンに関係しているという仮説が、多くの準実験的研究で支持されてきたことは十分注目に値しよう。

例えば、レズニック、ベレンバウム、ゴッテスマン、ブシャード（Resnick, Berenbaum, Gottesman, Bouchard, 1986）は、CAHの女性が、障害のない血縁の女性よりも、いくつかの空間的能力検査で優れていることを発見した。別の研究で、ヒアとクローリー（Hier, Crowly, 1982）は、特発性低ゴナドトロピン性性腺機能低下症の男性が、正常対照群と比べて、空間的能力が低いこと、言語能力で差はなかったことを報告した。

性指向

一一の研究において異性愛と同性愛の男女の認知能力が調査されているが、その測定法から、平均的に性差が有意にあるという結果がえられている。間性に対する研究と違って、この研究は系統的な展望がなされていないので、ここで概観しておこう。表6－4に、サンプル数・性別・性指向・測定法・結果の概要についての情報を示しておく。

この研究で考えられている問いはかなり単純なものであった。同性愛の男性と異性愛の女性は、異性愛の男性に比べて言語テストで優れていて、異性愛の男性は、同性愛の男性と異性愛の女性に比べてある空間的なテストで優れているという仮定がなされた。同性愛の女性に関しては、逆のパターンが予想された。

これらの仮説を検証するために、男性に関して二つの研究で、ウェクスラー成人用知能検査（ＷＡＩＳ）から選んだサブテストが使用された。ウィルモットとブリアリー（Willmott, Brierly, 1984）は、同性愛の男性が異性愛の男性より言語性サブテストにおいて優れていたが、動作性（すなわち、空間的）サブテストでは劣っていることを発見した。しかし、タトルとピラード（Tuttle, Pillard, 1991）の結果は、もっとはっきりしないものだった。実際、選択された動作性サブテストで、同性愛の男性は異性愛の男性より優れている傾向があった。

いずれの研究においても、全般的にかなり知的に高い被験者を含んでいたので、サンプルがこの特色のために歪曲されていたことがわかる。ウィルモット（1975）の研究では、被験者の60％では事前に計測した言語性、動

			Spatial Relations subtest of the DAT	
Tkachuk, Zucker (1991)	24	HS－M	MRT	MRT: HT－M＞HS－M＝HT－F ＝HS－F (trend)
	26	HT－M	WJT	WJT: no differences
	21	HS－F	PPVT－R	PPVT: HT－M＞HS－M; HS－F ＝HT－F
	30	HT－F		
Tuttle, Pillard (1991)	49	HS－M	WAIS Verbal and Performance subtests	Verbal: HS－M＞HT－M (trend)
	47	HT－M	Spatial Relations subtest of the PMA	Performance: HS－M＞HT－M (trend)
	34	HS－F		Spatial Relations: HT－M＞HT－F
	34	HT－F		No differences between HS－F and HT－F on any measure
Moose (1993)	15	HS－M	MRT	MRT: BS＞HT; BS＝HS; HS＝HT
	15	BS－M	WJT	WJT: HT－M＝BS－M＝HS－F ＝BS－F＞HT－F; HS－M ＝HT－F
	15	HT－M	SH	
	16	HT－F		
	17	BS－F		SH: BS＞HT; BS＝HS; HS＝HT
	17	HT－F		
Sanders, Wright (1993)	15	HS－M	Throw Task (“male biased”)	Throw Task: HT－M＞HS－M, HT－F
	15	HT－M		
	15	HT－F	Purdue Pegboard (“female biased”)	Purdue Pegboard: HT－F＝HS－M ＞HT－M
Gladue, Bailey (1995)	72	HS－M	MRT	MRT: M＞F
	76	HT－M	WJT	WJT: M＞F
	68	HS－F		
	73	HT－F		
Hall, Kimura (1995)	34	HS－M	Throw Task (“male biased”)	Throw Task: HT－M＞HS－M; HT－M＞HT－F; HS－F＞HT－F, HS－M (trends)
	28	HT－M		
	12	HS－F	Purdue Pegboard (“female biased”)	
	20	HT－F		Purdue Pegboard: F＞M

注　HS：同性愛　BS：両性愛　HT：異性愛
WAIS：ウェクスラー成人用知能検査　WJT：ウォータージャーテスト（Water Jar Test）　MRT：心的回転テスト（Mental Rotation Test）　SH：シップレイ－ハートフォード（Shipley-Hartford, 語彙と抽象的思考検査）
PMA：Primary Mental Abilities Test（集団検査法の一つ）　DAT：Different Aptitudes Test　PPVT：ピーボディ絵画語彙テスト改訂版（Peabody Picture Vocabulary Test-Revised）
[a]　二人の同性愛の女性が含まれていた

研究	人数	性指向－性別	検査法	結果
Willmott, Brierly (1984)	20 20 18	HS－M HT－M HT－F [a]	WAIS Verbal and Performance subtests	Verbal: HS－M＞HT－M HT－F＝HS－M, HT－M Performance: HT－M＞HT－F＝HS－M
Sanders, Ross-Field (1986a, Exp. 1)	8 8 8	HS－M HT－M HT－F	WJT	WJT: HT－M＞HT－F＝HS－M
Sanders, Ross-Field (1986b, Exp. 2)	13 13 13	HS－M HT－M HT－F	WJT Vincent Mechanical Diagrams (VMD)	WJT: HT－M＞HT－F＝HS－M VMD: HT－M＞HT－F＝HS－M
Gladue et al. (1990)	16 16 15 15	HS－M HT－M HS－F HT－F	MRT WJT Fargo Map Test, revised (FMT) Everyday Special Activities Test (ESAT) Verbal ability (SH and oral word association)	Verbal ability: no differences MRT: HT－M＞HS－M; HT－F ＝HS－F WJT: HT＞HS for average deviation from horizontal; no differences for number of correct responses FMT: M＞F EAST: M＞F (trend) for mechanical drawing; F＞M (trend) for arranging objects
McCormick (1990)	31 31 31	HS－F HT－F HT－M	Verbal ability (WAIS Digit Symbol, Animal Naming) WJT Spatial Relations subtest of the PMA Spatial Relations subtest of the DAT	Verbal ability: no differences WJT: HT－M＞HT－F＝HS－F PMA: HT－M＞HT－F＝HS－F DAT: HT－M＞HT－F＝HS－F
McCormick, Witelson (1991)	38 38 38	HS－M HT－M HT－F	Verbal ability (WAIS Digit Symbol, Animal Naming) WJT Spatial Relations subtest of the PMA	Verbal ability: no differences WJT: HT－M＞HS－M＝HT－F PMA: HT－M＞HS－M＝HT－F DAT: HT－M＞HS－M＝HT－F

表 6－4　認知能力と性指向

作性ＩＱが130以上だった。もう一つの方法論的な問題点は測定法の選択にある。スノウとワインストック（Snow, Weinstock, 1990）は、ＷＡＩＳの文献について概観して、言語性ＩＱと動作性ＩＱに性差があるという根拠はほとんどなかったと結論づけた。同様に特定のサブテストにおいても、性差の効果は小さそうだった。したがってＷＡＩＳのサブテストを使うことは、認知能力における同性間での性指向の違いを調べるのに最良の手段とはいえないようである（Halpern, 1992）。

四つの研究で、同性愛と異性愛の男性を比較するのに、言語能力についての別のテストが用いられた。グラデュー、ビーティ、ラーソン、ステイトン（Gladue, Beatty, Larson, Staton, 1990）、マコーミック、ウィッテルソン（MaCormick, Witelson, 1991）、ムース（Moose, 1993）の研究では、有意差が得られなかったが、カチャックとズッカー（Tkachuk, Zucker, 1991）は、異性愛の男性は同性愛の男性より、改訂ピーボディ絵画言語テスト（Peabody Picture Vocabulary Test; PPVT－R, 理解力の単語知識テスト）で優れているという結果を出した。しかしこの後者の研究において、同性愛の男性は有意に年長でわずかに教育の程度が低いという事実があり、そのことが差の原因となったのかもしれない。

男性が優れているというはっきりとした性別差異が示されている空間的テストを用いて、七つの研究で、異性愛の男性が同性愛の男性より少なくとも一つの測定法において優れていることが明らかにされた（Gladue et al., 1990; Hall, Kimura, 1995; McCormick, Witelson, 1991; Sanders, Ross-Field, 1986a, Exps. 1–2; Sanders, Wright, 1993; Tkachuk, Zucker, 1991）。またこれらの研究すべてにおいて、異性愛の男性は異性愛の女性より、同性間の性指向によって差のあったテストにおいて優れていた。別の研究では（Turtle, Pillard, 1991）、同性愛の男性は異性愛の男性と異性愛の女性の中間の結果であり、さらに別の研究では同性愛の男性は異性愛の女性と同じレベルであった（二つの測定法で一つの例外があった、Gladue et al., 1990 参照）。また、マコーミックとウィッテルソン（1991）による研究では、利き手に関して、複雑で一貫しない相互作用効果が認められた。

しかし、ムース（1993）、グラデュー、ベイリー（1995）による空間的能力に関する二つの最新の研究は、これまでの調査結果にまったく反するものだった。これら二研究では同性愛と異性愛の男性について、性指向による有意な違いを見出せなかったのである。グラデューとベイリーの研究は、これまでの調査よりもサンプル数も多く統計的手法は厳密で、サンプルの収集法もそれまでの調査と異ならなかったにもかかわらずそのような結果になったのである。

女性に関する五つの研究すべてにおいて、言語能力における性指向による違いは見出せなかった（Gladue et al., 1990; McCormick, 1990; Moose, 1993; Tkachuk, Zucker, 1991; Turtle, Pillard, 1991）。空間的能力テストにおいては、四つの研究では有意差がなかった（Gladue, Bailey, 1995; McCormick, 1990; Tkachuk, Zucker, 1991; Turtle, Pillard, 1991）。別の二つの研究では、結果は陰性であるか一貫していなかった。心的回転テスト（Mental Rotations Test：MRT）に関して、グラデューら（1990）もムース（1993）も、有意差を見出せなかった。ウォータージャーテスト（Water Jar Test：WJT）では、グラデューらは、異性愛の女性が同性愛の女性より優れているという結果を出したが、ムースは逆の結果であった。最後に、ホールとキムラ（1995）は、同性愛の女性が異性愛の女性より目標投擲テスト（targeted throwing task）に優れている傾向を見出した。

要するに、推定される性的二型の認知能力と性指向との関係を調べたこれまでの研究結果は、女性についてはほとんど陰性であった。男性については、空間的能力の領域ではほぼ完全に有意差があったが、最近では陰性の二つの例外的結果が出ている（Gladue, Bailey, 1995; Moose, 1993）。

この結果をさらに広い視点から読み取ることができるのだろうか、また今後どのような調査をしていけば良いのであろうか。どちらかと言えば、データは今までのところ、男性の性指向における差異は、言語能力ではなく空間的な能力領域で示されている。おそらく、性差は、結果としては、空間的能力の方が、言語能力の差よりも強く現れるということなのであろう（Halpern, 1992）。あるいは、研究者が性差をもたらす最も有力な言語テストを使っていないという可能性もある。また今後の経験的な調査は、同一の性指向群で認知能力パターンの個人差を明らかにすることを試みるべきだろう。例えば、推定される生物学的影響に加えて、性的二型の認知機能に影響する経験にもとづく重要な要素があるかもしれない。例えば、幼児期の性同一性のパターンが成人の空間的能力に関連しているといういくつかの根拠がある（Krasnoff, Walker, Howard, 1989）。前述した研究の一つ（Tkachuk, Zucker, 1991）が、この関連の調査を試みているが、サンプル数が少なく、ほとんどが陰性の結果であった。理想的には、幼児期の生育歴に明らかな反対性の同一感がある群とない群とを分けて、純粋な同性愛男女のサブグループについて、認知能力の成人パターンとの関連を調べることが有益であろう。

性転換症

これまでのところ、生物学的男性の性転換症者の認知能力のパターンには、ほとんど注意が払われてこなかった。まして生物学的女性においてはなおさらであった。ＷＡＩＳの言語性と動作性のサブテストにおいて、認知能力に差があるという根拠もはっきりしない（Hunt, Carr, Hampson, 1981; Kenna, Hoening, 1978, 1979; Money, Epstein, 1967）。ラ・トーレ、ゴスマン、パイパー（La Torre, Gossmann, Piper, 1976）は、手術未施行の男性性転換症者八人と、年齢と教育レベルを一致させた異性愛の二六人の対照群（男性一二人、女性一四人）について研究した。「認知スタイル」（場独立－場依存）と空間的能力についての検査を行った。埋没図形検査（Embedded Figures Test）において、対照群の男性は、性転換症者よりも、また女性よりも優れていた。性転換症者は、ポルテウス迷路テスト（Porteus Maze Test）を仕上げるのに二つの対照群より長い時間を要した。二つの対照群の間に差はなかった。また、オコナー手指巧緻性テスト（O'Connor Finger Dexteriry Test）においても、性転換症者は対照群より劣っていた。テストの前半だけで予測される結果が認められた。

コーエン－キトニス、ドールン、ゴーレン（Cohen-Ketrenis, Doorn, Gooren, 1992）は、右利きの男性性転換症者二九人と、右利きの女性性転換症者八人について研究した。対照群は、彼らと年齢、性別、教育レベルを一致させた。性転換症者のすべてが、生物学的同性に性的に魅力を感じていた。心的回転テスト（mental rotation test）で、男性性転換症者は男性対照群より劣っていた。一方、女性性転換症者においては逆の結果であったが、いずれも統計的な有意差はなかった。言語記憶テスト（verbal memory test）において、男性性転換症者は男性対照群より優れていたが、女性性転換症者では逆の結果だった。しかし有意差があったのは、男性性転換症者についてだけであった。

残念ながら、これらの研究には多くの方法論的な問題がある。マネー、エプスタイン（1967）、ケナー、ヘニング（Kenna, Hoening, 1979）、ハントら（Hunt et al., 1981）のすべての研究において、同性愛と非同性愛の性転換症者が混在していた。そのため、性的非定型的な認知能力のパターンが出にくくなったと思われる。ハントらによる研究（1981）では、紹介患者の10％をテストしただけだったので、性別違和感症候群のサブグループに偏りがあるのは明らかだった。これらの研究では対照群の条件が統一されていなかった。コーエン‐キトニスら（1992）の研究によって、同性愛男性の研究で認められた空間的能力が相対的に劣っているという事実が、同性愛指向の性転換症男性にも認められる可能性が示された。

児童の性同一性障害

マネーとエプスタイン（1967）は、ウェクスラー児童用知能検査（Wechsler Intelligence Scale for Children：WISC）またはウェクスラー成人知能検査（ＷＡＩＳ）を、「女性的な」男児（平均年齢一一・二五、範囲五～一九歳）一九人に行った。言語性ＩＱ（平均114・5）が動作性ＩＱ（平均106・9）より有意に高く、言語理解因子得点は知覚統合因子得点より有意に高かった。

我々のグループも、性同一性障害の児童の認知能力をある方法で研究してきた（Finegan, Zucker, Bradley, Lowry,

Doering, 1982; Grimshaw, Zucker, Bradley, Lowry, Mitchell, 1991; 我々の未発表のデータ）一六四人の男児（平均年齢七・一、SD＝2.4）について、ＩＱの範囲は48－139、平均値は108・0で標準範囲の上限だった。マネーとエプスタイン（1967）の結果と対照的に我々の結果では、言語性ＩＱと動作性ＩＱにおいても、言語理解因子と知覚統合因子の得点においても有意差は認められなかった。

二五人の女児（平均年齢八・〇、SD＝3.0）では、ＩＱの平均が106・8、範囲は53－144であった。言語性ＩＱと動作性ＩＱの間、および、2因子つまり言語理解因子と知覚統合因子の得点間に有意差はなかった。

言語的および空間的能力について、より性別に特異的な側面を研究するため、我々はＷＩＳＣ－Ｒとウェクスラー幼児用知能検査（ＷＰＰＳＩ）（または、それらの改訂版、ＷＩＳＣ－Ⅲ、およびＷＰＰＳＩ－Ｒ）のうちの、いくつかのサブテストについて調査した。「単語」と「理解」は、言語能力のより精密なマーカーとして選定された。その理由は、これらのマーカーの言語理解因子得点の因子負荷率が高かったからである（Kaufman, 1975）。また、「積木模様」と「組み合わせ」（または、幾何学模様 Geometric Design）は、空間能力の精密なマーカーとして使用された。それは、それらが性差に関する論文で論じられているように、「空間的な視覚化」の構成を最もよく示すためである（Kern, Berenbaum, 1991; Linn, Petersen, 1985）。

性同一性障害の男児は、空間能力のサブテストより言語能力のサブテストにおいて、有意に高得点だった。$t(149) = 2.1, p = .037$, 両側検定（図6－8）。追加解析[9]により、これらの違いが、性同一性障害のＤＳＭ診断基準を完全に満たした男児にも、そうでない男児にも認められることがわかった。

これらの男児のうちの一部に対して、我々のクリニックのいくつかの研究で協力してくれた臨床対照群および健常対照群との比較を行った。性同一性障害の男児と、臨床対照群および健常対照群とを、年齢・両親の社会階級・婚姻状況についてペアマッチさせた。また可能である場合には、臨床対照群との全検査ＩＱをあらかじめ一致させた。どちらの比較でも、性同一性障害の男児は言語能力サブテストにおいて、対照群と差はなかった

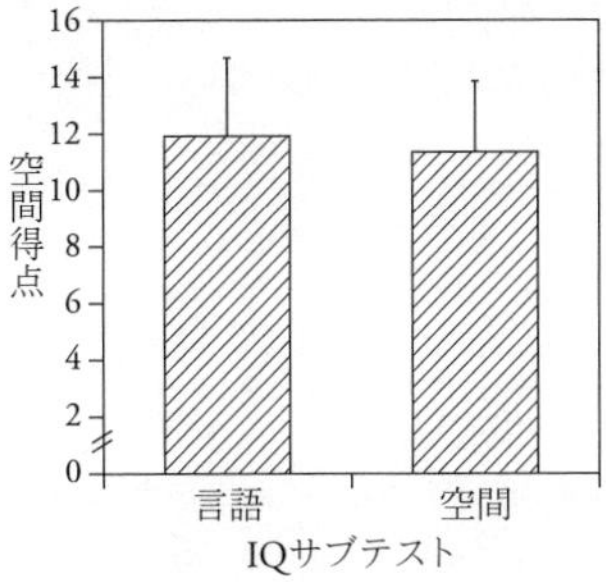

図6－8　性同一性障害男児の言語および空間能力

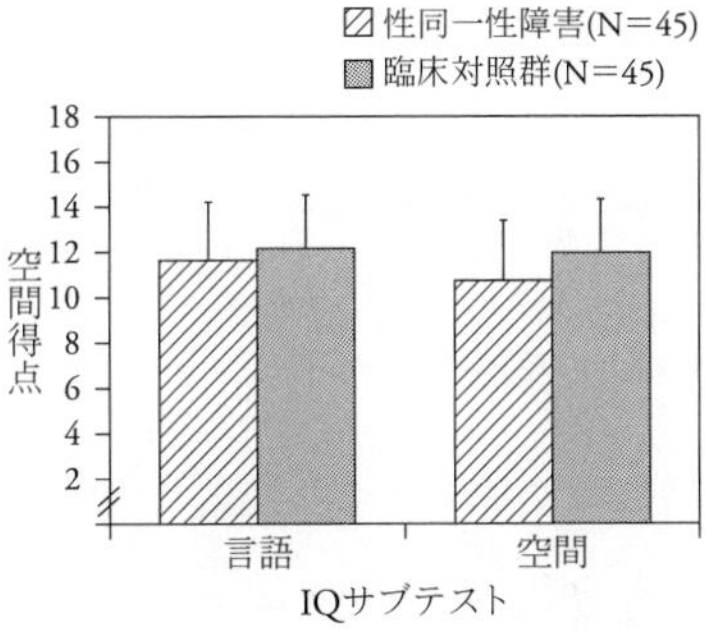

図6－9　性同一性障害男児とペアマッチさせた臨床対照群の言語および空間能力

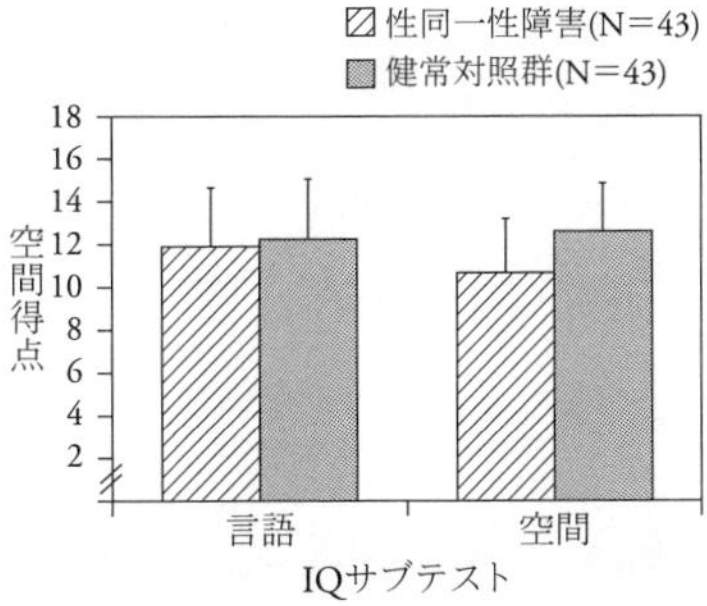

図6－10　性同一性障害男児とペアマッチさせた健常対照群の言語および空間能力

（ともに$t<1$）。しかし彼らは、空間能力のサブテストにおいて、有意に劣っていた（それぞれ$p=.017$と$.001$）（図6－9、図6－10）。つまり性同一性障害の男児は平均的に空間視覚能力という、さらに狭い認知領域で劣っていることが明らかになった。対照群との比較から分かるように、言語能力が優れていることによる「代償」はないように思われた。

性同一性障害の女児で言語性と動作性のサブテストを比較することができたが、有意差は認められなかった（$t<1$）。

コーツとフリードマン（1988）は、性同一性障害の男児二五人について調査した。そのうち一六人は、年齢、人種、社会階級、両親の婚姻状況を健常の男児と一致させた。この二群の全検査ＩＱに差はなかった。「積木模様」サブテストで両群に差はなかった。ＷＩＳＣ－Ｒを行った男児の二群においては、知覚統合因子に差はなかった（言語理解因子については報告されていない）。

コーツとフリードマンの研究は、性同一性障害の男児一三人に関する我々の初期の報告（Finegan et al., 1982）の追試であった。我々のサンプルの両方で（ずっと多くの、今回報告した新しいサンプルを含む）、知覚統合因子得点は、グループ間でも（Coates, Friedman, 1988）、グループ内で言語理解因子と比較しても（我々のデータ）、差は見出せなかった。後者の結果はマネーとエプスタインのもの（1967）と異なっていた。フィネガンと共著の論文（1982）において、「単語」と「積木模様」で有意差のあることを報告した。性同一性障害の男児は、「単語」が優れており、兄弟または臨床対照群と比べると、「積木模様」が相対的に劣っていた。我々は、非常に多くの症例から、これらの結果の妥当性を確信している。したがって、コーツとフリードマンの（1988）追試の失敗は、症例特性の何か別の違いのためか、あるいは標本数が少ないことによる統計的検出力の低さのためであるということができる。

我々のデータが正しいと仮定すると、空間能力において劣るということをどう理解したらいいのだろうか。以前から指摘されているように、性同一性障害の男児に明確な間性の状態がないということから、認知機能を伝達する神経構造に限局したホルモンの影響の可能性だけが残る（Hines, Collare, 1993 参照）。残念ながら、この見解を直接調べることは難しい。

心理的な（経験上の）影響については、男児と女児を区分する社会化の機能が、空間能力における性差の一因ではないかと、多くの研究者が述べている（このメカニズムは同性の間での違いについての説明であるとも考えられている）。定型的な男性的行動が空間的能力の高さと関連しているのではないかという、一つの推論が提示され奨励された。この主張は男児においても女児においてもいくらかの裏づけをもっている（例えば、Connor Serbin, 1977; Serbin, Connor, 1979; Serbin, Zelkowitz, Doyle, Gold, Wheaton, 1990）。

明らかに女性的な男児であれば、空間的な能力を高めると思われる活動を経験することが少ないと推定するのは理にかなっているだろう。この仮説の間接的な検証は、年齢とともに空間能力の差が広がっていくことで証明されるだろう。というのは、男性的な活動にあまり参加しないことは、時間とともにより強い効果を生むことが予想されるからである。この考えを検証するために、年齢と、言語性－動作性サブテスト値の差との間の相関関係を算出した。社会階級が年齢と負の相関があり、婚姻状況が両方の変数と相関したので、それらの影響を取り除いた。相関関係は－0.12で、予測された結果と逆であり、有意差はなかった。

別の経験的仮説は、空間能力で劣っていることは、行動の女らしさの度合いと正の相関関係があるというものである（つまり、行動の男らしさの度合いとは負の相関がある）。この仮説を検証するために、言語性－動作性サブテストの値の差と、両親と子どもに行った性定型的な行動評価との間で、相関関係を算出した（表4－8参照）。年齢・社会階層・婚姻状況についての統計的変数は、測定法のいずれかで相関したので、それらの影響を取り除いた。一八の相関関係のうち、5％水準では（$p<.05$、片側検定）、一つだけが統計的に有意で、予測された結果と逆であった。10％水準では（$p<.10$、片側検定）、その他の三つの相関関係が有意であり、そのうち

二つが予測したとおりの結果だった。

要約すれば、これらのデータからは、空間的な能力が相対的に劣るということは性同一性障害の男児の特性であり、それは（少なくとも検討した年齢幅においては）、年齢に関係しないということがわかった。性定型的な行動との間には有意な相関関係は僅かしかなく、結果は一貫しなかった。しかし、相対的に空間能力が低いことは、このグループを特徴づけるものであり、この研究を進めることは意味あるものと思われる。

大脳の機能的非対称性の神経心理学的マーカー

利き手

大脳の機能的非対称性は、左右半球それぞれが言語能力と非言語的（あるいは空間）能力に分化する過程と関連している。人が手作業に右手あるいは左手を使用するのを選択することが、長い間、大脳の機能的非対称性の間接的な指標（例えば、言語は右半球なのかあるいは左半球なのか）とみなされてきた。性差についてはそれほどではないが（Hiscock, Inch, Jacek, Hiscock-Kalil, Kalil, 1994）、それでも、男性は女性に比べてさらに大脳の機能的非対称性を示しているように見える（McGlone, 1980）。

ごく最近、利き手と性心理的分化、とりわけ性指向との関係に関心が集まってきた。この関心のいくぶんかはゲシュヴィントとガラバルダ（Geschwind, Galaburda, 1985a, 1985b, 1985c）の大脳の側方化の起源モデルと以下の逸話的事実「何人もの同性愛者が、自分たちの集団では（左利きが）高率であるが、その研究はいまだにひとつも報告されていない、と手紙で書いてきた」（Geschwind, Galaburda, 1985b, p. 546）とによって刺激されたものである。

そのモデルの中心的特徴は、胎生期のテストステロンレベルが大脳の側方化の発達に関連しているというところにある。もっと正確に言えば、胎生期間中胎児のテストステロンが高レベルにあることは、健常な左半球優勢の発達を遅らせる、それが右半球を優勢にさせ、そのため利き手と言語の側方化が左半球から右半球に移動する、と仮定されたのである。胎児のテストステロン産生における性差により、男性が女性より左利きになりやすい理由と、男性が女性より言語に関連した学習発達障害に罹患しやすい理由も説明できると推論された（以後この節では、ＬＨを左利き left-handed and left-handedness、ＲＨを右利き right-handed and right-handedness の略語として使用する）。

女性の場合、利き手と性指向に関する仮説ははっきりしている。すなわちテストステロンの過剰曝露により、胎生期ホルモン仮説（前述）によって予測されるように、同性愛者になりやすくなる。そしてゲシュヴィントとガラバルダ・モデルによって予測されるように、ＬＨになりやすくなる。したがって、女性に対する統合モデルは男性定型的行動へもっと移動することを予測する。すなわちＬＨ増加と女性への性的魅力増大である。しかし男性の場合は、モデル予測に二つの見解があった。胎生期ホルモン仮説によって予測されるように、もし男性の同性愛がテストステロンの曝露過少の結果であるなら、ＲＨが高率になるはずである（Lindesay, 1987）。したがってそれは女性定型行動への移動を予測する。すなわちＲＨが増加して、男性への性的魅力も増大する。しかし、ゲシュヴィントとガラバルダ（1985b）は、胎生期の妊娠ラットにストレスをかけたワードの研究（概要前記）を理由にこの予測を修正した。その研究では、オスの胎児はその後に恒久的な低下が続く初期のテストステロンの上昇で反応し、それから生後の「同性愛」行動を増加、すなわちロードシスを増大させた。そしてゲシュヴィントとガラバルダは、同性愛男性の母親が経験したとされる胎生期ストレスについてのデルナーらの研究に言及した（これについても以前に概説している）。これらの報告を引用しながら、ジェームズ（James, 1989）は以下のように結論づけた。「胎生期のストレスは、高低両レベルの（胎児の）テストステロン（妊娠のさまざまなステージにおいて）と関連しており、したがって……同一個人における左利きにも同性愛にも関連していると示唆するのが合理的に見える」（p. 179）。

何人もの研究者が、利き手と性指向との関係を経験的に検証してきた。これらの研究を概観する前に、これら二つの相関する仮説の基礎について二つの解説を並べよう。第一に、なるほどＬＨは女性より男性にいくらか多く見られはするが（例えば、Perelle, Ehrman, 1994 参照）、テストステロンと利き手をつなぐエビデンスは多分に間接的である。例えば、健常男性においては胎生期テストステロンの変動が利き手と関連しているとは論文などでは証明されてこなかった（Grimshaw, 1993）。異常な胎生期のホルモン環境にあった女性の三研究では、混乱した結果がもたらされた。ナスら（Nass et al., 1987）はＣＡＨの女児がそれを罹患していない姉妹と比べてＬＨ変動を示していることを見出した。しかしこの差異は、ＣＡＨ女児の全サンプルを姉妹の全サンプル（その中にはＣＡＨ男児の同胞もいた）と比較すると有意ではなかった。ヘレディ、サイワース、リッツェン、ハグダール（Helleday, Siwers, Ritzen, Hugdahl, 1994）は、ＣＡＨの若い女性と年齢をマッチさせた健常対照群との間では利き手に差異はないと報告した。しかしシャフター（Schachter, 1994）は、婦人科クリニックに通院している対照群の女性と比較して、胎生期にＤＥＳに曝露された女性においてＬＨ変動を見出した。第二にヒトにおいて、もし我々の先述したデータの概観が正確なら、胎生期のストレスと性指向との関係は、確実なものからはほど遠い。それにもかかわらず、もし利き手と性指向との間で関係が確立されたのであれば、何らかの神経生物学的説明が必要だろう。というのも、心理社会的現象がもっともらしい代わりの説明を提供することはなさそうだからである。

　五つの研究が女性における利き手と性指向との間の関係を検証し、一四の研究が男性における関係を検証した。**表６－５**はサンプル数、対照群、測定法、結果の要約についての情報を提供する。もう一つの研究は男女とも利き手が性指向に影響しないと報告している。しかしここでは、これらを包含するために十分な情報は与えられていない（Ellis, Peckham, 1991）。

　女性に関するデータを最初に展望する。マコーミック、ウィッテルソン、キングストン（McCormick, Witelson, Kingstone, 1990）は、右手が一二すべての片手あるいは両手の技能を果たすのに使用されるのなら、被験者を一貫した右利き（consistently RH; CRH）、左手が少なくとも一つの技能に使用されるのなら、一貫しない右利き

（nonconsistently RH; non-CRH）と分類した。CRHとnon-CRH被験者頻度が、アネット（Annett, 1970）の一六九二人のイギリス人男女の研究におけるデータと比較された。彼らは、69％の同性愛女性がnon-CRHで、アネットの研究の35％と比較して、有意差があると報告した。

トカシュクとズッカー（Tkachuk, Zucker, 1991）は、連続的計測法を用いて利き手を評価した。男性も研究されたので、データは２（性）×２（性指向）変数分析で解析された。これにより、同性愛対象者は異性愛対象者よりそれほどＲＨでないことを示す、有意（p＝.073）の傾向レベルにある性指向に関する十分な結果が示された。自己報告を基にして、ホルツェン（Holtzen, 1994）はＬＨのみからＲＨのみを利き手に分類し、同性愛女性が異性愛女性より少ないパーセンテージでＲＨのみではないこと（それぞれ、60・７％対77・０％）を見出した。

グラデューとベイリー（1995）は、連続的と二分法的の二つの利き手計測法を使用して、発端者と同時対照群の間に有意差がないことを見出した。ムース（Moose, 1993）は書字手のみを評価し効果を見出さなかった。

比較的小さいサンプルだが、同時対照群を用いた男性四研究について、結果は有意差がない（Moose, 1993; Willmott, 1975）か、あるいは不十分な（Rosenstein, Bigler, 1987; Tkachuk, Zucker, 1991）ものであった。

さらに大きなサンプルで同時対照群を用いた六研究のうち、三つの研究は差異がないことを（Bogaert, Blanchard, 1996; Gladue, Bailey, 1995; Marchant-Haycox, McManus, Wilson, 1991）、三つの研究は同性愛男性にＬＨシフトを（Halpern, Cass, 1994; Holtzen, 1994; Lindesay, 1987）見出した。しかし、我々はマーシャント－ハヤコックスら（Marchant-Haycox et al., 1991）の名ばかりの計測法を再解析し、同性愛男性のうち11・６％、異性愛男性のうち７・７％、異性愛女性のうち６・４％をＬＨと分類しうること（同性愛男性対異性愛男女混合）χ^2＝4.21、p＜.05を見出した。

集団基準準拠を利用した四つの研究のうち、三つは同性愛男性にＬＨがより多いことを示すことで有意差があると報告したが（Becker et al., 1992; Götestam, Coates, Ekstrand, 1992; McCormick, Witelson, 1991）、一研究はその報告がなかった（Satz et al., 1991）。サッツら（Satz et al.）については、データの統計的検定報告が何もなかった。

Marchant-Haycox et al.（1991）	378	287（M） 109（F）	—	McManus et al.（1990）	差異なし[e]
Satz et al.（1991）	993	—	ND[f]	修正型 Annett（1970）	差異なし[g]
Tkachuk, Zucker（1991）	26	24	—	Oldfield（1971）	HS ＞対照群[h]
Becker et al.（1992）	1,612	—	845（M）	修正型 Annett（1970）	HS ＞ 集団基準準拠
Götestam et al.（1992）	394	—	380（M）	修正型 Oldfield（1971）	HS ＞ 集団基準準拠
Moose（1993）[i]	15	15	—	書字手	差異なし
Halpern, Cass（1994）	149	149	—	4作業に選択された手	HS ＞対照群
Holtzen（1994）[d]	85	82	—	自ら分類	HS ＞対照群
Gladue, Bailey（1995）	72	76	—	Annett（1970）	差異なし
Bogaert, Blanchard（1996）	843	3,600	—	Gebhard, Johnson（1979）	差異なし

注　本書が印刷に回された時，パタツチ，パターソン，ベンジャミン，ヘイマー（Pattatucci, Patterson, Benjamin, Hamer, 1995）が，利き手と性指向に関するもう一つの研究を完了した．利き手は，4つの行動課題に対して自己計測された．同性愛女性（$n=478$）は，異性愛女性（$n=276$）に比べて有意に左利きだった．他のどの研究とも違って，同性愛男性（$n=273$）は異性愛男性（$n=246$）より有意に右利きであった．

[a] 特に記載がなければ，同性対照群．M：男性対照群　F：女性対照群

[b] HS（同性愛者（homosexuals））＞対照群あるいは集団基準準拠は，発端者が左利きあるいは一貫しない右利きの可能性を示す

[c] 統計的検定が男性用データにも同時に施行された

[d] 同性愛群には少数の両性愛者が含まれている

[e] 我々の再解析については本文参照

[f] ND；データなし（サンプル数が報告されていない）

[g] 統計的検定は報告されていない

[h] 統計的検定が女性用データにも同時に施行された

[i] 両性愛の男女についても研究された（表6－4参照）

研究	同性愛者	同時対照群[a]	集団基準準拠	利き手計測法	結果[b]
			女性		
McCormick et al.（1990）	32	—	1,629（M＋F）	Annett（1970）	HS ＞集団基準準拠
Tkachuk, Zucker（1991）	21	31	—	Oldfield（1971）	HS ＞対照群[c]
Moose（1993）	16	17	—	書字手	差異なし
Holtzen（1994）[d]	56	178	—	自ら分類	HS ＞対照群
Gladue, Bailey（1995）	68	73	—	Annett（1970）	差異なし
			男性		
Willmott（1975）	17	17（M） 16（F）	—	Willmott（1975）	差異なし
Lindesay（1987）	94	100	—	Annett（1970）	HS ＞対照群
Rosenstein, Bigler（1987）	7	29	—	Oldfield（1971）	HS ＞対照群（Daniel, Yeo, 1993 による再解析参照）
McCormick et al.（1990）, McCormick, Witelson（1991）	56	—	1,692（M＋F）	Annett（1970）	HS ＞集団基準準拠

表 6－5　利き手と性指向

性転換症者の利き手についても二つの研究が検証している。ワトソン（Watson, 1991）は三二名の男性から女性への性転換症者と年齢をマッチさせた一六〇名の対照群男性とを評価した。二分法的計測法で、対照群の11・9%と比較して性転換症者の40・6%がＬＨであり、有意差があった。連続的計測法でも二群が区別される。ワトソンとコーレン（Watson, Coren, 1992）は、その後付加的なデータを報告した。性転換症者のサンプルがこの研究では四五名で、そのうち37%が異性愛、28%が同性愛、19%が両性愛、16%が無性と分類された。対照群サンプルは年齢をマッチさせた二二五名の男性（発端者一人に対して五人）からなっており、一〇〇〇〇名以上の被験者というより大きなサンプルから無作為に選択された。しかし、この論文では異なる利き手調査票が記載されている。二群のＬＨのパーセンテージは、それぞれ35・6%と11・6%であった。性転換症者においては、ＬＨのパーセンテージは性指向によっては異ならないと報告された。

オルルベーケ、ブームスマ、グーレン、フェアスクール、ヴァン・デン・ブリー（Orelbeke, Boomsma, Gooren, Verschoor, van den Bree, 1992）は、オランダから九三人の男性から女性への、四四人の女性から男性への性転換症者を評価した。三分法の利き手分類では男女の性転換症者を区別できなかった。しかし、オランダの一般人口から年齢をマッチさせた被験者と比較すると（$n = 4,769$; Van den Brekel, 1986）、ＬＨの性転換症者の割合は有意に高かった（それぞれ19%対11・2%）。

要するに、利き手と性指向に関するデータは両義的に見えるし、文献上で説明可能な経験的現象があると認めることは時期尚早のように思われる（Bancroft, 1994; Coren, 1992, pp. 192–202; Halpern, Coren, 1993, p. 239）。現在ある研究の方法論的多義性をいくつか検討してみよう。

1　利き手がいかに操作化されたかは、諸研究を通じてかなり多様であった。例えば、マコーミックら（1990）とマコーミック、ウィッテルソン（1991）は、少なくとも一課題を左手で施行したなら被験者を non-CRH と分類した。対照的に、サッツら（1991）は、被験者を両利きあるいはより伝統的な基準に従ってLHと分類した。これでこの二群が異なる結論に到達したことを説明できるだろう。分類規則が異なるからこそ、non-CRHとして分類された被験者が高度に拡散したパーセンテージになったものと思われる（約45％対約13〜16％）。利き手のパターンを分類する最も妥当な方法に関しては様々な見解がある。スティーンニュイ、ブライデン、シュワルツ、ローソン（Steenhuis, Bryden, Schwartz, Lawson, 1990）は、利き手分類の安定性は両利き者間で最も弱く、そのためマコーミックら（1990）のように単回の反応を信頼すると計測を誤る一因になる可能性があることを指摘した。

2　諸研究の中には、利き手を分類するのに書字手を第一に考えたものもあるが（例えば、Bogaert, Blanchard, 1996; Moose, 1993）、他の研究はもっと多様な計測法を使用していた。マコーミックら（1990）において、書字手のみの計測は有意な結果をもたらさなかった。しかし、他の手作業がCRHあるいはnon-CRHと被験者を分類するのに使用された場合には、有意差があった。

3　男性の四研究と女性の一研究では同時対照群を採用していなかったが、利き手の一般人口研究から得た推定上の標準値を利用していた。後者の研究方法には危険性がある。利き手が、年齢や知能など人口統計学的変数と関連しているという多少のエビデンスがある（例えば、Dellatolas et al., 1991; Gilbert, Wysocki, 1992）。もしこの種の変数が管理されなければ、それらは重大な混乱を招くだろう。ベッカーら（Becker et al., 1992）のデータは、その例である。LHは高度の教育を受けた同性愛男性と教育が不十分な同性愛男性両方に過度に示されたが、参照群のデータは教育や関連の人口統計学的項目に関わりなく使用された（Lansky, Feinstein, Peterson, 1998）。

4　利き手調査の根拠となる仮説として、LHには性差が存在するということを考慮すべきである。しかし、この差はかなり小さいことも認識すべきである。どの公式研究も利き手の性差に関する効果の大きさを検証してこなかったが、ベイリー（J. M. Bailey、一九九四年九月一日付私信）は、コーヘン（1988）の基準によればそれは「小さい」と示唆している。したがって、性ごとの性指向効果を検出するには、適切な統計的検出力を獲得するためにかなり大きなサンプルを必要とするだろう。残念なことに、最大のサンプル数をもった諸研究（表6－5参照）は、さらに形式的妥当性をもつと主張するマコーミックら（1990）の方法では、必ずしも利き手を評価しなかった。

5　ワトソンとコーレン（1992）の研究は、性転換症者と対照群との間で劇的な差異を示した。残念なことに、彼らの対照群の記載は不十分であった。彼らの二つの論文では、異なる評価計測法が報告された。そして性転換症者が被験者プールの偏ったサブサンプルを代表するかどうかが不明確である。将来の調査には臨床対照群が包含されるべきである。というのは、性転換症者以外の精神科患者の診断群もまたＬＨ頻度の上昇を示すエビデンスがあるからである（例えば、Levine, 1980; Fleminger, Dalton, Standage, 1977; Taylor, Dalton, Fleminger, Lishman, 1982 参照）。診断上の併存症は性転換症者の中ではよく見られることなので（例えば、Levine, 1980; Lothstein, 1983; Meyer, 1977）、ＬＨの明らかな増大が診断的に性転換症者それ自体に特有であるかどうかが不明確である。オルルベーケら（1992）の性転換症者の研究は理解するのが難しい。というのも、利き手が発端者と一般人口参照群とで異なって定義されているからである。

ワトソンとコーレン（1992）は、彼らのサンプルでは利き手に関して性指向の影響はないと報告した。オルルベーケら（1992）は性指向の効果を検定しなかった。病因研究において、異性愛、両性愛、無性性転換症のグループはまとめて、同性愛性転換症者と比較されるべきであるという良好なエビデンスがあるので（Blanchard, 1985a, 1989; Blanchard et al., 1987; Zucker, 1993）、将来の研究においてこの変数をさらに検証するのが重要であろう。というのも、同性愛性転換症者のみがＬＨ発生率増大を示すであろうと予測できるからである。

利き手に関する初期研究の観点から、我々は性同一性障害をもつ児童・思春期について利き手のデータを収集し始めた。この著作の時点で、我々は性同一性障害の七四人の男児のデータを収集してきた。各々の男児に一二の行動課題（例えば、円を描く、ボールを投げる、びんを開ける）を施行するよう要請した。その課題は児童の利き手を評価するために考案されたブライデン、マックラーエ、スティーンニュイ（Bryden, MacRae, Steenhuis, 1991）の質問紙からとられた。それぞれの課題で、調査者が右手あるいは左手のどちらが使用されたかを記録した。予備的解析では、異なる non-RH の基準を使用しているので、non-RH 男児の割合が質問紙（Bryden et al., 1991）によって評価された児童における利き手の標準研究から得られた割合と比較して不釣り合いに高いというエビデンスを示すことはできなかった。最終的な結論に到達する前に、同一の行動課題を施行する同時対照群に関するデータを収集する必要があるだろう。しかし、現存の標準データとの比較からでは、有意差を検出する可能性は低いと思われる（G. M. Grimshaw, 一九九三年一〇月六日付の私信）。

神経心理学的テスト

神経心理学的テストも、また、大脳の機能的非対称性を実証するために使用される。このテストは長い間性差を検出すると言われてきた（例えば、Bryden, 1979; Kimura, Harshman, 1984; Levy, Heller, 1992; McGlone, 1980）。サンダースとロス－フィールド（Sanders, Ross-Field, 1986b）は、彼ら（1986a）のもとで調査された参加者に点検出課題（a dot detection task）を施行した。異性愛男性は左視覚野に優位を示したが、同性愛男性と異性愛女性はそうではなかった。

マコーミックとウィッテルソン（1994）は、異性愛と両性愛男女における側性指数（laterality quotient：LQ）を導き出すために二分法のリスニング・テストを使用した。被験者は上述の利き手研究に参加した人と同一であった。利き手がＬＱに影響することが知られているので、データは性、性指向、利き手を関数として解析された。結果は性指向×利き手で相互作用を示した。CRH 異性愛被験者は non-CRH 異性愛被験者よりもっと利き手優位であったが、CRH と non-CRH 同性愛被験者では差はなかった。

コーヘン－ケットニスら（Cohen-Kettenis et al., 1992）もまた、彼らの性転換症対象者に二分法のリスニング・テストを施行した（前記参照）。ＲＨの男性から女性へと女性から男性への性転換症者は、有意に対照群より一側優位ではなかった（しかしHerman, Grabowska, Dulko, 1993参照）。

研究数が少ないことを考慮すると、この研究系列が性指向と、おそらく逆転した性同一性を神経心理学的相関関係にあると結論づけるのは時期尚早である。マコーミック（1990）が同性愛男性と女性を別々にしてＬＱに関するデータを解析したところ、女性の性指向に関係する効果は有意ではなかった。ともあれ、次の段階は、注意深く対照化された利き手をもつ新たなより大きなサンプルにおいて所見の一貫性を確立するべきである。

神経解剖学的構造と人体計測法

性心理学的分化の推定上の神経生物学的相互関係と同様に、神経解剖学的性分化の可能性は長いこと物議をかもしてきた（Swaab, Hofman, 1984）。本節では非定型的性心理学に関連する研究を概観する。

視床下部視索前部

スワーブとフライアーズ（Swaab, Fliers, 1985）は、男性一三人と女性一八人（年齢幅一〇～九三歳）の視索前部 preoptic area（POA）を調べた。形態計測解析では、性別二型性の細胞群（**性的二型核** sexually dimorphic nucleus［SDN］と略記）の存在が明らかにされた。ＳＤＮは、女性よりも男性で二・五倍大きく、二・二倍多くの細胞を含んでいた（Hofman, Swaab, 1989も参照）。この結果は、ゴルスキ、ゴードン、シュライン、サウサム（Gorski, Gordon, Shryne, Southam, 1978）によるラットの内側ＰＯＡにおける性差の最初の報告に矛盾しなかった。「この領域内の細胞群は、非常に明白な細胞構築上の性差を示しており、肉眼でも確認できるほどであった」という（Swaab,

Fliers, 1985, p. 1112）。スワーブとフライアーズは自分たちの結論に慎重な態度をとっており、「[SDN]-POA の機能……は、ラットでもヒトでもまだわかっていない」（p. 1114）と述べている。

これに続く研究で、スワーブとホフマン（Swaab, Hofman, 1990）が、エイズで死亡した非認知症の同性愛男性一〇人とやはりエイズで死亡した非認知症の異性愛者六人（男性四人、女性二人）、そして一八人の男性対照群のSDNを調べた。その結果、SDNの体積も細胞数も、同性愛男性と異性愛男性の間に差異はなかった。しかしその一方で、また別の視床下部細胞群である視交叉上核（suprachiasmatic nucleus : SCN）の体積は男性対照群よりも同性愛群で一・七倍大きく、細胞数は二・一倍多かった。

スワーブとホフマン（1990; Swaab, Gooren, Hofman, 1992a, 1992b も参照）は、性指向発達の胎生期ホルモン仮説（前述）に対する自分たちの発見の潜在的な重要性を認識していた。そして「同性愛と異性愛男性間でSDN細胞数に差異がなかったという事実によって……男性同性愛者は〈女性脳〉をもつというデルナー仮説の極めてよく知られている定式は否定される」（p. 145）と述べたのである。その一方でスワーブとホフマンは、SCNは明らかに性別二型性ではないが、動物研究にもとづいて、SCNに関する発見が胎生期性ホルモンと関連しているのかどうかを考えていた（Hofman, Fliers, Goudsmit, Swaab, 1988; Swaab, Fliers, Partiman, 1985）。

前視床下部間質核

アレン、ハインズ、シュライン、ゴルスキ（Allen, Hines, Shryne, Gorski, 1989）は、POAは下等哺乳類で性別二型性が最も多く報告されているので、ヒトにおいても類似した結果が得られそうだと考えた。アレンらは、POAを前視床下部の腹側領域とみなす解剖学者がいるので、定量的研究に視索前-前視床下部（preoptic-anterior hypothalamic area : PO-AHA）を選んだ。およそ一〇〇の視床下部がある脳バンクから、男性一一人と女性一一人（平均年齢四八歳、年齢幅五〜八一歳）の正常死後脳が選ばれた。

アレンら（1989）は、「その他の種の性別二型性神経細胞群とあきらかに一致する」細胞群を同定することができなかった（p. 498）。それゆえ、チオニンで黒ずんで染色されるPO－AHA内の比較的独立した四つの細胞群を解析用に選びだし、これらを前視床下部間質核（interstitial nuclei of the anterior hypothalamus：INAH）と名づけ、INAH－1からINAH－4まで番号づけを行った。

各細胞群の従属尺度はその絶対体積である。INAH－2とINAH－3の細胞体積が女性よりも男性において有意に大きかった。その結果、脳の重量にも有意差があった（表6－6）。アレンらは、INAH－1は、スワーブとフライアーズ（1985）がSDN－POAと名づけたものにおそらく相当するであろうとし、さらに、彼らの研究よりもスワーブとフライアーズの研究で大きな性差がでたことは、二つの研究の方法論的な違いによって説明できるのではないかと考えた。観察された性差の機能上の意義については慎重な態度をとりつつも、アレンら（1989）は以下のように述べている。

> 性的な行動を女性化したり脱男性化したり、……オスのラットのSDN－POA体積を減少させたりする胎生期ストレスのような因子が……同様にヒトの男性においても同性愛および……性別二型性INAHの体積を減少させる要因であるのかもしれないと推測すると興味深い。そのうえ、INAHは、ゴナドトロピン分泌の性差に作用する脳の領域に位置している。同性愛男性のなかにはこのゴナドトロピン分泌が変化している可能性のある者もいる。[10]（p. 504）

アレンら（1989）に引き続き、レヴァイ（LeVay, 1991）が、エイズで死亡した同性愛男性一九人、エイズで死亡した六人を含む異性愛者であると考えられる男性一六人、エイズで死亡した一人を含む異性愛者であると考えられる女性六人の死後脳のINAHを測定した。アレンらの被験者の年齢よりはいくぶん低かったが、三群の被験者

	男性（n＝11）		女性（n＝11）	
	M	SEM	M	SEM
INAH-1	.366	.024	.299	.030
INAH-2	.044	.006	.022	.005
INAH-3	.132	.019	.047	.010
INAH-4	.086	.017	.056	.012

注　Allen, Hines, Shrine, Gorski（1989, 表 1）より抜粋

表 6－6　ヒトの男性と女性における 4 つの前視床下部間質核（INAH）の細胞体積（mm^3）

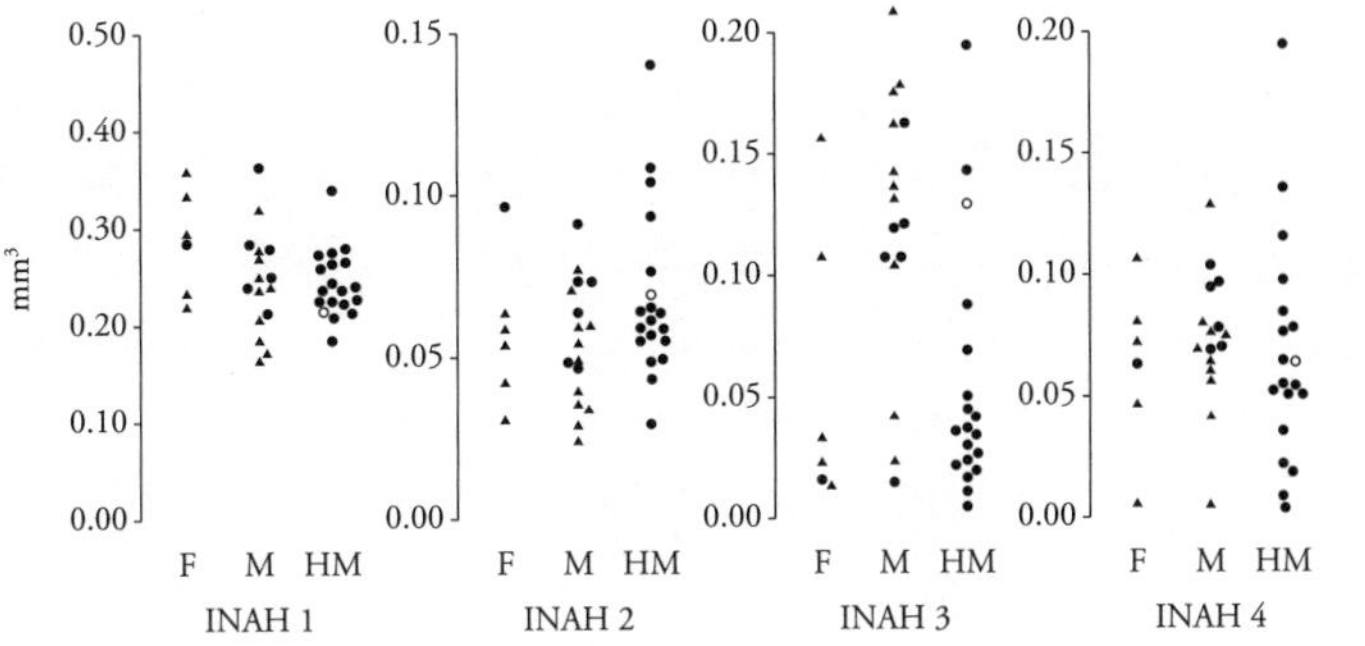

図 6－11　3 群の被験者の 4 つの前視床下部間質核（INAH-1,2,3,4）体積
女性（F），異性愛者であると考えられる男性（M），同性愛男性（HM）．エイズの合併症で死亡した被験者は黒丸で，エイズ以外の理由で死亡した被験者は三角で，エイズで死亡した両性愛の男性は白丸でそれぞれ表した．統計的目的から，この両性愛男性は同性愛男性群に含めた．LeVay（1991, p. 1036）より抜粋．©アメリカ科学振興協会．許諾転載．

の年齢はおおよそ類似していた（年齢幅二六〜五九）。

　アレンら（1989）の研究と同様に、ＩＮＡＨ－１とＩＮＡＨ－４は性別二型性ではなかった。しかし、ＩＮＡＨ－２も性別二型性ではなかった。ＩＮＡＨ－３は性別二型性であったので、アレンらの結果を部分的には再現していた（図６－11）。さらに、性指向の影響が認められた。つまり、同性愛男性と異性愛女性のＩＮＡＨ－３細胞体積は似ていたが、両者ともに異性愛男性のＩＮＡＨ－３細胞体積よりは有意に小さかったのである。こうしてレヴァイ（1991）は、性差を示す異性愛男性と同性愛男性の神経解剖学的差異を初めて報告したのである。

前交連

　別の神経解剖学的研究で、アレンとゴルスキ（1991）は、神経線維路である前交連（the anterior commissure : AC）が、男性に比べ女性で約12％大きかったと報告した。ＡＣは左右の大脳半球を結んでいるので、彼らは、ＡＣが認知機能や大脳の左右の機能分化における機能上の性差の基礎である可能性を示唆した。しかし、ＡＣの大きさの違いによる機能上の意義については不明であるとも述べている。

　アレンとゴルスキ（1992）は、性指向とこうした性的二型の認知機能（前述）との関係を考慮し、さらに大きな被験者プールから選び、年齢をマッチさせた同性愛男性三〇人、おそらく異性愛の男性三〇人、おそらく異性愛の女性三〇人の死後脳のＡＣの大きさを調べた。同性愛男性の大部分と異性愛男性の一部がエイズで死亡していたが、エイズは神経組織病理学的にＡＣに影響しないと考えられた。

　各群の正中面でのＡＣ平均面積（平均±標準誤差）は、以下のとおりであった。異性愛男性では10.6±0.5mm^2、異性愛女性では12.0±0.5mm^2、同性愛男性では14.2±0.6mm^2であった。このように、同性愛男性のＡＣは、異性愛女性よりも18％、異性愛男性よりも34％大きかった。異性愛男性よりも異性愛女性においてＡＣは13・４％大きく、アレンとゴルスキ（1991）の結果を再現していた。アレンとゴルスキ（1992）が、もっともＡＣ

の大きかった同性愛男性二人を除外した後にデータを再度計算したところ、同性愛男性のＡＣは、異性愛男性のＡＣとは有意差が依然としてあったものの、異性愛女性のＡＣとは有意差がなかった。さらに脳の重量を補正してみると（同性愛男性と異性愛男性を同じにした）、異性愛男性よりも同性愛男性のＡＣは36％大きかったが、異性愛女性よりはたった５・９％大きいだけに留まった。エイズの作用と比較しても、結果は変わらなかった。少なくとも下等哺乳類の（性的、非性的を問わず）性二型行動に関連するヒトの神経解剖学的性差のその他の例に加えて（例えば、Allen, Gorski, 1990; Allen et al., 1989; Allen, Richey, Chai, Gorski, 1991）、アレンとゴルスキ（1992）は、胎生期因子が、「発達の早期に作用し、性二型性の構造および全体様式における脳の機能を分化する」ようであると結論づけた（p. 7202, 強調は原著のまま）。

現代の性的な政治問題に触れたことのある読者ならば、レヴァイの研究（1991）が、出版物（例えば、Angier, 1991a, 1991b; Begley, 1991; Gelman, 1992 など）やニュースでたいへんな注目を集めたことを思い起こすであろう。レヴァイは、ニュース番組やトーク番組などのテレビ番組に出演させられたりしていたし、教養人向けに自分の研究の輪郭を解説した本も最近出版した（LeVay, 1993）。同僚の科学者たちの意見は賛否両論である（「極めて素晴らしい観察であり、私の知るかぎりにおいて前例がない」［Insel, in Angier, 1991a, p. A1］、「ナンセンスだ」［De Cecco, in Angier, 1991b, p. A1］）。

神経解剖学的研究についての議論

科学的見地において、レヴァイの研究（1991）は重要であった。それは、明白な間性の状態にはない人の非定型的な性心理の分化に関する神経生物学的探究のあらたな道を開いたからである。前述したように一九九一年頃にはＰＥＦＥ研究はすでに行きづまっていて、新しい直接的な生物学的研究は存在していなかった（こちらも前述したが、レヴァイやアレンとゴルスキの研究［1992］にハマーらの研究［1993a］が引き続いた）。

以前の性指向に関する生物学的研究の迷走ぶりから、独立した再現性の重要性を強調する者もいた（Byne, Parsons, 1993; Friedman, Downey, 1993a, 1993b, 1994; Meyer-Bahlburg, 1993b）が、いまだそのような再現は報告されていない。レヴァイ（1991）の方法論に関する議論もあったので、ここで少し説明しておく。三名の測定者にＩＮＡＨ領域をそれぞれ独立して突き止めさせたアレンら（1989）とはちがい、レヴァイは自分一人でそれらを発見した。これらの領域の境界を特定することがあきらかに難しいことを鑑みると（Friedman, Downey, 1993a）、再現しようと思えば、複数の測定者を採用するべきであろうと考えるものもいるであろう。

バインとパーソンズ（Byne, Parsons, 1993）、フリードマンとダウニー（Friedman, Downey, 1993a）は、死亡した被験者の性的な経歴情報が不足しているとコメントした。バインとパーソンズは、レヴァイの研究（1991）のサンプル数の少ないことについても批判し、フリードマンとダウニー（1993a）は、三群の被験者間の重複について論じた。我々の見解では、これらの批評はまったく説得力に欠けるものである。性指向を誤って被験者を分類しても、誤差分散になるだけであるし、群間の差異を確認しづらくなる。大規模サンプルよりも少数のサンプルでの有意差は、その結果をより一層印象づけるものである。もちろん、行動研究ではオーバーラップスコアはよくあることであり、この場合も例外ではないので、神経生物学研究においてこの欠点にあまり批判的であるべきではないだろう。

エイズがＩＮＡＨ細胞体積に影響するという主張は、さらに興味深い批判である（Byne, Parsons, 1993）。レヴァイ（1991）もアレンとゴルスキ（1992）も、データにエイズの影響はなかったと報告しているが、バインとパーソンズ（1993）は、「ヒト……といく種かの哺乳類の免疫不全ウイルス感染の末期状態におけるテストステロン値の有意な減少が報告されており、ＩＮＡＨ－３に相当すると推定される細胞群の体積は、成人テストステロン値に依存している」と主張した（p. 235）。エイズで死亡した同性愛男性には、エイズで死亡した異性愛男性とは異なる疾病経過があり、このことが結果に特異的に影響したのではないかと彼らは推測したのである。再現研究では、ニューロパチーとは無関係の原因によって死亡した被験者を含めることが理想的であるが、性指向が死亡時にルーチンに記録されるわけではないので、これを行うことは非常に難しいであろう。

最後に、レヴァイ（1991）が引用した前視床下部を刺激ないしは切除する研究では、性対象の選択の指向それ自体は変わらなかったので、こうした操作がヒト以外の霊長類の性的行動に与える影響は、性指向については間接的にしか関連していないとフリードマンとダウニー（1993a）は述べている（Oomura, Yoshimatsu, Aou, 1983; Perachio, Marr, Alexander, 1979; Slimp, Hart, Goy, 1978 参照）。

皮膚紋理学

もっとも新しい性指向の生物物理学研究は、形質人類学ではよく知られる研究方法論、すなわち、指紋型の研究あるいは**皮膚紋理学**に取りかかった。ホールとキムラ（Hall, Kimura, 1994）は、皮膚小稜は胎生一六週までに形成されると発表した。指先の総隆線数の大部分は遺伝の制御下にあるが、飲酒や母親のストレスといった環境因子の影響も受ける（Ahuja, Plato, 1990; Newell-Morris, Fahrenbruch, Sackett, 1989 参照）。胎生期ホルモン環境の変化が、皮膚紋理パターンに影響を及ぼすことを示唆するヒト以外の霊長類のデータがいくつか存在する（Jamison, Jamison, Meier, 1994）。

キムラとカールソン（Kimura, Carson, 1993）は、隆線数は女性よりも男性に多く、皮膚紋理の非対称性には性差のあることも報告している。つまり、男性よりも女性において、右手より左手に隆線が多いらしいのである。その後、ホールとキムラ（1994）は、一八二人の異性愛男性と六六人の同性愛男性の皮膚紋理パターンを調べた。その結果、両群の総隆線数に差はなかったが、左側の非対称性（換言すれば、右手より左手に隆線が多い）を示した割合は、異性愛男性よりも同性愛男性で有意に高かった（14・2％対30・3％）。

明らかに実行が複雑で難しい神経解剖学研究とは異なり、指紋の測定はかなり容易である。それゆえに、ホールとキムラの研究結果（1994）の再現実験は早急になされるべきであろう。胎生期ホルモン環境に関係するような性心理学的分化モデルとの関連づけはさらに複雑であろう（Jamison et al., 1994参照）が、動物実験でも、ヒトにおける仮定上の関連の予備結果はでるかもしれない。

同胞性別比と出生順位

同胞性別比とは、ある集団の中での発端者の同胞の男女比である。白人において、男性の出生数対女性の出生数の比率はおおよそ106：100である（Chahnazarian, 1988）。出生順位は、スレーター（Slater, 1958）の指標——発端者より年長の同胞数を同胞の総数で割る——で計算できる。出生順位は、0（長子）から1（末子）の間の数値として表示される。得られた出生順位は、それぞれのグループ間でも、一般から無作為抽出されたサンプルの理論的平均値.50との間でも比較することができる。

同胞性別比

同胞性別比と性指向の関係、特に男性におけるその関係は、

研究	対象者数	同胞数	同胞性別比	対照群の人数	同胞数	同胞性別比
			同性愛男性対異性愛男性			
Blanchard, Bogaert（1996）[a]	844	1,954	110.8:100	4,104	9,155	104.1:100
Blanchard, Bogaert（1995）[b]	302	735	104.7:100	434	977	103.1:100
Blanchard, Zucker（1994）[a]	575	1,144	103.9:100	284	552	105.2:100
Zucker, Blanchard（1994）[c]	106	154	97.7:100	100	150	123.8:100
			性別違和のある同性愛の男性対異性愛男性			
Blanchard, Sheridan（1992）	193	623	130.7:100	273	625	117.0:100
Blanchard et al.（2007）	83	246	134.3:100	58	166	112.8:100
			女性的な男児対臨床対照群の男児			
Blanchard et al.（1995）	156	255	140.6:100	156	255	104.0:100

[a] Kinseyら（1948）およびGebhard, Johnson（1979）の調査より
[b] Bellら（1981）の調査より
[c] Bieberら（1962）の研究より

表6－7 同胞性別比（SSR）：最近の経験的研究

一九三〇年代から一九六〇年代初めにかけて、何人かの研究者によって調査された。ブランシャールとシェリダン（Blanchard, Sheridan, 1992）はこれらの文献を調査し、同性愛の男性の同胞において兄弟が姉妹よりも多いことを指摘した（例えば、Jensch, 1941; Kallmann, 1952b; Lang, 1940, 1960）。またマネー（1970a）も、これらの先例について調査したが、この頃にはこの現象への関心は薄れていた。かつてこのことが注目されたのは、同性愛男性の遺伝型が女性であるという間違った仮説のためであったと考えられる（本章のはじめの部分参照）。

しかし最近数年間、この忘れられていた生物統計の変数に関して、クラーク研究所で別の結果を出している。我々は、同性愛の男性（性別違和は含まない）、性別違和（性転換症）のある同性愛の男性、および性同一性障害の男児について同胞性別比を調査した。

表6－7を見ると、同性愛の男性に関しては三つの研究のすべてにおいて、同胞性別比は一般の男性の出生数割合と有意差はなかった。また同表から、性別違和のある同性愛の男性についての二つの研究結果を見ると、両研究ともに同胞性別比は兄弟が有意に多いことがわかる。最後に我々は、思春期前の女性的な男児（その多くが性同一性障害のＤＳＭ評価

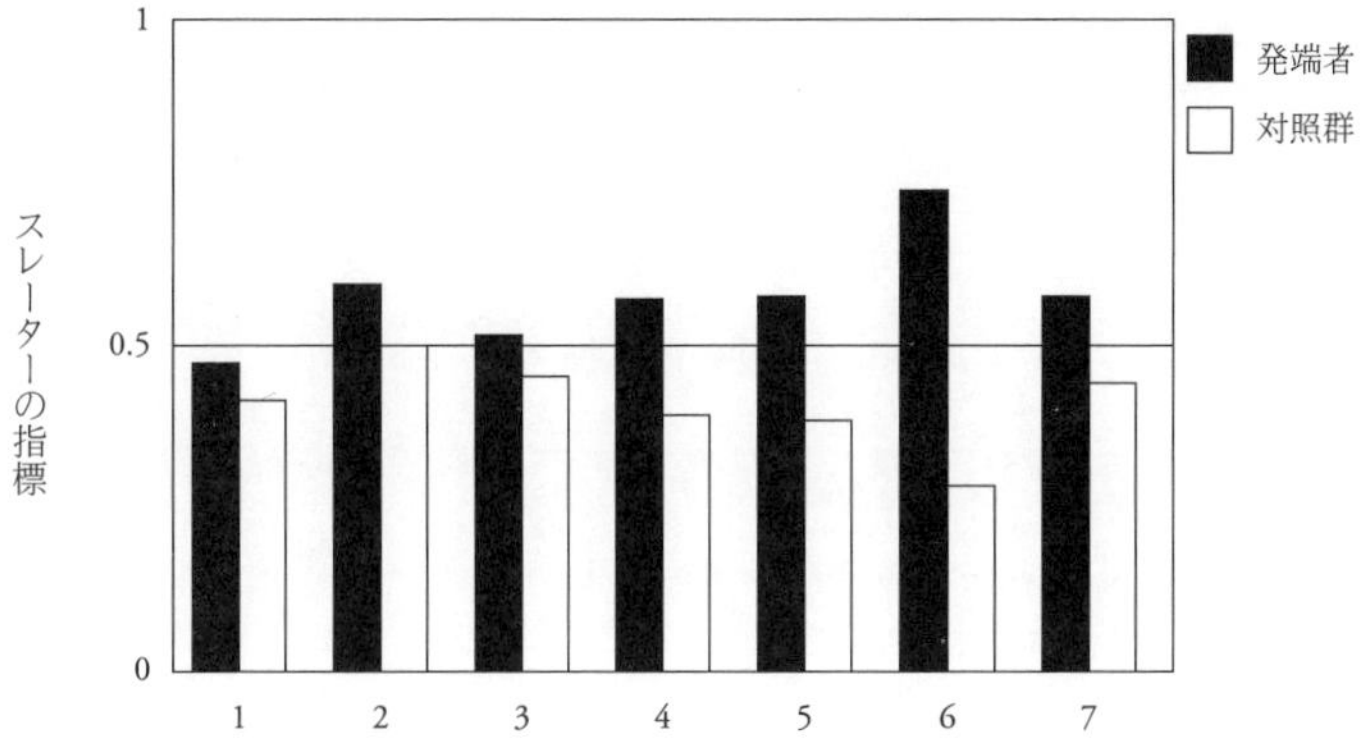

図6－12　平均出生順位値（スレーターの指標）：同性愛の男性（研究1－3），同性愛で性転換症の男性（研究4－6），性同一性障害の男児（研究7）．1 Blanchard, Zucker（1994）; 2 Zucker, Blanchard（1994）; 3 Blanchard, Bogaert（1996）; 4 Blanchard, Sheridan（1992）; 5 Blanchard et al.（2007．研究1）; 6 Blanchard et al.（2007，研究 2）; 7 Blanchard et al.（1995）．値は 0（長子）から 1（末子）まで．

基準を満たす）と、女性的な同性愛または性別違和の少年について調べた。ここでも、同胞性別比は兄弟が有意に多いことがわかる（表6－7）。

出生順位

同性愛の男性の出生順位に関する調査が、同胞性別比に早くから関心を寄せていた研究者たちによってなされていた。そのうち初期の最も大きな二つの調査によって、同性愛の男性が一般の理論的平均に比べて有意に出生順位が遅いことが示された（Hare, Moran, 1979; Slater, 1962）。**図6－12**に出生順位に関する我々の調査をまとめた。同性愛の男性についての三調査、性別違和を伴った同性愛の思春期の少年と成人男性の三調査、女性的な男児と思春期の少年の一調査において、すべての出生順位が遅いことが示された。(11)

まとめ

これらの調査結果をまとめると、同胞性別比によって、極めて女性的な同性愛の男性（すなわち、性別違和を伴っている）と性同一性障害の男児を、対照群から生物統計的に区別することができる。一方、出生順位によって、さらに一般的な同性愛の男性（すなわち、極めて女性的というわけではない）を対照群から区別することができる。

出生順位への影響を裏付ける、何か妥当な生物学的説明があるだろうか。マッカロックとウォディントン（MacCulloch, Waddington, 1981）は、テストステロンの抗体が、男の胎児を妊娠している母体で作られ、胎盤を通して母体から胎児にいたり、ホルモンの生物的活動を抑えて、その結果、胎児の脳の性的分化に影響すると推測した（Ellis, Ames, 1987 参照）。このような母体の免疫反応は、さまざまな妊娠において引き起こされ（例えばＲｈ不適合現象のように)、生まれ順の後の男性に、同性愛または反対の性の行動をより高率に導いたかもしれない。この仮説では、兄だけがこの確率を増加させるということを意味している。それは、男の胎児が女の胎児より多量のテストステロンを生産しているからであり、また女の胎児によって生産されたテストステロンは胎盤を通して母体の血流のなかに入らないからである(Meuienberg, Hofman, 1991)。

マッカロックとウォディントンの仮説には、ステロイドホルモンが一般的に非抗原性であり、妊婦にテストステロンの抗体ができるという実証的証拠がないなど様々な難点がある。他の物質への母体の免疫反応が関わるかもしれないと考えられるが、この文献においてはどんな物質が該当するかということは触れられていない。

出生順位に関するデータが何らかの生物学的過程を反映するということが、遺伝子が男性における同性愛指向や反対性の行動を完全に説明できないことを具体的に証明している。純粋に遺伝的な現象は出生順序に影響しないからである。一卵性双生児(遺伝子型と出生順位の両方を共有する)のかなりの割合において性指向が一致しないというこれまでの調査結果から、出生順位と遺伝子だけで性指向について説明できないことがわかるだろう。様々な別の影響が関連しているに違いない。

同胞性別比の結果については、明らかな反対性の行動が観察された男性においてのみ兄弟が多かったという生物学的説明が必要である。この効果の生物学的説明は、男の子を産むカップルの割合がそれぞれのカップルによって違うというすでに仮定されている要因の影響を再検討することで示されるかもしれない(James, 1987)。こういった要因とは、社会生物学的メカニズム・母と父の血液型相互作用・母と父のホルモンレベル・性交の頻度などであろう(Blanchard, Zucker, Cohen-Kettenis, Gooren, Bailey, 2007 参照)。ヒトの出生時の性別比に対するこれらの要因の影響について、統計学者や社会生物学者の議論は続いている。これらの要因が、性心理分化の理論をどのくらい説明できるかはいまだはっきりしていないのである。(12)

気質特徴——活動レベル、荒っぽい遊び

気質特徴の複雑な構造は、標準的発達に関する論文において活発に議論されている。一般的には気質特徴の指標は、体質的基盤（それは環境の影響を受けることもあるが）をもち、幼児期に現れ、ある程度継続性があり、その個人の客観的な特性となるものと考えられる（Bates, 1980）。幼児の気質特徴の要素を特定しようという様々な研究が何年にもわたり試みられている（Hubert, Wachs, Peters-Martin, Gandour, 1982; Kohnstamm, Bates, Rothbart, 1989; Plomin, 1983; Prior, 1992 参照）。この章で、我々は性同一性障害の子どもの気質特徴の二つの特定の次元——活動性のレベルと荒っぽい遊び——について調査した研究を概観する（以後、活動性レベルをＡＬ、荒っぽい遊びをＲＴ遊びとそれぞれ略す）。

ＡＬは長い間、気質特徴の重要な次元として認識されており、経験的研究でこの特徴の適切な行動指標が特定された。児童の性同一性障害の場合、ＡＬは気質特徴を研究するのに有用な次元である。これはかなり強い性差があり、男児は女児よりＡＬが高いからである（Eaton, 1989; Eaton, Enns, 1986; Eaton, Yu, 1989）。

ベイツら（1973）は、性障害のある男児と普通の男児の母親が答えたアンケートについて因子分析を行った。外向性に分類される一つの因子が、ＡＬの概念と矛盾しないいくつかの項目を含んでいた（例えば、「彼は高いところから飛び降りたり溝を飛び越えたりする」）。しかしこの因子の他の項目は、むしろ対人関係に関してのものだった（例えば、「彼は人が好きである」）。ベイツらは、性障害の男児がふつうの男児よりこの因子のスコアが低いことを発見した。また、その後の研究（Bate et al., 1979）で、性障害の男児は、臨床対照群の男児より低スコアであることがわかった。

ＲＴ遊びはエネルギー消費が高いという特徴があるという点でＡＬに対して類似性をもっている。しかし、Ｒ

Tを特徴づけるのは定義のうえから、それが「戦闘ごっこ」や「追いかけっこ」のようなより社会的相互作用のある行動だということである。いくつかの研究で、特に同性グループにおいては、RTは女児より男児によくみられることが示された（例えば、Bolton, 1991; DiPietro, 1981; Finegan, Niccols, Zacker, Hood, 1991; Moller, Hymel, Rubin, 1992; Smith, Lewis, 1985; Whiting, Edwards, 1973）。

グリーン（1976）は女性的な男児と対照群の男児の両親に、RT遊びへ息子の関心について評価をさせた。予想通り、対照群の男児に比べて女性的な男児がRT遊びに関心が低いと判断された。

我々は、性同一性障害の男児と女児の両方のALについて調べた。ALとRTに関する項目は、ベイツら（1973）およびロウ、プロミン（Rowe, Plomin, 1977）の他いくつかの研究から抜粋した。因子分析によって一七項目の因子が活動レベルおよび外向性を示すと特定された。比較群として、同胞・臨床群・健常対照群を用いた。対照群の間でこの因子について差がなかったので、これらのデータをまとめた。**図6－13**に結果を表示する（結果は強いグループ×性の相互作用を示す。$F(1, 468) = 45.7, p < .001.$）。性同一性障害の男児は、対照群の男児より低得点であった。一方、性同一性障害の女児の得

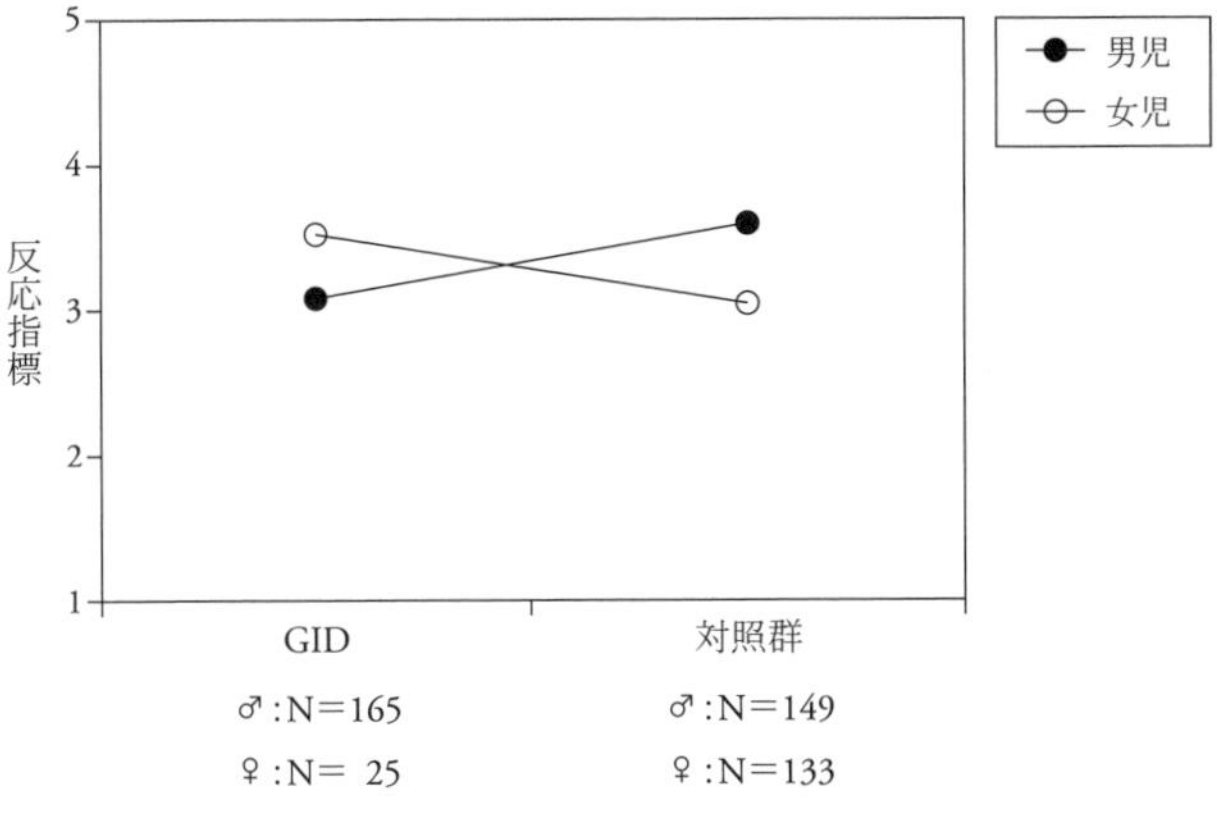

図6－13　活動レベル／外向性因子における母の評価．GID：性同一性障害．対照群は同胞，臨床群の対照群，通常の対照群を含む．対照群は我々の研究（テキスト参照）およびMaingの協力者である（1991）

点は、対照群の女児より高かった。さらに、性同一性障害の女児は性同一性障害の男児の得点より高かったが、対照群においては男児の得点は女児より高かった。

これらのデータ全体から、ＲＴとＡＬは、男児と女児の両方の性同一性障害に関連した重要な特性であると思われる。この関係を説明する生物学的および心理社会的な分析がある。生物学的因子に関しては、ＡＬには遺伝的基盤があるというエビデンスがある（例えば、Saudino, Eaton, 1991, 1995; Stevenson, 1992; Willerman, 1973）。また、ＡＬはホルモン因子に関連しているようである。それは例えば、ＣＡＨの少女の研究（Ehrhardt, Baker, 1974; Hines, Kaufman, 1994; ＲＴでは差がない）や、胎生期ホルモン環境を変化させた動物実験から判断できる。国際周産期共同研究企画による七〇一八人の児童の研究で、イートン、チッパーフィールド、シンベル（Eaton, Chipperfield, Singbeil, 1989）は、出生順位の早い男児が遅い者より活動的であることを発見した。これは、性同一性障害の男児が平均的により出生順位が遅いという我々の発見との比較において興味深い（Blanchard, Zucker, Bradley, Hume, 1995）。イートンら（1989）が指摘したように、ＡＬと出生順位の関係は、同胞系列における胎生期ホルモンの違いによって説明することができるだろう。

ＡＬへの心理社会的な影響について、イートンら（1989）は、家族構成の変化が重要であろうと指摘した。例えば、兄姉は弟妹より言語的にも身体的にもアグレッシブである（Abramovitch, Corter, Pepler, Stanhope, 1986）。子どもが何人かいる場合、両親はＡＬが高いことに対して許容度が少ないかもしれない。また社会環境の側面が、ＡＬの表現を強めたり弱めたりすることは想像できる（Fagot, O'Brien, 1994; Routh, Walton, Padan-Belkin, 1978）。例えば、ある身体活動の高いことが男性の社会的役割として適切だと子どもに捉えられていること（Pellett, Harrison; 1992）、子どもは男っぽい遊びをしている時にさらに活動的になること、などが根拠となる（O'Brien, Huston, 1985）。

もっと臨床的な見解から、ある子どもの活発な遊びや行動についての傾向が、彼らの社会的関係、特に同年齢の仲間との関係にどのように影響するかについて様々な仮説を立てることができる。例えば、性同一性障害のあ

尺度	r	p [a]	n
親用			
男児性行動一覧改訂版			
因子 1（男らしさ）	.21	.004	156
因子 2（女らしさⅠ）	.02	n.s.	156
因子 3（女らしさⅡ）	.18	.013	156
因子 4（お母さん子）	–.01	n.s.	156
遊びやゲームに関する質問紙			
スケール 1（女らしさ／就学以前）	.19	.009	156
娯楽	.21	.005	156
スケール 2（男らしさ，外で遊ばない）	.15	.029	156
娯楽	.23	.003	156
スケール 3（男らしさ，外で遊ぶ）	.13	.055	156
娯楽	.15	.015	156
性同一性質問紙	.07	n.s.	108
小児用			
人物描画テスト（初めに反対の性の人物を描く比率）	.03	n.s.	163
人物身長比較（同性の人物の身長―反対の性の人物の身長）	.17	.018	161
自由遊戯課題（同性との遊戯―異性との遊戯）	.12	.086	145
ロールシャッハテスト（同性への反応―異性への反応）	–.13	.057	155
性同一性面接			
因子 1（性についての感情的な混乱）	–.17	.058	93
因子 2（性についての認知的な混乱）	–.32	.002	93

[a] 片側検定

表6－8　性同一性男児の活動レベルと性同一性／役割の児童期調査との相関関係

まり活発でない男児は、他の男児との典型的な遊びは自分の行動のスタイルと合わないので、その男児にとって、同年齢の男の子のグループに入ることを難しく感じるかもしれない。同様に、RT遊びを避ける男児は、男の子より女の子の社会に入っていく可能性が高くなるかもしれない。これらも行動の適合性という理由からである（例えば、Biddle, Armstrong, 1992; Ignico, 1990; Thomas, French, 1995）。性同一性障害の男児のアセスメントと治療を経験した多くの臨床医は、そういった子どもたちがRT遊びに入ることを非常に恐れていると述べている（Coates, 1985; Green, 1974）。

残念ながら、ALが性同一性障害を起こす特定の役割であるとする系統的研究はなされていない。我々の研究では、ALは年齢に対して負の相関関係を示したが（表4－8参照）、これはおそらく、ALの加齢に伴う変化と測定誤差の合わさった結果であろう（私たちが同定したALの項目は、おもに幼い子どもを対象に開発したものであった）。

性同一性障害の中で最も活発でない男児が、最も女性的になるということになるだろう。それは彼らが遊び仲間として他の男児を避ける、または性別典型的な女性的活動が気質的に合うと感じる傾向が高いと思われるからである。この可能性を検証するために、私たちはALと親と子の評価による性別典型的な行動についての相関を調べてみた（表4－7参照）。年齢・IQ・社会階級・婚姻状況についての人口統計学的変数がAL評価と有意に相関していたのでその影響を取り除いた。表6－8に結果を示す。一七の相関関係のうち九つが5％水準で統計的に有意であった（片側検定）。このうち六つが予測された方向の結果であった。他の四つの相関関係は10％水準で有意であった（片側検定）。このうち三つが予測された方向の結果であった。

まとめると、ALが性別典型的な行動パターンと関連しているというエビデンスが見出せる。より厳密な効果の方向性を研究するためには、前方視的研究が当然必要である。患者と対照群の差を考慮すると、男児においてALが相対的に低く女児においてALが相対的に高いということは、このグループにおける非常に強い特性であると思われる。

身体的な魅力

身体的な魅力の違いは、生物学的な特性によって少なくとも一部は客観的に測ることができる（Langlois, Roggman, 1990）。意外なことに、性同一性障害の男児についての初期の臨床研究で、身体的な魅力をその成因の一つとしたものがある（Stoller, 1968b）。母親が自分の女性的な息子は幼児期に美しかったと言ったことから、ストーラー（1975）は、「我々は、彼らがかわいらしい顔をしていて、しなやかな髪で、顔色がよく、優雅な動作で、特に大きく深いうるんだ瞳をしていることに気づいていた」と述べている（p. 43）。ストーラー（1975）は両親からの影響を重視していたが、男児の際立った身体的魅力のせいで、両親特に母親が子どもの女性化を促した可能性も示唆したのである。

グリーン（1987）と共同研究者（Green, Williams, Goodman, 1985; Roberts et al., 1987）は、女性的な男児と男性対照群について、さらに多くのサンプルを集め、身体的な魅力に関する研究を行った。アセスメント時（平均年齢七・一歳）、両グループの両親に、幼いころの息子の顔立ちについて説明するよう求めた。どちらの群に属しているかを伏せて行った面接記録と質問紙の回答から、女性的な男児の両親が対照群に比べて幼時期に息子が「美しい」「女性的」だと頻繁に述べていることが分かった。また女性的な男児の両親は対照群男児の両親より、知らない人から「女の子なら美人になるのにね」と言われたと思い出すことが多い傾向がみとめられた。

グリーンらのデータが、親の追想による歪曲ではなく、女性的な少年の幼児期の客観的な特性をどの程度示したかははっきりしない。現在の息子の女らしさが、過去の魅力について親の記憶に影響したと考えることもできる。男児が女性的だったという回想は、今の行動パターンと連続しているし、おそらく一つの説明となるだろう。

我々（Zucker, Wild, Bradley, Lowry, 1993）は、性同一性障害の男児一七人の魅力について、統計的にマッチさせた臨床対照群の男児と比較した。臨床アセスメントの時（平均年齢八・一歳）、顔と上半身の写真を撮影した。男児らの状態を知らない大学生が、五つの項目、「魅力的」「美しい」「かわいい」「ハンサム」「きれい」を評価した。「ハンサム」を除いて、これらの項目は女性的なものに偏っているが、それは、こうした特徴を性同一性障害男児の身体的な外観についての臨床的印象と一致させるためである。性同一性障害の男児は、五つの項目すべてにおいて、臨床対照群の男児より有意に魅力的であると評価された（図6－14）。

このデータは、グリーンらに報告された親の追想データを補足し拡充するものだった。しかしグループ間の魅力の差が、身体的相違によるのか、社会的に作られた差なのか、またはそれらの組み合わせなのかははっきりしない。例えば、ヒルデブラントとフィッツジェラルド（Hildebrandt, Fitzgerald, 1979）が示したように、男児の顔の構造的な分析結果は、幼児のかわいらしさと一致するものと考えられる。その延長として、性同一性障害の男児の幼児期の写真を分析し、同じような特性を同定できるか調べられるだろう。そのような分析は性心理的見解から特に興味深い。というのは、最近の研究によって、幼児の顔の（新生児の顔でさえ）客観的な特性が、生物学的性別の正確な予測と関連していることがわかってきているからである（例えば、Gewirtz, Hernandez, 1984, 1985; Gewirtz, Weber, Nogueras, 1990）

魅力を決定する客観的な顔の特性の役割とは別に、両親特に母親が、「かわいらしく」または男の子らしくなく、場合によっては女の子っぽく、女性的な息子を着飾ったり髪型を整えたりするという臨床的な根拠がある（例えば、Green, 1974）。また男児が自分で柔らかでかわいい格好をするという、臨床的根拠も示されている。このような根拠から、魅力の社会的な（主観的な）決定要因が示される。男児が自分で行った場合は、女性的な魅力が高いというのは、単に反対性への同一感の徴候ということだけなのかもしれない。

年齢と魅力に関する我々の相関データは（Zucker, Wild, et al., 1993）、社会的影響を示すものであろう。臨床対照群の男児において、年齢と魅力がはっきりと負の相関にあったことは、女性的な魅力とみなされた特徴をこの男児らが年齢とともに失っていったことを示している。対照的に性同一性障害の男児でこの二変数の相関が明らかに低かったことは、彼らが女性的な魅力と評価された特徴を年齢が上がっても保っていることを示している。

性同一性障害の女児の身体的な魅力についても、いくらか臨床的に注目された。ストーラー（1972）は、こういった少女の母親の一部が彼女たちのことを幼児期にあまり可愛くないと感じていたと指摘した。例えばある母親は幼い娘について「世界一醜い子。私はこの子が男の子じゃないからがっかりしたのじゃなくって、この子が醜いからがっかりした。でもしばらくしたら、当然そんなことは考えなくなったけれど」(Stoller, 1972, p. 54 より引用)。しかしストーラー（1972）は、これらの女児の「顔つきと体格」について、「きれいな容姿と女の子らしさについて、生後一ヵ月の可愛くないという特徴は、骨格や筋肉のつきかたの男らしさによるわけではない」と説明した（p. 60）。ストーラー

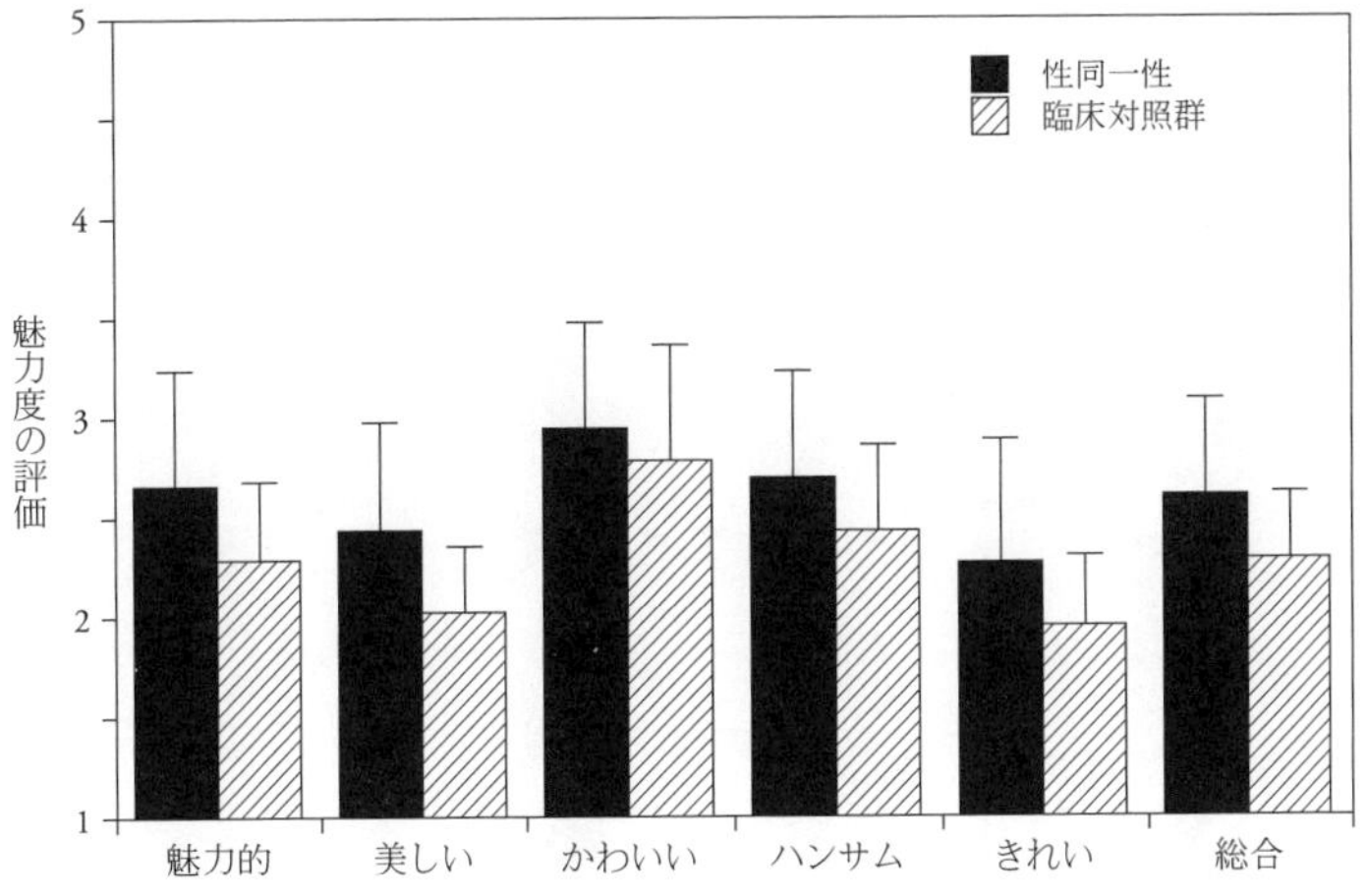

図 6－14　性同一性障害と臨床対照群の男児の身体的な魅力の評価. Zucker, Wild, Bradley, Lowry（1993, p. 30）より引用. © Plenum, 1993. 許諾転載.

は後に（1975）、男っぽくなる前の幼い娘は、「両親は、美しい、優雅、〈女らしい〉などといった新生児の親ならふつう感じそうなことを、何も「感じさせなかった」」（p. 226 「　」は加筆）と述べている。ストーラーは、このような親の追想を歪曲された回想だとはみなさなかったようである。

グリーンら（1982）の男性的（「おてんば」）な女児の研究において、彼女らの母親は、女の子らしい（「おてんば」でない）女児の母より、娘が「男の子ならハンサムになるよ」と他の大人からより頻繁に言われていることを示した。しかし、女児の身体的な魅力について実際のアセスメントはなされていない。

我々（Fridell, Zucker, Bradley Maing, 1996）は、一二人の性同一性障害の女児と二二人の臨床および健常対照群の女児の魅力を比べた。彼女たちの状態を知らない大学生が、五つの項目「魅力的」「美しい」「かわいい」「きれい」「醜い」を評価した。「醜い」の項目を除いて、性同一性障害の女児は対照群女児より有意に魅力的でないと評価された（図6－15）。

ズッカー、ワイルド（Zucker, Wild, 1993）らの研究の

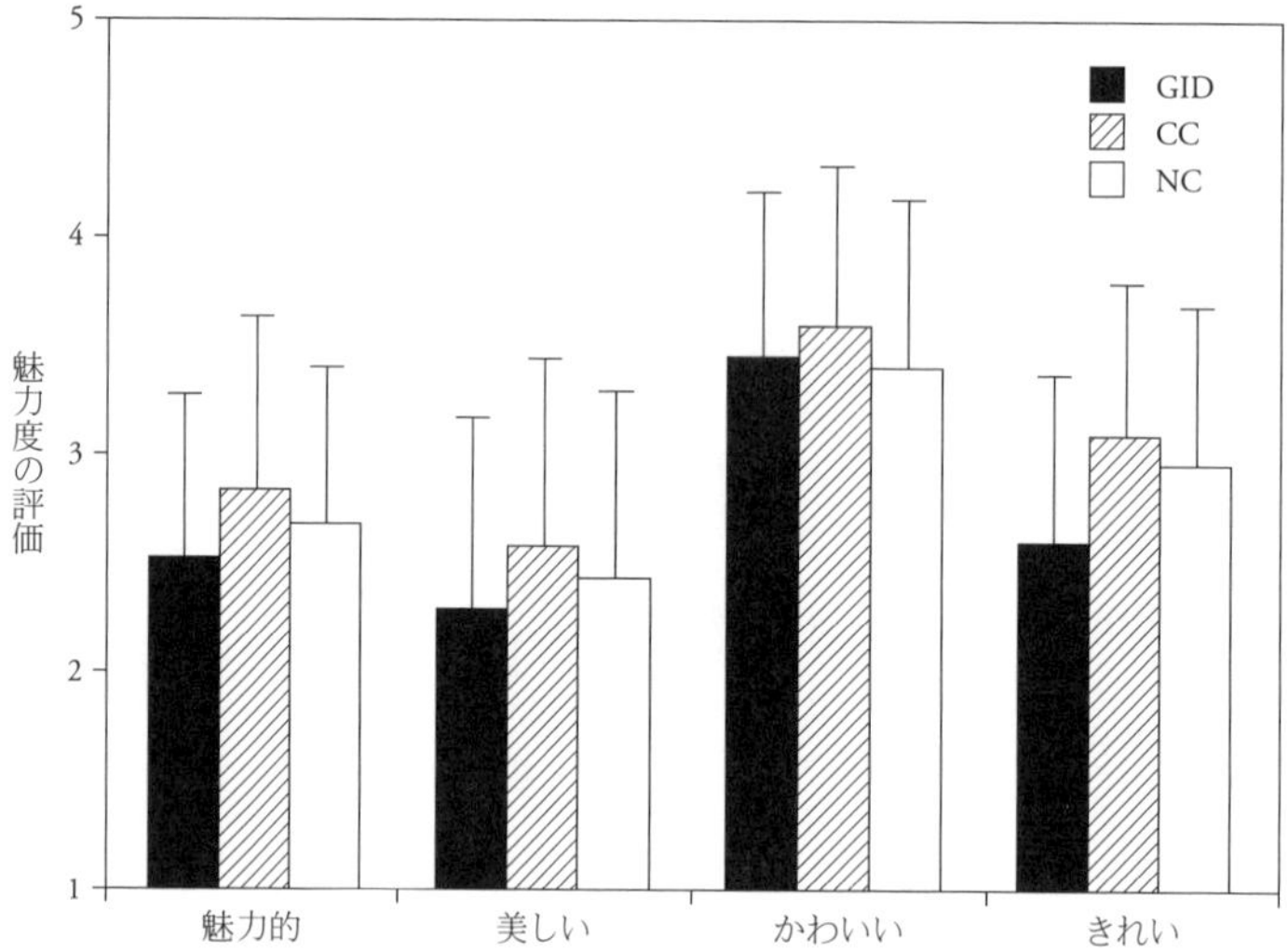

図6－15　性同一性障害（GID），臨床対照群（CC），健常対照群（NC）の少女の身体的な魅力の評価．Fridell, Zucker, Bradley, Maing（1996）から引用．© Plenum，許諾転載．

相関関係のデータと比較すると、年齢と性同一性障害の女児の魅力評価は負の相関関係だった。つまり年齢とともに、この少女たちはより魅力的でないと受け止められた。一方対照群では年齢と魅力との関係がほとんどなかった。

生物学的研究のまとめ

本章で我々は、性心理的分化への生物学的影響に関係して、さまざまな領域における病因研究（または準病因研究）の文献を概説してきた。このうち性同一性障害の児童についてなされた研究は一部だけで、大部分は性同一性障害に関連する性心理状態を対象にしていた。

性同一性障害の児童における、認知能力、同胞性別比、出生順位、気質特徴（活動レベルと荒っぽい遊び）、および身体的な魅力について、グループ間の違いに関するエビデンスを提示した。すべての項目において、基本的な生物学的影響（もしあるならば）は不明瞭な状態で、さらに研究を進めることが必要である。

関連する性心理状態に関して、行動習性の遺伝的性質、分子生物学的遺伝、胎生期性ホルモン、母体のストレス、神経心理学、神経解剖学、身体的人体測定学によるエビデンスを再検討した。この領域における研究のいくつかは始められたばかりである。例えば、分子遺伝学と神経解剖学による結果をみると、肯定的な結果が得られたものは一つの研究か一つの調査チームによるものにすぎなかった。決定的な結論は明らかに時期尚早であり、この分野の追試が望まれる。他の領域（例えば、利き手）においては、方法論の問題や疑わしい理論的原理のために経験的結果が混乱をきたしている。

結論的に、我々は今のところ性心理分化について、生物学的時代精神のただなかにいるというのが正しいだろう。まさにこの数年間に、生物学や神経科学における各専門分野でまったく新しい発見がなされている。性科学の研究については研究者が少なく、おそらく他の領域の研究よりも強い政治的圧力があり（Bullough, 1985; Gardner, Wilcox, 1993）、経験的研究を進めることは困難であろう。しかし未解決な問題についての答えは、新しい研究からしか得られないだろう。

注

（1）本章を通して、非定型的性心理学的状態の研究が、生物学的に健常な男性と女性間の性差の起源に関する仮説にしばしば左右されてきたということが明らかになるであろう。これはなぜであろうか。その理由は主に概念によるものである。例えば、ある時期、同性愛は生物学的あるいは心理学的あるいはその両方で一種の間性状態であるとみなされていた。一九世紀の同性愛ドイツ人弁護士ウルリクス（Ulrichs）は、この見解を早い時期に主張した人物である（Kennedy, 1988; Ulrichs, 1864–1879 / 1994参照）。ここでの仮説は、性差をつくる因子は、異性愛から同性愛も分化させる（男性同性愛の場合は女性の異性愛形式へ、女性同性愛の場合は男性の異性愛形式へ分化した）というものであった。別の形式の仮説では、同じ性別内での性指向分化にのみ着目している。例えば、親密な父－息子関係が異性愛の素因をつくるならば、親密でない父－息子関係は同性愛の素因をつくるであろうといった具合である。この仮説の場合、親密でない父－娘関係は女性の異性愛につながることはなく、親密な父－娘関係も女性同性愛につながることもないのである。

（2）周知のとおり、行動における遺伝の影響の研究には、複雑な社会政治的歴史がある。際立って露骨な誹謗中傷としては、著名な心理学者のエリス（Ellis, 1963）が以下のような遺伝学的仮説を主張した。「自分自身が生まれながらの同性愛者であることに気がついた作家がいる。こうした作家は、今は他界していたり、最近になり同性愛者であることを文章にして告白しているので、以下のことは、周知されていることと思われる。それは、私には事実だとわかっているが、名誉毀損法のために現段階では話せないこととは、同性愛が……先天性のものであるとする見解を声高に支持する者のほとんどは、自分自身もまた性的逸脱者であるということである」（p. 176）。さて、時代は変わったといえるだろうか。我々の知るアメリカの著名な児童精神科医に、数年前、本書で我々が検討している昨今の研究について意見を求めてみた。すると、その精神科医は、腹に一物ある同性愛者による研究であると批評したのである。また別の立場から、この研究の批評家たちは、「支配者民族のために……これらの生まれつきの障害者」を殺戮したナチスの姿勢を想起させて、その優生学的関係性に対する懸念を表明した（D'Emilio, 1992, p. A14）。

（3）**共有環境**は、同一世帯の子ども間の環境上の類似点に関係し、**非共有環境**は、同一世帯の子ども間の環境上の相違点に関係する（Plomin, Daniels, 1987 参照）。

（4）高等哺乳動物での行動の男性化と脱女性化の区別について、バウム（1979）のコメントを前に引用した。これらの概念をヒトの性心理分化に適応することは、ＣＡＨ女性に関するデータによって考察できる。まず性差のある遊び行動を考えよう。データから、女児の遊び行動が男性化されかつ脱女性化されたことがわかる（Berenbaum, Hines, 1992; Ehrhardt, Baker, 1974）。しかしこの検査法において、男の子らしいまたは女の子らしい行動を独立して適切に評価できないことに注意しなければならない。例えば、ベレンバウムとハインズ（1992）の研究では、女児が女の子のおもちゃで遊んでいたなら、彼女は男の子のおもちゃに変えることはないだろう。もっと良い方法は、男の子のおもちゃと中性的おもちゃ、女の子のおもちゃと中性的おもちゃのどちらかを選ばせることだろう（Doering et al., 1989）。ファンタジーにおける性指向のデータは、男性化と脱女性化の両方があることが示される。しかし、行動における性指向のデータは、主として脱女性化（例えば、異性とのデートや性体験の割合が減る）について示されている。これは、明確な生物学的過程よりも社会的圧力（例えば、同性愛嫌悪）の結果であるかもしれない。ヒトにおける男性化と脱女性化の区別の適用性を調べるには、生物学・行動学両レベルでの研究をさらに重ねる必要のあることは明白である。

（5）この章で議論したデータは、デルナー（1976, 1988）、フリードマン、ダウニー（1993a）グラデュー（1988, 1990）、ゴーレン（1988, 1990a, 1990b）、マイヤー－バールブルク（1982, 1984, 1993b）によるＰＥＦＥの概説、および一九八六年、一九九三年の国際性研究学会のシンポジウムによるところが大きい。

（6）何人かの批判的立場の人（例えば、De Cecco, 1987）は、ＰＥＦＥに関する論議で「欠如」や「異常」といった記述の使用に反対している。それは内分泌学的な病理を同性愛指向の説明と概念的に混同させてしまうからである。これに対して我々は、「性的非定型的な」という記述の使用を選んだ。多様性と病理との差をどう扱うかについての考察は他の研究に譲る。我々はこの領域の研究において用いられた記述を踏襲している。

（7）前述のＰＥＦＥの議論を参照。

（8）この説の熱心な支持者（James, 1989）は、「スコットランドの女王メアリー（イギリスのジェイムス一世の母）とプルーストの母（小説家の母）が、ともに妊娠中非常な心理的ストレスを受けてその息子が同性愛になったという強力な根拠（しかし一部にのみ認められた）がある」と言っている（p. 178; Weyl, 1987 参照）。経験的データを頼りにしている生物学の研究者から批判されてきた心理学者や精神科医にとっては、生物学者であるジェイムスがこういった見解を『理論生物学雑誌』（*Journal of Theoretical Biology*）に発表したことは興味深いことである。

（9） これらの分析において、家庭での母国語が英語でない七例および、言語性、動作性、または全検査ＩＱで知的に正常以下の三例を除外した。三人の三歳の男児には適応できないので、別のＩＱ検査を行った。

（10） これは、議論の余地のあるＰＥＦＥを引用している。ＰＥＦＥについては先に述べた。

（11） 本書の印刷中に出されたブランシャールとボガート（1995）の研究でも、同性愛の男性は異性愛の男性より出生順位指数が高かった。

（12） この章で、同胞性別比と出生順位に我々のデータを取り入れたのは、これが歴史的に継続された生物的研究だからである。この二つの現象の社会心理的説明は極めて事後的なものであった。ある人が性心理的に普通の発達をした時、兄弟がたくさんいるか、あるいは生まれ順の後の男性がより女性的かなどと尋ねるだろうか。出生順位について答えは否である。一方同胞性別比について、その調査結果は一貫していない。幼児に関する調査では、兄弟がいると男らしい行動が増える。しかし大学生の調査では、二人兄弟の場合弟は兄よりも男らしくないという結果が得られている（Blanchard et al., 2007 参照）。

第7章　病因論——心理社会的研究

第5章において、性同一性障害のはじまりに関連する親や家族の非特異的な精神病理について若干の考察を行った。本章では、性的二型の行動に特異的に影響すると考えられてきた心理的諸要因について考察する。本章を通覧すると、経験にもとづく研究の大部分が性同一性障害の男児に関するものであることがわかるだろう。しかし、本章の最後に、性同一性障害の女児に関する我々自身の臨床経験の概略をまとめ、ここで概説した心理社会的な機制に関し、男児との類似点および相違点について論じることとする。

本章での資料の多くは親の影響に関するものなので、まず、親が児童の精神病理に与える影響について研究する際の「政治戦略」の説明から始めたい。なかには、親の影響の研究が「非難」の形になることがある（例えば、Caplan, Hall-MaCorquodale, 1985a, 1985b）。非難は様々な結果を招くが、なかでも親に不必要な罪悪感を抱かせる結果になることがある。特に性同一性障害男児に関して、ツゲール（Zuger, 1980）は以下のように述べている。

女の子っぽい息子をもった親から、「先生、私たちのどこがいけなかったのでしょう」——親はしばしば医者にそのように尋ねるものだが——と尋ねられた時、医者は「何もいけないことなどありません。これは一つの状態であり、この状態の原因について、一つの答えなどないのです。あなた方が何をしたか、何をしなかったかということは、それに関する答えとしては最も遠い事柄でしょう」と答えることをためらってはならない。(p. 56)

科学的視点からすれば、得られたエビデンスの質を評して、親と関連した諸要因が子どもの問題を発展させ継続させるのに関与しているか否かを見極めることはもちろん重要である。児童精神病理学研究の広範な領域において、環境因子と器質因子がそれぞれどの程度寄与しているかという点について、なお多くの議論がなされなければならない。しかし、たとえ親という要因が重要であるというエビデンスが明らかにされたとしても、このことが親に対する非難としてとらえられてはならない。優秀な臨床家ならば誰もが知っているように、非難は実りのない臨床行為であり、誰の役にも立たない。臨床的な視点に立てば、むしろ理解することの方が役に立つだろう。コフート (Kohut, 1984) は、この観点について明確に述べており、この見解こそ我々が支持するものである。

自己心理学の知識をもつ精神分析家は、患者もその親も、いかなる者をも責めることをしない。分析家は、原因となる因果的連鎖を特定し、患者の感情や反応は幼少期における体験によって説明されることを患者に示す。そして最後に、両親について、両親自身の養育環境ゆえに今の彼らがあるのだから、彼らも責められるべきでないという点を強調する。……我々は、患者の両親がその子どもの特定のまたは過大な要求を満たすことができたか否か、もしできなかったのならばなぜ彼らはそうすることができなかったのか、さらに具体的にはどのように彼らは失敗したのかという点について問うてみなければならない。……自己対象の失敗例において、我々は倫理的な視点から自己対象のもつ短所を判断しない。そんなことをすれば科学者のアプローチから完全に外れることになるだろう。科学者のアプローチは、非難や弁明を目指すのではなく、心理学的データを説明する動機づけの連鎖を立証しようとするものだからである。(pp. 25, 33, 強調著者)

性別割当て

生物学的な性の身体的指標が、心理学的に人の目を引くということは、人が分娩後に必ず「男の子か、女の子か」と尋ねることからも明らかである。外性器の形態から、新生児の性別割当てを告げることはふつう簡単なことだ。ウーレット、ホワイト、リオン（Woollett, White, Lyon, 1982）による新生児誕生直後の親の行動を観察した研究では、大半のコメントは子どもの性別に関係することであった。

両親はたいてい性別割当てに従って、定型的な男らしいまたは女らしい意味をもつ名前を選択する。子どもの命名に役立つ本はたくさん出版されている。例えば、一般雑誌でも人気のある子どもの名前をよく扱っているし（例えば、the American Name Society）、現に命名の心理学および社会学の研究をしている学者もいる（Lieberson, Bell, 1992）。また羊水穿刺や超音波のような技術の進歩に伴い胎児の性別が判別可能であるため、出生前に名前を選ぶ親もいる。

親はふつう、男の赤ちゃんと女の赤ちゃんに性的に決まった仕方で衣服を着せる。パオレッティ（Paoletti, 1983, 1987）は、男児と女児をどう装わせるかの違いも含めて、北米における子ども服の流行の歴史を概説している。一九世紀から二〇世紀の初頭まで、赤ちゃんが歩けるようになるまでは、男の子も女の子もどちらにも、長い白のドレスを着せることが一般的であった。よちよち歩きができるようになると、どちらもドレスではあったが、男の子の衣服のスタイルは、女の子のものとは違っていた（例えば、色や材質、装飾、そしてボタンの位置さえ、男の子には前ボタン、女の子には後ろボタンという具合であった）。パオレッティ（1987）は、幼い男児にスカートをはかせた慣例については、これまで十分な説明がなされていないと言っているが、おむつの取り替えの実用性と関係していたとも考えられよう。ボタンの位置は、明らかに尿の出る方向を考慮してのことであった。

一九二〇年代に入ると、性的二型に従ってピンクか青のどちらかに「色別コード化」する伝統が始まった（Paoletti, Thompson, 1987）。シェイキン、シェイキン、スターングランツ（Shakin, Shakin, Sternglanz, 1985）は、ニューヨークのロングアイランドにあるショッピングモールで幼児を観察したところ、約75％の女の子の洋服には、少なくともいくらかピンクが含まれていた（男児の0％とは対照的であった）。そして、79％の男の子の洋服には、少なくともいくらか青が含まれていた（女児で8％であったことと対照的であった）。

性別の割当てとその後に子どもを男の子または女の子として育てることは強力な社会化作用であり、これが性心理的な分化における性差を決定するのだと長いこと考えられてきた。しかし、研究者たちはずっと、性別の割当ておよび子どもを男の子または女の子として育てることは、たいていの場合、生物学的な性と完全に一体化してしまっているので、生物学的影響と心理社会的影響のそれぞれがどの程度に寄与しているかを分別することは難しいと主張してきた。一因子モデル（Ehrhardt, 1985）に固執する社会化の理論家は、しばしばこのことを忘れている。例えばスローン（Thorne, 1993）は最近以下のように述べている。

> 多くの人は、いまだにジェンダーを自然の相違の発現とみなしているが、一九七〇年代から一九八〇年代の女性運動は、力強い、既存の概念にとって代わる展望を開いた。――女らしさや男らしさといった観念・ジェンダー区分を、ある人は校庭で目にする……ジェンダーの観念それ自体がすべて社会的な構造である。……親たちは、幼い女の子にはピンク、男の子には青色の洋服を着せ、ジェンダー区分した名前をつけ、おもちゃを与え、それぞれ違った振る舞いをすることを期待する。……遊び仲間、……ジェンダー別の遊びと交わり方も。要するに、男の子と女の子が違うのだとすれば、生まれつき違うのではなく、そのようにさせられたのだ。（p. 2, 強調は原著のまま）

公平を期して言うなら、生物学的な考え方をする理論家もまた一因子作用を強調している。例えば、スワブ、ゴーレン、ホフマン（Swaab, Gooren, Hofman, 1992b）は、「おそらく脳内で確定されているために」（p. 52）、性同一性を替えることは非常に難しいと主張している。

マネーらの研究

今日の性科学では、一九五〇年代に始まった間性（半陰陽）の子どもに関するマネーらの研究によって、心理社会的影響から生物学的影響をある程度切り離しうる新しい方法論が示された（Hampson, 1955; Money, 1952, 1955; Money, Hampson, Hampson, 1955a, 1955b, 1956, 1957）。半陰陽の新生児の性器のあいまいさが、性別割当ての重要性に光を当てたのである。その子はどちらの性別に割当てられるべきなのか。実際、性別割当ての不確定さは、即座の対応と解決を要する「医学的緊急事態」であるとされてきた（Pagon, 1987）。

マネーら（1957）は、半陰陽者は「男性とも女性とも完全には特定できないため、一方では性別割当てとその養育のされ方と、もう一方では別々に、あるいは組み合わさった様々な身体的な性徴との間にある矛盾を伴って成長するようだ」（p. 333）と述べた。マネーらは、「成長過程で半陰陽者が確立するジェンダー役割とその方向性は、おもに性別割当てとその養育に一致するのか、それとも何らかの身体的な性徴と一致するのか」（p. 333）という問いを立てた。

一〇五例の半陰陽の研究から、マネーら（1957）は「性別割当てと養育の方が、染色体の規定する性別、生殖腺の性別、ホルモン要因の性別、内性器の形態や外性器のあいまいな形態よりも、ジェンダー役割とその方向性を予見する一貫した確実な予測因子である」（p. 333）と結論づけた。一〇五事例のうち五事例の「ジェンダー役割とその方向性」のみが「あいまいで、性別割当てと養育から逸脱していた」。さらに、マネーらは以下のように言及している。

身体的に同じような状態と診断された子どもたちのうち、あるものは男の子として育てられ、あるものは女の子として育てられるのを観察することによって、性別割当てと養育が心理学的重要性をもっているという一つのエビデンスを得ることになった。例えば、女性副腎皮質機能亢進症（先天性副腎過形成CAH）の二人の子どもが一緒に病院のプレイルームで遊んでいる際、それぞれの受けた教育により、一方の子どもの立ち居振る舞いは完全に女性的であるのに対して、もう一方は完全に男性的であることには驚かされる。（1957, p. 334）

マネーらの独自の臨床研究は重要な結論にたどりついた。すなわち、半陰陽の子どもは反対性に特有な生物学的性質をもっているにもかかわらず、男性・女性のどちらにも割当てることが可能であり、その割当てと一致した性同一性の意識を発達させることができるというものである。このようにして、CAHである遺伝学的に女性（本疾患に関する議論については第6章を参照）の大多数は、女性の性別に割当てられ、それに従っておそらくはしかるべく養育されることによって、女性としての性同一性を発達させるということが示された。一方、男性の性別に割当てられたCAHの遺伝的女性たちは、男性としての性同一性を発達させた（Money, 1970b; Money, Dalery, 1976 参照）。これは、すでにエリス（Ellis, 1945）が半陰陽八四例に関する論文をレヴューし、導き出した結論と一致するものであった。

半陰陽者は、彼ないし彼女の内側と外側の身体的特徴ではなく、むしろ彼ないし彼女の男性的あるいは女性的な教育に一致する異性愛的性指向と性役割を、当然のこととして受けとめる。……半陰陽者における異性愛と同性愛は、直接的なホルモンやその他の身体的因子にではなく、環境的因子に起因するのである。（p. 120）

マネーら（1957）は、また、性別割当ての早期決定の重要性を強調している（Money, 1965, 1987bも参照）。彼らは、子どもが一八から三〇ヵ月になる以前に、性別割当ての決定がなされることを推奨し、「その決定を断固として守ることが望ましい」（p. 334）としている。そうしなければ、子どもは、より葛藤的なあるいはあいまいな性同一性につながる「心理学的不健康さ」（p. 334）に対する脆弱性をもつことになると書いている（Stoller, 1964a, 1964b, 1965, 1968a）。マネーら（1957）が早期の性別割当を推奨するのは、主に以下の観察からである。新生児期以降に性別再割当て手術を受けた半陰陽の子どものうち、二七ヵ月以前に再割当てが行われれば、一四人中一一人が大きな問題もなく変化に適応したが、それと対照的に二七ヵ月以降に再割当てが行われた場合、四人中たった一人しかその変化にうまく適応できなかった（我々の解析、Fisher の正確確率検定、$p = .0379$, 片側検定）。マネーら（1957）は、この年齢の影響は以下の二つの事柄に起因するとしている。一つは、（親のような）重要な周囲の人の子どもの本当の性別に対する慢性的な両価性であり、もう一つは、性同一性の分化に対して感受性をもつ「感受時期」と彼らが呼んでいる時期（Stoller, 1964a も参照）の問題である。彼らは、この時期を人が母国語を確立させる時期に類似したものと考え、刷り込みに関する初期の動物行動学の文献を引用している。より最近になって、マネー、デヴォー、ノーマン（Money, Devore, Norman, 1986）は、性器の外科的な矯正の遅れが子どもの自己認識に及ぼす影響について解説している。女の子として育てられた、あいまいな性器をもつ半陰陽の子どもについて、マネーら（1986）は以下のように述べている。

彼女は、他人によるスティグマ化の対象となるだけでなく、自身による自己スティグマ化の対象にもなる。性別によって二分される世界においては、彼女が完璧には女児のように見えないとすれば、残る唯一の選択肢は、男児のように見えるようにするしかない、ということになる。さもなければ、オトコオンナか、だ。自己スティグマ化があるから、ジェンダー転位を自己発生的に発現させることになるのだ……。（p. 179）

マネーら（1955b）は、「本能的な男らしさや女らしさは先天的であるとする理論に代わり、半陰陽者に関するエビデンスは、心理学的には出生時の性別は未分化であり、成長する際の多様な体験の過程で性別は男性または女性に分化する、という概念を裏付けている」（p. 308）と理論づけた。後にダイアモンド（Diamond, 1965, 1968）は、性心理的な「出生時の中立性」理論としてこの理論の特性を記述した。

この理論が論理的な結論に結びつけられるならば、完全に「正常な」生物学的特性をもつ子どもが、首尾よく反対性の一員として割当てられ養育されることも可能であると仮定することもできるだろう。もちろん、この仮説を裏付けるための理想的な実験は、生物学的に正常な新生児の一群をランダムに二つのグループに分け、一つのグループは生物学的な性別に一致する仕方で性別を割当てて養育し、もう一方のグループは生物学的な性別とは一致しない仕方で性別を割当てて養育する、というものであろう。しかし、実際的・倫理的な理由から、そのような「実験的養育」が行われることはありえない。したがってこの仮説の検証は、特殊なケースに頼らざるを得なかった。

一組の一卵性双生児男児に関するマネーの報告（1975）はおそらく、この検証がなされた比較的よく知られた例の一つであろう。双子の一人は、七ヵ月の時に行われた割礼の際に、事故で陰茎を切断されてしまった。一七ヵ月までに、その子どもを女児に性別再割当てし育てることに決まった。九歳の時点でその子どもは女性の性同一性とジェンダー役割によく適応していた。しかし、その子どもには「例えば、あり余るほどの身体的エネルギー、活動レベルの高さ、……そして女の子のグループの中ではしばしば親分格であるなど、多くの男勝りの特徴」が備わっていた、とマネー（1975）は報告している（しかし、この子どものその後の適応は後述するようにあまり良好ではなかった）。ストーラー（Stoller, 1975, 第17章）は、実利的な意図のみから女児として育てられた八歳の男児について報告している。しかし、残念ながら、このケースの長期予後については不明である（H. P. von

Hahn, 一九八三年三月二日付私信)。

マネーの仮説への反論

マネーらが提示した性別割当てと養育に関する初期の考察について、四〇年後の今、何が言えるだろうか。第一に、出生時の性心理的中立性という考え方はおそらく不正確である。マネーが実際に、この概念を本当に受け入れていたのかどうかははっきりしない。歴史的にみて、性心理的分化における心理社会的影響の重要性を彼が強調したのには、おそらくある方面の医療専門家の間にあった生物学的還元主義に反対する目的があったからであろう。さらに、彼は相互作用説的視点から長い間考察してきた。例えば「自然－臨界期－養育」パラダイムという考え方に表現されているような視点である (Money, 1986a, 1991, 1993; Money, Ehrhardt, 1972 参照)。

しかしそれにしてもマネーは、性心理的分化に与える生物学的影響をやや過小評価していたようだ。例えば、もし我々が、先天性副腎過形成の遺伝学的な女性（一九五〇年代に、マネーらが行った初期の一連の研究における患者の大半を構成していた）のデータを再考するなら、彼らの性心理的分化が、生物学的に健常な女性のそれと完全に類似するものでないことは明らかである。

第二に、幼児期以降に行われた性同一性の反転の成功例の報告によって、感受時期仮説に対し異議が唱えられた (Diamond, 1965; Hoenig, 1985b; Zuger, 1970a)。そのような反転の成功例と推定されるケースで最もよく知られている例は、おそらく仮性半陰陽の遺伝形質をもつ遺伝子的には男性の患者たちであろう。彼らはドミニカ共和国の小さな村に住むある遺伝素因をもつ家系の出身で、5－α－還元酵素欠損症（5－ARD）として知られている (Imperato-McGinley, Peterson, Gautier, Sturla, 1979a, 1979b, 1979c, 1985)。

5－ARDの男児の出生時の外性器の形態は非常にあいまいである。彼らは、適切な精密検査を受けなければ、性器の外形から女性と判断されることになっても不思議ではない。胎児発達の間にステロイド5－α還元酵素活性の欠陥があるために、血漿ジヒドロテストステロンの産生不足が生じる。そのため外性器の男性化が不完全になる。しかしテストステロンの産生は障害されないため、内部生殖器の構造は正常である。そして思春期には比較的正常な身体的男性化があり、第一次および第二次性徴ともに男性の輪郭に沿って発達する（例えば、事例によっては陰茎も拡大し機能的なペニスとなる。睾丸が下降していなかった場合には下降する。声が低くなる。筋肉は発達し増大する）。

性心理的な視点から、5－ARDは非常に注目された。インペラートーマッギンリー、グエレーロ、ゴーティエ、ピーターソン（Imperato-McGinley, Guerrero, Gautier, Peterson, 1974）によれば、この状態にある新生児は、しばしば出生時には女性に割当てられ、「女の子として育てられた」。これらの「女の子」の思春期における身体的男性化は非常に目立つために、彼らは、グエヴェドーセス（guevedoces）「一二（歳）のペニス」として地元で知られるようになった。女性として育てられてきた一八人全員の思春期以降の「性心理的定位」は男性であったとインペラートーマッギンリーらは述べている（例えば、患者たちは、自分自身が男性であることを認め、男性的なジェンダー役割に適応し、性指向は女性であった）。インペラートーマッギンリーら（1974）は、「男性の性動因はテストステロン相関性であって、ジヒドロテストステロン相関性ではないようだ。……また女性として育てられたということは、……以下にあげる二つの男性化の事象と比べると大した役割は担っていないようである。すなわち、一つは子宮内でのテストステロンへの曝露、もう一つは男性の表現型が発達する思春期におけるテストステロンへの再曝露である」と結論づけている（p. 1215）。

現存するデータ（多くは事例報告）に関するダイアモンド（1965）とツゲール（1970a）の再解釈とともに、インペラートーマッギンリーら（1974）も、彼らのデータはマネーらが唱えた養育性別仮説に対する強力な反論を意味すると主張した。おそらく彼らのデータが間性の患者の新しいグループに依拠しているために、彼らは「分岐点」を生み出したと言うことができるのかもしれない。結局、彼らは性科学が育ててきた概念の一つを危険にさらすことになった。さらに、後にエールハルト（Ehrhardt, 1985）が書いているように、インペラート・マッギンリーら（1974）の研究は実践的な結果を導いた。

> 多くの臨床家は自信を失ったが、いまでは、5－α－還元酵素欠損症をもつ遺伝的男性について、彼らが男性性に強い欠損のあるまま成長しあいまいな性器しかないという事実にもかかわらず、彼らを男性に割当てることを強く推奨している。このような臨床家は思春期までにすべてが解決すると信じている。それに対し、他の臨床家が示した代替案は、まず女性としてこれらの子どもを育て、そして成人期に彼らを男性に転換するというものであったが、これも同様に素朴で単純にすぎる対応であろう。（p. 872）

マネー（1976b）はすばやい反撃に出た。彼はグエヴェドーセスの「伝承的帰結」の心理学的重要性を中心に反証した。マネーの主張するところによれば、両親は思春期に生じる子どもの身体的男性化に早い段階で気づき、それゆえに両親は、

> 生まれたばかりの半陰陽の赤ちゃんを、自信をもって女の子に割当てることができない。たとえ出生証明書で女性に割当てたとしても、両親は、幼少期を過ぎれば女性には見えなくなるグエヴェドーセスを育てているということを知っているのであろう。家系図上の二つの家族に半陰陽が出現した最初の世代においてさえ、……赤ちゃんがグエヴェドーセスであると明らかにされるまでは、思春期に何が起こるか知らずに、両親は自分たちの子どもをあいまいな性別をもつ子どもとして育てるであろう。

要するにマネー（1976b）は、これらの子どもが、あいまいさなく女性として養育されたというインペラート－

マッギンリーら（1974）の仮定に批判的だったのである。「（インペラートーマッギンリーらは）養育の際の見かけ上の性別を尊重する親－子ども関係についても、成長したときの半陰陽の子ども（三人は死亡していた）の性同一性についても、その評価に使用した……手順に関するデータを示していない」（p. 872）。マネー（1976b）は彼らの心理学的評価の適性に対し極めて率直な異議を申し立てた。「内分泌の専門家は、性同一性の分化に関する領域を含む不慣れな領域に立ち入る前に、行動学者の同僚に相談すべきである」（p. 872）。

インペラートーマッギンリー、ピーターソン、ゴーティエ（1976）は以下のように答えている。

マネーは、これらの親が自分の子どもをどのように育てたのかを明らかに知らない。5－α－還元酵素欠損症の男性数名とその親との面接では、最初の世代において5－α－還元酵素欠損症の子どもたちは……女性として育てられ、出生時または幼児期の子どもの性別に関して、親にあいまいなところはまったくなかった。親は自分が幼い女の子を育てていると確信していたのである。（p. 872）

インペラートーマッギンリーら（1976）は、彼らのデータは、「男性における性同一性の決定に関して、どの性別で養育されるかという点における重要性は、子宮内での脳へのテストステロンの影響や明確な男性の第二次性徴に比べて相対的である」（p. 872）ことを示していると論じ、この議論の結論としている。

さらに、インペラートーマッギンリーら（1979a）は、一九七四年の報告よりも詳細な患者の報告を行ったが、その報告には、社会生活や共同体が子どもに期待する行動、共同体の成人のジェンダー役割に関する記述などが盛り込まれていた。彼らは、「女の子として育てられた患者の養育において、性別のあいまいさが少しでもあったか否かを見極めるためと、男性の性同一性および男性のジェンダー役割への転換の妥当性を測るため」に、5－

α－還元酵素欠損症の患者と特定の周囲の人（例えば、親や同胞、近隣者）との面接を行った（pp. 1233–1234）。一八人の患者のうち、「あいまいさなく女の子として育てられた一八人中一七人が、……男性の性同一性に転換し、一八人中一六人が、（第二次性徴期またはそれ以降に）男性のジェンダー役割へ転換した」（p. 1233）。彼らは以下のように記述している。

途中で男性の性同一性に転換した一七人の患者が、七歳から一二歳の間に、つまり、自分の乳房が膨らまず、身体は男性的に変化しはじめ、鼠径管や陰嚢が目立つようになった時期に、自分が同世代の村の女の子と違っているということに気付きはじめた。そして彼らは、自分の本当のジェンダーについて関心をもつようになった。彼らの男性としての性同一性は、自分は女の子ではないと思う数年間の段階を経て、次第に自身を男性のように感じはじめ、最終的には自分は実際に男性であると自覚するようになった。（p. 1234）

興味深いことに、インペラートーマッギンリーら（1979a）は、以下のような観察もしている。この事情がよく知られるようになったために、

村人は現在、こうした子どもを生まれた時から男の子として育てるか、児童期に問題が発覚するとすぐ男の子として育てるか、または女の子としてあいまいに育てるかしている。今では村人がこの事情をよく知っているため、その障害をもつ子どもや成人は、嘲りの対象とされたり、**グエヴェドーセス**とか**ゲヴォテ**（guevote）（一二歳のペニス）、**マチエンブラ machihembra**（はじめ女であと男）などと呼ばれたりしている。（p. 1235）

インペラートーマッギンリーら（1979a）は、「男性の性同一性の形成の要因は環境と社会文化的因子のみにあ

るのではなく、アンドロゲンが強力に確実に寄与している」という彼らの視点を変えなかった。

男性仮性半陰陽のその他の二タイプ（3－β－ヒドロキシステロイドデヒドロゲナーゼ欠損症と17－β－ヒドロキシステロイドデヒドロゲナーゼ欠損症）が、生まれつき内分泌的に5－ARDと酷似していることがわかり、思春期の性心理学的変化も5－ARDと同様だとする複数の報告がなされた（例えば、Imperato-McGinley, Stoller, Goodwin, 1979; Mendonca et al., 1987; Rsler, Kohn, 1983; Gross et al., 1986）。

また一方で、前述の陰茎を切除された一卵性双生児の男性（Money, 1975）に関するダイアモンドの記述（1982, 1983b, 1994）によれば、この子どもは思春期初期までに深刻な性別違和症候群を呈するようになったが、成人してからは男性として生活するようになり、性指向は女性であったという。

結論

この非常に白熱した重要な議論から何らかの知見を見出すことはできるのであろうか。**割当てる性別**と**養育する性別**とは異なるものであるという認識をさらに深めることが、この論争の解決の役に立つと我々は考えている。**性別割当て**の構成は比較的単純なものである。すなわち、たいていの場合、人は男性か女性かに割当てられている。それとは対照的に、**養育の性別**はずっと複雑な構成をもつ。ある子どもを一貫してあいまいさなく、男の子あるいは女の子として育てあげるということは、実際のところどういうことを意味しているのだろうか。インペラート－マッギンリーらの一連のデータ（および類似した一連のデータ）の解釈に対する批判の中心は、養育の性別があいまいで一貫性に欠けていたのではないかという点にある（Ehrhardt, 1985; Ehrhardt, Meyer-Bahlburg, 1981; Herdt, 1990b; Herdt, Davidson, 1988; Meyer-Bahlburg, 1982; Money, 1976b, 1979; Rubin, Reinisch, Haskett, 1981; Sagarin, 1975）。このように、5－ARDの人たちの生物学的な性が男性的であったこととあいまいな養育とを考えあわせれば、なぜ性同一性の反転（このように称することができるならば）が生じたかということは、より理解しやすいものとなる。例の一卵性双生児の生育歴についてのダイアモンドの分析に関しても同様の議論ができる。我々には、様々な社会的影響を完全に除外できるほど、患者の生活環境に関する情報がない。何が首尾一貫した養育の性を構成しているかという点に関して研究者が一致した基盤の上に立たない限り、この問題が納得のいく解決に至ることは決してないであろう。例えばダイアモンド（1965）は、伝えられるところでは、「女性の服装をし、あらゆる面で女性として扱われた」尿道下裂のある子どもの、女性から男性への性転換の一成功例（Dicks, Childers, 1934, p. 508; Dicks, Childers, 1944も参照）を引用した。しかし、我々がこの事例報告を再読したところ、状況はそれほど明確ではなかったようである。とはいえ、この非常に複雑な論議を再検討するためには、事後分析では、決して満足のいくものとならない。

とりわけインペラートーマッギンリーらのデータについて言えば、より正確な分析がなされるべきである。インペラートーマッギンリーらが、性同一性の形成において、胎生期テストステロンが重要であるということに懐疑的だったことが思い起こされる。彼らの最初の報告においては、胎生期テストステロンが及ぼすと予測される影響が、思春期におけるテストステロンの産生による影響と、そしておそらくあいまいな養育の性による影響と、明確に分けられていなかったという点は、特に言及されるべきであろう。より正確な性同一性における胎生期テストステロンの影響に関するテストは、以下のような患者においてなされるべきであろう。それは、外科的治療によって可能な限り外見的に女性に見えるようにされ、その性腺は切除され、思春期にはホルモンの影響で女性化し、全くのあいまいさなく女の子として育てられる人たちである（ＣＡＨの女児における外科的、内分泌的、そして心理社会的な一般的な経過が思い起こされよう）。残念なことに、この形式で治療された5－ＡＲＤ患者の性心理的発達についてはほとんど知られていない。マネー（1979）は、一〇代で「性同一性およびジェンダー役割が一貫して女性」（p. 771）であった、前述のような治療を受けたある患者について、逸話として記述している。ハーティグ（Hurtig, 1992）は、ともに尿生殖器の手術を受け、エストロゲン治療を継続していた5－ＡＲＤの姉妹二人例について、性心理学的発達を記述した。うち一人は、明らかに「女性としての自分の状態に十分な適応」をしたが、もう一人は「自らの女性としてのアイデンティティを拒否し、女性への性的関心と女性への性指向を含め男性としてのアイデンティティを選んだ」(p. 24)。

したがって、相互作用説的視点から、半陰陽の一定の形態にある人は、生物学的に正常な人よりも心理社会的養育状況に影響を受けやすい生物学的な性をもっていると仮定する意見があってもいいことになる。心理社会的因子と、異常のある生物学的性が医学的にどう治療されるかという形式とに従って、性心理的分化は、平均的に、どちらか一方に落ち着くことになる。

児童と成人における性同一性障害の原因理解にとって、性別割当ては重要なのだろうか。我々はそうは思わない。性別割当ては、生物学的な性の外面的なしるしに常に一致している。とすると、性同一性障害の患者は、この法則の検証の例外なのであろうか(Money, 1969参照)。この問いに対する我々の答えは、どちらの性別に割当てられるかではなく、性別を区分した社会化の影響(養育)によるというものである。では、性同一性障害の子どもが、彼らの生物学的な性とそれにもとづく性別割当てとに矛盾しない方法で育てられるという証拠は何なのであろうか。

性に関連した社会化は非常に複雑な心理学的過程であり、発達心理学の研究者たちは、男児と女児の養育方法の違いに関するエビデンスについて綿密に研究してきている。以下に我々は、性に関連した社会化について、特に親の態度や社会的強化の過程、自己社会化の因子について、いくつかの研究を再検討する。言い換えれば、養育の構成をより特異的な構成要素へと分解するよう試みることにする。

出産前の親の性別の好み

親が出産前に、男の子か女の子のどちらを欲しいと思っているか表明することは珍しくはない。例えば、「性別産み分け」クリニックの最近の急増がそれを示している。ウィリアムソン（Williamson, 1976, 1983）は、親は第一子として男児を欲しがる傾向にあり、また、その次に生まれてくる子どもには女児を望むのが一般的であると述べている。

他の事情が均一であるとすれば、通常、親はおよそ半分の場合において希望しなかった性別の子どもを授かることになるだろう。このことで、子どもに非定型的な、または不適当な行動上の帰結が引き起こされると言えるだろうか。記述的な臨床報告の中で、スローマン（Sloman, 1948）は、児童指導クリニックを受診した情緒障害のある六二人の「計画出産で生まれた」子どものうち、九人（14・5％）が「希望した性別ではなかった」ために親に「拒否」されていた（p. 528, 強調は省略）と記した。シアーズ、マッコビー、レヴィン（Sears, Maccoby, Levin, 1957, pp. 57–58, 514）は、先に生まれた子どもたちが男の子の場合、新たに生まれた男の赤ちゃんに対して、母親が「比較的冷淡」であることを見出した。スタッティンとクラッケンバーグ－ラルソン（Stattin, Klackenberg-Larson, 1991）は、スウェーデン人の子どもの一群を誕生から成人期に至るまで追跡調査し、出産前の親の希望と合致しなかった性別の子どもをもつ家庭においては、親子間の葛藤がやや強いと報告した。しかし、これらの研究のいずれも、子どものその後のジェンダー発達に関する問題については明確に言及していない。

では、性同一性障害の子どもの親は反対性の子どもを望んでいたのか、という点が当然疑問となる。性同一性障害の男児の臨床事例報告には、これら男児の母親が娘を欲しがっていたことに言及したものもいくつかあったが（例えば、Charatan, Galef, 1965）、この疑問を系統的に調査した対照群のある研究は二つしかなかった。

ツゲール（1970b, 1974）は、二一人の女性的男児の母親の38％が女の子を欲しがっていた（他の四人の母親は、単に子どもを望んでいなかったと答えた）と報告した。これと同等の割合の臨床対照群の母親もまた女の子を欲しがっていたが、はっきりとした割合は報告されていない。

ロバーツら（Roberts, 1987）は、女性的男児の母親（n＝52）が、対照群の男児の母親（n＝52）よりも有意に出産前に女の子を希望してはいなかったことを見出した。実際のところ、女の子を欲しがった母親の割合はどちらの群においても低かった（それぞれ26・9％と19・2％であった）。

我々のクリニックを受診した一〇三人の性同一性障害の男児からなる第三のサンプル（Zucker et al., 1994）においては、43・7％の母親が女の子を希望していた。この割合は、ロバーツら（1987）の報告した割合より有意に高かったものの、対照群は設けられていなかった。

ロバーツら（1987）のデータと我々のデータをさらに分析したところ、女の子が欲しいという母親の希望は、同胞の性別構成と出生順位とに有意に関係するということが示された（Zucker et al., 1994; 表7－1参照）。年長の同胞が男子ばかりの子どもの群では、女の子を望んでいたと述懐する母親の割合が、その他の組み合わせの同胞の子どもの群（例えば、少なくとも一人は姉のいる子ども）におけるよりも有意に高かった。このパターンは、ロバーツらの対照群においても観察された。

女の子を欲しがることそれ自体は、性同一性障害の成因を説明するにあたって、病因としてそれほど重要ではなさそうである。しかし、希望した性とは反対の性の子どもを育てる母親の反応は重要かもしれない。臨床上、我々は、母親の失望が非常に顕著であった事例をいくつか観察したことがある。ある母親は、次男が幼少の頃、女の子の洋服を着せたり、髪をカールさせピンクの子ども服を着せて写真を撮ったりしていた。また別の母親は、次男の名前をつけるのに二ヵ月もかかり、そして結局のところ、前もって選んでいた女の子の名前を変形させたものを選択した（Zucker, Bradley, Ipp. 1993）。三例目の母親は、自分が一〇代の時に娘を養子に出していた。彼女は第二子が女の子でないことがわかった時にひどく落胆した。彼女は、自分はいつか「娘を得る」ことをいまだに「望んで」おり、そして、女の子のいる友人に強い嫉妬の念を覚えると切々と語った。四例目の母親は、自分の女性的な息子は、多発性の先天性異常で幼児期に亡くなった娘の「生まれ変わり」ではないかと思っていた。この母親はその子を妊娠した時に娘を切望していたので、息子が生まれてからというもの自分がひどく憂鬱になっていたことを認めた。息子に、お母さんの気持ちはわかっているという「表情」を認めた生後三ヵ月頃まで、その憂鬱な気分は和らぐことなく続いていた。彼女の治療には多くの時間が費やされたが、その治療の結果、その時の幼い息子の「まなざし」を、お母さんは娘が欲しいのだと息子が理解したのだと母親自身が解釈していたということが明確になった。最後に、五例目の母親は三男を妊娠中に詳細な日記をつけており、その日記には、娘を授かるようにと神に祈ったことが繰り返し記されていた。四男の妊娠中にも同様の記載があった。この頃、三男は反対性の振る舞いの兆候をみせはじめ、そしてこの振る舞いは四男が誕生するとはっきりと目立つようになった。その後この両親は、三歳の女の子を希望して、養子斡旋機関に申し込みをした。

このような反応を記録するために自験例の再検討を行ったところ、このような反応は一つの例外を除いては、母親が娘を欲しがってお

同胞の種類	男児	希望なし	女児	データなし
1　兄（たち）	2　(6.8)	4（13.8)	23（79.3)	8（21.6)
2　姉（たち）	10（43.5)	7（30.4)	6（26.1)	15（39.5)
3　一人っ子	5（41.7)	1　(8.3)	6（50.0)	6（33.3)
4　弟か妹、または両方	12（30.8)	17（43.6)	10（25.6)	7（15.2)
2－4（姉、一人っ子、弟か妹）	27（36.5)	25（33.8)	22（29.7)	28（27.5)

注　括弧外の値は事例数．括弧内の値はパーセンテージ．「データなし」の欄では，括弧内の値はそれぞれの同胞種別において不明の事例の割合．Zucker et al.（1994）．

表7－1　同胞の性別構成と出生順位別による母親の性別の希望

りそれまでに息子しかいなかった場合にのみ起きているということがわかった。その例外とは、息子たちと一人の娘からなる同胞例であった（前述した「生まれ変わり」の事例）。その娘は大変な「おてんば」で、母親の理想には沿わない振る舞いばかりしていた。

これらの反応は極端に思われるだろうが、おそらく、病理的喪の一形態を示しているのであろう（Parkes, 1975）。これらの反応は、親のジェンダーの好みの根底にある意味を、親とともに探っていくことの重要性を示唆している。家族人口統計学の文献（例えば、Williamson, 1976）において、出生前の性別の好みに関するいくつかの因子が検討されたが、これら因子は各々の心理学的特性というよりはマクロな社会的因子（例えば、経済、宗教、人種）によるようだった。我々の臨床経験では、娘を渇望する心性の根底にある最も一般的な心理学的特性は、自分が女の子を育て、また自分が女の子に育てられたいという要求にあるのだが、これはたいていの場合、自分の児童期に源を発する代償的な心理的要求を反映している。例えばある母親は、娘に「フリル」の洋服を着せ、自分の母親には決してしてもらえなかったやり方で、娘の長い髪の毛をといてやりたいと強く望んでいたと語った。複雑な心理学的・文化的理由から、このような代償的幻想が、男の子に対して発現することはまずない。残念ながら、性同一性障害の男児の母親の反応について、対照群の母親の反応と異なるか否かを系統的に観察した定式的な調査による臨床研究はまだない。これら二つの群の母親が、希望していなかった性別の子どもの誕生に対して異なる反応を示したのかどうかをみることは、特に重要であろう。

社会的強化

約三〇年前、ミッシェル（Mischel, 1966）の基本的な理論的試論が出されてから、性典型的な振る舞いについての強化説は多くの注目を集めてきた。性典型的な振る舞いが社会的に形づくられるとするこの見解は、いくつかの点において非常に直感的に訴えるところがあるが、それはおそらくその見解が常識的で単純であったからだろう。しかしこれまで、そのような振る舞いに関する社会因による強化説は、臨床的に確認されていないと繰り返し指摘されてきた。それにもかかわらず、健常な性別分化の研究におけるマッコビーとジャックリンの偉業(Maccoby, Jacklin, 1974)の中で、この見解は非常に強く提唱されている。

少なくとも五つの包括的な問いが考えられる。(1)男の子や女の子の性典型的な行動に対して、両親(とその他の人)が概して性別特異的に反応しているというエビデンスは何か。(2)とりわけある一定の特異的な領域の行動に対して、親は強く反応するのか。(3)親が性別によって異なる反応をする子どもの特定の年齢期間があるのか。(4)親(とその他の人)が性的二型の行動を実際に形づくっているのか。それとも、親はすでに存在する男女間の違いに対して単純に反応しているだけなのか。(5)親の反応は実際に子どものその後の行動に影響を及ぼすのか。

二〜四歳児の健常例の研究

性同一性障害の行動の兆しは、ふつう二歳から四歳の間に初めて現れるので(第2章参照)、この年齢層における健常児の研究は病因論において最も重要な意義をもっている。そのような兆しは、おもちゃやドレスアップ遊びやままごとにおいて最も典型的に現れる。そして、この種の性的二型の行動に対する親の反応は特に重要である。

ファゴット(Fagot)らの研究は、そのような行動に関して、親子間の細かな社会的相互作用に焦点を置いた。例えば、ファゴット(1978)は二四人の男子と女子の幼児(平均年齢二二・八ヵ月)の家庭での様子を観察し、特定の子どもの性別ごとに好む行動に対する親の反応を、肯定的なもの・中立的なもの・否定的なものに分類した。その行動とは、男の子もしくは女の子が、明らかにより頻繁に行う行動(例えば、男の子ならば、乗り物のおもちゃの使用、ブロック遊び、女の子ならば、人形や柔らかいおもちゃでの遊び、ドレスアップ遊び）のことである。親は子どもの性別に応じて、性別ごとに好む七つの行動のうち四つに対して異なった反応をした。例をあげると、ブロック遊びに関しては、親は女の子より男の子に対して肯定的に反応した。一方人形遊びに関しては、女の子には肯定的に反応したが男の子には否定的な反応を示した（Caldera, Huston, O'Brien, 1989; Eisenberg, Wolchik, Hernandez, Pasternack, 1985; Jacklin, DiPietro, Maccoby, 1984 参照）。

しかし、ファゴット（1978）の研究（Fagot, Hagan, 1991 も参照）は以下の重要な問いについて記していない。すなわち、行動上の性別の差異は、親の反応の違いが伝わる前から存在したのか、それともこれらの反応によって形づくられたのかという点である（Snow, Jacklin, Maccoby, 1983 参照）。親の反応は、子どもの後の行動に影響するのであろうか（Smith, Daglish, 1977 参照）。

（推定される）性的二型の行動に対する親の注目は、子どもが性的二型行動のパターンを発展させる速度に影響するということを、ファゴットとレインバッハ（Fagot, Leinbach, 1989）は証明した。一八ヵ月と二七ヵ月とで、幼児とその親を調査した。一八ヵ月では、ジェンダー識別課題（Leinbach, Fagot, 1986）を「通過」できた幼児はいなかったが、二七ヵ月では48％が通過し（「早期識別児」）、52％は通過することができなかった（「後期識別児」）。一八ヵ月の時点では、将来の早期と後期の識別児は、性別ごとの行動の程度において差異はなかった。実際、両群とも性別分化した行動をほとんど示さなかった。しかし二七ヵ月では、早期識別児は、性別分化した行動のパターンを後期識別児のそれよりもはっきりと示した。例えば、早期識別児の男の子は、その他の三群よりも、男の子らしいおもちゃで遊ぶことが多かった。一方早期識別児の女の子は、その他の三群よりも、女の子らしいおもちゃで遊ぶことが多かった（Fagot, Leinbach, Hagan, 1986）。

一八ヵ月の親子観察から、後期識別児になる子どもの親よりも、早期識別児になる子どもの親の方が、自分の子どもの男の子らしい行動および女の子らしい行動に対して、肯定的にも否定的にもより反応を示すようだということがわかった。しかし、自分の子どもの性典型的遊びに対する反応における「教育的な」行動（例えば指示的な言語的対話）の評価では、両群の親の間に差はなかった。

これらの調査結果が、性典型的行動の社会的学習説を決定的に支持するというわけではない。なぜならば早期識別児は、自分の男の子らしい行動と女の子らしい行動に関して正のフィードバックも負のフィードバックも、いずれも後期識別児よりも多く受けたからである。この結果から、ファゴットとレインバッハ（1989）は、男らしさや女らしさに子どもを敏感にさせるには、感情そのものが重要であると強調した。しかし、事情はより複雑になる。というのは、二七ヵ月では、両群の親はともに、反対の性別の遊びに対するよりも性別に一致した遊びに対して、自分の子どもに正のフィードバックをずっと多く与え、また、（女の子の父親は別として）性別に一致した遊びに対するよりも反対の性別の遊びに対して、負のフィードバックを多く与える傾向にあったからである。四歳までには、両群の幼児は型通りの性役割選択スコアを同程度に示したが、早期識別児は、後期識別児よりも型通りの性役割について明確な意識を発達させていた。

事例報告と臨床群研究

この種の研究は、性同一性障害の子どもの初期の性別二型行動に対する親の反応を理解する一助となるであろうか。性同一性障害に関する我々や他の臨床家の臨床経験から、早期の反対性の行動に対する親の反応は、典型的には中立的（寛容）であるか積極的な促しであることが示唆されている。例として、性典型的な行動は母親が形づくるとするマクデヴィット（McDevitt, 1985）の見解について考えてみよう。この見解は、性同一性障害児に特徴的なすべての徴候を示したビリー（四歳男児）の四年に及ぶ分析的治療（週四回の面接）の事例報告にもとづくものである。

> その母親は娘を欲しがっていた。……彼女は、男の赤ちゃんとか女の赤ちゃんということは考えなかった。ただ赤ちゃんと考えていた。……ほどなく、ビリーがむしろ女の子と遊びたがり、ピンクや紫色を好み、宝石やヴェルヴェットのような感触の布地を好むことがはっきりしてきた。息子が店で見たピンクのブレスレットを欲しがったとき……母親はこのことを不適当だと考えた。しかし彼女はきっぱりとした態度をとれなかった。ビリーにだめと言うことは彼女には難しかった。自分の古い白の麦わらのハンドバッグで息子が遊ぶのを見てかわいいと思った。……母親は「私はこの子を二歳から三歳まで、知らず知らずのうち自分と同一視していたに違いありません。だって息子は本当に私に似ていました。ひょっとしたら私は、娘に母親がするかのように、息子に芸術的で優しくあるよう促していたかもしれません」と述べた。(pp. 2–3, 6–7)

マクデヴィット（1985）はこの事例を検討する中で、この母親が「後に女性的行動を形成することになるビリーの振る舞いに対して、選択的に反応し、鏡のように返し、調子を合わせていた。……母親はビリーの攻撃性に対しては寛容ではなかった。そしてビリーはより攻撃的でなくなった。母親はビリーの男性らしさに耐えられなかったのである」と結論づけている（p. 18）。

グリーン（1974, 1987）は臨床面接や構造化面接で得られたこのような反応にまつわる親の想起を系統的に研究した。グリーン（1974）は、性同一性障害の男児を根本から観察した結果、「必須因子に最も近いと考えられるのは、何か女性的な行動が現れはじめた時に、子どもの主要な養育者がその振る舞いに落胆しないということである」（p. 238, 強調は原文）という暫定的な結論を導いた。その後の報告（Roberts et al., 1987）で、男児の最初の女性的な行動に対し、親がどのように反応したかを想起した内容の評価は、平均的には中立から肯定的な範囲であることが示された。女性的な行動に対する母親の初期段階での承認は、実際のアセスメント時点での、男の子の女性らしさの複合的な測定量と有意に相関していた（Green, 1987 も参照）。

我々のクリニックにおいて、ミッチェル（Mitchell, 1991）も、性同一性障害の男児（$n=24$）と臨床対照群の男児（$n=13$）と健常対照群の男児（$n=24$）における、女性的な行動と男性的な行動の両方に対する母親の反応測定を試みた。アセスメントは、患児が六から一二ヵ月以内（対照群も同様）と二歳から四歳の二回の期間の母親の反応について、グリーンの構造化面接表（1987）を用いて評価した。ミッチェルの調査では、この男児の平均年齢は六歳（年齢幅三〜一二歳）で、想起するように求められた時期からの経過期間にはかなりの差があった。調査のなかで特に幼い男児（四歳以下）については、過去六ヵ月以内の最近の反応が求められた。これは、この反応を最初の反応からより区別するためである。特定の男性的な行動と女性的な行動（例えば、友だちの選別、おもちゃ、メイクアップ遊び）に対する母親の反応を尋ね、グリーンの六点評価尺度（1987）を用いて分類した。母親の反応の種類は、「非常に肯定的（促進）」から「非常に否定的（抑制）」まで区分された。特定の行動に対する母親の反応を再検討したのちに、男性的な行動と女性的な行動それぞれに関する総合評価がなされた。信頼性は二通りの方法で評価された。患者群の母親については、診察した臨床家が最初の評価を行い、二番目の評価者はタイプされた臨床歴を読むか、面接の録音テープを聴いた。対照群の母親については、録音テープから、二番目の評価者が母親面接のうち一四の面接を評点した。このグループに関して、ミッチェル（1991）は、女性的な行動の評価の評定者間相関を .54（$p<.05$）、男性的な行動の評価の評定者間相関を .67（$p<.001$）と報告している。

結果を図7－1に示す。女性的な行動に関しては、どちらの期間においても、性同一性障害の男児の母親は臨床対照群の母親よりもその行動を促していた。また、過去に関する評価においても健常群の母親とは有意差があった。男性的な行動に関しては、どちらの期間においても、性同一性障害の男児の母親は二つの対照群の母親よりも有意に抑制していた。

グリーン（1987; Roberts et al., 1987）やミッチェル（1991）による経験的な研究は、性同一性障害の男児における女性的および男性的な行動に対する母親の反応についての臨床事例報告に一致していた。しかし、面接データにおける信頼性を含め、両研究の限界については考慮されるべきである。要求特性という観点から、これらのデータの一側面については特に注釈が必要だろう。我々が以前述べたように、様々な理論的信条をもつ臨床家が、性同一性障害の男児の親の示す女性的な行動に対する明らかな寛容さ、あるいは促しさえ観察してきた。しかし、これらの親が臨床的評価を求めてきたという事実は、今では自分の子どもの性同一性の発達を心配しているということを通常は意味している（第4章で議論したように、親が両価的になっている場合もあるが）。また、帰属理論（Weiner, 1993）の観点からみると、反対性の行動に対する親の促進または寛容さが「原因」として明白な関連をもっているとすると、親は、反対性の行動を促したり、寛容であったことを最小限に評価したと考えることもできるかもしれない。しかし、我々が評価した親の大多数は、子どもの反対性の行動を制限する意図的な努力を思い出すことすらなかった。

　グリーン（1974, 1987）は、性同一性障害の男児の性典型的な行動に対する親の反応の例をいくつか挙げている。グ

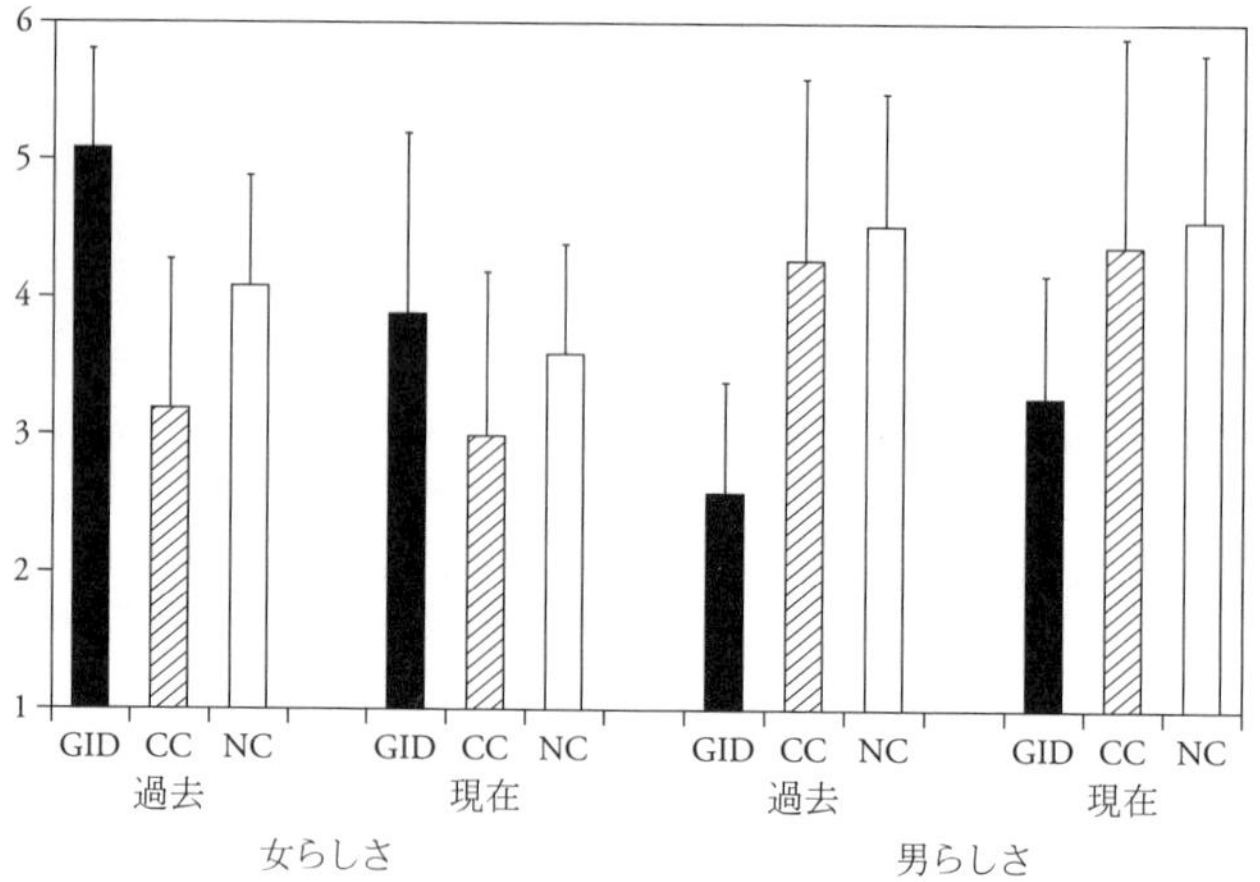

図7－1　構造化面接により評価された女性的および男性的行動の母親による強化
GID：性同一性障害群　CC：臨床対照群　NC：健常対照群
Mitchell（1991）より転載. Ⓒ 1991　J.N. Mitchell.　許諾転載.

リーン（1974, pp. 213–214）が報告した以下の母親の反応について考えてみよう。この反応は、中立と分類されるだろう。

面接者（I）「彼は人形で遊びますか」
母親（M）「はい」
I　「正確には人形で何をして遊びますか」
M　「人形に服を着せ、そして脱がせ、そしてまたすぐに服を着せるのです」
I　「男の子の人形ですか、それとも女の子の人形ですか」
M　「女の子の人形です」
I　「この遊びをしょっちゅうしているのですか」
M　「人形をもてば必ず、ですね」
I　「あなたはその人形遊びのことをどう思っていますか」
M　「気にしていません。別に何も間違ってはいないと思います」
I　「彼が人形遊びに興味のあることに初めて気づいたのはいつでしたか」
M　「すごく小さな時からです。三歳くらいです」
I　「息子さんは、あなたが人形遊びのことをどう思っているか気づいていますか」
M　「息子は何も間違っていないことはわかっていると思います……」（強調は著者）
I　「彼はままごと遊びをしますか」
M　「よくします」
I　「どの役をするかご存じですか」
M　「母親役です。人形やぬいぐるみを相手に、母親のまねをします。人形が意地悪だったり、悪いことをしたりするとそのお尻をぶつのです。あるいは「あなたがそんなことするのをママが嫌いなのを知っているでしょう」とか「ママはそんなこと嫌いよ」とか言います」

Ｉ　「そのことをどう思いますか」

Ｍ　「間違っているとは思いません」

グリーン（1974）は、彼の事例の約80％で「中立」が初期の態度であったと述べている。興味深いことに、親がひとたび心配になりだすと、約80％の家族で父親よりも母親の方がより不安がっていたとも述べている。我々の臨床経験もほとんど同様で、以下の事例提示は、臨床評価の際に親が報告する性典型的な行動に対する親の反応の一例である。

事例７－１

ティミーは、ＩＱ103で、もうすぐ四歳になる。中下層階級に属する両親と兄と暮らしていた。かかりつけの内科医に両親が相談し紹介された。

最初の電話面接で、ティミーが「自分が女の子だったらと強く願っている」と母親は述べた。そして彼女は、性同一性障害の診断基準に一致する行動について話した。これらの行動には、遊び仲間に女の子を好むこと、ままごとで女性を演じること、典型的な女の子のおもちゃを好むこと、全般的な反対性の服装、典型的な男らしい行動の回避が含まれていた。しかし、ティミーは解剖学的身体に対する不快感を持続的には示していなかった。母親の記憶によれば、彼が「おちんちん（ペニス）がないといいな」という望みを口にしたのは一回だけであった。回想において、母親は、ティミーの反対性の行動の初めての徴候が一歳の誕生日前にみられたことを思い出した。その時ティミーは、母親の絹の下着に強い愛着を示した。この愛着は、現在まで続いていた。

評価面接において、ティミーの両親の対人関係のもち方ははっきりと異なっていた。母親はとても威圧的に話す緊張の高い情緒的に不安定な女性だった。対照的に、父親は「のんびり」していて比較的もの静かな人だった。この評価面接の過程は母親に少なからぬストレスとなった。例えば、ティミーが心理面接を受けた日に母親は個別に面接を受けた。彼女はティミーから離れていることをつらく感じ、休憩時間には待合室にいる息子に会いに大急ぎで走っていった。ティミーよりも自分の方が離れていられないのだと彼女は語った。

最初の家族面接はやや混乱の様相を呈した。両親はまず息子のティミーとジミーに答えさせた。ジミーは熱心に答えたが、彼があまりにでしゃばったために、すぐに両親はジミーにいらだってしまった。ティミーとジミーは面接の間中ずっと落ち着かず、遊戯に集中することができなかった。ティミーはしばしば両親、特に母親を遮り、母親にあれこれやってほしいと要求した。男の子は二人ともよくぐずり、ティミーは机の下にもぐって遊ぼうと駄々をこねた。ジミーの行儀が悪いと母親は厳しい口調で話したが、対照的にティミーが要求した時には「甘い」調子で応じた。

ティミーの反対性の行動に関しては、母親はどのように反応すべきかわからないという点で「悩んでいる」と語った。例えば「男の子が台所に入ることに特に問題があるとは思わないのです」と述べた。彼の振る舞いを変えようとすれば、彼を「洗脳」することになるのではないかと心配していた。

ティミーの反対性の行動に対する両親の反応について質問されると、両親はそれまで肯定的で促してきたと述べた。例えば、ティミーは「ドレスを着て歩きまわる」ときに「大騒ぎする」が、親はそのような行動を「おもしろく」見ていると父親は説明した。評価の間、両親は状況を不必要に問題化させたくないと明言していた。長期的な問題という点では、ティミーの母親は将来的に同性愛指向の可能性――これが彼女の予想する結果だが――に関する以下のような二つの考えを述べた。一方で、「私はどちらでもかまいません。息子を愛しています」と述べた。彼女の親友にゲイの男性がいたが、彼は「なるようにしかならない」と言っていた。その一方で、「私のゲイの友人たちが経験しなくてはならなかったことを見てきたが……ゲイであることは愉快なものではない」ので、ティミーに同性愛者になってほしくないと語った。ティミーが最終的に性別再割当て手術を求めた場合にどのように感じるかと質問されると、「あの子と私が、メアリー・ケイ[1]のパーティーに一緒に行くなんてことを想像できますか」と彼女は婉曲的に答えた。

我々の印象としては、ティミーの両親は息子の反対性の行動に対してこれまで寛容であったか、促進してきたのであり、典型的な男性的行動の徴候を系統的に促そうとはしてこなかったものと思われた。

結論

総括するならば、特定の中心的な性典型的行動の強化（または寛容さ）に関して、健常例の研究と臨床研究の間に連関があることについては、いくつかエビデンスがあるようである。リットンとロムネイ（Lytton, Romney, 1991）は、種々の行動領域における親によるジェンダーの社会化に関する最近のメタ分析を通して、「社会的な行動または能力に関して言うならば、特に性を分けるような社会化というものはほとんどない」と結論づけた（p. 267）。一つの例外は、「性典型的な行動の促進と性典型的な特徴の知覚」の領域にあり（p. 283）、母親・父親・両親双方のそれぞれの平均効果量は、.34・.49・.43であった。リットンとロムネイ（1991）の総括的な結論では、性的二型行動における親の社会化の影響を最小限に見積もる結果になっているが、一つだけ見出された親によるジェンダーの社会化が影響する領域は、まさに性同一性障害の多くの初期の行動特徴を包含する領域そのものであった。

社会因による強化は、性的二型行動における個体差の原因を説明する重要なメカニズムであるようにみえる。しかし、特に、性同一性障害の子どもの理解との関係でこの点を論ずる場合には、現在入手可能なデータには限界があることを付記するのが賢明だろう。第一に、「健常な」子どもの親が反対性の行動に対してどのように反応するのかを知ることはなかなか難しい。というのは健常児の場合では、そのように振る舞う割合があまりにも低いと思われるからである。例えばファゴット（1978）の研究において言えば、幼児期の男児が女性の服を着て遊ぶことは非常に珍しいので、そのような行動をする女児と統計的に比較することは不可能であった。しかし、異性装は性同一性障害の最初の行動徴候の一つである（Green, 1976）だけに、そのような行動に対して健常な母集団がどのように反応するかについていかに情報がないかという点を知るのは、やはり不満な思いを残すことである。

少なくとも観察状況下では、親は反対性の行動に対する否定的な関心よりも、同一性の行動に対する肯定的な関心をより頻繁に向けるようだ（Fagot, Leinbach, 1989）。したがって、性同一性障害の子どもの今後の研究では、同一性の行動に対する促しと反対性の行動に対する抑制を区別して評価することが試みられるであろう（Green, 1987参照）。男性的な行動を促すように指示されれば、性同一性障害の男児の母親も対照群の母親と同じくらいうまく対応することができたが、指示のない状況下では、そのような行動をさほど促さない傾向にあった（Doering, 1981）。

第二に、健常な母集団において、ある珍しい行動に対する親の肯定的な反応の意味を解釈することは容易ではない（Langlois, Downs, 1980参照）。ロバーツら（1987）も、同様の問題に直面した。彼らの男児対照群が女性的な行動をすることは非常にまれであったため、そのような行動に対する親の反応を評点することは不可能であった。このように、一貫して逸脱した性典型的な行動に対して、「健常な」子どもの親がどのように反応するかを確定することは容易な課題ではない。実験的シミュレーションを行うことは一つの解決法かもしれない（Langlois, Down, 1980参照）が、生態学的には疑問が残る。ジェンダー発達における親の役割の重要性と意義を理解するための面接研究は、おそらく有益であろう（Antill, 1987; Brooks-Gunn, 1986）。

第三に、親の行動の偏向は子どもの性典型的な行動に影響を及ぼすかもしれないが、そのような親の行動の全体的な様式はなお常識的な範囲内にあるようである。とすれば、我々は、発達学的精神病理に関する一つの重要な仮説を導くことができるだろう。すなわち、我々が扱っているのは、正常から変異への一つのスペクトラムにおける多様性だということである（Cincchetti, 1984）。

性同一性障害の事例において、行動様式がしばしばあまりに極端であるために、例えば、反対性の行動に対する親の持続的な寛容さであるとか、子どもの性別に関する親の際立った両価性、あるいはさらに反対性の行動を積極的に奨励すらしているというような極端な環境側の反応を想定したくなるであろう。いくつかの事例で、そのような親の反応があったという知見を伝える臨床的文献がある（例えば、Lothstein, 1988; Stoller, 1975, 第17章 ; Zucker, Bradley, Ipp, 1993）。グリーン（1974）は、彼の事例のうち約15％の男児が乳幼児期に母親から定期的に「女の子の洋服」を着せられていたこと、8％が時おり姉妹によって異性装をさせられていたこと、10％が祖母により異性装をさせられていたことを報告した。我々の経験では、母親や他の養育者が公然と異性装をさせることは比較的稀なことなので、臨床家は平均的な事例においてこのことが観察されると考えるべきではない。

さて、早期強化パターンの役割について究極的な結論がいまだ見出されていないことは明らかである。しかし、小さな社会的集団の詳細な観察の結果として、発達学の研究者は次に親－子ども間の性典型的な相互作用の成因を検討するべきであるという、探究の重要な輪郭が明らかにされてきた。

臨床的視点からは、性典型的な行動の選択的強化に関する母親の動機を理解することもまた重要である。この点に関して、これまで多様な観察結果と意見があった。臨床家にとってこの問題を注意深く調べることは重要である。なぜなら、母親の動機について理解を深めることは、治療的アプローチの決定のためにおそらく有益だからである。例えば何人かの母親は、「非性差別主義的」方針で子どもを育てる最近の傾向に影響されていた（例えば Carmichael, 1977 参照）が、次第に子どもの明らかな反対性への同一化を危惧するようになったと語った。例えばロススタイン（Lothstein, 1983）は以下のように報告している。

急進的な新しい社会的役割と親がみなしているものに自分の子どもを適応させるために、一歳の時から娘を「男性化する」（または一歳の時から息子を「女性化する」）ように企図してきた母親たちから、次のような電話を多数受けた。親にとって困ったことに、彼らの試みは失敗に終わりつつあったのだ。子どもが四歳になると、中性的な性役割を示す代わりに、むしろはっきりと典型的な反対性役割を示すようになって、親をぎょっとさせたのであった。

治療的サポートによって、このような母親のほとんどがより心理社会的に適切な性同一性の形成を促進することができる。

しかし、より複雑な力動を示した母親もいる。例えば、所属するフェミニストの討論グループで自分が反男性的なスピーチをしているのを四歳の息子に何度か聞かせてしまったために、（彼女の見解によれば）息子を性同一性障害にしてしまったというある母親の事例をロススタイン（1988）は記述している。また、我々のクリニックを受診したある母親は、自分が「男性を憎んでいる」ことを非常に強い調子で語った。出産するまで男児を切望し、やっと男児を得た（彼女の一人息子）その母親は、一人息子の明らかな反対性の振る舞いに関して、夫が心配だと言ったことに激昂した。そして彼がその問題を話し合うことに固執するならば離婚すると脅したのである。彼女の男性に関する見解と息子を欲しがる気持ちとの間の矛盾が印象的であった。性同一性障害に関する評価の過程で、彼女は自分がなぜそれほどまでに男性に怒りを感じているのか、またこのことが息子との関係にどのような影響を及ぼす可能性があるのかをより深く理解するために、治療を始めるべきだと思うと語った[1]。

第2章で述べたように、空想ごっこの中で、理想化された愛情細やかな心づかいのできる女性像に惹き付けられる性同一性障害の男児がいる一方で、否定的で怒りに満ちた空想上の女性像に夢中になる男児もいる。臨床的には、これら二つのあり方の違いは家庭内での経験に関係しているように思われる。例えば、ある五歳の男児は二年前から人形遊びに没頭するようになったが、それは彼の母親が、自身の母親の死期が迫っていたために、重度の抑うつ状態に陥り、引きこもるようになってしまった時と同時期であった。彼女は、一時期一人で寝室にひきこもりはじめたが、息子が自室で人形遊びに没頭しはじめたのがまさにこの時であったことを思い出した。

また別の五歳の男児は、最初に怖い女性役に夢中になった。彼は怖い女性役の出てくる映画を繰り返し見るのであった。臨床的に見ると、この子のそのような女性役に対する没頭は、母親の慢性的な怒りと憤怒に関係しているという明らかな根拠があった。母親のそのような感情は彼が二歳の頃に始まった。これ以前は、彼と母親の関係は密接で（おそらく密接すぎるくらい）、葛藤がなかった。母親は彼女自身の葛藤に関して部分的に自己洞察をもっていて、初回の評価面接で「この凶悪で怒っている女性が私でしょうか」と修辞的な言い方で語った。

三例目の男児は六歳で、我々の一人に三年間個人心理療法を受けており、治療一年目の大半を非常に攻撃的で支配的な女性（それはしばしば教師であった）の役を演じることに費やしていた。ある時には、彼は椅子など物を治療者に投げつけたので、これには徹底的なリミットセッティングが必要であった。同時並行して行われた両親との治療的な作業によって、最初の評価面接では得られていなかった情報が明らかになった。ある面接からの帰り、車中での彼の行儀の悪さに母親はひどく腹を立て、男児を床にうつ伏せにさせて「豚のようにはいつくばらせた」。そのことを母親が認めた後に治療は転換点を迎えた。男児がまだ幼い時、複雑な事情から母親はしばしば彼を怒鳴りつけ、厳しい身体的な折檻を加えていたということがわかった（「一二回お尻をぶっても、それでもまだ気分がすっきりしなかったのです」）。母親が以前よりも自己制御ができるようになり、より適切な養育ができるようになると、彼が治療場面で攻撃性を再現したり怒りに満ちた女性に夢中になったりすることがなくなった。

これらの描写から、性同一性障害男児の二つの理論的サブグループを仮定することができるだろう。母親の機能不全（例えばうつ病のため）が家族力動と大きく関係している一群があり、他方に、男性性－女性性の問題に向けられた母親の敵意と怒りが家族力動に大きく関わっている一群がある。明らかに、これらの推測には、厳密な実証的検証が必要だが、それぞれの性同一性障害事例によって様々な母親の影響が関与している可能性が示唆される。

母－息子関係——量的な側面

密着あるいは「至福の共生」

同性愛の男性に関する古典的な臨床文献では、過度に親密で保護的な母－息子関係について、必ずとはいわないまでも非常にしばしば指摘されている（例えば、Bieber et al., 1962; Friedman, 1988）。ストーラーはその後（1975）、性転換症の男性と性同一性障害の男児においても同様の観察結果を得た。ストーラー（1975）は、性同一性障害の男児に関し、その母－息子関係を、長引いた「至福の共生」と名づけた。そのようなある母－息子関係について、彼は以下のように記している。

> 初めから……その母親は息子と無上の一体感を感じていた。他者と愛に満ちた強い密着感をもつことに恵まれるとすれば、決して驚くべきことではないのだろうが、彼女は息子と密着していることで得られる至福の感覚を決して邪魔させないよう、できること（および必要なこと）は何でもした。……その母親と幼い息子は、日ごとに一緒にいる時間が長くなり、それはさらに何ヵ月にも及んだ（実際には数年間）。この母親の息子との親密さには、第三者にはなかなか気づかれない、関係を深めるちょっとした仕草も含まれていた。二人が互いに見つめあ

う眼差し、抱擁する時の強さ、いつまでも名残り惜しげに触れあう時間、優しい声、揺すりあやす腕の中にある柔らかい筋肉。……息子を近くにおいておくために……母親は常に息子を一緒にいさせた。……彼が目覚めてしまうので、夜の間ほとんどずっと彼は母親の腕の中にいた。彼女は起きている間中いつも彼を抱いていた。……母親が家事をする時も彼は母親と一緒だった。一歳くらいまではおぶわれていて、その後は、互いにいつでも視線が合わせられるよう、少なくとも同じ部屋にいた。……母親がトイレに行くにも後をついて行ったし、入浴したりシャワーを浴びたりするときにも一緒だった。（pp. 21, 24-46）

ストーラー（1975）の見解では、この男児の性同一性の帰結は、彼の描いた絵の一つ（図7－2）に明確に表現されているが、「どこからが母親で、どこからが自分なのかをほとんどわかっていない」（p. 25）。確かに、臨床的な観察結果から、性同一性障害の男児は、父親よりも母親に対してより強く親近感をもったり同一視したりすることが明確に示唆されている（Green, 1976; Zuger, 1970b）。

母－息子の共有時間

グリーン（1987; Roberts et al., 1987）は密着あるいは共生の構造を測定しようと試みた。彼は、女性的な男児と対照群の男児の母親に、〇歳時、一歳時、三～五歳までの期間に、どれほどの身体的接触があり、どのくらいの時間を共有していたか示すよう依頼した。実に興味深いことに、グリーンのデータ（1987; Roberts et al., 1987）は、密着仮説と一致しなかった。身体的接触について二つの群の母親の記憶に差はなく、共有時間についての母親の記憶は、予測された結果とは正反対であった。すなわち、女性的な男児の母親は、対照群の母親よりも息子と過ごした時間が有意に短かった。

グリーン（1987）は、対照群の男児よりも女性的な男児の方が母親と離れている頻度が有意に高かったこと、さらにそのような分離がいったん生じると、女性的な男児の方がより長時間にわたって母親から離れていたということも発見した。また、対照群の男児に比べ女性的な男児の入院回数は有意に多く、そして入院期間は長かった。加えて、女性的な男児はより幼い時期に入院していた（Green, 1987は、入院に関して、両群の男児の大半は入院したことがなかったと記しているが、残念なことにその割合を示していない）。

グリーン（1987）の研究が仮説検定の性質をもっていたことを考え合わせれば、母-息子接触のデータが予想外のものであったことは明らかである。グリーン（1987, p. 376）はこれについて説明を試みている。例えば、方法論的な見地から、母-息子接触についての母親と父親の評点はほとんどの事例において有意に相関していたので、データの系統的な偏倚は除外される（例えば、要求特性に関して）。母-息子関係の質的な側面が見逃されたり、または、母親と過ごした時間の絶対的な総計よりも母親と過ごした時間に対する父親と過ごした時間の相対的な総計の方が重要であったということも考えられるとグリーンは指摘している。

ストーラー（1985b, p. 41）は、グリーンの研究結果について、別の解釈の可能性を間接的に示している。ストーラー

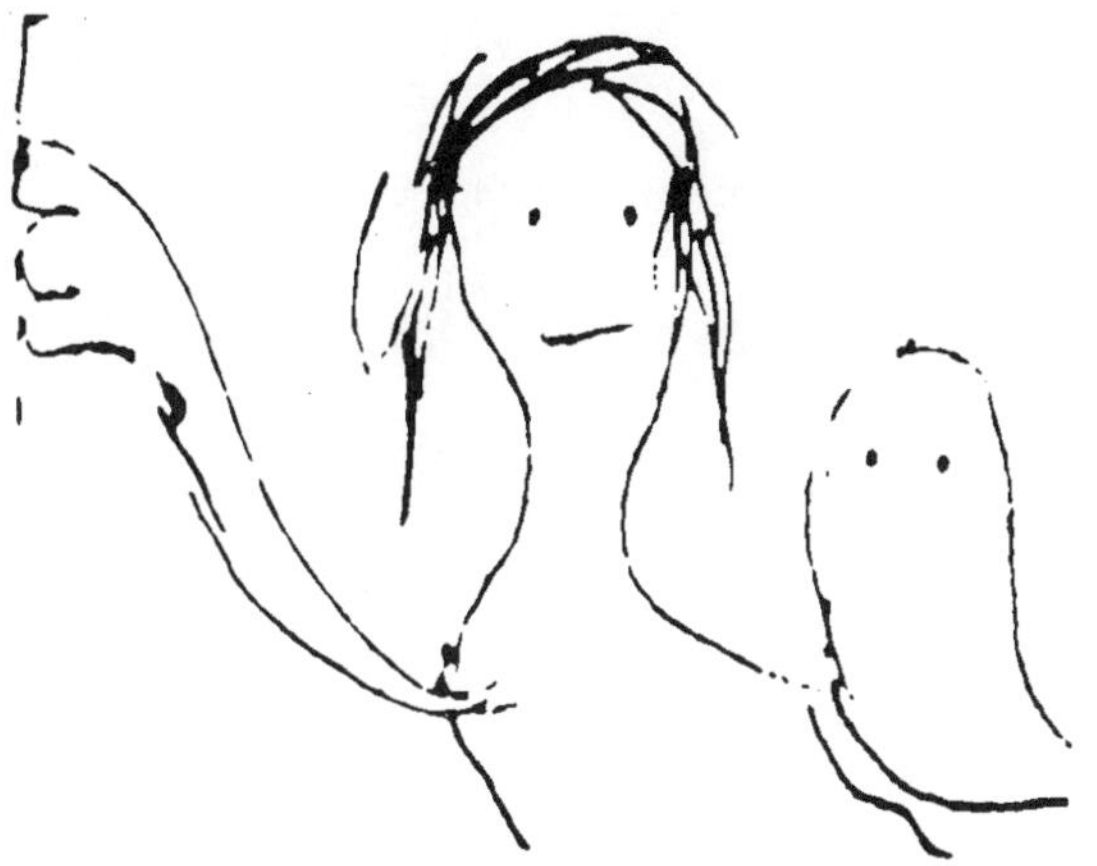

図7-2　「お母さんと息子」．これは5歳の性同一性障害男児が自発的に絵のタイトルとしてつけたものである．ストーラー（1975, p. 20）より．© Hogarth Press, 1975．許諾転載．

が臨床的に研究した男児らは、性同一性障害の最も極端なケースだった。グリーンの研究サンプルの男児の多くは、ストーラーのいう重症の基準には該当しない例なのかもしれず、それゆえ、実際には、りんごもオレンジも一緒になってサンプルに含まれていた可能性がある。

しかし、たとえ反対性への同一感の非常に強い男児においても「至福の共生」というストーラーの概念(1975)が的確であるのか疑問視する臨床家もいる(例えばMeyer, Dupkin, 1985)。コーツ(Coates)(Bernstein, 1993, p. 732の論文に引用)は、彼女の性同一性障害外来で診た一四〇人の男児のうち、ストーラーのいう「至福の共生」パターンに当てはまるものは一人もいなかったと述べている。むしろコーツらは、親の精神障害や夫婦間の不和、不運な出来事といった家族因子が、良好な母-息子関係を妨げるようだと主張している(第5章参照)。このために、この種の因子が、性同一性障害の男児の母親が息子と過ごす時間を減少させると仮定できるのかもしれない。ストーラーの研究した母親らが想起し、報告した「至福の共生」についての別の解釈を、コーツら(1991)は以下のように提唱した。

初めの数回の評価面接からは、多くの性同一性障害の男児とその家族は比較的よくまとまっているような印象をもった。多くの場合、家族と子どもが長期間治療を受け、苦しい現実を話せるほど我々との信頼関係ができるか、解離していた記憶を取り戻すことができるようになって初めて、男児の心理的苦痛の程度や家族の深刻な苦悩の歴史が話題となった。……母親のあるサブグループは、至福の共生をはっきりと望んでいると述べたことを特筆しておこう。ある母親はこう話している。「もし死なねばならないのだとしたら、彼(彼女の息子)を抱いて一緒に死にたい。それこそ無上の喜びというものでしょう」。これは喪失にまつわる母親自身の葛藤を処理するための代償的なファンタジーの表出である……と我々は確信している。……特に生後二〜三ヵ月以降の母-息子関係は、重度の慢性的なストレスとトラウマにより特徴づけられた。(pp. 516–517)

確かに、母－息子間の共有時間の少なさと母子分離と入院の割合の高さは、コーツら（例えば、Coates, Peterson, 1985）が提唱する母親の機能不全の結果生ずる分離不安仮説とよく一致する。しかし、特異性という点において、グリーン（1987）およびコーツらの研究には臨床対照群が設定されていなかったことは留意すべきであろう。その他の臨床的な問題をもつ男児の母親もまた、様々な事情により共有時間は比較的少なかったと報告する可能性がある。同様のことが入院例においても言える。

結論

難問が残されている。性同一性障害の男児が、父親とよりも母親と情緒的に近い関係にあるということを示す豊富な臨床的エビデンスがある（Green, 1976; Zuger, 1970b）一方で、共有時間に関するグリーン（1987）のデータは、このエビデンスと矛盾している。

この矛盾の解決法はあるのだろうか。もちろんある。グリーンの研究はたった一つの一連のデータを示しているにすぎず、今後の研究で異なる結果が明らかにされる可能性はある。もしストーラーが正しいのだとすれば、母親と並外れて多くの時間を過ごしてきた性同一性障害の男児のサブグループがあるのかもしれない。そうである場合、高得点者（「外れ値」）は性同一性障害男児の集団に特有のものなのかもしれない。また、密着に関する臨床的な印象は男児自身に初めに引き出されたとも考えられる（Zuger, 1970b 参照）。しかしこれは、我々の見解からすると単純化されすぎているように思われる。おそらく、母親－息子関係の質的な側面により、これまで臨床的に描写されてきた対人関係の微妙な違いはさらにはっきりと示されるであろう（例えば、Coates et al., 1991; Coates, Wolfe, 1995; Stoller, 1975）。例えば、顔の表情に関する文献には技法の記載がある。この技法においては、子どもが親の非言語的な合図を「読む」よう求められ（例えば、Abramovitch, 1977）、またその逆も求められる。もし、性同一性障害の男児とその母親が、何人かの臨床家が言うように、互いの心の状態にぴったりと調子を合わせるというのであれば、対照群の男児とその母親よりもこの課題をうまくこなせるはずである。

図7－3は、一〇歳の性同一性障害男児の絵を示している。彼は個人セラピーのあるセッションでこの絵を描いたのだが、このとき彼は、母親がその日どんな気分でいるのか予測することがいかに難しいかについて語っていた。母親はうつ病の再発に苦しんでおり、月経前症候群に悩まされていると報告している（このために彼女は子宮摘出手術を受けていた）。また彼女は非常に易怒的であった。ストーラー（1968b, 1975, 1985b）が推測したように、そのような母親の気分の変わりやすさが日常的に存在することが、子どもにとって葛藤的であるかもしれないという点は留意すべきであろう。性同一性障害の男児の母親の多くに精神病理と心的苦痛の体験があることは、予測不能な母親の心的状態に対する男児の敏感さや、母親が自分を男性として認めているかについての確信のなさに容易に反映されるかもしれない。

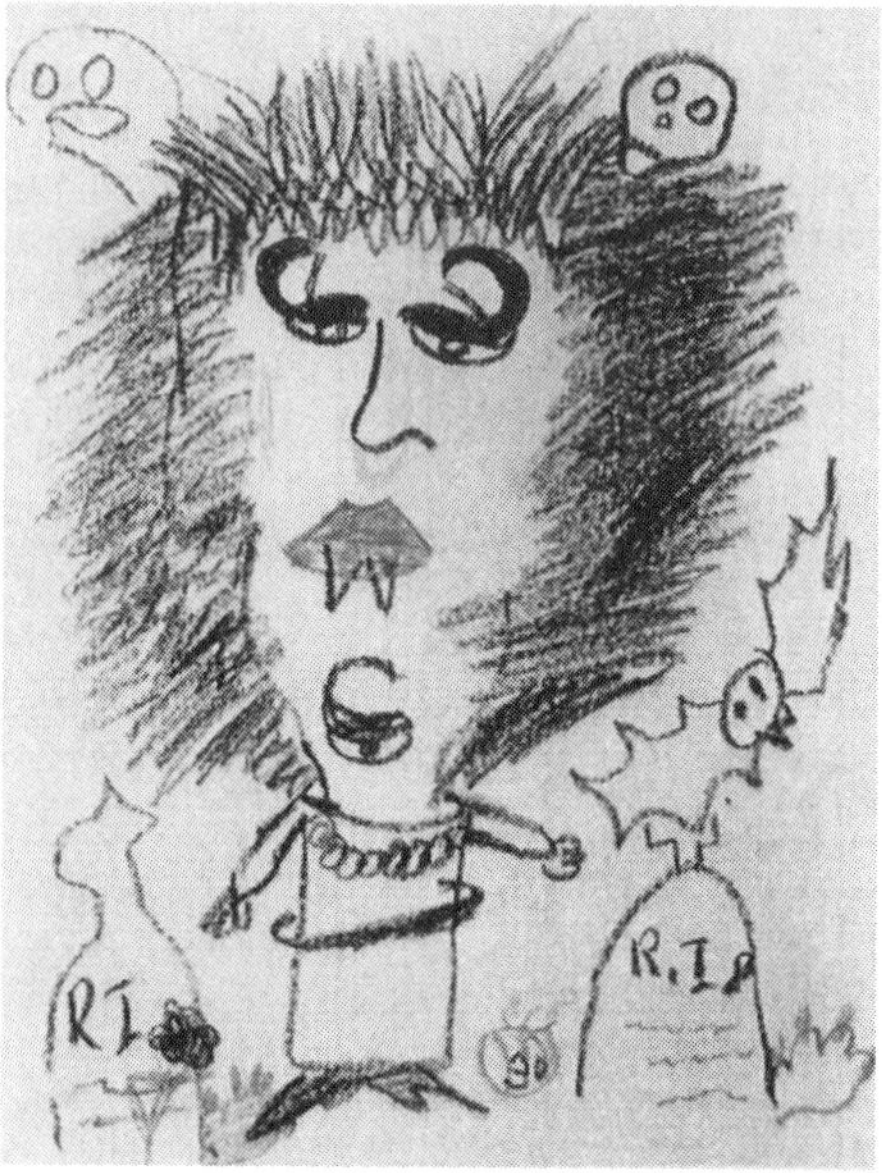

図7－3　個人セラピーのあるセッションで10歳の性同一性障害の男児が描いた絵．この時，この男児は母親の気分が予測できないことについて語っていた

母親の性心理的発達

いくつかの臨床例をもとに、ストーラー（1968b, 1975, 1985b）は、極めて女性的な男児の母親たち自身が子どものころ性同一性の葛藤をもっていたと報告した。これには、異性装の期間や運動競技ないしは学校で男児と競い合ったこと、男児になりたいと願ったことが含まれている。ストーラー（1968c）は、こうした児童期のパターンをある種の「両性具有性」であるとし、「高い割合で、男性と女性双方への同一化を反映するような思考、感情、行動が観察されること」と定義した（p. 112）。これらの女性は、思春期には男性になるという望みを放棄しているが、成人としては、自らの女性性をやや不快に感じているようであった。「この女性たちは、女性的な性質をもってはいるものの、その外見には、明確に記述することは難しいが、簡単に見抜けるようなボーイッシュないしは〈中性的な〉外見が一体となって組み込まれている」（1968c, p. 298）。

ストーラーは、そのような母親自身の性同一性の葛藤の原因を多因子的なものと考えた。例えば、母親自身の母親が「空虚」で同一化のモデルになりえず、母親の父親がこの欠如を埋め合わせていたとすれば、部分的な男性同一化が生じる。すると、家族力動は、「強いペニス羨望」と憤怒という特徴的な情緒に結びつくことになる。

母親の性心理的発達に関するストーラーの見解は、性同一性障害の家族内伝達の一形式を示唆するものである。ただし、その伝達は逆説的である。つまり、このパターンは社会的学習・モデリング理論とは異なり、比較的男性的な女性は際立って女性的な息子を「つくる」というのである。しかしながら、ストーラーの観察した母親の潜在的なペニス羨望や憤怒、敵意は、この逆説を理解する糸口となる。つまり、母親の幼児期に存在した競争心や敵意の感覚が、息子の男性性によって喚起されるために、息子の男性性に母親が耐えられないのである。そのため、息子が非男性的であるか女性的である場合にのみ、母親は子どもを強化することになる。

グリーンら（Green, 1987; Green et al., 1985; Roberts et al., 1987）は、母親の性心理的発達に関するストーラーの仮説を検証した結果、ストーラーの主張をある程度支持している。女性的な男児の母親は、対照群の男児の母親に比べ、子どもの時の自分はおてんばであったと言うことが多かったが、しかし他方、特異的な「幼児期女児の性典型的な行動」の表出について思い起こす一連の事柄は、対照群の男児の母親と比べて差はなかった（Green, 1987, p. 68）。思春期・青年期における性社会的経験の範囲に関しても、両群の母親の間に差異はなかったが、群内分析では女性的な男児の反対性の行動が多いほど、母親の性社会的経験は少ないことが示された。

我々の研究で、母親の（想起された）児童期の性同一性を心理測定学的に聴取したところ（Mitchell, Zucker, 1991）、二つの主要因子が同定された。それら因子のうちの一つは、性同一性の感覚に関係するもので、もう一つは性的役割の好みを示す指標である。**表7－2**に結果を示す。性同一性障害男児の母親の因子得点は、臨床対照群と健常対照群の母親のものと実質的には同じであった。したがって、性同一性障害男児の母親が対照群の母親よりも、女児という児童期の立場に不快感を抱いていたとか、男性的な性的役割を好んだとかいうエビデンスは得られなかった。

これらの暫定的な結果については二点の但し書がある。ストーラーは、極端に女性的な男児の母親のみを観察したと主張するであろう。確かに、他で述べたように（Coates, Zucker, 1988; Zucker, 1982）、ストーラー（1968b）は、彼の研究における対象男児は診断的にも原因論的にも類のないものであり、性転換症への発達途上にあったと主張している。ゆえに、それほど顕著には女性的でない男児の母親の場合、児童期の性同一性の葛藤が必ずしもあるわけではないというのである。しかし、ストーラーの対象児が類のないものであるとするエビデンスは、診断的にも原因論的にも明瞭なものではない（Coats, Zucker, 1988）。我々は、その母親の報告した母親自身の児童期の性同一性が定型的である、極めて女性的な男児をあまりに多く見てきたので、ストーラーの対象児たちが類のないものであったという主張には納得できない。

もう一つの但し書きは、母親の性同一性の分析をより深く行うことで、自己報告式の心理検査法では得られない情報が示されるかもしれないということである（Wolfe, 1990 参照）。しかし、他方、我々の多くの臨床経験は、性同一性障害男児の母親の大多数は、性心理的な葛藤を示唆するような生育歴をもたないということを示している。おそらく、男性に対する現在の態度や、男性性や女性性に関する考え方といった、母親の性心理の他の側面についての研究がなされる必要があるだろう。

想起された母親の性同一性には群間差はなかったが、想起された母親の性同一性と母親の行動に関するその他の尺度との相関について調査を行った（第5章で詳述した）。これは「リスク群」研究において一般的にとられる方法である（Garber, Hollon, 1991; McNeil, Kaji, 1979 参照）。この相関を**表7－3**に示す。性同一性障害男児の母親に関して、児童期の性同一性の想起尺度である因子1は、婚姻状況（例えば結婚生活の破綻など）、夫婦不和や母親の精神病理と有意に相関していた。また因子1は、母親による息子の男性性の強化と、過去においても評価時点においても、負の相関関係にあった。因子2も、母親の精神病理の複合尺度と、過去

	GID （n＝63）	CC （n＝13）	NC （n＝24）
因子 1			
平均値（M）	2.24	2.29	2.25
標準偏差（SD）	0.54	0.41	0.51
因子 2			
平均値（M）	2.37	2.30	2.38
標準偏差（SD）	0.56	0.64	0.64

注　仮の因子標識については本文を参照．各々の因子は5段階で評価された．得点が高いほど，反対性の行動か性別違和感が強いことを示している．スケールの弁別妥当性に関しては，Mitchell, Zucker（1991），Tkachuk, Zucker（1991），Zucker, Bradley, Oliver, et al.（1992）を参照.

表7－2　性同一性障害（GID）男児，臨床対照群（CC）男児，健常対照群（NC）男児，それぞれの母親が想起した子ども時代の性同一性スケールにおける因子得点

における母親による息子の女性性の強化との間に、相関関係を示した。それは、過去における男性性の強化とは負の相関があった。全対象の相関関係も表7－3に示した。そのパターンは、性同一性障害の男児の母親のみのものと非常に類似していた。

これらの相関が強くないことは明らかである。性同一性障害男児の母親に関しては、過去に、つまり、性同一性の形成における仮説的な感受時期に、男性的であることを母親が促さなかったという尺度と最も相関が強かった。これらの相関は、それぞれ分散の約18％と12％を占めた。しかしこのパターンは、ストーラー（1968b）の臨床的観察が示唆した逆説的な関係と一致していた。

母親の情緒的な機能

第5章ですでに、母親の情緒的な機能と結婚への適応に関する我々のデータをいくつか紹介した。我々は、性同一性障害男児の母親の方が健常対照群男児の母親よりも問題が多かったと報告した。また、性同一性障害男児の母親には、臨床対照群男児の母親と同程度の問題があるようであり、いくつかの尺度においては、性同一性障害男児の母親の方がより多くの問題をもっているようであるとも報告した。そして、母親の精神病理の複合尺度は、男児のCBCLに表れる精神病理の最も的確な予測因子であることを示した（表5－17）。

母親の情緒状態は、もし影響を及ぼすとすれば、性同一性障害の成因としてどのような影響を与えているのであろうか。そして、どのような心理社会的メカニズムで伝達するのであろうか。これらの疑問に取り組む前に、母親のデータの詳細についてもう少し言及しておきたい。

症状チェックリスト90改訂版（Symptom Checklist 90–Revised: SCL–90–R）において、性同一性障害男児の母親は、強迫症状、抑うつ、攻撃性の三つの症状領域で高得点を示した（図5－4参照）。強迫症状領域では、性同一性障害

尺度	因子 1		因子 2		
	相関係数	危険率[a]	相関係数	危険率[a]	人数
		性同一性障害男児の母親			
社会階層	–.06	n.s.	.02	n.s.	63
婚姻状況	.27	.018	.06	n.s.	63
母親の精神病理（複合）	.20	.054	.18	.084	63
結婚満足度指標	–.21	.048	–.16	n.s.	61
養育経験記録表					
権威的な制御	–.03	n.s.	–.08	n.s.	61
子育ての楽しみ	.01	n.s.	–.05	n.s.	61
自律性	–.00	n.s.	–.03	n.s.	61
現在の女性的な行動の強化	.12	n.s.	.23	n.s.	28
過去の女性的な行動の強化	.16	n.s.	.28	.074	28
現在の男性的な行動の強化	–.33[2]	.043	.21	n.s.	28
過去の男性的な行動の強化	–.43	.012	–.35	.035	28
		全標本			
社会階層	–.08	n.s.	–.01	n.s.	100
婚姻状況	.16	.058	.10	n.s.	100
母親の精神病理（複合）	.18	.040	.10	n.s.	100
結婚満足度指標	–.19	.028	–.18	.035	98
養育経験記録表					
権威的な制御	–.05	n.s.	–.00	n.s.	97
子育ての楽しみ	–.03	n.s.	–.06	n.s.	97
自律性	–.03	n.s.	–.13	n.s.	97
現在の女性的な行動の強化	.08	n.s.	–.02	n.s.	65
過去の女性的な行動の強化	.08	n.s.	.10	n.s.	65
現在の男性的な行動の強化	–.21	.049	–.27	.016	65
過去の男性的な行動の強化	–.23	.035	–.32	.005	65

注　強化尺度については，性同一性障害男児の母親のうち 24 人が，ミッチェル（1991）の研究の参加者であった．さらに 4 人の母親において強化評価を行うことができた．残りの母親のデータはまだ整理されておらず，信頼性が確認されていないため，ここでは報告しない．

[a]　片側検定

表 7－3　母親の想起した子ども時代の性同一性スケール因子評点とその他の母親の行動尺度

男児の母親の得点は臨床対照群の母親の得点よりも有意に高かった。その他二つの領域では、両群の得点に差はなかった。SCL－90－Rは情緒状態の尺度として概念化されているが、情緒的な機能のより持続的なパターンも反映しているのではないかと我々は考えている。

我々は境界例の診断面接（The Diagnostic Interview for Borderline Patients：DIBP）を施行した。これは、マランツとコーツ（Marantz, Coates, 1991）が、性同一性障害男児の母親一六人のうち四人（25％）がDIBPの境界性パーソナリティ障害の基準を満たしたのに対し、健常対照群男児の母親一七人は一人も基準を満たさなかったと報告していたためである。我々の結果は、それほど顕著ではなかった。六〇人の性同一性障害男児の母親のうちわずか二人（3・3％）がDIBP基準を満たした。一方、臨床対照群と健常対照群の母親で基準を満たすものはいなかったが、これと比べても有意差はない。しかし社会適応性スケール（the Social Adaptation scale）では、両臨床群の母親は健常対照群の母親よりも有意に問題が認められた。情動スケールでは、性同一性障害男児の母親ではその他二群の母親よりも有意に問題が認められた。臨床対照群と健常対照群の母親の間に差はなかった。

我々の研究で定型的な境界例の病理の率が低かったことは、人口統計学的データによって説明できるかもしれない。我々の研究に参加した母親は、マランツとコーツの研究（1991）に参加した母親よりも高い社会階層に属しており、彼女たちの結婚生活の多くは破綻していなかった。データの相関によって、これら二つの人口統計学的なデータは我々のサンプルの母親の精神病理の程度と関連のあることが示された。ウルフ（Wolfe, 1990）は、構造化面接DSM－Ⅲ版（the Structured Clinical Interview for DSM-III：SCID）を用いて、性同一性障害男児の母親一一人のパーソナリティ精神病理を評価した。母親全員に少なくとも一つの精神障害があったが、SCIDの境界性パーソナリティ障害の基準を満たす者はいなかった。ウルフのサンプルは我々のものと人口統計学的に同等であり、このことは、ウルフのデータが我々のデータ同様、マランツとコーツのデータとも一致しなかった理由を説明するかもしれない。ただしウルフの調査は、マランツとコーツの調査と同じクリニックで行われていた。

　我々が調査した母親の大多数は境界性パーソナリティ障害の診断基準を満たさなかったが、彼女たちには明らかに社会適応と情動調節上の問題があり、それは境界例的布置のある側面を反映しているだろう。総カットオフ値を7から5に下げて（DIBPスコアリングマニュアルでは、5点は境界性パーソナリティの「可能性」を示唆するとみなされる）、境界性パーソナリティ障害の潜在的徴候をDIBPデータで調べたところ、臨床対照群と健常対照群の母親ではそれぞれ7・7％と8・3％であったのに比べ、性同一性障害男児の母親のうち一一人（18・3％）がこの基準を満たした。しかし、なお有意差はなかった。若いころ境界性パーソナリティが機能していた明確な徴候がありながら現在はよりよいレベルで適応している他の性同一性障害男児の母親をこの割合に追加してみると、我々のサンプルの性同一性障害男児の母親の約20～25％が境界性パーソナリティの特徴をもつか、以前もっていたと推定されることになる。臨床的に境界例的特徴は、情動と対人関係の領域（例えば、理想化、価値切り下げ、スプリッティング）において最も顕著であり、衝動的な行動パターン（例えば、自殺企図、自傷行為）や微細な精神病エピソードの領域ではそれほど顕著ではないようである。いずれにせよ、我々の研究では、性同一性障害男児の母親が境界性パーソナリティ特徴をもつ割合は、一般人口における割合よりはかなり高いと考えられる（Widiger, Weissman, 1991）。

　性同一性障害男児の母親のかなりの割合に重大な精神的問題があるという印象は精神科診断面接（Diagnostic Interview Schedule：DIS）のデータによって裏づけられる。六〇人の母親のうち、DISで障害がなかったのは二一人で、七人には一つの障害があり、一六人には二つ、八人には三つ、八人には四つ以上の障害があった。このように、性同一性障害男児の母親六〇人のうち三一人（53・3％）に二つ以上のDIS上の診断が該当した。これとは対照的に、臨床対照群の母親では一三人中三人（23・0％）、そして健常対照群の母親では二四人中二人（8・3％）にのみ、二つ以上のDIS上の診断が該当した。DIS上で最も頻度の高い診断は、抑うつ、不安、アルコール乱用であった。

治療歴の点では、六三人の母親のうち一五人が外来治療を受けているか、過去に受けたことがあった。そして、五人が入院と外来治療の両方を受けているか、過去に受けたことがあった。

我々にとって意外だったのは結婚への適応に関するデータである。この領域では群間差が認められなかったのである。これは、健常対照群の母親に夫婦間の問題が目立ったという理由からではなかった。平均して、それらの評点は正常範囲内にあった（Mitchell, 1991）。我々のデータを詳細にみてみると、性同一性障害男児の母親の約33％の適応評点は、スパニア（Spanier, 1976）の最初の研究における離婚夫婦の平均値の1標準偏差内にあった。残りの三分の二の結婚への適応評点は正常範囲内にあった。夫婦間の問題が示唆される評点であった母親のうち約半数は結婚を維持していて、残りの半数は別居あるいは離婚していた。以上二点をまとめると、これらのデータから、性同一性障害男児の母親には情緒的もしくは精神医学的な問題のある割合は高いが、夫婦間の問題があるか過去にあった割合はより低いことが示唆される。

性同一性障害男児の母親の多くは、息子に反対性の行動が現れはじめた頃に特に、機能が落ちていたという印象を我々は長年もっている。しかし、評価面接を受けた時点までに、母親の問題の少なくとも一部は改善するか解決されていた。したがって、情緒的な機能に関するデータは、母親や家族の精神病理の程度を過小評価している可能性があると我々は考えている。いずれにせよ、性同一性障害男児の母親は平均して臨床対照群男児の母親と少なくとも同程度には問題の認められることを我々のデータは示唆している。よって、他の臨床的な問題を抱える男児の母親と比較して、性同一性障害男児の母親に何らかの特異性があるかということが中心的な検討課題となる。

マランツ（1984）もウルフ（1990）も精神的な病理によって母親が情緒的に有効に機能しなくなった結果、息子が不安になったり不安定になったりするのではないかと推測した。しかし、第5章で述べたように、他の臨床的な問題ではなく他ならぬ性同一性障害がなぜ発現したかを説明するのにこの推論は十分ではない。性同一性の形

尺度	相関係数	危険率 [a]	人数
	性同一性障害男児の母親		
社会階層	–.21	.053	63
婚姻状況	.25	.025	63
結婚満足度指標（Dyadic Adjustment Scale）	–.35	.003	61
養育経験記録表（Child-Rearing Practices Report）			
権威的な制御	.10	n.s.	61
子育ての楽しみ	–.47	.000	61
自律性	–.32	.006	61
現在の女性的な行動の強化	.31	.057	28
過去の女性的な行動の強化	.41	.016	28
現在の男性的な行動の強化	–.28	.072	28
過去の男性的な行動の強化	–.18	n.s.	28
	全標本		
社会階層	–.21	.020	100
婚姻状況	.18	.034	100
結婚満足度指標（Dyadic Adjustment Scale）	–.34	.001	98
養育経験記録表（Child-Rearing Practices Report）			
権威的な制御	.10	n.s.	97
子育ての楽しみ	–.48	.000	97
自律性	–.29	.002	97
現在の女性的な行動の強化	.17	.087	65
過去の女性的な行動の強化	.24	.025	65
現在の男性的な行動の強化	–.16	n.s.	65
過去の男性的な行動の強化	–.13	n.s.	65

注　強化尺度については，性同一性障害男児の母親のうち 24 人は，Mitchell（1991）の研究の参加者であった．さらに 4 人の母親で強化評価を行うことができた．残りの母親のデータはまだ整理されておらず，信頼性が確認されていないため，ここでは報告しない．

[a] 片側検定

表 7－4　母親の精神病理（複合）とその他の母親の行動尺度との相関関係

成の感受期間と仮定された時期に母親が情緒的に有効に機能していなかったことが、他の臨床的な問題を抱える男児と比べて性同一性障害男児に特徴的な点なのかもしれない。しかし入手可能なデータはあまりに不正確で、こうした見解を厳密に評価することはできない。

たとえ母親の精神的な病理によって性同一性障害の発現を直接的に説明することができないとしても、ウルフ(1990)が述べたように、そのような精神的な病理はおそらく、適切な親である能力、すなわち男児が女児のように振る舞うといった様々な行動に対して適当な限界を設定する能力に影響を及ぼすであろう。母親が自分自身の問題で頭がいっぱいであったり悩んでいたりすれば、母親は息子の反対性の行動をそれほど制限しようという気にならないとも考えられる。

そこで我々は、母親の精神病理の複合尺度と、性典型的な行動の強化の評価を含むその他の母親尺度との間の相関をみることによってこの見解を検討した。データを**表7－4**に示す。性同一性障害男児の母親において、母親の精神病理は、社会階級と結婚への適応とは負の相関関係にあり、婚姻状況（つまり、別居しているか、離婚したか、死別している）とは正の相関関係にあった。母親の精神病理は、子育てを楽しんだり子どもの自律性を促したりすることとも負の相関関係にあった。性典型的な行動の強化という姿勢に関しては、母親の精神病理は、女性的な行動に対する寛容さや促しと最も強く結びついており、男性的な行動の促しにはそれほど強く結びついていなかった。全対象の相関関係も**表7－4**に示す。全対象のパターンは、性同一性障害男児の母親単独のものと非常に類似していたが、しかし、女性的な行動の強化との相関はそれほど強くなかった。

母親の精神病理の複合尺度が男性的な行動の促しよりも、女性的な行動への寛容さや促しと密接に結びついていたことは興味深い。反対のことが母親の児童期の性同一性の尺度に見出されたことが思い出されるであろう。この尺度は、女性的な行動への寛容さや促しよりも、男性的な行動の促しの不足とより密接に結びついていた。これらのデータは、母親の障害と反対性の行動に対して限界を設定できないことに関係があるとする見解をある程度裏づけていると思われる。

我々のデータの示す相関関係が、因果関係の実証にはまだほど遠いことは認識している。臨床的には、女性的な行動に対して寛容であるということが母親の精神的な病理につながるとは考えにくい。むしろ、母親の情緒的な障害の結果として限界を設定する能力が損なわれたと考える方がありそうなことである。この流れに沿っていえば、子育て実態調査（Child-Rearing Practices Report）で育児をあまり楽しめないことや子どもの自律性を促さないことが母親の情緒的な障害と関係していた点に留意すべきである。情緒的な障害のある母親が、自分の子どもの自立していく能力を受け入れるのがより難しいことはよく知られている（Marantz, 1984; Wolfe, 1990）。

父親－息子関係——定量的側面

父親も母親と同様に、性心理的分化を心理社会的に評価する際、中心的な役割を担っているとされてきた。親の意思表示との同一化、モデリング、強化、内在化といった概念を指標とする研究においては、とりわけ父親の役割が重視されてきた（例えば、Biller, 1968; Hetherington, 1966; McCord, McCord, Thurber, 1962; Power, 1981）。歴史的に見て、性心理的発達に関する発達心理学者の初期研究が精神分析的発想に影響されたことはほぼ間違いない（例えば、Biller, Borstelmann, 1967; Kagan, 1958; Lynn, 1974; Nash, 1965; Sears, Rau, Alpert, 1965）。また、男性同性愛の起源に関心をもつ精神分析家が父親の役割を重要視していたことはよく知られている。例えば、フロイト（Freud, 1905 / 1953）は、「幼児期に強い父親が存在しないことに起因して同性愛者となることは珍しくない」（p. 146）と述べている。

ビーバーら（Bieber et al., 1962）やソカリデス（Socarides, 1982）など、より最近の精神分析的臨床研究でも、フロイトの見解に応えるかたちで父性の欠損や病理的な父性を男性同性愛と結びつけている。ビーバーとビーバー（Bieber, Bieber, 1979）は、精神分析的に着目した精神医学的アセスメントにおいて一〇〇〇人以上の男性同性愛者を評価し、「父親にはっきりと愛され大切にされた男性の同性愛者」はいなかったと報告した（p. 411）。この結果は、一卵性双生児間では同性愛の一致率が100％であるというカールマンの知見（Kallmann, 1952a, 1952b）（第6章で論じた）と同様驚くべきものである。

フリードマン（Friedman, 1988）は、同性愛男性の父親−息子関係の質に関する文献をまとめた最近の総説において、原型となる家族布置の類型分類からその特徴を「極端に近い母親−息子関係と遠い父親−息子関係」（p. 57）としている。しかし、この結果に対するフリードマンの評価（1988）は、ビーバーとビーバー（1979）よりも慎重であった。それは、同性愛男性と異性愛男性で想起される父親−息子関係のタイプには重なりがあることをよりはっきりと認識していたためである。例えば、ビーバーら（1962）の「患者と過ごす時間は、少ないか、非常に少ないか、父親は不在である」という評価に関して、フリードマンは、同性愛男性の87％にこのことは明らかに該当するが、それは異性愛男性の60％にも該当することを指摘した。疾病分類学者や疫学者に馴染み深い言い方をすれば、この結果の感度は高いが特異度は低いと言えるだろう（Vecchio, 1966）。

今では古典となったベルらの研究（A. P. Bell et al., 1981）もまた、同性愛および異性愛男性の親との関係の質的な側面を定量化している。驚かれる読者もいるかもしれないが、ベルらの研究から得られたデータは先行の臨床研究から得られたデータと実際に一致していた。例えば複合尺度において、「冷淡−敵対的な父親」は、52％の白人の同性愛男性に、そして37％の白人の異性愛男性に比較的特徴的であると考えられた。この知見は、フリードマン（1988; Bailey, Bell, 1993も参照）が強調したビーバーらのデータ（1962）にみられた重なりと極めてよく似ている。ベルら（1981）は、総じて同性愛男性では、「異性愛男性に比べ、児童期および思春期の父親との関係が良好でなかったことが報告された」と結論づけた（p. 54）。しかし、ベルらは単純な群間だけでなく、パス解析を用いてデータを得た。その結果、一般尺度である「父親とのネガティヴな関係」により、後の性指向に関連するいくつかの分散について説明のつくことがわかった。しかし、彼らはパスの解釈に非常に慎重であった。「父親−息子関係の質は、……男児の最終的な性指向の優れた予測因子とはいえない。それは、その後の経験上の因子があまりに多いためである」(p. 56)。

この問題の詳細な検討は本書の範囲を超えるが、ベルらの研究は結局より広い文脈、すなわち、性に関する我々の時代の政治という文脈で理解されるべきものであろう。その研究が計画段階にあった頃（一九六〇年代後半）、同性愛自体は未だ精神障害とみなされており（DSM-IIにおいて）、家族性の疾病特有理論が全盛期にあった。ベルらは、経験にもとづく研究を解釈する際に、この観点に多くを頼った。しかし、彼らの著書が出版された一九八一年には、すでに八年も前に同性愛がDSMから除外されていた。同性愛者に対し、ベルらがとりわけ人道的な配慮を示したことに加えて、彼らのデータの解釈は政治的妥当性に明らかに影響を受けていた。もし実際に、同性愛男性において、相互作用と関係性のデータが適切な機能の理想からあまりにかけ離れていたら、ベルら（1981）は苦境に立たされたであろう。したがって彼らは、観察から得られた有意な結果を最小化して結論づける傾向にあった。この最小化は部分的には明らかに不十分な結果の客観的な解釈であったが、我々からみれば、**時代精神**（Zeitgeist）からも影響を受けていたといえる。言い換えれば、ベルらは彼らのデータを解釈して、グラスが半分満たされているというのではなく、半分空であると示すことを選んだ。

社会政治的な解釈は脇におくとして、ベルらやその他の研究者（例えば、Freund, Blanchard, 1983）は、因果効果の方向こそが彼らの研究デザインの問題点だと認識していた。発達心理学の分野において、R・Q・ベル（R. Q. Bell, 1968）は、原因となる影響の性質に関する後方視研究および横断研究を解釈する際の問題点について、その画期的な総説のなかで警告している。親が子どもに与える影響ばかりが強調されることに対する反発という側面もあったのであろうが、R・Q・ベルの総説（1968）は多くの発達社会化研究が子どもから親への影響であると解釈し直し得ることに注意を喚起している。その総説が「必要な解毒剤」となり、多くの異なる発達上の現象を調査している研究者を刺激し、結果の偏りを是正するような前方視研究のデザインにとりかからせた（Bell, Harper,

1977; Maccoby, 1992; Sameroff, 1975)。Ａ・Ｐ・ベルら（1981）が以下の記述を書く際、彼らはこの問題をよく認識していた。

同性愛の原因であると一般的にみなされている家族因子は、実はそれ自体が、前同性愛状態にある息子あるいは娘がそもそも「変わっていた」ことに由来する結果であるのかもしれない。例えば、気性、興味関心、同一性の感覚において、他の男児よりも「男性的」でないような素因を本質的にもつ男児は、自分と同じくらいに「男性的」であることを息子に強要する父親から、公然とした敵意とまではいかなくとも失望の念をもって受けとめられるかもしれない。父親は情緒的に引きこもるかあるいは公然と敵対的になるかして、そのような息子に反応するかもしれない。そして、息子は父親を嫌うか憎むようになり、ますます父親に同一化しなくなるのかもしれない。この例は、性の不一致の原因であるとこれまでいわれてきたある種の家族関係が、実は性の不一致の先天的素因の結果であった可能性を示している。（p. 218, 強調は省略）

Ａ・Ｐ・ベルら（1981）が提起した効果の方向の問題は、同性愛男性と異性愛男性を単に比較する後方視的方法では解決しがたいことに気づかなくてはならない。群間差をどう解釈するかは理論的な判断の問題ということになる。

ピラード（Pillard, 1990）は別の戦略を示唆した。すなわち、複数の情報提供者から父親の特徴に関する情報を得ることにしたのである。理想的ではないにしても、想起データの解釈において、この戦略は重要な方法論上の進歩である。ピラードの研究では、同性愛および異性愛成人男性（家族がある場合とそうでない場合がある）に、児童期と思春期における父親との「距離」を評価するよう依頼した。ピラードのデータはこれまでの知見と一致していた。すなわち、同性愛男性は父親との関係を、家族内でも他の様々な家族においても彼らの兄弟を含んだ異性愛男性が評価したよりも遠いと評価した。しかしまた、ピラードは同性愛の兄弟のいない異性愛男性よりも、一人以上の同性愛の兄弟をもつ異性愛男性によって想起された父親－息子間の距離の方が遠かったと報告している。この知見は、少なくとも一人の同性愛の息子をもつ父親は何か特別で、このことは異性愛の息子との関係においても同様であったことを示唆している。

男児および男性の性同一性障害の形成における父親の役割は、同性愛の家族研究が進めてきた軌跡と同様に考えられてきた。例えば、ストーラーの精神力動的定式化（1979）により、この障害に結びつくリスクファクターとして、不在、情緒的なひきこもり、反対性の行動への寛容さといった父親の特徴が明らかにされた（Rosen, Teague, 1974も参照）。ストーラーの観察の多くは、男児の母親から集められたものである。以下がその理由である。

> 父親はたいてい評価面接に来なかった。評価面接が終了すると面談を行う。この面談が子どもの将来にとって重要であると強調したが、それでも現れない父親もいた。……治療に参加するよう勧めても、一人として協力することのできた父親はいなかった。（1979, p. 844）

最終的に、ストーラー（1985b）は、自分の観点を端的に要約した。「母親の影響が多くなり、父親の影響が少なくなるほど、女性っぽくなる」（p. 25）。

性同一性障害男児の父親の特徴について、観察にもとづいた研究がなされてきた。次に、これらの研究の成果について概説する。

父親不在

父親の不在が特に男児の性心理的発達に及ぼす影響について、発達学者の長い考察の歴史がある（Stevenson,

Black, 1988)。**父親不在**という用語がかなり不正確であることが次第に明らかになった。というのは、父親が不在であった理由やその時の子どもの年齢はさまざまであるし、たとえ両親がすでに別れているとしても、父親と接触が多いこともあるなどの理由からである。なによりも、父親－息子関係の質的な側面こそが考慮されるべきであろう。

スティーヴンソンとブラック（Stevenson, Black, 1988）は、父親の不在と子どもの性心理発達の関係についてメタ分析を行った。彼らは多くの変数を評価したが、これには、父親が不在であった理由（例えば離婚、兵役）、サンプルの種類（例えば、一般集団か臨床群か）、人種と民族、社会階層、各々の研究の刊行状況（既刊か未刊か）等が含まれている。

その結果、父親の不在が性別役割の発達に及ぼす影響は単純な相関関係ではないことがわかった。女児の場合、父親の不在による影響は実質的にまったくなかった。しかし男児にはいくつかの影響が認められた。父親が不在だった時の男児の年齢は最も強い影響の一つであった。六歳以前に父親が不在であった場合、典型的な性別役割行動が少なくなるというエビデンスがあった。効果の大きさは－0.52であった。残念ながら、現存しているデータベースから相互作用効果を評価することは非常に難しい（例えば、不在期間と不在理由間など）。スティーヴンソンとブラックは、年齢効果を説明するメカニズムは不確かなままであることを指摘した。彼らのこの指摘は適切であるが、この年齢の影響は、発達的にみれば妥当であることに留意しておきたい。就学前の数年間は性心理的同一性の強化に重要な発達段階なのであるから、それらが何であれ、心理社会的メカニズムが後の発達段階よりもこの時期に最も強い影響力をもつであろうことは理解できる。

残念ながら、スティーヴンソンとブラック（1988）が推奨した、父親不在の多様な形態を分けて精査する方法は、性同一性障害男児の臨床研究に応用するまでに至っていない。最も広く知られていることは、父親不在の割合に関することだけであり、これを**表7－5**に示す。父親のいない家庭の男児の割合は7・1％から84・0％で

研究	*n*	父親の不在
Bakwin (1968)	14	1 (7.1%)
Lebovitz (1972)	16	不明
Bates et al. (1974)[a]	29	11 (37.9%)
Green (1976)[b]	58	14 (24.1%)
Money, Russo (1979)	11	不明
Zuger (1984)[c]	52	12 (23.1%)
Coates (1985)	25	21 (84.0%)
Meyer, Dupkin (1985)	10	5 (50.0%)
Davenport (1986)	10	2 (20.0%)
Rekers, Swihart (1989)[d]	49	27 (55.1%)
Wolfe (1990)	12	3 (25.0%)
Arcostanzo et al. (1991)	22	不明
Zucker, Bradley (本書)	167	51 (30.5%)
総数	426	147 (34.5%)

注 10例以上を扱った研究のみ掲載した.

[a] 「片親と同居」あるいは「義理の親と同居」などの記述より推論

[b] 1987年のグリーンの研究（Roberts et al., 1987も参照）では$n=66$で，明確な割合は報告されていなかったので，1976年の文献を参照した

[c] 16歳までの男児が含まれる．自分の父親と暮らしたことがあるのかはっきりしないため，養子の3人のデータは除外した

[d] 自分の父親と暮らしたことがあるのかはっきりしないため，養父母，里親，祖父母あるいはその他の親類と暮らしている7人のデータは除外した

表7−5 性同一性障害男児10例以上の研究における父親不在の割合（別居，離婚，死亡，元来不在）

あり、平均は34・5%であったことがわかる。レーカーズとスウィハート(Rekers, Swihart, 1989)は、彼らの研究における父親不在率は、人口統計から予想されるよりも高いと主張した。しかし、一般人口動態との比較は不確かなものであろう。性同一性障害男児の家庭で、父親が不在であることが過度に多いという仮説をより適切に検証するには、親の婚姻状況と連動していると思われる特異的な人口統計学的変数(例えば、社会階層、人種等)をマッチさせたケースコントロール比較を行う必要があるだろう。例えば、コーツ(1985)の事例で父親の不在が高率であったのは、おそらくそのような因子が原因の一部であろう。コーツの研究は、ニューヨーク、マンハッタン自治区で行われた。サンプルの52%はヒスパニック系かアフリカ系アメリカ人であり、平均社会階層は中下層であった(Coates, Person, 1985 参照)。臨床集団における父親不在率についての知見から(例えば、Kalter, 1977; Rembar, Novick, Kalter, 1982; Schoettle, Cantwell, 1980; Tuckman, Regan, 1966)、この変数によって、性同一性障害男児とその他の臨床群男児が明確に区別されるということはないと考えられる。

父親の不在が本当に男児の女性らしさのリスクファクターであるならば、父親不在によって反対性の行動の尺度のうち群内変動のいくつかの説明がつくという可能性は残る。ロバーツら(1987)は、親の婚姻状況と女性らしさの複合尺度は0.24で有意な相関関係にあると報告した。この結果は、父親不在の家庭の男児はより女性的であるということを示している。対照群でも、類似の相関関係0.25であったと報告した。

我々の男児事例では、親の婚姻状況(仮変数、父親在=1、不在=2)は、評価時の男児の年齢と0.31で、男児のＩＱと−0.33で、社会階層と−0.49で相関していた(すべて$p<0.001$)。第4章で述べたように、年齢が、性同一性と性別役割行動の多くの尺度と相関すること(年齢が上がるにつれて女性らしさが薄れるか、より男性らしくなる。表4−8参照)を我々は見出した。年齢効果は社会的要請の影響、あるいは発達という点を考慮に入れない測定法を反映しているのかもしれないが、父親不在の効果を評価する場合は他の人口統計学的変数の影響を考慮すべきである。

尺度	r	p[b]	n
	親の尺度		
改訂版性別行動質問表（男児用）			
因子 1（男性的）	–.03	n.s.	156
因子 2（女性的 I）	–.04	n.s.	156
因子 3（女性的 II）	–.09	n.s.	156
因子 4（母親密着度）	–.06	n.s.	156
遊戯に関する質問表			
尺度 1（女性的／就学前）	.07	n.s.	156
享受度	–.15	.037	156
尺度 2（男性的，活発でないもの）	.18	.014	156
享受度	–.03	n.s.	156
尺度 3（男性的，活発なもの）	.19	.010	156
享受度	–.00	n.s.	156
性同一性に関する質問表	.04	n.s.	108
	子どもの尺度		
人物描画（先に反対性の人物を描く割合）	–.16	.021	163
描画した人物の身長（同性－反対性）	.16	.021	161
自由遊戯（同性同士－反対性を混ぜる）	.32	.001	145
ロールシャッハ（同性反応－混性反応）	.01	n.s.	155
性同一性インタビュー			
因子 1（情動上の性別混乱）	.10	n.s.	93
因子 2（認知上の性別混乱）	–.00	n.s.	93

[a] 仮変数を用いた．父親在＝1，不在＝2 とした
[b] 片側検定

表 7－6 父親の在－不在[a]と性同一性障害男児における児童期の性同一性／性役割の尺度の相関

これを検証するために、我々は親の婚姻状況（父親がいる場合といない場合）と性同一性のさまざまな尺度との相関を調べた。年齢、ＩＱ、社会階層の影響は取り除いた。一八の相関のうち、六つの相関は片側検定で $p<0.05$ と有意であったが、すべて予測とは逆の結果であった（**表7－6**）。スティーヴンソンとブラック（1988）は、とりわけ就学前の男児で父親不在の影響が強かったと述べているので、我々も六歳以下とそれ以上の男児に分けてデータの解析を行った。結果は同じであった。父親不在の家庭の男児が、むしろ女性的ではなくより男性的であったという予想外の結果をどのように説明することができるだろう。母親の代償効果（Biller, 1969 参照）あるいは臨床的治療を導入する閾値の下がったことを表している可能性はある。いずれにせよ、父親不在に起因する分散の割合は（自由遊戯課題に関して）10％以下であり、その他の尺度でも全体的にかなり低かった。

結局のところ、父親不在自体に男児の性同一性障害と重要な心理社会的関連性があるとは考えられない。さらに、**表7－5**のデータに関して、我々のサンプルの性同一性障害男児のほぼ70％が、評価の時点までずっと父親と生活していた点に注意しなければならない。

父親－息子の共有時間

女性的な男児と対照群男児に関するグリーンの研究（1987）（Roberts et al., 1987 も参照）で、父親－息子の共有時間についての調査もなされた。グリーンは、三〜五歳の時期と評価の期間とに、息子と過ごしたと父親が想起した総時間は、女性的な男児の父親で、対照群男児の父親よりも少ないということを見出した。想起された共有時間の差異は、両親のそろっている家族でも、両親の別れた家族でも認められた。また、女性的な男児の場合、（同胞がいた場合には）父親がその子どもと過ごす時間は、他の同胞よりも短かった。

その他の父親の因子に関するグリーンの研究（1987）

現在の男性らしさ－女性らしさに関する自己評価、想起された児童期の性同一性、妻が対象男児を妊娠中に娘を望んだかどうか、婚姻関係での性的適合性の自己評価に関しては、両群の父親間に有意差はなかった。両親の間での役割分担については、家計の決定、子どもの躾にどちらが責任をもつか、言い争いでどちらが勝つかという点で差異はなかった（Thompson, Bates, Bentler, 1977も参照）。しかし、女性的な男児の父親よりも対照群の父親の方が家族の活動を計画する時や、誰が「家族のボス」かという決定で主導権を握ることが多いと報告した。

父親の情緒的な機能

ストーラー（1979）は、性同一性障害男児の父親の臨床観察から、父親の多くに性格上の病理があることを示唆した。残念ながら、この点に関する系統的な研究はこれまでのところほとんどない。レーカーズら（1983）は、性同一性障害男児三〇人の父親のうち45％に「精神健康上の問題や治療」歴があると報告したが、詳しい記述はない。

ウルフ（1990）は、性同一性障害男児の父親に対して最も系統的な精神医学的評価を行った。ウルフは一二人の父親について調査したが、その多くは中上層階級の出身であった。ＳＣＩＤ（The Structured Clinical Interview for DSM：精神科診断面接マニュアル）では父親全員の現在あるいは過去の障害にⅠ軸診断が該当し、八人には少なくとも一つのⅡ軸診断も該当した。八人の父親にはその時点で精神障害があり、残りの四人について、ウルフは「有効な薬物療法を受けており、そうでなければ現時点で診断を受けたであろうし、あるいは精神疾患の病歴を指摘されたであろう」と報告した（p. 64）。最も多くみられた診断は物質乱用と抑うつであった。ウルフは、ロールシャッハと系統的評価方法を用いた投影テストの結果から、平均的にいって父親には対象関係における障害があると結論づけた。

父親の特性に関するグリーン（1987）とウルフ（1990）の論述、すなわち、女性的な息子との共有時間と精神障害についてはさらなる検討が必要である。もしも共有時間を父親－息子関係の親密さの反映であるとみなすことができるのであれば、グリーンら（1987）のデータは、数年間にわたって蓄積されてきたこれまでの臨床的な印象（例えば、Stoller, 1979; Zuger, 1970b）と一致する。実際のところ、投影法を用いたシャーマン（Sherman, 1985）の性同一性障害男児の家族関係に関する研究では、父親との関係を遠いもの、拒否的、葛藤的であると子どもが認知していることを示していた。

グリーン（1987）の報告した家族内での差異は興味深い疑問を起こさせる。なぜ父親は男性らしい息子ほどには女性的な息子と時間を共有しなかったのであろうか。子どもへの影響モデルから予測されるように、このことは男児の非常に特異な女性的振る舞いに対する反応を示しているのだろうか。それとも、それは父親が求めに応じられなくなるような機能上の何らかの変化を反映しているのであろうか。グリーン（1987）は、父親が女児を望んだことと、前述した五歳までの三つの年齢期間において共有時間の短さとは有意な相関があると報告している（相関係数は0.26－0.32）。この相関関係を、息子と関わる父親の熱意についての特徴（子どもの現実の性別に対する失望）の結果として理解することもできる。しかし、相関強度は比較的低かった。精神障害に関するウルフ（1990）のデータから、父親－息子関係の距離について、もう一つの妥当な説明をすることができるかもしれない。

しかし、グリーン（1987）とウルフ（1990）の研究デザインには根本的な問題がある。グリーンは臨床対照群を採用しておらず、ウルフの研究はそもそも対照群をまったく設定していなかった。共有時間と精神障害がクリニックに紹介される男児の父親の一般的特徴なのかは不明である。このように、両研究によってもこの障害の特異的な問題はぼんやりとしたままで解決されていない。

自己社会化

前節では性心理的社会化における親の影響について考察した。発達心理学者は、数年にわたり、性同一性の獲得における子ども自身の果たす役割についても考察してきた。例えば、非言語的な測定方法が洗練されたことによって、一歳にならない子どもを含む二歳以下の幼児が、社会知覚的な手がかりを利用して男性と女性を識別していることが明らかになった（例えば、Fagot, Leinbach, 1993; Kujawski, Bower, 1993; Leinbach, Fagot, 1993; Levy, Haaf, 1994; Poulin-Dubois, Serbin, Kenyon, Derbyshire, 1994）。やがて子どもは、男性あるいは女性としての自らの立場をはっきりと意識するようになり、ジェンダーの自己ラベリングの過程が始まる。こうして、ほとんどの子どもが三歳までに自分のジェンダーを正確に認識できるようになる（「私は男の子ではなくて、女の子」）ことはよく知られている（例えば、Dull et al., 1975; Leinbach, Fagot, 1986; Paluszny et al., 1973; Slaby, Frey, 1975; Thompson, 1975）。このジェンダーの自己ラベリングは、男性性や女性性に関わる社会的な標識、例えば髪の長さ、服装、体型といったものを適切に類別し、認知できるようになった後に可能となるようである（Intons-Peterson, 1988; Katcher, 1955; Levin, Balistrier, Schukit, 1972; McConaghy, 1979; Zucker, Yoannidis, 1983）。

この認知能力が、性典型的な行動に多少なりとも影響を及ぼすといういくつかのエビデンスがある。例えば、ファゴットら（Fagot et al., 1986）は、月齢二一ヵ月から四〇ヵ月までの幼児を対象に、ジェンダー・ラベリング課題を施行した。この課題では、写真を男児と女児に識別するよう求められた（他者を正確にラベリングできなければ、自己ラベリングはできないため〔Eaton, Von Bargen, 1981 参照〕、ファゴットらは、この課題を通過した幼児は、自分自身のジェンダーをある程度は認識しているであろうと考えた）。その後、四週間にわたり、これらの幼児を自由に遊ばせて観察し、性典型的な行動の回数を評価した。その結果、ジェンダー・ラベリング課題を「通過した」幼児（平均年齢三〇ヵ月）の場合、「通過できなかった」幼児（平均年齢二六ヵ月）よりも、同性の子どもと遊ぶ時間が長かった。また、課題を通過できなかった女児よりも、通過した女児の方が攻撃的でなかった。年齢を共変させても、これらの行動上の違いは有意であった。ジェンダー発達に関する古典的な認知発達の視点では（Kohlberg, 1966）、適切な自己ラベリングが重要な原動力となり、その後の性役割行動を左右すると考えられている。つまり、「私は女の子だ。だから女の子らしいことをしたい」。

性心理的分化に関する認知発達的視点は、コールバーグの初期研究（Kohlberg, 1966）に負うところが大きい。この視点は、**ジェンダー・シェーマ**概念を採用する研究者によって、ここ数年のうちに補完され、拡充されてきた（例えば、Liben, Signorella, 1987; Martin, 1991; Martin, Halverson, 1981, 1987）。シェーマ論者は、子どもは情報を分類することで自分の世界を整理しようとすることを強調している。ジェンダーをコード化する「不可避性」をどれほど重要視するかは論者によって異なるが、ジェンダー・シェーマが存在するということと、強力な系統化の過程であるという点については一致している。シェーマはいったん形成されると行動に影響を及ぼし、それを変えることはなかなかできない。男女の平等性に関心の高いシェーマ論者は、子どもたちが自分のジェンダー・シェーマに偏向しがちであることを嘆いている（例えば、Bem, 1983, 1984; Morgan, Ayim, 1984）。ジェンダー・シェーマに矛盾する情報は誤って理解されるか（「看護師さんは男性ではなくて女性だった」）、忘れられるか（「あの男の子は人形遊びなんかしていなかった」）、拒否される（「女性は医者にはなれない」）（Cordua, McGraw, Drabman, 1979参照）傾向にある。

正常な自己社会化とジェンダー・シェーマに関する実証研究の成果は、性同一性障害の形成と持続を理解するのに役立つと我々は考えている。発達の早い段階でジェンダー・シェーマが発現するという見解は、性同一性形成の「感受時期」というマネーらの主張（1957）とも、性同一性の核というストーラーの概念（1965, 1968a）ともよく適合する。コーツ（1992）は、理論化にとって重要な課題は、反対性の行動の早期出現と急速な獲得、およびそのことが自己の感覚に広範に及ぼす影響について、説得力のある説明をすることだと述べている。早期の反対性の行動の重要性を「民間伝承」が最小限に評価している一方で（Stoller, 1967 参照）、自己社会化に関する研究はまったく逆の見解を示している。つまり、早期の反対性の行動は、子どものジェンダー化された自己意識に多大な影響を及ぼす内的発達の反映であると示唆している。

性同一性障害の子どもの反対性の情報に対する過剰な関心には時に驚かされる。次の例は、三歳になる性同一性障害の男児が示した児童向け映画への反応についての父親の報告の中にあったものである。その映画では唯一の女性が冒頭に少しだけ登場した。それは映画のほんの一場面であったにもかかわらず、その男児は、登場した女性が何と言ったか、何を着ていたか等について後に話したのである。まるでこのことが、彼の得たたった一つの情報であるかのようであった。臨床的にみて、性同一性障害の子どもは、非常に硬直したジェンダー・シェーマをもっているという印象がある。この融通のきかなさは、いくつかの点で、攻撃性行動障害の子どもが両義的な対人状況を敵意と解釈する傾向を想起させる（例えば、Dodge, 1980, 1993）。

発達学的にみれば、典型的な性の行動が現れてくるのと同時期に、反対性の行動も現れると考えるのが自然であろう。ジェンダー・シェーマ研究の新しさは、反対性の行動の内的構造と心理学的「hard-wiring（布置）」、および、その行動が子どもの性同一性の感覚に及ぼす影響を、部分的にではあれ説明していることである。

当然のことながら、鍵となるのは、逸脱したジェンダー・シェーマの発達に関わる因子が何であるかという点である。この逸脱したジェンダー・シェーマはやがて性同一性障害児の反対性の振る舞いを形づくり、実際に行動させる。発達学者は、健常児のジェンダー・シェーマの硬直性には様々な程度があるとしているが（例えば、Carter, Levy, 1988; Levy, 1994; Signorella, 1987; Signorella, Bigler, Liben, 1993）、性同一性障害における性同一性と性的役割行動における硬直性の程度が「正常」から逸脱しているのか、また、そのことが長期の性心理的分化に何らかの影響を及ぼすのかということについては明らかになっていない。残念ながら、ジェンダー・シェーマに関する範例的な研究では、性同一性障害になる場合とならない場合での明確な関与因子や予測因子を同定する点であまり進展していない（Katz, 1987 参照）。

行動とジェンダー・シェーマとの関係は、一方向的というより、相互的である可能性が高い。例えば、子どもによっては、自己ラベリング能力が発達する前に性典型的な遊びを始めるようである（例えば、Blakemore, LaRue, Olejnik, 1979; Eisenberg, 1983 も参照；Eisenberg, Murray, Hite, 1982）。こうして、性典型的な情報を処理する能力が発達するにつれて、それまでにあった興味や好みが新しく形成されたジェンダー・シェーマにただちに同化されるのである。逸脱したジェンダー・シェーマの形成にはいくつかの因子が関与しているらしい。性同一性障害児のなかには、少なくとも発達早期において、自分は反対性に属すると誤って分類しているようにみえる子どももいる（Stoller, 1968b; Zucker, Bradley, Lowry Sullivan, et al., 1993）。なぜこのようなことが起こるのであろうか。考えられる第一の解釈は、彼らの実際の性典型的行動に関係するものである。非常に早い時期に反対性の行動を始めた子ども（二歳前とする）は、自己概念が反対性とよく「合う」と感じるかもしれない。何時間も女性服を着たり、バービー人形で遊んだりする男児は、自分を同様の行動をする子どもたち（女児）と似ていると認知する可能性がある。例えば気質的な適合性（活動レベルの高低）などその他の行動上の特性も、自分を自身の性別より反対性の平均的な子どもであるように体験する一因となっているのかもしれない。第二の解釈は身体的な外見である。以前述べたように、多くの性同一性障害女児は、その外観（髪型や服装など）において目立つほどではないが男性的である。このような女児は、自分を同様の外見の子ども（男児）と同じだと認知する可能性がある。

第三の解釈は、ジェンダーの恒常性という概念と関係している。幼い子どもは、恣意的にある行動をしていればその性になれると思っているので（Eaton, Von Bargen, 1981; Emmerich et al., 1977; Marcus, Overton, 1978; Slaby, Frey, 1975）、広範囲におよぶ反対性の行動を示す子どもは、ジェンダーの不変性を理解する認知課題の習得がなかなかできないのかもしれない。ある予備研究（Zucker et al., 1988）で我々は、性同一性障害の子どもはジェンダーの恒常性という概念形成の仮説上の最終段階に到達するのが遅れることを見出した。「反段階派」の研究者は、非常に幼い子どもでもジェンダーの不変性を理解する能力を示しうることを明らかにしたが（Bem, 1989; Gelman, Collman, Maccoby, 1986）、そうした能力が平均的な子どもの日常的な社会生活から生じるか否かは不明である。しかし、第四の解釈は、明確な反対性の行動に伴って起こる種々の反応に関係するものである。例えば、もし親が反対性の行動をはじめに期待していると、より「女の子らしく」すれば、あるいはより「男の子らしく」すれば自分は高く評価される、という子どもの感覚を強化するかもしれない。最後に、性同一性障害の子どもは不安などの心理的内在化の障害をもちやすいという我々の観察結果をあらためて述べたい。こうした不安は思考の融通のきかなさの原因となりうる。そして、それはジェンダー・シェーマに関する硬直性にも現れるのかもしれない。

残念ながら、ジェンダーの自己ラベリングと恒常性に関する我々の研究（Zucker et al., 1988; Zucker, Bradley, Lowry Sullivan, et al., 1993）以外には、性同一性障害の子どものジェンダー・シェーマを厳密に評価しようとした研究はない。仮にそうした研究により、性同一性障害児のジェンダー・シェーマがいちじるしく逸脱していることが示されるとしたら、こうしたシェーマの形成過程を解明することで、一般の子どものもっと典型的なジェンダー・シェーマの形成過程が明らかになるだろう。このように、逸脱した性同一性形成を調査することで、典型的な性同一性形成を理解する端緒が開かれるであろう。

性同一性障害女児における性心理的影響

本章の冒頭で述べたように、性同一性障害女児に関する観察研究は極めて少ない。グリーンら（Green et al., 1982; Williams, Goodman, Green, 1985; Williams, Green, Goodman, 1979）は、「おてんば」な少女と「おてんばでない」少女におけるジェンダー発達の性心理的相関についていくつかのデータを示した。しかし対象女児は臨床事例からではなく一般集団から募集されたものであった。また、その「おてんば」な少女が性同一性障害であったとみなしうるものか否かもはっきりしない（Green, 1980 参照）。

本節では、性同一性障害女児二六人の臨床群から得られた性心理的機制に関する我々の経験についてまとめておく。性同一性障害の女児は、出生時には必ず女性という性別に割当てられる。対象女児の母親（あるいは父親）が、妊娠期間中、不均衡なほどに男児を希望していたことを示すものは我々のデータでは認められない。しかし、社会的強化という点では、対象女児の親は反対性の行動に受容的であるか、促進的であるという観察結果を得た。これは性同一性障害男児の親と同様である。したがって、少なくともこの因子は恒久的な要因であるのかもしれない。

他のいくつかの親関連の要因は、女児における性同一性障害の理解のうえで重要であるという点で印象的であった。母親の精神的障害が顕著であった。対象二六人のうち、一〇人（38・4%）の母親が外来治療を受けており、このうち二人は入院治療も受けたことがあった（最終的には、評価を終えた後にさらに二人の母親が入院した）。臨床面接データにもとづくと、二〇人（76・9%）の母親にうつ病の既往があった。このうち多くが娘の出生前に抑うつ状態に陥っていたが、全員が娘の乳幼児期に抑うつ状態であった。母親二六人のうち一一人は、II軸パーソナリティ病理の明確なエビデンスを示した。このように、性同一性の形成の感受期と仮定された時期に、我々の対象女児の母親は精神医学的見地からみると極めて脆弱であった。

この母親の脆弱性がもたらす帰結の一つは、女児が母親との間に情緒的なつながりを形成しにくいという点であると考えられる。いくつかの事例では、女児が母親を弱いか、役に立たないか、無力であると認識しているために、母親への同一化に失敗したり、母への同一化を解除したりしているように見えた。実際、多くの母親が自己能力を低く評価し、女性の性役割を軽蔑していた。例えば、ある夫婦は妻が二人目の子どもを妊娠したとき（対象女児が第一子であった）、羊水穿刺を受け、もし胎児が女児であった場合には堕胎するが、男児であった場合は出産するつもりであると我々に語った。母親の場合に比べ事例数は少ないが、娘の重度の医学的疾患や幼児期の「気難しさ」によって、母親との関係性が障害される場合もあるようであった。また、ある別の家族では、対象女児（同胞三人中末子）は、幼児期に祖母に預けられていた。この子を取りまく事情によって、女児が祖母との間に情緒的つながりを形成していたかどうかを評価することは難しかった。彼女が家族のもとへ戻ったときには、彼女が母親と情緒的なつながりをもてないことは明らかだった（父親とは面接できなかった）。彼女は、社会的には男児として通っているものの不安の高いびくびくとした女児だった。

近親による深刻かつ慢性的な性的虐待を六人の母親が受けていた。この体験は、これらの母親の女性性に常に暗い影を落としており、男性や男性性に対して強い警戒心を抱かせ、性生活に重大な機能不全を招いていた。心理社会的伝達という点で、女性であることは危険なことだというメッセージが娘に送られているようであった。こうした母親にとって、娘に女性であることの自負と自信を教えることは非常に難しかった。

もう一つの重要な因子は、父親あるいは兄弟からの深刻な攻撃体験である。二六家族中一二家族で、母親か娘、あるいはその両方がそのような攻撃を受けていた。これらの事例では、「攻撃者への同一化」という古典的心理機制が女児の反対性への同一化に関係しているようであった。第2章で述べたように、性同一性障害女児の多くは、力、攻撃、防衛ファンタジーに夢中になっている。ある家族では、父親の慢性的な怒りが、ある種の「ストックホルム症候群」（すなわち、人質が犯人に同一化する現象）を招いたと母親は表現した。同様のものにサミーの事例がある（第5章、**事例**5－10参照）。兄弟からの攻撃は二つの点で重要なようであった。つまり、第一に攻撃が慢性的であったこと、第二にその攻撃の調整役やバッファーとして親が機能できなかったことである。このことは女児を無防備に感じさせ、それゆえ防衛目的に男児でありたいという気持ちを発展させていったのである。

明らかに、これらの記述的データには対照研究による確認が必要である。もう一つの研究戦略として、前述した仮説上のリスクファクターのある家族と生活している女児に、反対性のアイデンティティの徴候を探すという方法もあるだろう。例えば、子どもの乳幼児期に、母親が気分障害に陥った女児の性同一性形成についての研究などである。

さらにもう一つの可能性は、男性から深刻な身体的あるいは性的虐待を受けた女児の研究であろう。このアプローチ法をとった研究は、我々の知るところ二つしかない。マイング（Maing, 1991）は、五～一二歳の性的虐待を受けた女児二〇人と臨床対照群、健常対照群それぞれ二〇人について調べた。いくつかの性典型的行動尺度（人物描画テスト、ロールシャッハテスト、性同一性質問表）において群間差はなかった。性的虐待の始まった平均年齢が七・二歳であったことを考えると、性同一性形成に重要な時期はすでに終わっていた。また、虐待は平均六・五ヵ月しか続かず、平均三・二回しか起こっていないため、核となる女性としての自己感覚をそれほど深刻に損なわなかったといえるかもしれない。

また別の研究では、コンセンティーノ、マイヤー‐バールブルク、アルパート、ゲインズ（Consentino, Meyer-Bahlburg, Alpert, Gaines, 1993）が、主に貧しいヒスパニック系の六～一二歳の性的被虐待女児二〇人と臨床対照群、健常対照群各二〇人を調査した。女児との構造化面接と親への質問表によって、性同一性と性別役割行動を評価した。性的虐待の始まった平均年齢は六・八歳、虐待の持続期間は平均二・二年、60％の事例で性交があった。

コンセンティーノらは、児童の構造化面接尺度から、性的虐待を受けた女児は、健常対照群よりも男性的であり女性的でない、またはそのどちらかであるという重要なエビデンスを見出した。臨床対照群においては、ある尺度項目では性的被虐待女児に似ていたし、他の尺度項目では健常対照群に似ていた。母親による報告データでは、群間差のエビデンスにそれほど一貫性はなかった。コンセンティーノらが報告した質に関するデータから、女性であることに対して両価的で、それは危険であると認識している性的被虐待女児のいることが示唆された。このデータの興味深い点は、性的被虐待女児は、対照群と比べ一般的に母親よりも（しばしば加害者である）父親に親近感をもっているということであった。この結果に関して、コンセンティーノらは以下のように推測している。

攻撃者への同一化には……虐待に結びついた弱さの感覚を防衛するための、外傷的な被害者役の否認という意味があるのかもしれない。また、男性的な性役割への同一化は、母親に見捨てられたという感覚や、母親との関係性における両価性とも関連するのかもしれない。母親は、弱く、無力で、子どもを保護できないと彼女たちの目には映っていたのかもしれない。(pp. 946–947)

デヴォー (1994) は、女性から男性への性転換者では、身体的および性的虐待歴がよくみられるという報告があることに注目した (Lothstein, 1983; Pauly, 1974)。性別違和症候群の女性に関するデヴォーの研究でも、やはりそのような被虐待体験は多かった。残念ながら、これらの研究のいずれも対照群との比較を行っていない。理想的な研究では、性的あるいは身体的虐待前後の性同一性の形成に関する知見が示されるべきである。もし、そうした虐待が本当に女性の性同一性障害に影響するのであるとすれば、虐待が始まると、行動が男性的になったり性別違和感が強まったりすることが予測できるということになる。

最後に、先に述べたような推定上のリスクファクター (母親の抑うつ、母親の女性性の脱価値化、父親からの攻撃など) を多数、あるいはいくつか組み合わせてもつ女児を特定し、これらの因子が性同一性の形成において何らかの蓄積効果を及ぼすのかどうかを確かめることは特に有益であろう。我々の見解では、性同一性形成にとって仮説上の感受時期にそのようなリスクファクターが生じたならば、それが重要な方法論上の鍵になるであろう。我々は、それら因子の効果はこの時期に最も強いと推測している。

心理社会的研究のまとめ

本章では、性心理的分化に対する心理社会的影響に関する様々な分野の病因論的な文献を概説した。その際、特に一般男児と性同一性障害男児の性同一性形成に注目した。我々が再検討したところ、いくつかの心理社会的因子は、児童の性同一性障害の形成にほとんど関係がない(胎児の性別に関する親の希望など)。その一方で、例えば社会的強化のような他の心理社会的因子においては、より強いエビデンスが見出されている。さらに、家族の精神病理の影響も研究を進めていく上で重要であろう。というのは、健常児よりも性同一性障害児の家族の精神病理の方が深いというエビデンスが明らかになってきているからである。しかし、特異性の問題は解決されておらず、今後の研究においてこの問題に取り組む必要があろう。生物学的影響に関する研究では、因子の多くはまだ解明されていない。子どもにおける性同一性障害の形成と持続に対する心理社会的因子の影響をより深く理解するためには、リスクについてのいくつかのモデルが明らかにされなくてはならない。

注

(1) この母親の生育歴を聴取したことで、いくつか情報が得られた。彼女の父親が深刻なアルコール問題を抱え、彼女に対しひどく辛辣になった頃から、父親との理想化された関係は歪んだものに変化した。思春期には乱脈な異性関係をもち、相手を「誘惑する」時に感じる「力」を楽しんでいた。息子の父親をバーで「ナンパ」する以前にあった唯一の長期間に及ぶ関係は、無能な、大酒飲みの男性とのものであった。彼女の夫はよりずっと有能であったが、その結果、結婚生活は支配争いに満ちたものとなった。彼らは息子に個人心理療法を受けさせることにした。その治療者は非常に有能だった(残念なことに、治療者すべてが有能とは限らない)。六ヵ月のうちに、息子の女性的な行動のいくらかは消失し、母親に対して自己主張するようになった。彼女はパニックに陥り、息子に心理療法を受けさせることを無理矢理にやめさせ、夫と別れた。数ヵ月の後、母親は息子の心理療法を再開した。彼女自身も心理療法を受けはじめ、自身の両価性を理解し解決するようになった。

訳注

〔1〕化粧品会社の名前。

〔2〕原書では0.33となっているが、ここは本文中にも示されているように負の相関であり、正しくは－0.33が正しい値と考えられる。

第8章　臨床的成因モデル

本章では、子どもにおける性同一性障害の成因モデルについて論じる。ここでの記述は症例観察とその観察に系統的な裏付けを与えた実証的文献をもとに書かれている。また、ここでは、性同一性障害の起点にあると思われる多様な因子を理解するための枠組みを臨床家に提示することが企図されている。

性同一性障害男児の臨床的成因モデルを示そうとする試みはこれまでにもいくつかあった。例えば、母親と幼い息子の「至福の共生」を強調するストーラーのモデル（Stoller, 1968c）があるが、このモデルは、過度に限定されているために症例の多くに該当しないとみなされてきた（Coates, Peterson, 1985; Meyer, Dupkin, 1985 参照）。グリーンのモデル（Green, 1987）では、荒っぽい遊びの回避といった該当男児の気質、反対性の振る舞いに対する親の抑制の欠如、また、親（特に父親）の不在などが強調されていた。しかしこのモデルでは、力動的な因子は重要視されていなかった。ブラッドレー（Bradley, 1985）は、性同一性障害形成の統合的な成因モデルを提示した。さらに最近になって、性同一性障害男児の「生物・心理・発達的（biopsychodevelopmental）」な成因モデルがコーツ（Coates, 1990）によって提唱された。我々の成因モデルもコーツのモデルも生物学的な因子と心理社会的な因子の両方を含み、また同時に精神力動的あるいは対人関係の過程についても考慮している（Coates, 1992; Coates et al., 1991; Coates,

Wolfe, 1995も参照)。コーツのモデル(1990)の一部には、反対性の振る舞いに対する抑制の欠如などいくつかの先行観察の結果も組み込まれている。我々はコーツの成因モデルに大筋において賛同しているが、我々の臨床経験をより完全に捉えるためには、この理論のいくつかの側面を発展させる必要があると考えている。

コーツ(1990)による性同一性障害男児の成因モデルでは、分離不安の重要性が強調されているが、この分離不安は、逆境的なライフイベント後に母親に起こる情緒的撤退と憤怒の結果生ずるものとされている。コーツは反対性の行動を男児の母親との防衛的融合によるものとみなし、この融合は、男児が「母親であること」と「母親をもつこと」とを混同することによって生ずると考えている(Coates, Peterson, 1985)。しかし第5章で述べたように、性同一性障害男児の多くは分離不安を示さない。彼らはほぼ一様に強い不安を体験しているようだが、我々は、これは、自己評価や自己価値に関する不安あるいは不安定さの表れと考えている。したがって我々のモデルでは、反対性の行動を、より安定的で安全、かつ価値があると子どもが捉えている反対性の状態への同一化とみなしている(Bradley, 1985)。しかし、これは、具体的な母親への同一化がないということを示唆しているわけではない。むしろ、ある状況下では、両親のどちらかへの狭義の同一化とは対置されるものとしての性の状態への同一化、つまり女性である(男児の場合)、あるいは男性である(女児の場合)という状態への同一化がより強くなることがあることを示唆するものである。

コーツのモデルと我々のモデルとのもう一つの重要な相違点は、コーツが子どもの行動に対する限界設定という親の役割をあまり強調していない点である。我々の経験では、対象家族のほとんどにおいて、子どもの行動の限界を設定することができていなかった。子どもは反抗的あるいは回避的な行動で反応する。そのため親子間の緊張は増大し、その結果子どもの不安や不安定さが強まる。限界設定の問題が反対性の行動に関わっている場合には、この問題はいっそう重要となる。つまり親は、意に反して反対性の行動をさらに強化してしまうのである。コーツは治療介入モデルにおいては限界設定の重要性を認めているが、反対性の行動の形成と永続化という点ではそれほど重要ではないと考えているようである。コーツのモデルは、反対性の行動を引き起こすものとしてトラウマの重要性を強調している。我々の観察では、反対性の行動を引き起こすのは家族内での失望やストレスの増大である。このことは、ストレスの高い、あるいは外傷的な体験と関係しているのかもしれないが、子どもの反抗的な行動や気難しさに関連した親子間の強いフラストレーション含みの相互関係から生じている可能性もある。

コーツ（1990, 1992）も我々も、性同一性障害は、子ども、親、家族システムの内に、反対性の行動を発展させ、反対性への同一化を形成させるような因子があって初めて起こる比較的珍しい障害であると考えている。この障害が起こるためには、これらの因子が、子どもの発達上のある感応期、つまり男性あるいは女性としての一貫した自己感覚を形成していく時期に存在していなくてはならない。グリーン（1987）の見解と同様我々も、反対性の行動の開始時にこの行動に対して親が寛容であることは、そのような行動の発展を助長すると考えている。性同一性障害のはじまりについて考察する際にしばしば問題となってきたことは、多くの子どもとその家族において、重要な因子の多くが他の臨床的問題を伴って生じているということである。性同一性障害を発展させる子どもの状況に特異な点は、子どもの発達上のある感応期——典型的には二〜三歳になるまでの性同一性の形成と強化の時期——に、多数の因子が同時に発生しているということである。

性同一性障害のはじまりと形成について説明可能な臨床的成因モデルを発展させようとするならば、それは軽症例から重症例まで幅広く説明できるものでなくてはならない。とすれば、障害形成の必須要因それぞれは相対的に深刻な場合も軽い場合もあるが、しかし、不安に対処するための防衛的解決を子どもが必要とするような情緒不安定な状態が引き起こされるためには、ともかくある数の因子がそろわなくてはならないということになるだろう。こうした状況は、子どもが反対性の性役割は安全、あるいは安心感を与えてくれると感じるような布置の中で生じる。おそらく、子ども、親、家族システム内に反対性の行動の発展を強めたり弱めたりする多くの因子があり、そのために、その表現型が多様になるのであろう。さまざまな形の精神病理を発展させる子どもの多くに見られる一般的な因子が、性同一性障害形成の素地になりうると我々は考えている。しかし、それに加えて、性同一性障害を構成するような特殊な布置を導く特異的な因子が存在すると我々は信じている。ここではまず一般的な因子について述べ、次に、特異的な因子が一般的な因子と相互に作用し合って障害を生みだす過程について説明しようと思う。

一般的因子

子ども自身に、彼らを性同一性障害の形成に関して脆弱ならしめる二つの因子があるようである。一つは高い不安や不安定さ、もう一つは親の情動に対する感受性の高さである。不安や不安定さを感じると、子どもはそれを軽減させたいと強く感じる。親の情動に対する子供の感受性が高いと、子どもは自分自身や周囲の重要な人物に対する親の感情に敏感になる。

我々は、子どもの不安や不安定さの一部は、緊迫した、あるいは挑戦を必要とする状況における強い緊張感に対する生来の脆弱性に由来していると考えている。ケイガンら（例えば、Kagan, 1989; Kagan, Reznick, Snidman, 1987）が「抑制」と呼んだこの種の反応性は、スオミ（Suomi, 1991）によって遺伝性がサルで実証されている。このような脆弱性は不安障害とうつ病性障害にも関連するというエビデンスがある。つまり、この脆弱性は性同一性障害の男児を荒っぽい遊びから一層遠ざけてしまう生物学的因子でもあるのかもしれない。こういう子どもは情動調節の難しいことが多いが、とりわけ不安定な母子関係状況においてはなおさらその傾向が強くなる。この組み合わせは、ストレス下における緊張度が高く、不快感を調節する対処能力の低い子どもをつくることになる。我々は、これらの因子が子ども側の一般的因子となり、この上に家族やその他の特異的な因子が加わって、性同一性障害が形成されると考えている。親の情動に対する感受性が高いと、子どもは親のネガティヴな感情を敏感に察知することになる。この感受性の高さは、緊張しやすい傾向と重なることによって、子どもの不安定さを増強することがある。さらに、子どもが、ジェンダーの価値観に関わる親の態度や感情（明確に表明されている場合も暗々裏に示されている場合もあるが）を見抜くということもあるだろう。

親の情動調節の困難さは、子どものその他の精神病理の素因となると同時に、性同一性障害の素因ともなる一般的因子を構成している。この因子は、一部は体質的な問題と考えられるが、性同一性障害児の家族における不安障害、気分障害、物質乱用の有病率の高さをよく説明している（Marantz, Coates, 1991; Wolfe, 1990; 第5章、第7章も参照）。子どもについて前述したように、こうした情動調節の困難さは、親自身の人生における発達早期の体験に由来しているのかもしれない（Bradley, 1990）。いずれにせよ、親にそのような情動調節の困難さが生じると、それは親子間の安定した愛着発達の支障となる。そして、子どもに不安定感を生み、特に不安を伴った不快感や陰性感情といった親の情緒に関するメッセージを子どもに伝えることになる。また、そうした情動調節の困難さは両親間の問題を効果的に解決する妨げにもなり、結果的に緊張状態を生み、葛藤を解消されぬままに残す。また、親の情動調節の困難さは、親が限界を設定する妨げとなる。そのために、子どもの反対性の行動は抑制されず、むしろ反抗的な行動が増えていく。これらの反抗的な行動は親を苛立たせ、早期の愛着関係の困難さによってすでに始まっていた葛藤的関係をさらに強化することになる。

我々の経験では、子どもが三歳になるまでの期間に、家族にストレスを課すシステム因子がしばしば認められた。こうした因子には、重要な家族の喪失、親か子どもの病気、両親の激しい対立などがある。これらのストレスは、母親の情緒的ひきこもり、機能不全、抑うつ、敵意や怒りを招く結果となる。これらの因子は、子どもに自己価値に対する確信を一層もてなくさせ、愛着困難に関係した早期の不安定さに加えて心理的な不安定さを形成すると考えられる。また、この不安定さは子どもの怒りの感情を増強するが、早期の愛着困難に由来する情緒に関する親のメッセージのために、子どもはこの怒りの感情を直接には表現することができない。これらのストレスによって、母親の情動と自分自身の怒りに関係した強い不安や心理的不安定さを子どもが体験する状況が生まれる。こうして、不安の解消法を見出そうとする子どもの絶望的な努力の素地が形成されることになる。

特異的因子

第2章と第6章で述べたように、性同一性障害男児は荒っぽい行動に対して非常に回避的であることが多い。それとは対照的に、性同一性障害女児はスポーツや荒っぽい行動を志向することが多い。男児に特異的なその他の因子として、彼らが外見的に非常に魅力的であること（Green, 1987; Zucker, Wild et al., 1993）と、かなり繊細な感性をもつこと（Coates, 1990）が挙げられるだろう。子どもの中にあるこれらの特異的な因子は、反対性の行動とそうした行動に対する親の反応を促進する要因として機能すると考えられる。

我々の経験では、性同一性障害男児の母親は男性の攻撃性を脅威と感じ、怯えている場合が多い。その結果、息子の男性的で荒っぽい振る舞いや、たとえ標準的な攻撃性であっても息子が攻撃性を表現することを抑制すると考えられる。さらに、これらの母親は世話されることをしばしば渇望しており、また彼女たちはそのような世話を女性性と結びつけて捉えている。こうして母親自身の心理的要求から、女性的な行動を無意識のうちに促してしまう。攻撃性に対するこうした特異的な嫌悪感と世話されたいという特異的な要求のバランスは家族ごとに大きく異なるのであろう。臨床家の目にも、男性の攻撃性を脅威と感じる母親の願望、つまり男性性のいかなる兆候も抑制したいという願望が優勢であるのがはっきりとわかる家族もある。一方、世話をやかれたいという母親の要求がとりわけ母親－息子関係における息子の母性的な資質を強めているようにみえる家族もある。

性同一性障害男児の父親に関して最も顕著な点は、反対性の行動に対する母親の寛容さを内心では不快に感じながらもそれに追随していることにある。このような男性はすぐに脅かされるし、自己不全感を抱いている場合が多い。こうした資質のために、彼らは非男性的な振る舞いを示す息子と気持ちを通じあわせることができないようにみえる。父親は女性的な息子から情緒的に撤退してしまうため、母親の怒りに対する緩衝材になれないのである。これらの父親は仕事に没頭したり、家族と距離をおいたりすることで自分の葛藤に対処することが多く、その結果、母親の怒りや見捨てられ感を助長してしまう。

性同一性障害女児の親における特異的因子は、父親が特に女性の能力を低いとみなしており、娘の男性的な資質を強化する傾向にあるということである。第7章で述べたように、父親が明らかに攻撃的であったり虐待をしたりする場合もある。母親はしばしば自己不全感を抱いており、自身を擁護できないのと同様に、子どもを擁護してこの不均衡を是正することもできない。

我々の経験では、家族システム内のその他の因子が次のような子どもの認知、つまり、反対性でいることは不安定さと脅威を軽減させ、安全さと評価を高めるという認知を強化している場合がしばしばある。男児では、母親がより高く評価しているように見える姉妹や、長期の病気のために母親の注意を引いている姉妹がいる場合がよくある。また、男性は信頼できないとか能力が低いといった家族神話のある場合があり、それは代々伝わっているもののようである。そして、このような神話は、男性に対して非常に威圧的、支配的、かつ侮蔑的になりうる女性が複数の世代にわたり存在する家族をつくる結果となることがある。女児の家族システムでは両親の間に葛藤のあることが多く、子どもはこれを脅威と受けとめている。また、子どもは母親が母親自身を守ることができないと考えるようになる。そのような女児はしばしば母親の保護者になりたいというファンタジーを報告するが、我々はこれを攻撃者への同一化と考えている。両親の間に葛藤のないこともあるが、そのような場合は、その女児とその子にとって脅威にみえる兄や周囲の男児との間に葛藤のあることがある。おそらく、このような状況を子どもは圧倒的な脅威と捉え、男性であることが自分自身を守る唯一の方法だと感じるようになるのだろう。

男児の成因モデルのまとめ

我々の男児における臨床モデルは以下のようにまとめることができる。性同一性障害は、強い緊張感に対する子ども自身の気質上の脆弱性と不安定な母子関係との相互作用による心理的不安定さを基盤として形成される。母親は典型的には高いフラストレーションを体験する状態にある。そして母親は、自身の情動調節の困難さのために、フラストレーションを処理しようとしている時に問題を呈するのである。つまり、抑うつ的で情緒的にひきこもるようになるか、時々敵対的になったりかんしゃくを起こしたりする。場合によってその両方が混在することもあるだろう。男児は母親のシグナルに非常に敏感で、母親の抑うつや怒りを感じとる。そして、自分自身の不安定さのために、彼は母親の怒りや敵意になおさら脅かされる。というのは、子どもはこうした怒りや敵意が自分に向けられていると感じるからである。母親を失うのではないかという不安は、子ども自身の怒りにまつわる葛藤を強め、結果的に緊張しやすくなったり不安が高くなったりする。父親は、父親自身の情動調節の困難さや内的な自己不全感により、たいていの場合、積極的に接するよりはむしろ手を引く方を選んでしまう。また、両親は夫婦間の葛藤を解決することに困難さを抱えており、互いに支持し合うことができていない。その結果、葛藤と敵意の感覚が強まるのである。

このような状況では、母親のひきこもりや怒り、父親の仲裁の失敗のために、男児は自分の自己価値に関してますます確信がもてなくなる。怒りが強まるにつれて、彼の不安や不安定さは強まる。その結果、男児が反抗的な行動に出ることもあるが、両親は葛藤回避的スタイルのためにここでも男児の行動に対処することができない。このことは両親と子どもの間にある葛藤を強めるため、不安と不安定さが高まり、子どもが何とかその不安を解消する必要を感じるまでになる。前述したような特異的因子が子ども、母親、家族システム内にそろうと、子どもは反対性が安全でより価値があると感じるようになるのである。男児が性別役割行動を模索しはじめた時にこのようなことが起こると、(荒っぽい行動を避けようとする自身の傾向との) 気質的な親和性のためにそれを選択しているようにみえるが、実はこれらの性別役割行動は評価や安全に関する問題を心の中で解決してくれているのである。

世話をされたいという母親の欲求や攻撃に対する恐れは、反対性の行動に対して母親を寛容にさせる。また反対性の行動は、母親が息子を外見的に魅力的だと感じることで強化されるということもあるだろう。そして母親は、寛容さのために、初期の反対性の行動に対して肯定的な反応を示すことさえある。父親は、反対性の行動を抑制すべく母子の間に介入することができず、その状況において自分自身が脅威を感じているために、息子から一層遠ざかってしまう傾向にある。親が子どもの反対性の行動に対応できないままでいると、子どもの不安と不安定さを強めてしまう。そして、その一方で子どもの中に、幻想的で価値あるものとされた反対性の自己を発展させる結果になる。発達とともに、幻想化された反対性の自己を機能させる必要が繰り返し起こるために、子どもはこの防衛的な解決法を手放すことに強い抵抗を示すのかもしれない。それに対して、親が息子を男性として評価し、反対性の行動を抑制するならば、子どもは次第にその防衛的な解決法を放棄し、自分の性に自信をもつようになるのである。

女児の成因モデルのまとめ

我々の観察では、性同一性障害を発展させる女児も不安が容易に高まるといった気質的脆弱性をもっている。男児例と同様に、夫婦間に不満のある場合、母親自身の情動調節の困難は、母親を抑うつ的でひきこもりがちにしてしまう。さらにまた、この困難のために、自分自身や子どものネガティヴな感情に対処することができず、不快な気分のままに取り残されてしまうのである。このことにより、女児は彼女自身に関する全般的な評価を不安定なものと感じ、母親がネガティヴな感情を避けていることに対し、自分を避けていると捉えるようになる。また、このような女児はたいてい親の感情に敏感である。女児の場合に特異的に思われることは、夫婦間の葛藤状況（非常に明白であることもある）を、母親が自分自身を守れない状況であると捉えることである。このことで子どもは自己に関して強い不安を感じることになる。さらに、性同一性障害女児の母親はしばしば夫にひどくけなされていると感じており、父親は女性の能力は低いとみなす傾向にある。

女児が不安を軽減する最初の取り組みとして反対性の行動（活動的な遊びに興味をもち、楽しむという自分のスタイルに合ったパターン）を試す時に、母親は、自身の不全感とは対照的に、意識的にせよ無意識的にせよ男性の自信と力を信じているために反対性の行動を抑制することができない。父親が実際に反対性の行動を促す場合もあるだろう。そうした場合には、攻撃者への同一化を通して母親の保護者であるというファンタジーを子どもにもたせることになる。家族に、家族間葛藤を解決する能力や、反対性になるという解決法に代わる女性としての力の感覚と自信を促す能力がないと、子どもは安全感を強めてくれる幻想化された反対性の自己を機能させる必要をそのまま感じ続けることになる。

第9章　治療

治療的介入——理論的根拠と倫理的問題

性同一性障害児の治療に関する議論は、この三〇年の間、断続的になされてきている。例えば一九七〇年代には、特にレーカーズ（Rekers）ら行動療法家は、反対性に同一感をもつ男児に対する彼らの治療法について批判を受けた。この治療法は、女の子の人形（例えばバービー）で遊ぶなどの女児特有の行動を打ち消したり罰したりすることと、ダーツ銃で遊ぶなどの男児特有の行動を褒めたり促したりする手法であった（例えば、Nordyke, Baer, Etzel, LeBlanc, 1977; Winkler, 1977; Wolfe, 1979）。この治療法に対しては、子どもの養育において子ども自身の性別の型にはまったパターンを強化することになるが、反対性より自身の性に定型的に従うということが、子どもにとって本来的に健康的であるとは限らないという反論がなされた。このように主張した批評家は概して、児童期の反対性への同一感が後の性別違和症候群や同性愛と実際に関連するという点を疑問視していた（例えば、Serbin, 1980）。最近ではベム（Bem, 1993, p. 108）が、レーカーズらの治療法は反対性への同一感をもつ子どもへの「過度に強制的な」治療的介入の一つであると、批判している[1]。

性同一性障害と後の同性愛との関連がより明らかになるにつれて（第3章と第10章参照）、子どもの治療、なかでも「前同性愛」であるかもしれない男児に対する治療の影響に関して、新たにこれを懸念する声があがった（例えば、Morin, Schultz, 1978）。グリーン（Green, 1987, p. 260）によれば、こうした懸念を表明した批評家の中には「同性愛者の殺戮」であるとして、反対性への同一感をもつ男児への治療そのものに異議を唱える者もいたという。こうした批判に対しては反論がなされたものの（例えば、Green, 1974, 1987; Rekers, 1977b）、子どもの性同一性発達への治療的介入の倫理性や必要性を疑問視する声は絶えなかった（例えば、Coleman, 1986; Sedgwick, 1991; Woodhouse, 1989, pp. 136–137）。我々をふくめ、反対性への同一感をもつ子どもの治療が治療的かつ倫理的でありうると考える臨床家は実際に治療を実施しているわけだが、その理由についてはさまざまな点が挙げられている。これらの治療の理論的根拠は、これまで何年にもわたって多くの臨床家によって検討がなされているが（例えば、Bates, Skilbeck, Smith, Bentler, 1975; Curtis, 1985; Green, 1994b; Rekers, Bentler, Rosen, Lovaas, 1977; Rekers, Kilgus, 1995）、次にそのことについて論じよう。

いじめの軽減

第3章と第5章で詳述したように、反対性への同一感をもつ子ども、特に男児がしばしばいじめにあっていることは、臨床経験から明らかである。我々の経験では、性同一性障害の男児も女児も仲間はずれにされるが、男児ではより早く始まるようである。こうしたいじめは非常に激しくなることがあり、しばしば、疎外や社会的孤立、行動と情緒の問題に結びつく。レーカーズ、ベントラーら（Rekers, Bentler et al., 1977）は、「レッテルを貼られることと仲間はずれになることは、［反対性への同一感をもつ男児］のいちじるしい憂うつ感や不機嫌のおそらく主要因であろう」（p. 5）と主張している。この見解が正しいとすれば、子どもが成長するにつれて、こうした問題はより顕著になるはずである。この主張は少なくとも一部は経験的に裏づけられている（第5章参照）。したがって、同性の仲間ともっと進んで交わるよう援助することによって子どもの反対性への同一感を転換させることを狙った治療的介入は、短期的な社会的苦痛を軽減するだけでなく、長期的な精神病理の発展を防ぐ可能性ももっている。

基底にある精神病理に対する治療

第5章と第7章で検討したように、性同一性障害を、子ども自身やその家族の基底にある精神病理から派生したものとみなすもう一つの見解がある。このモデルに従えば、小児期の反対性への同一感は、子どもや家族のより大きな問題の一部として関心を向けられるべきであろう（例えば、Di Ceglie, 1995）。一例をあげると、コーツ（Coates）らの提唱する分離不安仮説が正しいとすれば（第5章参照）、分離不安を引き起こし、持続させている原因を軽減することは、分離不安の対処に用いられている防衛（つまり、反対性の行動の諸症状）の継続に間接的な影響を及ぼすはずである。実際にこの見解に賛同する治療者の中には、反対性の行動に治療の焦点を合わせることも、直接的な方法でそういった行動を変えようとすることもしないと明言している者もいる（例えば、Bleiberg, Jackson, Ross, 1986; Gilpin, Raza, Gilpin, 1979）。この点に関する技術的な問題については後述する。

成人期の性同一性障害（性転換症）の予防

小児期の反対性への同一感に対する治療の第三の理論的根拠は、こうした治療が成人期の性転換症を予防するという点にある。性別違和症候群の成人が体験している精神的苦痛や、遺伝的性別と主観的性同一性を一致させるための処置が身体的苦痛、そしてしばしば社会的な苦痛を伴うことを考慮すると、この点に関し異論を唱える臨床家は少ない（Blanchard, Steiner, 1990）。

成人期の同性愛の予防

メンタルヘルスの専門家のあいだでは、同性愛それ自体は精神障害でないという見解が今では一般的である（例えば、Friedman, 1988; Gonsiorek, 1991; Green, 1972; Spitzer, 1981; Stoller, 1980; 第13章も参照）。しかし、いまだに反対意見も散見される（例えば、Berger, 1994; Nicolosi, 1991; Siegel, 1988; Socarides, 1978, 1988, 1990; Socarides, Volkan, 1991; Van den Aardweg, 1986）。児童期の性同一性障害と後の同性愛指向との関係を考慮して、批評家たちは、小児臨床家が提示する治療上の指針に対し異議を唱えてきた。この点に関し、グリーン（1987）は以下のような思いを語ったことがある。

> 親は男の子らしくない息子の治療を選択する特権をもつべきだろうか。トラックよりも人形で遊びたがり、父親役よりも母親役をやりたがり、女の子とばかり遊ぶ男の子は、とりわけ同性愛男性として発達する傾向にあると仮定しよう。そして、親はこのことを知っているか、あるいはうすうす感づいているとしよう。子どもの成長を監督する親の権利は古くから認められてきた原則である。できるかぎり異性愛者になるよう育てようとしてはならないと誰が言えるだろうか。もし、その特権が否定されるなら、子どもを無神論者に育てる権利も、聖職者に育てる権利も否定されるべきということなのだろうか。（p. 260）

しかし、グリーンのこの意見は、なんらかの治療法が子どもの将来の性指向に作用するということが示されない限り、現実的意味をもたない。反対性への同一感をもつ児童に対する行動療法的治療の第一人者であり臨床家でもあるレーカーズが、同性愛は不道徳とする宗教的見地から治療的介入を正当化したことによって、さらなる物議をかもしたことは特筆に価するだろう（Rekers, 1982a, 1982b; 評論は Zucker, 1984 参照）。もっと非宗教的な小児臨床家たちにこの治療根拠が受け入れられているとは思えない。もし、彼らが同性愛を予防しようと企図するとしたら、それは彼らが、同性愛者の生き方は基本的に同性愛を受け入れていない文化の中では不必要な社会的困難を生むだけだと考えているからである（行動療法の文献に関する以下の総説で、我々は、行動療法の臨床効果を評価しているのであって、個々の療法家の特異な、観念的モチベーションを評価しているわけではない）。

プリーク（Pleak, 1991）とズッカー（Zucker, 一九九一年九月一六日付 R. A. Isay への私信）は、異なる理論的信条をもつ臨床家も、実際のところは同様の理由から性同一性障害児の治療の正当性を認めていると述べている。例えば、児童精神科医のツゲール（Zuger, 1966）は、自身の治療法について以下のように説明した。

> すべての親が、より男性的な同一化へと導くよう企図されたガイダンスを受けた。……ガイダンスや治療によって、何人かの子どもたちは、自分の男らしくない振る舞いを抑えるようになったようである。……潜在的な同性愛に対して、このような抑制が最終的にどのような効果をもたらすのかはわからない。……幼児期にはじまる女性的な行動は一つの臨床単位を形成しているように見える。おそらくそれは将来の性同一性に深刻な結果をもたらすだろう。（pp. 1105–1106）

児童精神科医のニューマン（Newman, 1976）は、以下のように記している。「男児の極端な女性らしさは、多くの場合、成人期性転換症、服装倒錯、同性愛の前兆であるので、ジェンダーの障害に特異的な行動基準をみたす男児に対しては早期の介入を推奨している」（p. 683）。また、精神分析家のストーラー（Stoller, 1978）は以下のように述べている。

> 最良の治療は予防である。……子どもにとっては自我同調的でありながら他人が病理的とした状態に対する治療を、その子に行う権利が我々にあるのか否かという倫理的な問いが残されている。女の子っぽい男児への治療

に反対する好戦的なグループが世の中にはある。彼らの主張は、もしも病んだ社会がそんなふうに規定さえしなければ、そもそも男性性より劣るわけではない女性性を男児がもっていたところでなんら問題はないというのである。後に生ずる痛ましい結果を無視して現状のままこうした子どもを受け入れるという態度を私は無責任だと思う。反対に、そうした結果をすでに十二分に知り、受け入れた大人は、彼らに唯一残されている選択肢を、戦闘的に守らなければならない。……男児のどのような行動が成人期の同性愛の徴候なのかいまだはっきりしていないが、女の子っぽさは信頼度の高いマーカーの一つである。……いったん女性性が強いと評価されたならば、迅速に治療に導入するべきである。(pp. 555–557)

臨床心理士のマネー(Money, 1988)は以下のように主張した。

娘という役割を自分自身に当てるようになる幼い息子は、……同性愛か、非常にまれには性転換症や服装倒錯といったジェンダーの大人になる。まだ出版されてはいないが、反対性に交差する過程は変えうるという新しい暫定的な証拠がある。(p. 83)

精神分析家で小児治療の研修を受けているシルバーマン(Silverman, 1990)は以下のように詳述した。

成人男性が同性愛者になる経緯は複雑で多様で長いために、……ある子どもが最終的にそのような性指向を発達させることを確実に予測することは難しい。しかし、一定の因子が有意な組み合わせで存在する場合にはリスクが非常に高いので、強力な治療的介入が真剣に検討されるべきであることを我々は学んだ。

このように、将来同性愛にならないように予防するという明確な目標をもった治療を、性同一性障害児に受けさせるべきかどうかという問いは、少数の臨床家の特異な関心事にすぎないというわけではなさそうである。当然であるが、親の大半が自分の子どもは同性愛者になってほしくないと思っていることを考慮し、さらに治療は効果的であり得るという経験的エビデンスから、現代の臨床家は治療導入の倫理について慎重に考え抜かねばならない。これらの問題については以下で詳しく考察する。

まとめ

性同一性障害児に治療を提案する様々な理論的根拠がある。このうちいくつかは、他と比較して、より強固な経験的あるいは倫理的根拠に支えられている。少なくとも三つの目標、すなわち、小児期のいじめをなくすこと、その他の精神病理の治療、そして成人期の性転換症の予防がある。これらの治療目標が、臨床的に妥当で、今日の倫理とも矛盾していないことは十分に明白であり、これらは治療的介入に正当性を与えるものとなっている。ただ、とりわけ、実際的というよりはむしろ宗教的な理由のために成人期同性愛を予防しようとするのであれば、この目標にはかなり問題がある。以下の詳述や第10章で示す情報を先取りして述べるなら、児童期の治療的介入が性転換症や同性愛の方向への発展を転導することを証明する、一定の手順にもとづいた実証的研究はまったくないのである。治療によって性同一性障害の自然経過が変わるために、性同一性障害が思春期や成人期まで持続せずにすむという仮説には、間接的であるにせよエビデンスがある。しかし、将来の性指向への影響ということについては、間接的なエビデンスさえないのである。

第4章では、将来の同性愛の可能性に対する親を交えた治療法の一部を手短に論じた。今ここで我々の見解をあらためて列挙しておく。まず、児童期の治療は性的興奮に直接的に焦点を合わせてはいない。次に、そのような治療が将来の性指向に影響を及ぼすかどうかはわかっていない。また、いくつかの理由から、子どもたちが自分の性同一性に対してより安心感をもつよう援助することは正当であると考えられる。我々の臨床経験では、こうした視点は、多くの親にとっても気を楽にするもののようである。しかし他方で、自分の子どもが同性愛者になるかもしれないと知り、深刻な情緒的反応を示す親もいる。そのため、今日の臨床家は、こうした問題を入念に検討し、性心理に関する事柄が多くの人々に引き起こす複雑な反応を十分に意識した、繊細で共感的な治療関係を家族との間に構築することが求められている。

子どもの治療

行動療法

性同一性障害の治療に行動療法的アプローチを用いた一例報告が一三ある。その多くがレーカーズらによるものである（Dowrick, 1983; Dupont, 1968; Hay, Barlow, Hay, 1981; Horton, 1980; Myrick, 1970; Rekers, 1979; Rekers, Lovaas, 1974; Rekers, Lovaas, Low, 1974; Rekers, Mead, 1979; Rekers, Varni, 1977a, 1977b; Rekers, Willis, Yates, Rosen, Low, 1977; Rekers, Yates, Willis, Rosen, Taubman, 1976）。行動療法は、反対性への同一感をもつ子どもに対するその他の治療と同様におもに男児に行われてきた（レーカーズらによる症例報告の主題と治療上の特徴の詳細な概要についてはZucker, 1985, 表15参照）。

古典的な行動療法では、子どもは性典型的行動の多くを他の行動と同じように学習するため、行動によって促したり逆に妨げたりすることで（少なくとも初期段階では）性典型的行動を形成することができると仮定されている（Mischel, 1966 参照）。したがって、性同一性障害の行動療法は、性別適合的行動には報酬を出し、性別不適合的行動には報酬を出さない（ときには罰を与える）という形で系統立てられている。

行動療法の標的と技法

治療の行動上の標的となるものには、おもちゃ、ドレスアップ遊び、ごっこ遊び、反対性の遊び仲間、癖などを含むさまざまな反対性の行動がある。さらに、運動能力の低さのような行動上の欠陥に焦点を合わせた治療もある。これらの症例報告の中で、反対性になりたいという希望に関する子どもの言語的説明や空想に明確に焦点を合わせたものは皆無であった。したがって厳密に言えば、行動療法のねらいは、一般に、性同一性や性別違和感よりはむしろ特定の顕著な性典型的行動を修正することに向けられていた。

レーカーズらが採用した治療法の一つに**社会的弁別的評価**あるいは**社会的強化**がある。レーカーズとロヴァース（Rekers, Lovaas, 1974）が説明したように、このような（男児への）治療的介入の目標は「女性的な振る舞いを消滅させ、男性的な振る舞いを促す」ことである[2]（p. 179）。この種の治療はクリニックにおいて、特に性典型的遊戯に対して用いられてきた。治療者は、まず、どうした場合に子どもが（一人きりか、あるいは関わりをもたない大人の前で）自身の性よりも反対性のおもちゃや服装を好んでいるとみなすかに関し基準となる尺度を設定しておく。次に、親や見知らぬ人をプレイルームに招き入れ、子どもと同一性の遊びには注意を向け（例えば、見やったり、微笑んだり、言葉で褒めたりする）、反対性の遊びは無視する（例えば、他所をみたり、本を読んでいるふりをしたりする）よう指導する。このような大人の反応により、遊び方にかなり明確な変化が生じるようである。**図9－1**でこの過程の一例を示す。

レーカーズらが記したように、社会的評価や強化を利用して反対性の行動を治療するにあたって二つの主要な限界があった。第一に、少なくとも被験児童の一部は、大人のいない時や自宅のような環境で、反対性の遊びのパターンに戻った。**刺激特異性**として知られる現象である（Rekers, 1972, 1975 参照）。第二に、治療対象とならなかった反対性の行動にはほとんど汎化されなかった。**反応特異性**として知られる現象である。レーカーズとロヴァースは、トークン・エコノミー・システム――同一性の行動をすると子どもはポイントを与えられ、反対性の行動をすると減点される——を用いた場合にも同様の限界が認められたと報告している（1974）。

この刺激特異性と反応特異性という問題を踏まえ、行動療法家は汎化を促進するもっと効果的な治療戦略を模索するようになった。そのような戦略の一つに**自己調節**があるが、この方法では、子どもは、性典型的な行動をした場合に自分自身に報酬を与えることになる。この方法は、外部からの強化を必要としないが、常に実行できるとはかぎらない。しかし、ブラウントとストークス（Blount, Stokes, 1984）は、子ども自身に自分の行動をコントロールするようにさせれば、「一つの状況から他の状況への汎化、あるいは外的な行動転換因子有りから無しへの汎化、いずれの問題も避けられるかもしれない」と示唆している（p. 196）。

レーカーズとヴァルニ（Rekers, Varni, 1977a, 1977b）、レーカーズとミード（Rekers, Mead, 1979）は、自己調節法を適用した三症例について報告した。そのうちの一例（Rekers, Varni, 1977b）では、四歳の男児の手首に計数器を付け、「男の子のおもちゃ」で遊んだ時にのみ計数器を押すように指示した。イアフォンを通して計数器を押すべき時を指示されるという「行動上の手掛かり」によって、はじめはこの行動を促した。この自己調節法により反対性の遊びは実質的に減少し、また汎化に関してもある程度のエビデンスが示された。しかし、他で詳述したように（Zucker, 1985, pp. 124–125）、レーカーズらの報告は、自己調節の方が社会的注意よりも汎化に対してより促進的であるという主張の十分な裏づけにはなっていない。

おそらく、第7章で述べた子どものジェンダー・シェーマに関する研究に照らせば、これらの困難さについて理解することができるであろう。行動療法家が用いた方法では、内的なジェンダー・シェーマを完全には変えられず、その結果、外的な手掛かりや動機がないと子どもは反対性の行動を好むように戻ってしまうのだと思われる。子どものジェンダー・シェーマを変化させる治療法についての包括的議論としては、ベム（1983）、フラークス、フィドラーとロジャース（Flerx, Fidler, Rogers, 1976）、カッツ（Katz, 1986）、カッツとウォルシュ（Katz, Walsh, 1991）、リーベンとビグラー（Liben, Bigler, 1987）を挙げることができる。

行動療法の効果の評価

ここまで、特にレーカーズらの報告を含むいくつかの症例報告を概観的に分析してきたが、この分析は、行動療法が性同一性障害児の性典型的行動に対してある程度の即効的効果をもっていることを示唆している。例えばレーカーズらは、子どもとその親との臨床面接や自宅および学校における行動観察、心理テストといったさまざまな方法を用いて自験例の短期フォローアップを行っている（治療後五週から三・五年の範囲にわたる）。レーカーズらは次のように結果を報告し、彼らの考えを示している。治療終結までに、すべての患者の反対性の行動は減少し、フォローアップ時においても減少したままであった。子どもたちはもはや性別を変更したいとも思っていなかっただろう。常に明言されていたわけではないが、ほぼ間違いない。

行動療法は性同一性障害児の治療に効果的

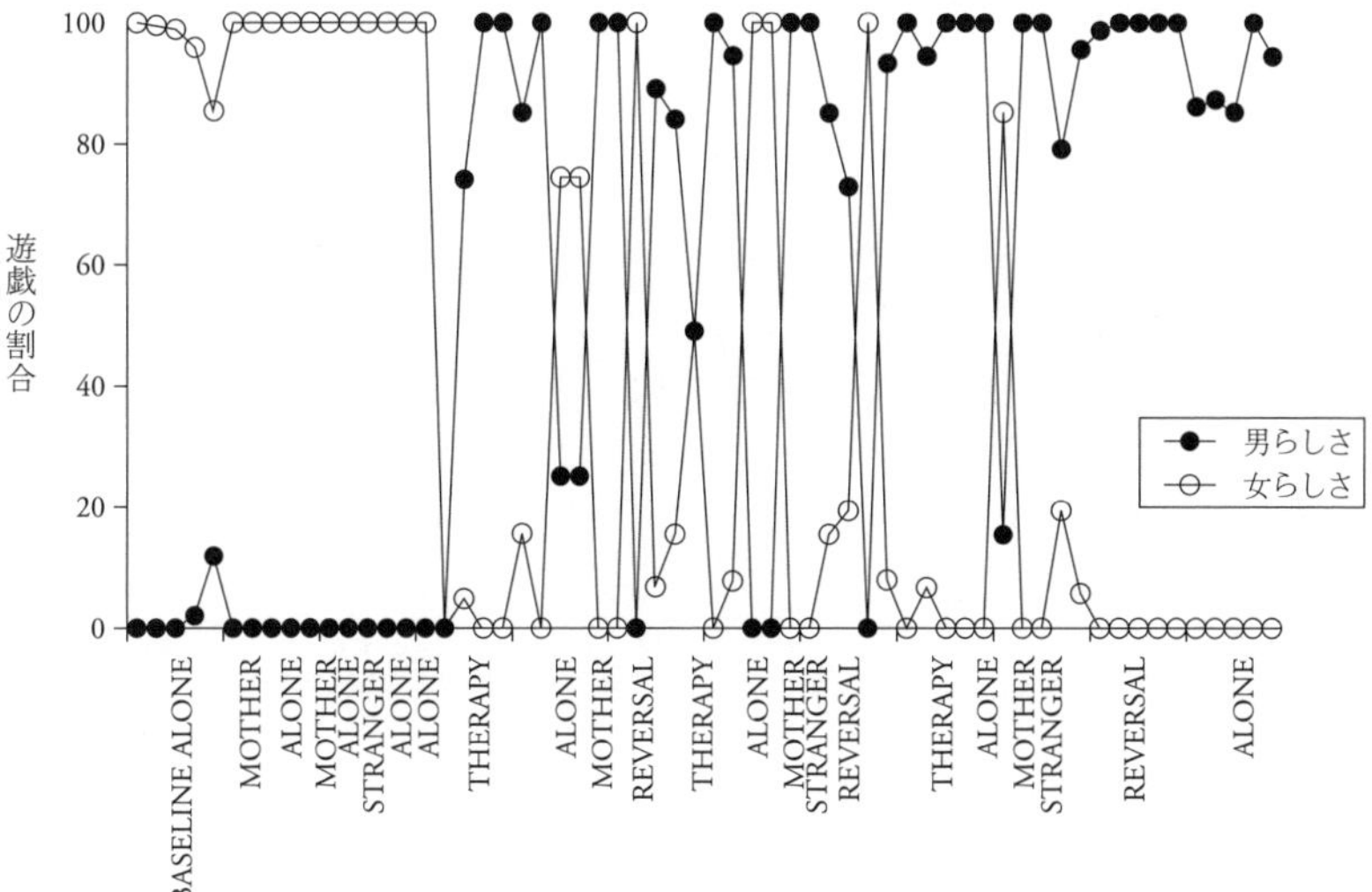

図9－1　クリニックのプレイルームで行われた母親による社会的強化の条件づけ作用による5歳の性同一性障害男児の女性的あるいは男性的な遊戯の割合．水平軸上の「治療」は母親による弁別的な社会的評価の導入を示し，「反転」はこの条件付けの中止を示す．レーカーズとロヴァース（1974, p. 182）より転載．©行動実験分析学会，1974．許諾転載．

であったと我々は信じているが、いくつか批判的な事柄にも触れておく。まず、「自然」軽減および単なる成長効果について統制された非介入児の比較対照群なしには、フォローアップ時の行動の改善が明白に治療的介入の成果であると言うことができないことは明らかであろう。他稿（Zucker, 1985）で以前解説したように、レーカーズらの症例報告を厳密に検討してみれば、フォローアップ時の変化のいくつかは治療だけに起因するものではなかったことが明らかになる。それらの変化は治療終結時には認められていなかったからである。もっとも、それらを「遅延効果」と考えることができないわけではない。次に、行動療法家は、性同一性（つまり、反対性になりたいという子どもの望み）がなぜ変化したのか、その理由を説明していない。この変化は、性同一性が治療の標的とされていなかったにもかかわらず生じているのである。前述した反応特異性という現象を考えれば、治療対象とならなかった行動はそのまま残ると考えられるからである。最後に、報告された症例が、性同一性の問題を抱える子どもすべてに一般化されうるのかどうかは不明である。というのは、これらの症例では、全般的な病理性の低さや親のモチベーションの高さなどの個別の特徴により、格別に治療反応性の高かった可能性があるからである。

行動療法を受けた性同一性障害児の長期予後については何がわかっているのだろうか。残念ながら不明な点が多い。レーカーズらは、これまでのところ、長い経験のほんの一部を公表しているにすぎない。レーカーズ（1985, p. 687）は、五〇人以上の子どもが「包括的に治療」され、フォローアップの結果、「性同一性が恒久的に変化した」ことを示したと報告している。この報告から、性別違和感も性別適合手術の希望もなかったと推測することはできる。しかし、具体的な説明はなされていない。最近になって、レーカーズ、キルグス、ローゼン（Rekers, Kilgus, Rosen, 1990）は、行動療法家の治療を受けた男児二九人のグループの解析を行っている。治療「終了」ケースは、終了後平均五一ヵ月のフォローアップ時点で、反対性への同一感の評点の減少によって定義される変化得点に20％の変動がもたらされていることがわかった。この二九人の思春期における性同一性や性指向を評価したより長期のフォローアップについては残念ながら報告されていない。それゆえ、レーカーズ（1986）が、正式の根拠は示していないが、「私の調査研究の結果から、服装倒錯や性転換症、同性愛のいくつかの形態に対する予防的治療が確立したと思われる」と主張していることに関心がもたれる（p. 28）。

心理療法

多くの研究者が、反対性への同一感をもつ子どもに対する精神分析や分析的精神療法、その他の形式の個人心理療法を用いた治療について報告している（Bleiberg et al., 1986; Bloch, 1976; Charatan, Galef, 1965; Chazan, 1995, Chap. 4; Eide-Midtsand, 1987; Fischhoff, 1964; Francis, 1965; Friend et al., 1954; Gilmore 1995; Gilpin et al., 1979; Greenson, 1966; Haber, 1991a, 1991b; Herman, 1983; Holder, 1982; Hopkins, 1984; Karush, 1993; Lee, 1985; Loeb, 1992; Loeb, Shane, 1982; Lothstein, 1988; Lothstein, Levine, 1981; McDevitt, 1985; Meyer, Dupkin, 1985; Meyer, Sohmer, 1983; Pruett, Dahl, 1982; Sack, 1985; Sackin, 1985; Schrut, 1987; Schultz, 1979; Shane, Shane, 1995; Siegel, 1991; Silverman, 1990; Sperling, 1964; Stirtzinger, Mishna, 1994; Stone, Bernstein, 1980; Thacher, 1985; Volkan, 1979; Wallach, 1961; Wolfe, 1994; Zaphiriou, 1978）。精神分析的あるいは心理療法的治療に関する文献は、行動療法に関する文献よりも多岐にわたる。そこには、性同一性障害に想定される原因を理解しようとする様々な理論的アプローチ（古典的精神分析や対象関係論、自己心理学など）も含まれている。しかし公開されている論文を読めば、いくつかの同じ主題が繰り返されているのがわかるだろう。

精神分析家の多くは、反対性の行動が「前エディプス」期に出現することを強調している。したがって彼らは、この時期に顕著になる他の発達上の現象と性同一性障害との関係を理解することが重要であると強調する。それは例えば、愛着（対象）関係や自己の出現である。エディプスの問題も重要であると考えられているが、それは、それ以前の発達上の干渉と葛藤という脈絡でとらえられている。精神分析的な臨床家は、子どもの全般的な自我機能についても非常に重要視し、専門家に紹介されることになった子ども特有の問題に対する治療法を決める際にも、この全般的な自我機能が決定因になると考えている（詳細は Zucker, 1985, 1990c; Zucker, Green, 1989 参照）。概して、第7章で検討した性同一性障害の推定上のリスクファクターが、個々の症例報告で認められることが印象的であった。より一般的な主題については以下で概観する。

精神分析療法における主題

〈母子関係〉

いくつかの男児の症例報告は、女性的な行動の出現に先行して、母親（あるいは母親代理）の実際上の物理的喪失が認められることを示している（Gilpin et al., 1979; Wallach, 1961）。この喪失が子どもにある脆弱性をもたらし、子どもはこの脆弱性に対して、少なくとも部分的には、女性性を行動上演ずる（古い分析的文献では「フェティッシュ」という言葉が使われている）ことで対処すると考えられる。この見解における治療目標は、子どもが、愛着表象の喪失体験を乗り越える援助をすることに置かれる。この乗り越えによって、反対性の行動をする必要性はおそらく軽減されるであろう。

自験例のカルテを検討したところ、一六九人の男児のうち一八人（10・6%）において、月齢一二ヵ月以降に長期間の（一年以上）あるいは恒久的な母親の喪失体験をもつものがいた（三人は死亡、二人は別居あるいは離婚、一三人は母親の育児放棄あるいは不能。結果的に父親か親戚による養育、養子縁組あるいは里親。一人は父親による誘拐）。しかし、これらの症例のほとんどで、女性的な振る舞いは母親の喪失以前に始まっていたことが病歴の分析から示されたので、実際の喪失体験は、せいぜい単なる維持因子でしかないとみなすことができる。残りの症例の環境をみても、喪失体験が反対性の行動の原因であるか否かを識別することは（信頼できる情報提供者がいないため）非常に難しい。

母親の心理的な喪失や引きこもりが重大な影響を与えていると考えられる症例報告もある（例えば、Pruett, Dahl,

1982, 第5章も参照）。コーツ（1985）によれば、性同一性形成に感受性が高いと考えられている時期に、性同一性障害男児の母親が不幸な体験（「トラウマ」）を経験している割合が高かったという。これらの体験には、身体的・性的暴行、男児の同胞の死、夫の不倫があった。とりわけコーツら（1991）、シュルツ（Schultz, 1979）、サッチャー（Thacher, 1985）は、それぞれ、この見解についての詳細な説明を試みている。その後の心理的な続発症状（分離不安、女性的な振る舞い等々）は、母親を物理的に失った男児と同様である。

しかし、まったく逆の方法で、男児の女性的な振る舞いを説明した精神分析的な心理療法家もいる。すなわち、母親との過度の隔たりではなく、極端な親密さこそが女性的な振る舞いの原因だというのである（Greenson, 1966; Loeb, Shane, 1982; Stoller, 1966, 1975, 1985b）。この見解での治療目標は、男児の母親からの個体化の援助ということになるだろう。

〈父子関係〉

多くの症例報告において、父親の役割が論評されてきた。これらの報告のほとんどで、父親は物理的に存在しないか、あるいは心理的に離れており（Haber, 1991a; Stoller, 1966）、それゆえ、母子関係の歪みを正したり緩和したりすることができないとされている。また、他のいくつかの報告では、父親は深刻な精神的障害をもち、非常に攻撃的で、息子にとっては同一化することが難しい人物として描写されていた（Fischhoff, 1964）。

父親との関係が本当に希薄であったり、父親自身に心理学的な障害があったりするならば、その性同一性障害の息子との治療目標の一部は、男性と男性性に対して別の認識を発展させるのを援助することと、父親の精神病理の負の影響を理解し乗り越えて、父子関係にある何らかの力を踏まえることができるようにすることである。治療者が男性の場合には、転移（理想化、同一化など）を用いて男性への同一化を促進させるのがより容易であろう。

〈反対性の行動の親による促し〉

ストーラー（1968b, 1975）は、男性性や女性性に対する親の態度が子どもの発達に及ぼす影響を強調した。彼は、極めて女性的な男児の母親には、子どもの頃に性同一性の葛藤があり（第7章参照）、そのためにその母親は男性と男性性を脱価値化するようになっていると論じた。ストーラーの見解では、そのような脱価値化を幼い子どもが感じ取り、そして、子どもは、なぜか自分が男性的であると母親に拒絶され、女性的であると母親との関係が保たれると信じるようになるという。

他にも、男児が反対性のアイデンティティを発展させることと、母親（あるいは祖母）の女性性の促しと男性の脱価値化とを関連づけている報告がある（例えば、Bleiberg et al., 1986; Loeb, 1992; Loeb, Shane, 1982; Lothstein, 1988）。実際、どの報告においても、報告者である臨床家は、親が息子の男性としてのアイデンティティを明らかに促しているという印象をもってはいない。ただ、こうした親の態度の背後にあると思われる動機は実に様々なようであった。それでもやはり、心理療法家の綿密な症例報告では、反対性の行動に対する親の促しや過度な耐性が、程度に差はあれ、常に認められるという点は興味深い。そうした傾向は、その他の理論的見解をもつ療法家による観察でも同様であった（第7章参照）。

折衷的心理療法

ストーラー（1968b）は、極めて女性的な男児は内在化された葛藤を体験していないため、精神分析には反応しないと主張している。この主張に影響を受けて、グリーン、ニューマン、ストーラー（1972）は、反対性への同一感をもつ男児に対するより折衷的で多様な心理療法を発展させた（Cohen, 1976; Green, 1974; Higham, 1976; Kosky, 1987; Lim, Bottomley, 1983; Metcalf, Williams, 1977; Money, Lehne, 1993; Newman, 1976; Stoller, 1970, 1978; Stoller, Newman, 1971; Wrate, Gulens, 1986;

Zecca, Lertora, Macchi, 1990も参照)。グリーン、ニューマン、ストーラーのこの治療法(1972)には四つの明確な目標があった。(1)子どもと男性治療者との「信頼感と愛情」のある関係を育むこと、(2)子どもの女の子っぽさへの親の関心を高めること、(3)子どもの生活への父親のかかわりを増やすこと、(4)自分たちの関係のあり方に対して両親を自覚的にさせること、であった。こうして、過剰に密着した母子関係と家庭における父親の役割の希薄さを変化させるのである。この治療は、女性的な男児が自身の反対性の振る舞いの動機を「理解」することを援助し、男性的であることは「良いこと」だと彼らに示すことを意図していた。したがって、明らかな行動においてであれ、空想においてであれ「男性性の徴候のすべて」(p. 214)が支持されている。

治療者の性別

反対性への同一感をもつ子どもの心理療法に関して、治療者の性別を子どもの性別に合わせるべきか否かという技術上の疑問をしばしば耳にする。女性的な男児は、たいていの場合、女性と親密な関係を築いているので、彼らの治療者には男性の方が適しているだろうという論があった。同様に、反対性への同一感をもつ女児には、女性治療者の方が適していると言われてきた。そうした女児では、母親の抑うつや自身の女性性の脱価値化によって、母親との正常な女性同一化が障害されているからである(第7章参照)。

こうした主張は妥当なようである。しかしその一方で、反対性の治療者こそが反対性の親との関係で発展してきた歪みを「矯正」できるのではないか、という議論があってもいいだろう。いずれにせよ、治療者の性別がなんらかの影響をおよぼすことを示した系統的な研究はない。むしろ、治療者にとって最も重要な適性は、おそらく、反対性への同一感をもつ子どもの治療において生じてくる様々な問題に落ち着いて応じられることであろう。

心理療法の効果の評価

現存する症例報告を総合的に検討してみると、心理療法も、行動療法と同様に、反対性への同一感をもつ子どもの性典型的な行動に対し何らかの効果をもつことが示唆される。しかし、これも行動療法と同様、精神分析やその他の心理療法のこれらの効果は、治療群と非治療群に無作為に割当てられた子どもを比較する評価研究によって立証されてはいない。さらに、前掲した症例の多くでは、子どもの個人療法のみが行われていたわけではなかった。親も治療に同席することがしばしばあったし、また入院している症例もあり、その場合にはその他の介入がなされていた。心理療法のみの効果とこうしたその他の潜在的な治療効果を分離することは不可能である(大多数の分析的症例報告の対象と治療特徴についての詳しい概説に関しては Zucker, 1985, 表16を参照)。

心理療法的技法によって治療された性同一性障害児の長期的予後について、何がわかっているのだろうか。この点についてもやはり多くはわかっていない。性同一性や性指向を評価した長期的フォローアップ調査について、公表された報告はない。さらに、心理療法の症例報告の著者たちとの私信(Zucker, 1985)によると、その中の多く(一七症例中九症例)が、未公表のフォローアップデータさえもっていなかった。データの存在した八症例のうち、性転換症と考えられた症例はなく、六症例は異性愛、残りの二症例は同性愛と判断された。

集団療法

反対性への同一感をもつ男児に対するもう一つの治療法に集団療法がある。グリーンとフラー(Green, Fuller, 1973b)が、七人の男児(年齢幅四～九歳)に行った集団療法について報告している。それぞれの子どもは、程度の差こそあれ、「この集団に自分が含まれる理由」を認識していたという(p. 55)。治療は週一回、運動場で男性治療者によって行われた。治療者は女性的でない社会的に適切な行動に対しては子どもを言葉で褒め、女性的な行動に対しては言葉で叱った。この治療の中で、子どもは女性的な行動をしばしば互いに非難しあった。親の話からも、少年の行動評価からも、反対性への同一感に関係する「いくつかのパラメーターで変化があった」（p. 66–67）とされている。しかし、詳しい分析は示されていない。

ベイツ（Bates, 1975）らは、主に八歳から一三歳のジェンダーの問題を抱えた男児に対して集団療法を行っている。このプログラムでは、男性的な行動と一般的なソーシャルスキルを促すことに主眼がおかれた。グリーンとフラー（1973b）の治療法とは対照的に、女性的な行動を明確に否定することはしていない。男性治療者によるモデリングとともに、より構造的な行動修正技法が採用された。また、父子関係の改善に取り組むというもう一つの主要な目標のために、子どものグループと同時に、親も集団での面談に参加した。体系的なデータは記録されていないが、ベイツら（1975）は、男児が「ソーシャルスキルの発達と男性的な興味と能力の向上の両方の点において、……認識できるほどの改善」（p. 154）を示したという印象をもっている。親の報告と子どもの自己報告によれば、「異性装や人形遊び、女の子のまねをすることに以前ほど興味がない」（p. 154）ことも含め、自宅周囲でも学校でも同様の変化が認められたという。

マイヤー－バールブルク（Meyer-Bahlburg, 1993c）もまた、行動上の変化を促す際の仲間集団の役割を強調してきた。彼の治療プロトコルの主な戦略は、性同一性障害男児と他の男児との定期的な「お遊びの日」を親に設定させることであった。第2章で述べたように、性同一性障害男児の多くは、同性の遊び友だちを避け、荒っぽい遊びに加わることに不安を感じていることが多い。そういう子どもにとってさほど脅威的でない男児を親が見つけることができれば、その男児がより性典型的な遊びや活動を発展させる役割モデルとして機能する可能性がある。マイヤー－バールブルクは、この治療法が短期間で反対性の振る舞いを減少させるのに効果がありそうであること、そして、こうした方法で結んだ友だち関係を子どもたちがうまく発展させることを示した。しかし残念なことに詳細なデータはない。

親への対応

反対性への同一感をもつ子どもの治療に親を参加させることについては、二つの理論的根拠が示されている。第一の根拠は、子どもの障害の発生や持続には、親の力動が関与しているという仮説が強調されていることである。この見解では、子どもの問題に自分が関与しているという親の洞察が得られれば、子どもの個人療法はおそらくずっと円滑に、かつ速く進むであろう。我々を含め、性別違和感をもつ子どもの治療に広く携わってきている多くの臨床家がこの理論的根拠に賛同している（例えば、Coates, 1985; Green, Newman, Stoller, 1972; Newman, 1976; Stoller, 1978）。

第二の根拠は、全体的な治療計画を実行する際に生じる日々の管理上の問題について、治療者と話し合う定期的なきちんとした面談が親には必要であるということである。例えば我々のクリニックでは、親には、異性装を認めず、反対性のごっこ遊びと空想遊びをやめさせ、反対性のおもちゃで遊ぶことを禁止し、子どもには男児としてあるいは女児として評価していると伝え、同性の友人をもつように促し、より性別適合的なあるいは中性的な活動をするよう援助することを勧めている。これらの提案を比較的容易に、そして両価的にならずに実行できる親もいる。特に、機能が高く知的水準の高い親はそうである。しかし、大部分の親は、おそらく性同一性の問題に関する自分の両価性や懸念のために、提案を実行するにあたって継続的なサポートを必要とする（例えば、Newman, 1976 参照）。自分の子どもが性同一性の問題を抱えていることを信じられない親もいるし、子どものお気に入りの空想や活動を禁止したがらない親もいる。したがって、このような親との定期的な面談は子どもの治療に有益である。

親の治療へのかかわりが最小限の場合にも、みるべき治療効果が上がるとする症例報告もある（例えば、Sackin,

1985; Karush, 1993 参照）が、我々の経験では、親のかかわりは大多数の症例で不可欠である。我々は、治療上、家族因子と対人関係因子に照準を当てることの重要性については他の臨床家に賛同するが、反対性の振る舞いにリミットを設定しない治療法をとる臨床家の見解には同意しない。我々の見解では、リミットセッティングが子どもの性同一性にまつわる混乱を和らげるのに役立つ（「外側から内に」"outside in"と親には説明している）のに対して、個人心理療法における伝統的なより開放的なアプローチは、子どもが反対性のアイデンティティを強化する一因となった葛藤を乗り越えるのに役立つ（「内側から外に」"inside out"）。一般的に、親との面談は、性同一性障害児が体験する日々の諸問題を把握するという点でも、それに対する親の理解を促すという点でも重要である（Pleak, Anderson, 1993）。

親の治療参加は効果的であるという実証的なエビデンスはあるのだろうか。やはりこの疑問に対する系統的なデータは乏しい。最も関連性のある研究（Zucker et al., 1985）で、一年後のフォローアップにおける子どもの行動変化の改善度に親の治療参加が有意に相関するというエビデンスを認めたが、この研究では、異なる治療プロトコルに家族を無作為に割当てているわけではない。

子どものために——治療上オプティミズムかニヒリズムか

性同一性障害児治療の批評家のほとんどが臨床家ではない。臨床家で批評家の場合には、この分野での経験がないようである。我々は彼らの異論の多くに賛同していないが、こうした批評家が「この分野の専門家」ではないという理由で彼らの意見を退けることはできないだろう。臨床家は、性同一性障害の評価をし、診断を下し、治療の選択肢を考えるという課題に直面したならば、この障害に精通するよう努力し、その後、それぞれの子どもの家族とともに、どのような治療計画（もしあるのであれば）をとるべきか決定しなければならない。我々は、本書が提供する情報がその決定の際に役立つことを願っている。

この節では、治療的介入を提案するメリットについての我々自身の見解を提示しておく。我々の臨床経験においては、性同一性障害児を治療しない方がいいと思わせる説得力のある理由を認めなかった。我々は、反対性への明らかな同一感が子どもの心理社会的機能に与える影響に関するエビデンスを検討し、関連する精神病理の特質について詳述し、家族病理についてわかっていることをまとめてきた。我々が評価を行った子どもの多くは、家族を含めて非常に問題が多かった。反対性への明らかな同一感にもかかわらず、子どものその他の機能が比較的健常であるという症例はむしろまれであった。親としての機能にも大きなばらつきがあった。予後に関して、重篤に障害されている子どもや家族に治療による変化が見込めるかという点については慎重な態度をとらなくてはならない。これは児童の他の精神障害の場合と同様である。したがって、障害の重症度や家族のリスクファクターの程度を考慮しなくてはならない。子どもの年齢も考慮すべきもう一つの因子である。我々は、治療の開始は早いほどいいという見解（例えば、Green, Newman, Stoller, 1972; Newman, 1976; Stoller, 1978）に概ね賛成である。一般に、子どもが思春期に近づくにつれ、治療効果をもたらすことは難しくなる。それゆえ、このような年齢の子どもに対して何ができるのか、特に慎重にならなければならない。ただし、治療に関するこのような一般化は、常に十分な用心深さをもってなされるべきものである。

我々の経験では、多くの子どもとその家族に治療は効果的であった。これらの症例では、性同一性障害は完全に解決し、子どもの行動や空想に性同一性の問題が残っていることを示唆するものは認めない。少数ではあるが、子どもの反対性への同一感とその他の行動上の問題にごくわずかな変化、あるいは、変化がまったく生じないという症例もあった。しかし、総括すると、こうした症例でも自分の性同一性に対しより安心感をもてるように子どもを援助することはできるという点で、臨床家はニヒリスティックになるのではなく、楽観的になるべきだと我々は考えている。性同一性障害に関係する調査や臨床が始まってまだ三〇年を少し超えたばかりであり、限られた少数の専門家だけがこの分野で治療を行っている。多くの成されるべき仕事が残されている。

注

（1）ベムが反論したことが、行動療法それ自体に対してなのか、レーカーズらが行っている特定の行動療法に対してなのか、その行動療法が想定する治療目標に対してなのか、あるいは、性同一性障害児治療に関するより一般的な倫理的・イデオロギー的問題に対してなのか、定かでない。

（2）おそらく、レーカーズの研究に対する批判的見解のために、彼らは自分たちの治療目標を事後に修正したのではないか。「[我々の] 意図と……治療は……、同時に存在する女性的な行動を維持する一方で、男性的な行動に対する支持を高めること[であった]」（Rosen, Rekers, Brigham, 1982, p. 372, 強調著者）。この修正は彼らの実際の治療報告に矛盾している。また、我々は、この修正に臨床的な意義があるとは思っていない。例えば、他の反対性の行動とともに、特に異性装を自宅でも保育園でもしている男児がいるとする。異性装を続けることを許容する治療的理由が何かあるだろうか。これを許容していていじめが軽減するとは思われない。それこそ、レーカーズらが治療的介入を勧める理論的根拠の一つである。

第10章　フォローアップ

思春期以後の性同一性と性指向については、反対性への同一感をもっていた児童（ほとんどが男児）に関するいくつかのフォローアップ研究から情報を得ることができる。グリーン（Green, 1987）の前方視的研究は、これらの研究の中でも最も包括的で、対照群を有する唯一のものであり、他の研究の準拠枠となっている（Bakwin, 1968; Davenport, 1986; Kosky, 1987; Lebovitz, 1972; Money, Russo, 1979; Zuger, 1978, 1984）。また、一九八五年以前に出されたケース報告フォローアップデータのうち入手できたものについて、別稿でまとめた（Zucker, 1985, pp. 143-153）。

グリーンの研究（1987）およびその他の研究

グリーン（1987）は、女性的な男児六六人について、平均年齢七歳（年齢幅四～一二歳）のときに初回アセスメントを行い、対照群の男児五六人とともにフォローアップを開始している。各群の児童のおよそ三分の二を、平均一九歳（年齢幅一四～二四歳）まで、フォローアップすることができた。フォローアップ診察では、半構造化面接プロトコルによって性指向を評価した。性指向はファンタジーと行動について別々に評価した。それぞれについて、完全な異性愛（0）から完全な同性愛（6）まで七段階にランク付けした（Kinsey et al., 1948）。**表10－1**に二群の性指向を示す。女性的な男児のうちフォローアップできた四四人について、ファンタジーにおいて三三人（75％）が両性愛か同性愛（キンゼイの評点2－6）、一一人（25％）が異性愛と分類された（キンゼイの評点0－1）。対照群男児のうちフォローアップできた三五人は、ファンタジーにおいて全員が異性愛と分類された。女性的な四四人のうち性体験のある三〇人は、両性愛か同性愛二四人（80％）と異性愛六人（20％）に分類された。対照群の性体験のある二五人は、一人を除いて異性愛と分類された（対照群の一人の両性愛者は、女性的グループのうちの一人の一卵性双生児だった。Green, 1987, 第8章、および Green, Stoller, 1971 を参照）。つまり、このグリーン（1987）の研究から、女性的な男児は、青年期に同性愛になる確率が高いというかなり強力なエビデンスが得られた。この調査結果は、幼児期の性典型的な行動と性指向との関係に関する後方視的研究の結果と重なるところが多かった（Bailey, Zucker, 1995 参照）。

ここで、グリーンが両性愛と同性愛のケースを一括して扱っていることに関して一言付言しておこう。こうした手法はしばしばその適正さについて議論されてきた（例えば、Paul, 1993）。しかし、同性愛の男性が思春期の両性愛的行動を思い出すことはめずらしくない。したがって、自分は両性愛だと言っている思春期のケースが、さらに完全な同性愛指向になるということは大いに考えられる。この予測の一部は、大規模な臨床経験によって確認されている。例えば、両性愛の男性は、異性愛よりも同性愛の刺激に強く興奮するとしても（Langevin, 1983）、たいてい自分に「同性愛」のレッテルを貼ることはない（Ross, 1983 参照）。また、ゲイあるいは同性愛者として「カムアウト」する時期は、早くても二〇代の前半であることが知られている。

グリーン（1987）はさらに、フォローアップ中の対象者の性同一性についても評価した。しかし、この評価の際に用いられた詳細な手順については報告されていない。女性的な四四人のうち一人（2％）だけが、真剣に性別再割当て手術を希望していた。この少年はフォローアップ時点で一八歳だった（Green, 1987, pp. 115–132 参照）。

グリーンのデータは、性同一性障害の男児に関して別に公表されている六つのフォローアップ研究のデータと比較し、何か特徴があるだろうか。これらの六研究のデータを**表10－2**に示す。計五五人の男児がフォローアップされているが、彼らのほとんどがフォローアップ時に思春期後期から青年期であった（年齢幅一三～三六歳）。これらのフォローアップでは、性転換症（同性愛指向がある）五人、同性愛二一人、服装倒錯（異性愛）一人、異性愛一五人と分類され、一三人については性指向を評価できていない。この六研究では、一三人の「不明」のケースを除くと、四二人のうち二七人（64・2％）が「非定型的」（つまり同性愛、性転換症、服装倒錯）という結果であった。この結果は明らかにグリーン（1987）の調査結果に極めて近いものである。

これらのフォローアップデータを正しく評価するには、女性的男児の前方視的研究

キンゼイの評点	女性的少年（*n*＝44）	対照群少年（*n*＝35）
ファンタジー		
0	9（20.5％）	33（94.3％）
1	2　（4.5％）	2　（5.7％）
2	6（13.6％）	0　（0.0％）
3	0　（0.0％）	0　（0.0％）
4	9（20.5％）	0　（0.0％）
5	10（22.7％）	0　（0.0％）
6	8（18.2％）	0　（0.0％）
行動		
0	5（16.7％）	24（96.0％）
1	1　（3.3％）	0　（0.0％）
2	3（10.0％）	1　（4.0％）
3	1　（3.3％）	0　（0.0％）
4	7（23.3％）	0　（0.0％）
5	5（16.7％）	0　（0.0％）
6	8（26.7％）	0　（0.0％）

注　グリーン（1987，pp. 102－103）のデータ．全例に性体験があったわけでないので，行動項目の *n* は少なくなっている．0　完全な異性愛，6　完全な同性愛．

表10－1　グリーンの研究（1987）におけるファンタジーおよび行動における性指向

における一般的な方法論上の問題点を考えておかなければならない。第一に、扱われている問題が個人的で微妙なものであることから、これらの研究では非定型的な結果の割合が実際よりも少なく見積もられがちなことを認識しておくべきである。報告者がケースと何年も会っておらず十分な関係が保たれていない場合、おそらくこうした過小評価は特に大きくなるだろう。第二に、いくつかのフォローアップ研究では、どのような方法で性心理状態を評価し分類したかが明確ではなかった（例えば、Kosky, 1987）。第三に、母親の報告のみにもとづいて分類された研究が含まれていた（例えば、Bakwin, 1968）。第四に、フォローアップ時の本人の年齢が、非定型的な結果の割合に影響しているかもしれない。つまりフォローアップ期間が長いほど、同性愛や性転換症が明らかになる割合が高くなるのである。別稿で述べたとおり（Zucker, 1988）、グリーン（1987）の研究において、思春期後期や青年期では思春期早期よりも、同性愛指向を承認しやすいことが示されている（表10－3）。この結果はマニー、ルッソ（Money, Russo, 1979）、ツゲール（Zuger, 1978, 1984）らのより詳細な研究によって確かめられている。これらの研究では、対象者のほとんどが青年期例だったので、他の研究結果よりも非定型的な結果の割合がいくぶん高かった。マニー、ルッソ、ツゲールのケースを合わせると、90％が同性愛か性転換症であった。したがって、グリーン（1987）の研究において少数派だった異性愛者を、多数派の両性愛および同性愛者と同じ年齢層になるまでフォローアップすることは興味深いだろう。

長期的治療効果に関するエビデンス

行動療法や精神療法のケース報告文献（第9章参照）からは、性同一性や性指向に対する長期的治療転帰を評価するのに十分なデータベースは得られていない。女性的な男児の前方視的研究の中に、様々な治療を試みたものが数編含まれていた。したがって、これらの研究が、反対性に同一感をもった児童の治療転帰に関する情報に代

研究	同性愛	異性愛	不明	フォローアップできず
Bakwin (1968)	2	2	3	4
Lebovitz (1972)	3	3	4	19
Zuger (1978)	9	2	1	—
Money, Russo (1979)	9	0	0	2
Davenport (1986)	3	6	1	0
Kosky (1987)	0	2	4	1
総数	26	15	13	26

注　初回のアセスメントが思春期ではなく児童期になされたケースのみを記載した．レボヴィッツ（Lebovitz）の報告で追加されたケースは「異性愛の服装倒錯」とされた．レボヴィッツの研究でフォローアップできなかったケースには，初回アセスメントを思春期に受けたものが含まれている可能性がある（初回アセスメントの年齢が記載されていなかった）．ツゲール（1984）は，その後さらにフォローアップを報告しているが，そこでは35人が同性愛，3人が異性愛，7人が不明，7人がフォローアップできずと報告されている．残念なことに，このうち16人は初回アセスメントが思春期であるが，児童期に初回アセスメントしたケースと分けて報告されていない．

表 10－2　性同一性障害の少年の性指向に関する6つのフォローアップ研究

性指向	年齢（年）	
	M	*SD*
ファンタジー[a]		
同性愛／両性愛（n＝33）	19.7	2.0
異性愛（n＝11）	16.8	2.1
行動[b]		
同性愛／両性愛（n＝24）	20.3	1.6
異性愛（n＝6）	17.2	1.2
経験なし（n＝14）	17.6	2.7

注　グリーン（1987, p. 102）のデータ．年齢と性指向の相関関係（連続評価）．ファンタジーにおけるものは0.51（n=44, p<.001）行動によるものは0.43（n=30, p<.01）

[a] t（42）＝4.07, p<.001

[b] F（2, 41）＝10.5, p<.001

表 10－3　グリーンの研究（1987）における年齢と性指向の関係

わるものとなるだろう。

グリーン(1987)は、フォローアップデータを参照できる四四人の女性的な男児のうち一二人を「正式な治療プログラムに導入した」と報告している。このプログラムは行動療法、集団療法、個人療法、親同席治療などを含んでいる。グリーンはさらに「ほとんどの両親が、子どもの反対性の行動に対し治療を求めようとせず、むしろそれが起きた際、優しくたしなめようとする」と指摘している(p. 260)。

グリーンの研究で唯一の性転換症だった男児は、フォローアップ時に治療を受けていなかった。後に両性愛か同性愛指向になった女性的男児と、異性愛指向になった女性的男児とは、治療参加の程度において差はなかった。グリーンは、これらのデータから「〈女性的〉男児が、同性愛か両性愛になるのを止めようとする治療法はまず効果がない」と結論づけた(p. 318)。しかし彼は、フォローアップ中に治療を受けた女性的男児が、治療を受けなかった女性的男児より、自己評価スコアがいくらか高く、男児自身が治療経験を「好意的に思い返すこと」を見出した。

我々は、このグリーン(1987)の結論をそのまま受け止めるわけにはいかないと考えている。まず、彼の研究の当初の目的は記述的病因論的なもので、治療的なものではなかったことを認識しておかなければならない。患者が治療を受けるか受けないかがランダムに選ばれたわけではない。次に、治療がどのようなものであったかを問題にしなければならないが、グリーンは治療に関する基本情報、つまり期間や治療者の経験内容、短期的な効果などを報告していない。

ツゲール(1966)も、自分の患者の治療経験について報告している。彼はこう書いている。「良好な男性同一性を導くと思われる指導を親全員に与えた。両親は女性的な活動をやめさせ、男性的なものを促すようにアドバイスされた」(p. 1105)。性転換症になった一例に対するツゲールの治療は、「コンサルテーションと何回かの面接」であった。異性愛になった二例のうちの一例は三年以上両親とともに治療を受けているが、他の一例はアセスメント時の両親への助言以外の治療は受けていなかった。後に同性愛と分類された患者たちは幼児期にさまざまな治療を受けていたが、あまり長い期間ではなかった。ツゲールの女性的男児の大部分が後に同性愛になったということは、どんな治療や介入がされても、異性愛に導くことはできないと結論づけてもいいのかもしれない。しかし、ツゲールの研究もグリーンと同様、治療効果を評価するようにデザインされておらず、実際にどのような治療をしたのか明らかではない。

第9章で述べたように、レーカーズ、キルグス、ローゼン（Rekers, Kilgus, Rosen, 1990）は治療転帰に関する短期的なデータを報告している。しかし我々が知る限り、レーカーズらは思春期以後の性指向と性同一性に関して結果を出していない。つまり、レーカーズ（1986）が「性転換症と一部の同性愛の予防的治療」を確立した（p. 28）というのは疑わしい。

このように、二つの主な前方視的研究で女性的な男児に対してなされた治療（ほとんどはその内容の大部分が明示されていない）は、成人の性指向について、まったく、あるいはほとんど影響力がなかったようである（Money, Russo, 1979も参照）。しかし、性転換症になったこれらの患者には幼児期に治療を受けた者がいなかったことを考えると、これは、成人の性同一性については、治療効果があることを示唆するエビデンスと言えるのかもしれない。

さて、反対性への同一感をもつ児童に対し、ある種の治療法はそれ以外の方法よりも有効なのか、また、そもそも自然経過にまかせるよりも明らかに有効な治療法があるのかという点について、厳密な転帰研究によって見極める必要がある。また、インテンシヴな治療の有無にかかわらず、反対性への同一感をもった児童の大半が、なぜ結局は性別を変える願望を諦めることになるのかを調べるプロセス研究も必要である。さらに、臨床的介入に最適な年齢を知るための研究も必要である。我々の臨床経験からは、思春期以前の治療が最も効果的であり、思春期になると性別を変えたいという願望に影響を与えることは難しくなると考えられる。この点については第

11章で検討する。

性指向と性転換症の相関

統合失調症やうつ病など主な精神障害については、ハイリスク児の研究によって、その転帰は一定でないことが明らかになっている。つまりこれらのハイリスク児のうち、健康のままとどまる者もいれば、本格的な病気になる者もいる。したがって、ハイリスク児における転帰の予測因子を探ろうとする試みがなされてもいいだろう(McNeil, Kaij, 1979)。

第3章で述べたように、成人の性転換症者(特に同性愛指向の)においては、児童期に必ず反対性のエピソードがみられた。一方、反対性への同一感をもつ児童(ここでも、主に男児)のフォローアップ研究からは、彼らが思春期以後に性別を変えたいと望む割合は非常にわずか――もっとも、これは一般人口における性転換症の割合に比べればかなり高い――であることがわかった。これはどういう理由からなのだろうか。いくつかの可能性が考えられる。一つは性転換症者の割合が低いこと、つまり、反対性に同一感をもった児童においてさえ、そこから何人かの性転換症者を見つけるには、かなり大きな母集団が必要になるということである(Weinrich, 1985)。もう一つの可能性は、より強力なものと思われるが、診断基準を完全に満たす性同一性障害児であっても、その状態の重篤さには差があるということである。例えば、永続因子など他の影響があれば別だが、性同一性障害児の多くは、それだけで後に性転換症になる真のリスクにあるというほど重篤であるとはかぎらない。第三の可能性は、評価過程と治療的介入(なされた場合)が反対性への同一感の自然発達経過を変えるということである。その結果、後に性転換症となるリスクは減少する。残念ながら、なぜ前方視的にフォローアップした児童のほんの一部が結局性別再割当て手術を求めることになるのかを説明できるような予測データはない。

極端な反対性への同一感をもち続ける児童ほど、思春期以後の性転換症になるリスクが高いのではないかという臨床的な印象を我々はずっともっている。また我々の経験からは、児童期に診断されてその継続的に治療された患者より、思春期になって初めて診断されて治療が開始された患者の方に、性別を変える願望、ないし性別違和症候群がずっと多く認められる。これは、児童期から思春期への移行期付近の臨床状態が、性転換症になるか否かを分ける重要な決定因子となっている可能性を示唆している。

グリーン（1987; Green, Roberts, Williams, Goodman, Mixon, 1987）は、児童期の様々な因子について、後に異性愛と分類された女性的男児と両性愛ないしは同性愛と分類された女性的な男児とを比較している。いくつかの女性的行動は二つのサブグループを分けたが、児童期女性的スコアの総合点は、ファンタジー（行動ではない）における性指向について、やっと通常の有意水準に近い数字を示したにすぎなかった。もっと強い相関関係がなかったことにはいささか驚かされる。というのは、反対性への同一感の程度と長期的な転帰は関連すると考えられてきたからである。しかし、グリーンは、児童期を通じてある特定の女性的な行動が続くことと後の同性愛とが関連することを見出している。このように、幼児期における女性的な行動の継続の方が、行動の程度よりも重要である。また、二歳までに父親と息子が一緒に過ごす時間が少ないことと後の同性愛が関連していることが明らかにされているが、母親と息子の共有時間についてははっきりしていない。

トロントのフォローアップ研究——暫定的結果

我々はこれまでに四五人の児童を思春期または青年期までフォローしてきた。そのフォローアップの手法としては、思春期中期にアセスメントを行って、性同一性、性指向、および一般的な社会的情緒機能について情報を得た。本章では、性同一性と性指向に関する暫定的結果を簡単に紹介しておこう。

性同一性と性指向は、構造化されたインタビュー（録音された）と自記式アンケートによって評価した。常にインタビューを先に行い、後で行われる自記式アンケートとの間ですぐに照合した。自記式アンケートは補助的な量的考察に役立てた。インタビューと自記式アンケートに食い違いが生じた場合は、本人とさらに話し合い解決した（こういった食い違いは非常にまれだったので、ここでこれ以上は考察しない）。性同一性のアセスメントにおいては、性別を変えたいかどうか、自分の性の状態を男性あるいは女性と感じるかなどの性別違和症候群に関する質問をした。さらに、性別違和症候群に関する自記式アンケートも行った。

性指向のアセスメントは、グリーン（1987）の手法を用いた。ファンタジーに関しては、夢中になる相手、何を見て興奮するか、夢のイメージ、自慰のイメージなどを尋ねた。行動に関しては、デート、手を握る、キス、性器に触れる、性交について尋ねた。キンゼイら（Kinsey et al., 1948）の得点がそれぞれの項目に当てはめられ、総合点はファンタジーと行動について別々に出された。ここではインタビュー前の一二ヵ月間における得点のみを報告する。性指向に関するインタビューのほとんどにおいて、最初の評価者の得点を知らなかった第二の評価者の得点を採用した。二者の得点に大きな食い違いはなかった。

ほとんどのケースにおいて本人との間にはよい関係が保たれていた。それは、少なくとも、次のような意味でそう言っていいだろう。最初のアセスメントを行い、その後ずっと本人と家族の多くをフォローし、また少数ながら本人の、そして場合によっては本人と家族の治療を行ったので、対象のほとんどと顔見知りだったからである。しかし、この関係は拒否率にも影響を与えているかもしれない。これまで、二人の児童だけがフォローアップ研究への参加を断っているが、興味深いことに、どちらも、母親が彼らにインタビューをさせたがらなかった。フォローアップ時点で、我々のところで治療している対象者はいなかった。しかし、何人かは他の専門家のもとで治療を受けていた。**表10－4**に対象者の人口統計学的属性を示す。

因子	データ
アセスメント時の年齢（年）	
M	8.3
SD	2.7
年齢幅	3.1 − 14.3
フォローアップ時の年齢（年）	
M	16.7
SD	2.3
年齢幅	13.1 − 23.5
期間（年）	
M	8.4
SD	2.6
年齢幅	2.8 − 14.9
IQ	
M	105.8
SD	18.5
年齢幅	53 − 144
社会階層[a]	
M	35.8
SD	15.6
年齢幅	8 − 66
婚姻状況	
両親（数）	26
母親のみ／再婚（数）	19

注　[a]　Hollingshead（1975）の社会階層の 4 項目指標

表 10 − 4　トロントのフォローアップサンプルの人口統計学的特性

表10－5に性同一性に関する情報を示す。臨床面接において、性別再割当て手術を望んでいる、反対性として生まれたかった、または反対性だったらもっと幸福であろうと思った、と答えた場合は性別違和症候群と分類した。こうして、フォローアップ時点で九人（20％）が性別違和症候群と分類された。九人の児童のうち六人が性別再割当て手術を望み、七人が反対性として生まれたかったと願い、九人が反対性だったらもっと幸福であろうと答えた。年齢の問題もあって、このうち二人は、クラーク研究所の性同一性クリニック成人部門を紹介され、さらに評価を受けた。彼らの性別違和感が持続し、最終的に性別再割当て手術に至るかどうかは、もちろんはっきりしない。以下に簡単に症例を提示し、彼らの臨床像を示す。

事例10－1

ホセは一〇歳の時に初めてアセスメントを受けた（ＩＱ104）。彼は性同一性障害のＤＳＭ－Ⅲ診断基準を完全には満たさなかったが、明らかに反対性への同一感があった。彼は女性的で仲間はずれになっていたため、学校から紹介された。両親は英語を話せなかったが、彼には何の問題もないと言って、評価のフィードバックを受けることを拒否した。ホセが一三歳の時、再度同じ問題のために学校から紹介された。今回は、ホセも両親も治療を受けようとしたが、継続はしなかった。一五歳の時に最初のフォローアップ診察を受けたが、彼は、性別違和感はなく完全に異性愛指向であると答え、自分は学級委員に選ばれたばかりで、学校の成績ではAを取っていると話した。しかしその証拠を一つも出せなかった。一年後、ホセは面接を希望した。その時には、彼は女性の服装をして社会的にも女性として通っていた。彼は学校をやめて家を飛び出し、薬物を乱用し売春していた。そして、自分は完全に同性愛指向であり、すぐに性別再割当て手術を受けたいと話した。彼は初回フォローアップの時は、

ID	性別	アセスメント時の年齢（年）	フォローアップ時の年齢（年）	キンゼイの評点		性同一性	DSM
				ファンタジー	行動		
01.	M	6.4	18.2	6	6	Dysphoric*	+
02.	M	5.7	15.1	0	—	WNL	+
03.	M	8.2	17.7	0	0	WNL	−
04.	M	6.4	18.3	0	0	WNL	+
05.	M	5.1	15.1	0	—	WNL	+
06.	M	5.4	16.3	—	—	WNL	+
07.	F	8.9	19.6	(6)[a]	(6)[a]	WNL	+
08.	M	9.5	17.7	0	—	WNL	−
09.	M	5.9	15.1	0	—	WNL	+
10.	F	5.9	17.4	0	0	WNL	+
11.	M	8.0	16.1	0	0	WNL	−
12.	F	14.3[b]	23.0	0	—	Dysphoric	+
13.	M	12.9	20.1	5	6	WNL	−
14.	M	5.3	20.2	5	—	WNL	+
15.	M	8.8	19.0	2	—	Dysphoric	+
16.	M	6.2	14.2	—	—	WNL	+
17.	M	4.7	14.3	0	—	WNL	−
18.	M	10.4	17.3	0	—	WNL	−
19.	M	7.0	14.2	0	0	Dysphoric	+
20.	M	7.2	14.7	0	—	WNL	+
21.	M	12.4	18.8	0	0	WNL	−
22.	M	10.7	19.4	6	6	Dysphoric	−
23.	M	6.5	14.3	0	0	WNL	+
24.	F	3.2	14.8	0	—	WNL	+
25.	M	5.9	16.6	3	0	Dysphoric	+
26.	M	5.1	15.8	0	—	WNL	+
27.	M	11.1	23.5	6	6	WNL	−
28.	M	10.5	19.1	6	6	Dysphoric	−
29.	M	5.3	16.8	0	0	WNL	+
30.	M	8.6	15.3	0	—	WNL	+
31.	M	11.1	16.7	3	4	WNL	+
32.	M	8.5	14.8	0	—	WNL	+
33.	M	5.6	15.0	0	—	WNL	+
34.	M	9.1	16.5	0	—	WNL	−
35.	M	3.8	13.1	0	—	WNL	+
36.	M	9.3	14.1	2	—	WNL	+
37.	M	12.3	15.1	3	—	WNL	−
38.	M	7.2	14.5	0	—	WNL	−
39.	M	11.0	18.0	0	—	WNL	−
40.	M	8.6	15.0	0	0	WNL	+
41.	M	10.7	14.6	5	—	WNL	−
42.	F	12.7	17.1	—	—	Dysphoric	−
43.	M	9.0	15.5	5	6	Dysphoric	+
44.	M	12.0	14.8	—	—	WNL	−
45.	M	9.7	16.0	0	0	WNL	−

注　M：男性　F：女性．キンゼイの評点，0：完全な異性愛　6：完全な同性愛．—は，性的なファンタジーや行動を報告しなかったもの．性同一性について，WNL：正常範囲内（例えば患者は男性または女性になりたいという苦痛を報告していない）．DSMについて，＋は初回アセスメントでDSM−ⅢまたはDSM−Ⅲ−Rの性同一性障害の診断基準を完全に満たしたもの．

[a] このケースは，臨床面接においてファンタジーと行動において完全に異性愛指向だと述べたが，実際にはレスビアンであるという十分な証拠があったので同性愛に分類した．

[b] このケースは，重度の精神遅滞があったので（IQ53），思春期に最初の面接をしたがフォローアップに加えた．

*Dysphoric：性別違和症候群

表10−5　トロントのフォローアップ研究における性同一性と性指向

恥ずかしかったので自分の気持ちについて「嘘」をついたのだと述べた。

事例10－2

クリスは一二歳の時に初めてアセスメントを受けた（ＩＱ144）。女の子なのに新しい学校では男子として届け出ていたことがわかったため、学校から紹介された。名前と外観からは、彼女の本当の性別はわからなかった。母親はクリスの性的な発達について当惑していたが、父親は無関心だった。両親は治療を勧められたが応じなかった。フォローアップ中の思春期中期に、クリスは女の子であることにとても不満を感じているがそれをどうしたらよいか分からないと話した。彼女には空想上も実際上も性的体験がなく、自分のことを「性的に死んでいる」と描写した。また、強い自殺念慮があると述べたが、治療を受けることは拒否した。クリスが身近に感じている一人の教師が彼女を心理的にサポートするとともに、生活に枠組みを与えることができていた。

事例10－3

ジェトロは八歳の時に初めてアセスメントを受けた（ＩＱ78）。彼は二歳から里親に預けられるか、デイケアを受けるかしてきた。彼の家庭はとても混乱していて、未婚の母は彼を適切に養育することができなかった。彼の全体的な発達は非常に遅れていた。初回アセスメント後、ジェトロは母親のもとに戻らず、いくつかの里親のもとかグループホームを転々としていた。一五歳のフォローアップ時点では、彼は性的なことに心を奪われ、いつも年上の性的な男性パートナーを探していた。彼は人前で女性の服装でいることを望み、性別再割当て手術を強く希望した。

事例10－4

グレッグは五歳の時に初めてアセスメントを受けた（ＩＱ100）。紹介受診経路は少し変わっていた。彼はすでに別の児童精神科医で治療を受けていたが、それは彼が女の子に乱暴をするからと教師から紹介されたためであった。アセスメントで、面接者はグレッグが女性性や女らしさに夢中になっていることに気づいた。この行為について、母親は否定したが、父親は否定しなかった。この問題について両親と話した時、母親は泣いて部屋から出ていってしまった。グレッグと両親は、数年間心理療法を受けた。この間に彼の性別違和感は薄れ、学校での適応は良くなったが、反対性への同一感は様々な面で残っていた。思春期になってグレッグは次の治療段階に進んだ。彼は性別再割当て手術を受けたいと主張した。彼は治療のなかで、男性に対する性的な興味を話せるようになったが、家族に伝えることはできないと思っていた。彼は自分の性指向と自分が男性であることをどう感じるかについて話せる場として治療を利用していた。

性指向

性に関するファンタジーと行動の評価

各々の対象者から得られた性指向評価を、経験なし、異性愛（キンゼイの評点0－1）、両性愛／同性愛（キンゼイの評点2－6）と三つに分類し、**表10－6**に示した。ファンタジーにおける性指向

性指向	年齢（歳） *M*	*SD*
ファンタジー		
同性愛／両性愛（n=14）	18.0	2.7
異性愛（n=27）	16.1	2.0
ファンタジーなし（n=4）	15.6	1.3
行動		
同性愛／両性愛（n=8）	19.0	2.4
異性愛（n=11）	16.5	1.5
経験なし（n=26）	16.0	2.2

表10－6　トロントのフォローアップ研究における性指向と年齢の関係

について、四人（8・9％）は性的なファンタジーを報告しなかった。残り四一人のうち、二七人（60・0％）は異性愛、一四人（31・1％）は両性愛または同性愛と分類された。行動における性指向については、二六人（57・8％）は性体験がないと答えた。残り一九人のうち、一一人（24・4％）は異性愛、八人（17・8％）は両性愛または同性愛と分類された。

我々の研究の対象者は、グリーンの対照群と比べると、ファンタジーにおける両性愛または同性愛の割合が有意に高かった（$\chi^2[2]=18.1, p<.001$）。しかし、グリーンの症例群と比べると、ファンタジーにおける両性愛または同性愛の割合は有意に低かった（$\chi^2[2]=18.4, p<.001$）。また行動においても、同様の結果が認められた（$\chi^2[2]=16.4$ および $13.1, p<.001$ および $.01$）。

現在進行中のフォローアップ時点で、我々の対象者はグリーン（1987）のケースより、平均二・三歳若かった（有意差あり、$t(87)=4.7, p<.001$）。年齢と性指向評価の相関は、グリーンの研究（1987）結果と同様の結果を示した。ファンタジーに関しては、変数の片側検定において、両性愛または同性愛指向の対象者は、異性愛指向のケース（$p<.10$）および性的ファンタジーを報告しなかった対象者（$p<.05$）より、有意に年齢が高かった（$F(2, 42)=3.9, p<.03$）。異性愛指向の群と性的ファンタジーを報告しなかった群の間に差はなかった。また行動についても、年齢効果は同様であった（$F(2, 42)=6.5, p<.01$）（表10－6参照）。

これらの暫定的な結果から、我々の対象者が最終的に両性愛または同性愛になる割合は一般における割合よりも高くなることは明らかである。このことは、先行のフォローアップ研究の結果を支持している。我々の対象者はフォローアップ時点で比較するとまだ若いので、異性愛の割合がグリーン（1987）やその他のフォローアップ研究と最終的に異なるかどうかは明らかではない。我々は現在もケースをフォローアップ中なので、この疑問についてはいずれ答えがでるだろう。

臨床的印象

前述したように、社会的要請が、思春期年齢で性指向についてアセスメントする際の妥当性に関する重要な因子になる。つまり、この年齢においては、非定型的な性指向についてあまり話さないことが多いと推測される。両性愛や同性愛指向があると語った青年のほとんどが、自らの性的関心の現れについて、特に困惑はしていないようだった。彼らの多くは、すでに友だちや家族に「カムアウト」していた。しかし少数だが、それまで秘密にしていて、面接者（ズッカー）に初めて自分の性指向について話したという人もいる。全員が、面接を支持的に感じていて、同じ指向の青年たちと交流したらどうかという提案を受け入れた。

異性愛指向であると語った青年および性的な経験について語らなかった青年の一部は、性的な事柄に関して非常に抑圧的だと思われた。しかしその他の人は、自分の中に異性愛的な傾向をはっきりと自覚していて、自分の経験を詳細に説明することができた。そういったケースを以下に示す。

事例10－5

トレヴァーは五歳の時に初めてアセスメントを受けた（ＩＱ129）。その時点で、彼は性同一性障害のＤＳＭ－Ⅲ診断基準を満たしていた。彼の心理社会的機能の他の面については、第5章で簡単に報告した（**事例**5－3参照）。トレヴァーは、児童精神科のレジデントに、数年間個人療法を受けた。また母親も、自身の精神的問題について治療を受けていた。児童期から思春期早期にかけて、トレヴァーの適応は低下し、学業や社会的な関係において困難をきたしていた。

トレヴァーの最後のフォローアップ診察は一六・三歳のときだった。彼は、性別違和感はないと答えた。性的発達について尋ねられると、話すことは「たいして」なくて、「まだないんじゃないかなあ……どうもないみたい」と答えた。彼は性的ファンタジーも性体験もないと言ったが、夢精には気づいていた。彼は性的関心について話すとき、「無関心」で、感情を伴わない様子だった。彼はセックスを「ちょっと変なこと」といつも考えていたと話した。今後の性的興味についてイメージするよう言われると、トレヴァーは、きっと関心はわくだろうが、「自分が bone people になるとは思わない」と言った（bone は激しい性行動をさして一部の若者の間で使われる用語）。トレヴァーは、自分は女性に魅力を感じると思うし、「男性への性行動には嫌悪を感じる」と答えた。

事例10－6

エイブは八歳の時初めてアセスメントを受けた（ＩＱ 123）。その時、彼に反対性への同一感はなかった。彼は女の子と遊ぶのを好み、荒っぽい遊びを避けてはいたが、それ以外に反対性の行動はなかった。これらの行動に加えて、エイブは神経質な子どもで、そのことは友だちとの関係に影響を与えていた。エイブは、一年間、毎週児童精神科のレジデントの個人療法を受け、社会的な技能、不安の軽減、同性同年代の交流を促された。その後エイブの家族はカナダの別の州に転居したため、面接は一七歳になるまで中断していた。

エイブはフォローアップ研究への参加には熱心であった。彼は、学校での成績は良く、男の友だちも女の友だちもいた。しかし、彼は、思春期初期の間ずっと同性の男友達との関係に問題があり、からかわれてきたと話した。それでも、この数年間で前より自信がついたと述べた。それは一五歳の時に起きた出来事の結果だと彼は考えていた。エイブが店で働いていると、「きれいな女の子」が入ってきた。彼は、彼女に対応するのにドキドキしたが、「応対しなきゃ首になるぞ」と自分に言いきかせた。驚いたことに、彼女は彼に関心を示した。このことはエイブの自尊心を高めた。それ以来、彼は、異性との付き合いにずっと自信をもつようになったと話した。ファンタジーにおけるエイブの性指向は完全に異性愛だった。また、彼は、異性とデートし、手をつなぎ、キスをしたことがあると報告した。しかし彼は、より親密な性的関係については明らかに不安を感じていた。例えば、エイブは、相手の性器に触れるのは「下卑たこと」と批判した。彼の主な自慰のファンタジーは「ガールフレンド候補」相手のものだった。オルガスムについて、「いいと思うよ、悪くはないよ。でもすごいってこともないよ」と言った。

エイブはマスターベーションの時に性交を想像しないといい、「多分僕は、デートして、彼女の家で、ソファに座って……ちょっといちゃついて……下半身にキスをして……、これが要するに理想的なファンタジーなんだ」と話した。そして、彼は、性感染症と女の子を妊娠させることを心配していた。

エイブの児童期の性発達は、性同一性障害よりもフリードマン（Friedman, 1988）の若年期非男性性に一致しているようだった。彼は、前述の女性との出来事までは、明らかに男性性に葛藤があった。フォローアップ面接の時、彼は子どもの頃よりも社交的で外向的だった。しかし、面接者の印象では、性的な関係に対する確信はまだ変わりやすく、不安に影響されていた。

事例10－7

カルヴァンは六歳の時に初めてアセスメントを受けた（ＩＱ 113）。その時、彼は性同一性障害のＤＳＭ－Ⅲ診断基準を満たした。また、彼もまた神経質な子どもで学校に集中することができなかった。アセスメントの後、両親は、我々のもとへ紹介してきた児童精神科医のところにカルヴァンを連れて行かないことにした。それは、父親によると、その精神科医は「あくびばかり」して、無関心に見えたからだという。一年後のフォローアップ時点で、カルヴァンの性同一性の混乱と様々な心理社会的問題はなお持続していた。その後、ソーシャルワーカーに紹介されたことで事態は進展し、児童期後期までに、反対性の行動をほとんどやめ、性別違和感もなくなっていた。

カルヴァンは一四・五歳の時フォローアップ診察を受けた。彼は、検査と面接をかなり楽しんでいるようだった。彼は男友だちができて、前よりずっと外向的な少年になっていた。自分は人気者で、仲間に溶け込んでいると感じていた。ただ、自分は友だちほどスポーツ好きではないが、それは問題ではないし、関心がないからといってさほど仲間はずれにされるわけではないと話した。また若者向けのダンスクラブに行くのが特に好きだった。カルヴァンは、女性化乳房が目立つことを気にしていたので、小児科の内分泌部門に紹介された。検査で内分泌腺の異状は見つからず、成長すれば女性化乳房はやがて目立たなくなると説明された。

カルヴァンは性別違和感はないと述べた。ファンタジーにおける彼の性指向は、「夢中になる相手」も、「何を見て興奮するか」も、「性的な夢のイメージ」も、「自慰のイメージ」（彼の「知らない」女の子も含んだ）もまったく異性愛だった。カルヴァンは何人かの女の子とデートをしたことはあったが、性体験はなかった。彼は、何年かしたらそういう体験をするだろうと思っていた。

事例10－8

リオノアは三歳の時に初めてアセスメントを受けた（IQ144）。その時、彼女は性同一性障害のDSM－Ⅲ診断基準を満たしていた。アセスメントの後、両親は治療を勧められたがそれには応じなかった。リオノアは一年後のフォローアップの際もなお強い性別違和感をもち続けていた。そのため両親は治療を受ける気になり、リオノアは、精神分析家としてトレーニングを受けている児童精神科医に数年間治療を受けた。児童期後期のフォローアップでは、性別違和感と際立った反対性への同一感はまったくなくなっていた。

リオノアは、一四・八歳の時最後のフォローアップ診察を受けた。彼女は性別違和感はないと言った。ファンタジーにおいて、リオノアの性指向は「夢中になる相手」「何をみて興奮するか」の点で、完全に異性愛だった。リオノアはだれかに夢中になることについて、「その人を好きになると、その人の近くにいるのが楽しく、その人を見るのも楽しく、その人の近くにいると緊張する」と説明した。彼女は何人かの男の子にそのように夢中になったことがあると話した。リオノアは、何人かの「男の子」が彼女に夢中になって、「ちやほや」されたとも話した。もし女の子が彼女に夢中になったらどんな感じだろうと尋ねると、リオノアは「嬉しいだろうけど、ちょっと変な感じ」と答えた。外見的に何に魅かれるかについては、「ただ男の子に魅かれるってことで、……それに知り合いになるだけで十分嬉しいし」と答えた。リオノアは性的な夢のイメージは、まったく思い出せなかった。彼女は、これまで数回自慰をしたことがあると言ったが、性的な内容については説明することができなかった。

面接者は、彼女の自慰のファンタジーは男の子に関するものだろうという印象を受けた。ただし、彼女の説明ははっきりせず、異性愛であるとも、両性愛あるいは同性愛であるとも区別できなかったが、それをはっきり描写するようには促さなかった。しかし、性的ファンタジーに関する自記式アンケートでは、リオノアは、過去六ヵ月自慰をしていないと答えていた。リオノアはデートをしたことがあり（ティーンエイジャー間のいわゆる「グループ交際」という形で）、男の子と手をつないだり、キスをしたことはあったが、フォローアップ前一二ヵ月の間は、そうしたことはなかった。

フォローアップ面接で得られた情報からは、リオノアが学業で悩んでいて、飲酒や門限の問題で両親に対して徹底的に「反抗」していることも分かった。育児・教育に関する両親間の考え方は、彼女の就学前からいまだに対立し続けていると推測された。このためリオノアと両親は、児童期に診察していた児童精神科医に再び紹介された。

前述したように、特に前期思春期に異性愛と分類されたケースについては、我々の性指向アセスメントの妥当性をさらに検討しなければならない。分類を確実にするためには、彼らを思春期後期あるいは青年期初期までフォローアップすることが必要だろう。精神生理学的な技法との交差試験が理想的である。そして、思春期の症例の成立途上にあるセクシュアリティについては、親密な関係をもつ能力とか心理社会的な適合能力などを含む、より全般的な機能との関係の中でそれを捉え、理解することが重要であろう。

第11章　思春期における性同一性障害

性同一性障害の思春期例は自分の身体的性別に強い不快感があり、心理的には反対の性に属していると確信している。この反対の性への同一感は、ケースによっては固定しているように見える場合もあるが、時間や生活上の出来事によって強められたり弱められたりすることもある。

思春期の性同一性障害の臨床像と治療について包括的に記述された文献はわずかしかない（Barlow, Reynolds, Agras, 1973; Bradley, 1980, 1990; Cohen-Kettenis, Everaerd, 1986; Davenport, Harrison, 1977; Dulcan, Lee, 1984; Kronberg, Tyano, Apter, Wijsenbeek, 1981; Lothstein, 1980; Newman, 1970; Philippopoulos, 1964; Westhead, Olson, Meyer, 1990）。これまで、思春期の性同一性障害の疫学研究は行われていないため、有病率や発生率に関するデータはない。しかし、思春期のこの障害の有病率は、成人のものとほぼ同程度と考えていいだろう（第3章参照）。

性同一性における障害は何年も前から認識されていたが、性別再割当て手術の登場によって一般の人や専門家の間で議論が起こり、そのことが、実際にこの障害をもっている人の数からすれば意外なほどに、性同一性障害を有名にすることになった。こうしてよく知られるようになったことで、この障害の自然な歴史が変化したのではないかと言う人もいる。実際、性同一性障害の人のほとんどが、クリスティーヌ・ヨルゲンセン（Hamburger,

1953参照）など、出版され広く知られるようになった話についてよく知っている。この障害に伴う心理的苦悩を外科的に解決できることが広く認識されたことで、性別再割当てを求める人（「性転換症者」）と性別違和症候群の人（専門クリニックの性別再割当てのための診断基準を性転換症者ほど満たさない人）との間にどこか人工的とも言えるような区別が導入されることになった。性別違和症候群は、例えば、青年期や成人の性同一性障害の非性転換型、あるいは特定不能の性同一性障害などと診断される。この区別はＤＳＭ－Ⅲ－Ｒ（American Psychiatric Association, 1987）では明確にされていたが、ＤＳＭ－Ⅳ（American Psychiatric Association, 1994）では修正されることになった。この修正は、我々が扱っている性同一性の障害が広範なスペクトラムの問題であるという考え方を反映したもので、どのような対応が求められ、どのような治療が可能かという点は二の次にされることになった（表11－1～11－3参照）。

　近年、性別違和症候群の成人に関する臨床報告と治療技法について、すぐれた概論がいくつか発表されている（例えば、Blanchard, Steiner, 1990; Levine, Lothstein, 1981; Lothstein, 1983; Steiner, 1985b; Tully, 1992; Walters, Ross, 1986）。成人の性同一性障害

A　自己の属する性について持続的な不快感と不適性であるという感覚

B　自己の第一次および第二次性徴から解放されて，異なる性の性徴を得たいという考えに，少なくとも2年間持続して囚われている

C　患者は思春期に達している

過去の性意識を**特定せよ**：**無性愛的**，**同性愛的**，**異性愛的**，または**特定不能**

注　『精神疾患の診断・統計マニュアル第3版改訂版』（p. 76）より許諾転載．©アメリカ精神医学会，1987.

表11－1　DSM－Ⅲ－R　性転換症の診断基準

クリニックを受診する人の数は、男性の方が女性より多い。この違いは、男性群には**早発型**と**遅発型**の二つのサブグループがあるという事実を反映しているのだろう（Blanchard, 1990b, 1994）。早発型の男性は、典型的には、幼児期に反対の性に対する同一感をもち男性に性的魅力を感じるという生活歴をもっている。それに対して、遅発型の男性は、典型的には、服装倒錯的フェティシズムをもち女性に性的魅力を感じるという生活歴をもっている。早発型の男性は通常二〇歳代に性別再割当て手術を求めて来るが、遅発型の男性は三〇〜四〇歳代になって初めて臨床の場に現れるのがふつうである。性別違和症候群の成人女性には、男性における遅発型に当たるようなサブグループがなく、性的違和をもつ女性のほとんどが同性に性的魅力を感じている（Blanchard, 1990a; 第3章注1参照）。

一般にこの障害は慢性的だが、自然寛解と「治癒例」が主に思春期例において報告されている（例えば、Barlow, Abel, Blanchard, 1977; Barlow et al., 1973; Davenport, Harrison, 1977; Kronberg et al., 1981）。性別違和症候群の人は、精神的な障害——パーソナリティ障害、物質乱用、抑うつ、自殺、触法行為（Dickey, 1990）を含む——に陥るリスクが高いようである。

A　自己の属する性についての持続的反復的な不快感と不適性であるという感覚

B　空想上か現実的に，異なる性の役割の服装を持続的または反復して着用するが，性的に興奮する目的のため（服装倒錯的フェティシズムのごとく）ではない

C　自己の第一次および第二次性徴から解放されて，異なる性の性徴を得たいという考え（性転換症のように）に持続的に囚われていること（少なくとも2年間）がない

D　患者は思春期に達している

過去の性意識を**特定せよ**：**無性愛的**，**同性愛的**，**異性愛的**，または**特定不能**

注　『精神疾患の診断・統計マニュアル第3版改訂版』（p. 77）より許諾転載．©アメリカ精神医学会，1987.

表11－2　DSM－Ⅲ－R　青年期または成人期の性同一性障害，非性転換型の診断基準

これらの障害において、女性は男性よりもいくらかリスクが低いようである（Levine, Lothstein, 1981）。

ほとんどの著者が、術後に後悔しないように性別再割当て手術の前に候補者を慎重に評価することを勧め、術前に反対の性別で長期間（通常二年）生活した実績があることが望ましい、としている（Clemmensen, 1990; Levilne, Lothstein, 1981; McCauley, Ehrhardt 1984）。そして、性別再割当て手術（Peterson, Dickey, 1995）においては、ほとんどの性同一性障害クリニックが、国際ハリー・ベンジャミン性別違和症候群協会標準治療（「標準治療」1985）基準に従っている。これらの基準は、慎重な評価と観察、反対の性別での長期間の生活、職場や学校での安定した社会的活動の証明などを含んでいる。性別再割当て手術が自分たちの問題の解決策だと主張している人のすべてが、その考えをいつまでも持ち続けるわけではない（Lothstein, 1980; McCauley, Ehrhardt, 1984）。慢性の性別違和感に耐えながら積極的には性別再割当て手術を求めない人もおり、同性愛者としての適応を受け入れる人もいる。ごくわずかだが、たいていは本格的な精神療法の後に、反対性への願望から自由になったように異性愛指向を求める人もいる（Barlow et al., 1973; Davenport, Harrison, 1977; Kronberg et al., 1981）。精神療法的なサポートは、一般的に、外科治療が適用と考えられる人にとっても推奨されるものである（Levine, Lothstein, 1981; McCauley, Ehrhardt, 1984）。

患者の満足は性別再割当て手術によってもたらされたと考えられがちだが、客観的な指標によれば必ずしもこの考えが正当というわけではない（Abramowiz, 1986; Blanchard, 1985b; Blanchard, Sheridan, 1990; Levine, Lothstein, 1981）。女性から男性への性転換症者は、男性から女性への性転換症者に比べて、術後に、安定した対人関係と（Dixen, Maddever, Van Maasdam, Edwards, 1984; Köckott, Fahrner, 1988）、いくぶん良好な経済的結果が得られるようである（Blanchard, 1985b）。

レビンとローズシュタイン（Levine, Lothstein, 1981）は、性別違和症候群の治療に関わるセラピストが直面する臨床的、倫理的ジレンマについて記述している（Lothstein, 1982 参照）。そこでは、治療同盟を確立すること、難しい患者によって引き起こされた逆転移の感情に対処すること、複合的な心理的障害に対して「外科的解決策」（すなわち、患者の解決策）を受け入れるかどうか決めること、そしてこの障害の原因や最も適切な治療法について十分な知識がないにもかかわらず対応し続けることなどの問題が挙げられている。この治療に関わろうとするあらゆる人にとって、注意深さと慎重な観察は、ぜひとも備えておくべき姿勢である。

臨床像

表11－4に、我々の性別違和症候群の思春期症例四四人（男性二六、女性一八）の人口統計学的特性を示す。これらの例のほとんどが、思春期中期例で、知的には平均的、社会階層的には中下層に属していることがわかる。男性の過半数が崩壊家庭の出身であり、女性のほぼ半数は両親の揃った家庭の出身である。これらの統計的変数に性別による有意差はなかった。

　前期思春期および思春期においては、自分の障害に対して両価的だったり、反

A　反対の性に対する強く持続的な同一感（他の性であることによって得られると思う文化的有利性に対する欲求だけではない）

　青年および成人の場合，次のような症状で現れる；繰り返し，反対の性になりたいと口にする，反対の性として通用する，反対の性として生きたいまたは扱われたいという欲求，または反対の性に典型的な気持ちや反応を自分が持っているという確信

B　自分の性に対する持続的な不快感，またはその性の役割についての不適切感

　青年および成人の場合，障害は次のような症状で現れる；自分の第一次および第二次性徴から解放されたいという考えにとらわれる（例えば，反対の性らしくなるために，性的な特徴を身体的に変化させるホルモン，手術，またはほかの方法を要求する），または自分が誤った性に生まれたと信じる

C　その障害は，身体的に半陰陽を伴ったものではない

D　その障害は，臨床的に著しい苦痛または社会的，職業的または他の重要な領域における機能の障害を引き起こしている

該当すれば特定せよ（性的に成熟した患者に対して）：

男性に性的魅力を感じる
女性に性的魅力を感じる
両性ともに性的魅力を感じる
両性ともに性的魅力を感じない

注　『精神疾患の診断・統計マニュアル第4版』（pp. 537－538）より許諾転載. ©アメリカ精神医学会，1994.

表11－3　DSM－Ⅳ　性同一性障害の診断基準（青年期および成人）

対性への感覚を認めることに気まずさを感じていたりするため、アセスメントがより難しい場合がある。後期思春期においては、成人の性同一性障害に近く、自分の性別違和感と反対性への同一感をより明確に表す傾向がある。

前期思春期の例は、反対性への同一感を示唆する行動のためにアセスメントに連れて来られることが多い。彼らは、学校や他の社会的状況で、反対性の一員として通そうとするといった行動をとることがある。そうした行為が学校の職員や他の大人から両親に伝えられることによって、その事例が臨床へと繋がることがある。それに対して、後期思春期には、反対性への願望が比較的受け入れやすく、また両親が反対性への関心を許容している場合もあるため、初めから性別再割当てを希望して受診することもある。ローズシュタイン（1980）は、臨床に紹介された二七人の思春期例の調査の結果、喪失体験や第二次性徴に対する反応が性別再割当ての願望を強化していると報告している。

我々の経験では、性同一性障害の思春期例のほとんどが、幼児期にすでに性同一性障害の生活歴を持っている（Bradley, Zucker, 1984）。しかし、生活歴上、幼児期における性同一性障害が明白ではない例もあるし、そのような生活歴について両親も本人もはっきりと思い出せない場合もある。なかには、両親に隠していた異性になりたいという願望や、密かに行っていた反対性の行動の生活歴を思い出す例もある。彼らがどこまで自分自身の話をしていて、どこから性別再割当て手術を受けるためにはそう言わなければならないと信じていることを話しているのか、その判断はしばしば難しいものとなる。両親は幼少時の反対性の行動をたいていは無視するか大目に見ている。彼らが、反対の性の行動のために幼児期に治療を受けていたということはめったにない。

思春期における性同一性障害の臨床診断はしばしば困難である。反対性で通そうとしているのに、その行動の意味や異性になりたいという願望について直面化させると、反対性への同一感や性別違和感の意味を否定する例もある。この否定は、こういった願望が彼らにとって両価的であることや、この願望が他人には受け入れられな

変数	男（n=26）	女（n=18）
年齢（年）		
M	15.8	15.7
SD	1.2	1.0
年齢幅	14.1–19.0	14.1–17.4
言語性 IQ		
M	95.4[a]	90.7[b]
SD	15.9	17.2
年齢幅	65–124	64–139
動作性 IQ		
M	101.0[a]	104.4[c]
SD	15.9	13.3
年齢幅	62–128	83–123
社会階層[d]（n および %）		
I	3（11.5%）	1 （5.6%）
II	2 （7.7%）	4（22.2%）
III	11（42.3%）	5（27.8%）
IV	7（26.9%）	4（22.2%）
V	3（11.5%）	4（22.2%）
家庭状況（n および %）		
母親と父親	10（38.4%）	10（55.5%）
母親のみ[e]	7（26.9%）	3（16.6%）
母親と継父	6（23.0%）	0 （0.0%）
父親のみ[e]	0 （0.0%）	2（11.1%）
父親と継母	0 （0.0%）	0 （0.0%）
養護施設[f]	3（11.5%）	3（16.6%）

[a] n=22　[b] n=15　[c] n=16

[d] 社会階層：Hollingshead（1975）の 5 カテゴリーのシステムを使用．I：一流の事業経営者または専門家　V：熟練を要しない労働者または簡単なサービス労働者，を示す

[e] 単身，離婚，別居，死別

[f] 乳児期以後養護施設，里親，グループホーム

表 11－4　性別違和症候群思春期例の人口統計学的特性

いと彼らが認識していることの反映なのであろう。

性同一性障害の思春期例は、性的魅力を感じる同性の仲間と一緒にいると落ち着かないため、しばしば孤独である。彼らは、興味を共有する異性の仲間の間でより安心すると言う。しかし、一般に彼らは、自分の性感覚や異性になりたいという願望を異性の仲間にも打ち明けていないので、この仲間内でさえ隔たりを感じがちである。

これらの思春期例は、成長するにつれて自分の性別違和感と反対性への同一感を認める準備ができていくことが多い。彼らはよく同性の子に夢中になり性的な感情をもつ。デートまではこぎつけても、服を脱ぐような親密な関係になるのを避けることが多い。典型的には、彼らは同性愛者として適応しようとせず、嫌悪感まではもたないとしても、自分がゲイまたはレスビアンであるとは考えていない（この点についてのさらなる議論は、Sullivan, Bradley, Zucker, 1995 参照）。

性同一性障害の思春期例の中には自分が本当に反対の性であるとか、本当に反対の性になりうるという、ほとんど妄想的な感覚をもっている人もいる。例えば、一人の女性患者は、ガールフレンド（このガールフレンドは、この患者が男性で通ってはいるが生物学的には女性であることを知っている）から、「彼」に妊娠させられたと言われたことを真に受けて、本当に困って電話をしてきた。この患者は、それが不可能だという現実を受け入れることができなかったようである。別の女性は、様々な材料でペニスを作り、自分の下着の上からワイヤを操って勃起しているようにみせた。女性のパートナーとの関係がより親密になった時、彼女はペニスのためのより良い素材さえ見つけることができれば、「灯りをつけて」フェラチオを経験することもできると思い込んでいた。性別違和症候群の思春期例では、自分はある意味で「両性的」であり、身体的な検査をすれば実際は反対の性であることがはっきりすると信じている例も珍しくない。

性別再割当てが自分のジレンマの解決策だと決めている思春期例は、手術の前に反対の性で生活しなければならない期間の長さを、しばしば耐えがたいものと感じる。彼らは、性別再割当てがとても待ちきれず、抑うつ状態になることがある。男性は、特に、身長、髭、筋肉が成長することに非常に悩む。女性は、薄手のトップスや水着になる夏場は特に、胸の発育をうまく隠せないために、イライラをつのらせる。

付随する特徴

成人における場合と同様、性同一性障害の思春期例は境界パーソナリティ構造をもっていると言われてきた（Bradley, 1990; Lothstein, 1980）。そのようなレッテル貼りは確かに時には役に立つが、むしろ、臨床的により重要なのは、彼らの不安耐性が低いという点である。この不安耐性の低さはパーソナリティの病理、明白な不安、薬物乱用、あるいは抑うつのような形で現れうる。力動的（精神分析的）視点に立つ研究者は、一貫して、異性装する行為は不安を軽減する機制だと考えてきた（Bradle, 1990; Coates et al., 1991; Kirkpatrick, Friedman, 1976; Person, Ovesey, 1974a, 1974b, 1983; Oppenheimer, 1991）。そうだとすれば、性同一性障害の思春期例が強いストレス下におかれている状況で、性別再割当て手術（不安を軽減させる精神内界の解決策として）を受けることが遅れれば、強い不安が生じ、その結果さまざまな行動化が引き起こされることもあるだろう。

これらの思春期例の多くが自殺念慮をもっているので、仲間や家族から孤立する時は、特に注意深く見守る必要がある。彼らは性社会的な関係での失敗や、性同一性障害クリニックで乗り越えなければならない多くのハードルのために、抑うつ的になりがちである。パーソナリティの病理のために、手術の前に二年以上仕事や学校あるいは社会的活動で安定していなければならないという要件に従うことが難しくなるかもしれない。実際、彼らの多くが、学校を退学したり落第したりしている。

我々のサンプルでは、母親またはそれに代わる養育者によるＣＢＣＬ値を、症例のほぼ半数から得ることができた（データが取れなかった思春期例の大半はＣＢＣＬが発表される前に評価された例である。残りの例のほとんどは両親に内緒で我々の診療所に通っていた例で、一部、両親が英語を話したり読んだりすることができなかった例がある)。**表11－5**と**図11－1**から分かるように、男女ともに行動上の障害が認められた。平均すると、CBCLの四つの限定した項目で高得点であった。CBCLの総得点は、内向性尺度と外向性尺度の*T*得点と同様に、十分臨床域にあった。この結果から、我々の性別違和症候群の思春期例は平均的に精神病理の内向性から外向性までの広い領域で、行動上の障害が重度なレベルであることがわかった。

年齢や両親の婚姻状況(両親二人の場合対それ以外の場合)については、CBCL値との間に相関はなかった。社会階級はCBCLの精神病理と高い相関があり(r＝－.54～－

	男性					
	性別違和群(n=12)		非臨床群(n=250)		臨床群(n=250)	
尺度	平均	標準偏差	平均	標準偏差	平均	標準偏差
高得点を示した項目数	5.0	3.4	—	—	—	—
得点した質問数	50.0	22.5	—	—	—	—
総得点	69.5	34.4	21.7	15.0	58.9	24.0
内向尺度の *T* 得点	70.4	10.2	51.2	9.1	65.6	8.9
外向尺度の *T* 得点	66.8	11.2	51.0	9.3	68.1	8.7
	女性					
	性別違和群(n=11)		非臨床群(n=250)		臨床群(n=250)	
	平均	標準偏差	平均	標準偏差	平均	標準偏差
高得点を示した項目数	3.4	2.5	—	—	—	—
得点した質問数	47.2	23.0	—	—	—	—
総得点	66.0	34.7	16.6	14.1	55.8	26.3
内向尺度の *T* 得点	64.7	8.5	49.8	8.0	64.3	8.4
外向尺度の *T* 得点	65.9	10.6	49.4	7.5	64.0	8.6

注　12－16歳の少年または少女の非臨床群および臨床群のサンプルは，Achenbach，Edelbrock (1983, 付録 D) の研究にもとづく．
我々の症例に対しては，一般的な精神病理を上昇させないよう，性同一性障害に関連した CBCL の全質問において，1～2点を0点とした．

表11－5　性別違和症候群の少年の CBCL における行動の障害：母またはそれに代わる養育者の評価

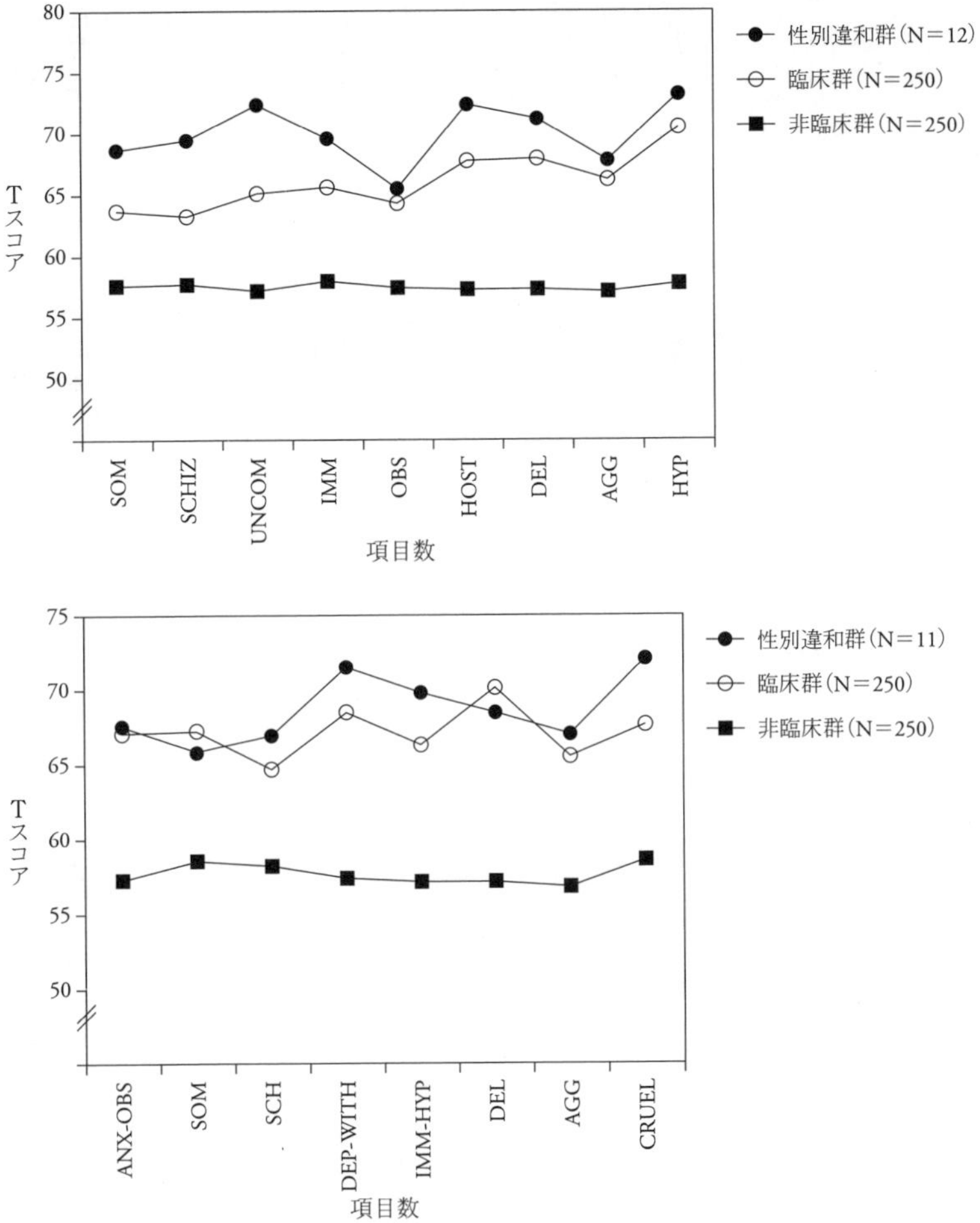

図 11－1
上図：CBCL の限定項目，12 歳から 16 歳の少年
SOM：身体的愁訴　SCHIZ：スキゾイド　UNCOM：非社交性　IMM：未熟性　OBS：強迫性
HOST：敵対的な回避　DEL：非行的行動　AGG：攻撃性　HYP：過活動性
下図：CBCL の限定項目，12 歳から 16 歳の少女
ANX-OBS：不安－強迫　SOM：身体的愁訴　SCH：スキゾイド　DEP-WITH：抑うつ的回避
IMM-HYP：未熟で多動　DEL：非行的行動　AGG：攻撃的　CRUEL：残酷
非臨床群および臨床群のデータは標準化研究にもとづいている（Achenbach, Edelbrock, 1983, 付録 D）

.64, すべての$p<.001$)、社会階級の下層の思春期例がより障害されていることが示された。また言語性ＩＱも、ＣＢＣＬの精神病理の五項目のうち三項目で有意に相関があった($r=-.40$～$-.50$, すべての$p<.05$)。これは社会階級と言語性ＩＱとの相関によって説明されるものであろう($r=-.62, p<.001$)。

経過

性同一性障害の思春期例のうちどのくらいの割合が性別再割当てに進むのかという点は明確になっていない。これまで、我々の思春期例四四人のうち一九人(43・2%)が、アセスメントのためにクラーク研究所の成人クリニックに紹介されている。これらの症例のうち三人がホルモン療法と外科治療の両方の性別再割当てを受けていた。他の多くは反対性のホルモン療法を受けていたが、外科治療についてはまだ承認されていなかった。再割当てのための要件を満たさないままに、あるいは満たそうとしないままに、慢性的に性別違和感をもつ思春期例は多い。なかには自分は同性愛者であると考えたり、やはり再割当てしたいと思ったりして迷う例もある。そういった迷いが起こるのは概して生活上のストレスが多い時である。

以下のケースは、思春期の性同一性障害の経過における段階をよく表している。

事例11－1

ヘレンは東欧で生まれ育った一七歳の女性。彼女は性別を変えたいという願望を伯母に伝え、伯母に伴われてアセスメントのために受診した。母親は娘の考えを知らされることには耐えられないだろうということで、このアセスメントの場からはずされていた。アルコール依存症の父親が母親に対し身体的虐待を加えていたため、両親は長年にわたって別居していた。

ヘレンは難産で、出生時には低酸素状態で、その後に危険な期間が続き、なかなか退院できなかった。六年生まではふつうに進級したが、その後やる気をなくして成績が下がった。彼女は子どもの頃おてんばだったことは思い出したが、幼児期に男の子になりたいという気持ちがあったかどうか、はっきりしなかった。彼女は両親の喧嘩を心配していて、しょっちゅう元気のなくなる母親の面倒をみなければならないと感じていた。一二歳頃、他の子のように男の子に興味を感じなかったので、自分は他の女の子とは違っていると思いはじめた。この違っているという感覚は、レスビアンの関係ができた一五歳の時にさらに強くなった。彼女は女の子と恋愛するのがとても気まずく、しばらくは異性愛の関係をもとうと試みた。しかし、これには身体的に満足できないことがわかると、女性の恋人との関係に戻った。この恋人との関係は、ヘレンがやむなく母国を去り母親とカナダに移住するまで続いた。この関係が失われたことで、彼女は自分が男性であるというファンタジーを強めた。彼女はアセスメントの時点でもなお、男として女性の恋人と復縁できると思っていた。

伯母に気持ちを打ち明けたところ、伯母はヘレンに化粧したり着飾ったりさせて、彼女の女性としての同一性を促そうとした。ヘレンはこの試みに従い、それを楽しんでいたことを認めた。ヘレンには何らかの性同一性の混乱はあったが、恋人を失うまでは何とか対処できていたと推測された。父親との虐待的な関係があり、伯母が女性の同一性を促したことが有効だったことから、彼女は精神療法によってレスビアン指向を受け入れるか、（おそらく）異性愛の適応を試みることができると考えられた。

反対性に対する願望の開始が遅いこと、恋愛関係が失われた後に起こっているという経緯、異性愛に関心があり女性の同一性をもとうとしたこと等から、ヘレンには洞察的な精神療法を試みることになった。彼女は精神療法を受けることに同意したが、彼女の国の言葉が話せ、その少数社会の家族を理解できるセラピストを見つけ出さねばならなかったので、経過はすんなりとはいかなかった。数ヵ月後、ヘレンは精神療法を中断した。

偶然に一八ヵ月後の経過がわかった。ヘレンは、男ではないことを知った女友達に振られて、自殺未遂をした。彼女は、解決策は性別再割当て手術しかないと言い張ったために、成人の性同一性障害クリニックに紹介されてきたのである。

事例11－2

ステラ、一六歳、女性。彼女は、自分が男の子であると感じていて性別再割当て手術に興味があると洩らしたので、子どもグループのセラピストから我々に紹介された。軽い自殺企図が繰り返されたため、彼女は紹介してきたセラピストのもとで治療を始めていた。生活歴から、反対の性への関心が少しあり、遊び仲間として男の子を好み、女の子の中に入ると保護的な役割にまわることなどが明らかになった。性転換手術[1]への強い関心は、一三歳頃それについてのテレビ番組を見てから現れた。彼女は手術をすれば、「本来の自分になれ」、身体的にも自分が受け入れられるものと考えるようになった。その頃から、ステラはパンクっぽく見えるように外見を変え、「スパイク」と呼んでほしいと言い出した。彼女はドラッグにひたるようになり、自分は先天的にペニスがない男だと言って女の子と性的に関係した。彼女は男だと思われるのを好み、自分の男性性が傷つけられると我を失った。

ステラの思春期的変化への反応は極めて拒絶的で、ブラジャーを着けるのを嫌がり、胸を隠し、女性用ナプキンを使って男性器のように装った。アセスメントの時、彼女は生理がまだ始まっていないと主張したが、後にそれは嘘だとわかった。彼女は学校では用をたさず、女性用トイレを使わなかった。

ステラの両親は、彼女の性指向にも性転換手術の希望にも反対だったが、父親は娘をレスビアンとしては受け入れられると思っていた。ステラは、母親を「弱虫」と感じ、とても嫌っていた。彼女は、自分と同じように車の修理が好きな父親に対してより好感をもっていた。

ステラの性別違和感は幼児期においては比較的軽いもので、それが思春期の性心理的な要求の中で強くなったと考えられた。その理由は、(彼女がテレビで性別再割当て手術について聞いたことは別として) アセスメントの時に完全にはっきりとはしなかった。彼女は支持的精神療法を続けたが、徐々により適切な (それほど反社会的でない）男性のアイデンティティをはっきりさせ、性別再割当てに進んでいった。フォローアップでは、彼女はうまく適応していて、大学に通っていた。両親は少しずつステラを男性として受け入れているようであった。

事例11－3

ハーヴェイ、一八歳、男性。彼は性別再割当てのアセスメントを求めて、その一年前に再婚した母親と伴に受診した。

ハーヴェイを妊娠中、両親は仲が悪く、母親はずっと病気がちだった。母親は出産後うつ病になり、彼が生後三ヵ月のとき六週間入院した。母親は、夫が家族に無関心で不実だったこともあって、息子が小さかった頃、育児がすごく大変だと感じていた。さらに彼女は胸のシコリ（手術が必要だった）を見つけたことや、息子の行動を管理しきれないことで悩んでいた。ハーヴェイが三歳の時両親は離婚したが、その後はハーヴェイと母親にとってさらに波乱に満ちた期間になった。それは彼の聞き分けがとても悪く、わがままで怒りを爆発させる子どもだったことと、母親の態度が一貫しなかったことに由来していた。この傾向は思春期になって彼が比較的従順になるまで続いた。

ハーヴェイの母親は、息子の幼児期の性同一性についてほとんど関心がなかったが、彼は荒っぽい遊びを避け、人形に興味をもち、女の子の友だちを好み、ときどき着飾ったり、ままごと遊びをしたりしていた。こういった行動は、思春期に男の子の仲間と遊ぶようになっていくらか減少した。しかしハーヴェイは、自分が女の子であるというファンタジーは続いていたと話した。このファンタジーは、少し年下の従弟と性的な関係が始まった一二歳頃にさらに強くなった。いつも性行為におよぶこの関係において、ハーヴェイは自分が女性であると想像した。この関係はほとんど秘密になされていたが、二人の男の子は積極的な（ダンジョン、ドラゴンと同様の）ファンタジーグループゲームのメンバーで、そのなかでハーヴェイはいつも女性役だった。アセスメントに来る少し前に、この従弟は、異性の恋人ができたのでハーヴェイとの関係を終わらせたいと言い出していた。彼はこの失恋のあと死にたいと思ったが、結局は従弟が元の関係に戻るだろうと信じることで、自分を慰めることができた。

アセスメントの時、ハーヴェイは同性愛の気持ちがあることは認めたが、自分は性転換症者だとも言った。彼は特に同性愛嫌悪を示すことはなく（彼の母親も同様だった）、男性と「正常な」性的関係がもてるようになりたいと訴えた。母親は息子のことを受け入れていたが、彼が性別を変えるという考えにはうろたえていた。彼女は、継娘が反抗的で夫が無関心だという、以前の結婚の繰り返しのような今の家族状況のために、非常に苦しんでいた。彼女は自分の父親との関係も良くなかった。それは父親がアルコール依存症で母親を虐待していたためであった。

自分が女であるというファンタジーが長く続いたという特徴を考えると、ハーヴェイは性別再割当てに進んでいくだろうと思われた。しかし彼は同性愛世界にそれほど接しておらず、これも可能性の一つと考えられたので、まず再割当て以外の選択肢を探ることが勧められた。その後二年間のセラピストによるフォローアップの結果、彼が次第に女性としてのアイデンティティをもつようになっていることが判った。

治療

治療は主として支持的に行われ、その目的は思春期例が自分の性同一性を明確にするのを助けることにある。そして適切であれば、性別再割当てに向かってたくさんのハードルを乗り越えることを支援する。

反対の性への願望を解消し、異性愛指向をもたらしたという治療報告がいくつかある（例えば、Barlow et al., 1973; Davenport, Harrison, 1977; Kronber, et al., 1981; Philippopoulos, 1964）が、しかし多くの著者は、そのような解決を導くのに精神療法は有効ではないとしている。一方、何人かの著者が、性同一性障害の思春期例に同性愛指向を受け入れさせ、性別再割当て願望を諦めさせる援助に成果があったと報告している（Barlow, Abel, Blanchard, 1979; Kirkpatrick, Friedman, 1976; Levine, Lothstein, 1981; Lothstein, 1980; McCauley, Ehrhardt, 1984）。重度の性同一性の障害の思春期例に対して、このような成果がどの程度あげられるかははっきりしていない。

治療においてはさまざまな要因がその取り組みを妨げることになる。前述したように、性同一性障害の思春期例は不安耐性が低い。性別再割当て手術を求めるのは防衛的解決であり、不安をコントロールする機制である。自分の苦痛の唯一の「解決策」に向かえないという思いは、彼らの不安を増大させ、治療同盟を結ぶことをたいへん困難にしている。彼らはどうして自分が反対の性への願望をもっているか（少なくとも表面的なレベルでは）理解しているにもかかわらず、防衛なしでは自分の不安に直面することができないため、この防衛を手放すことができない。そのため治療者が彼らに別の感情や行動を試みるように支援すると、そんなことを望んでいないと治療者に苛立ちを感じる。性別再割当てを求める思春期例の多くは、自分の手術願望について解明される不安に耐えられないので、心理療法を避けようとする。

反対性の行動とファンタジーが完全に方向転換されたように見える例を検討してみると、その変化は、行動修正法と洞察的心理療法を用いた集中的な（通常入院による）長期の治療（例えば、Davenport, Harrison, 1977; Kronberg et al., 1981）によって成功しているようである。おそらくこういった治療では、新しい行動や希望を求めていくのに不可欠な「ホールディング」を性同一性障害の思春期例に提供できることが決定的な要因となっているのであろう。また、こうした治療によって、家族環境から彼らを引き離すこともできる（おそらくこの家族環境によって、不安の防衛的な解決が必要になっている）。しかし、治療法を選ぶ識別能力は成長につれて変化するので、その決断ができるほど能力のある性同一性障害の思春期例は、自分の状態に対する入院治療を受け入れないだろう。実際このような治療報告は、ここ一〇年間まったくみられない。

我々の経験では、彼らへの心理療法的試みは性同一性に対して劇的な変化をもたらしていない。しかし、我々は、一六歳のときに性別再割当てを求めて受診したが、未治療のまま経過し、二年後のフォローアップ面接で、性別を変えたいとは思わなくなり、男性として満足し、診療所を受診したことを忘れたいと言うようになった一例を経験した。彼の父親（父親にも何らかの性同一性の混乱があった）は、教会グループに息子が参加して父と子の関係が改善したことに伴い、息子の心に変化がもたらされたと感じていた。

幼児期に性同一性障害を示し、女性的な特徴を残している思春期例もあるが、彼らにはこの行動特徴を減らすことに焦点をあてた行動療法が有効なこともある。しかし一般的には、こういった男児に本来の性別役割を求めるよう促すことは非常に難しい。

家族が、自分の子どもは性同一性の問題を抱えており、性別再割当てをするかもしれないということを受け入れていく時、家族に対してもサポートが必要である。なかには、子どもが性別役割や性同一性を変えることを受け入れることのできない家族もいる。一方、再割当てによって子どもの社会適応が良くなり自立度が向上すると思われる場合、その変化を受け入れる家族もいる。

性別再割当てを遂行中の思春期例に対して、学校や職場での書類や登録における改名のような基本的だが欠くことのできない細かな支援が必要となる。またすでに再割当てを受けた人と会って、個人的な経験や反対の性別での生活の大切さ[2]、家族の反応や性社会的な関係などについて話してもらうことが役立つ場合もある（詳細は、Clemmensen, 1990 参照）。

ある種の逆転移が性同一性障害の思春期例によってしばしば引き起こされる。セラピストによっては、性別再割当てをしたいという彼らの希望を精神内界のジレンマの解決策として認められず、この問題の適切な解決に向けて支持的に対応することができないことがある。性別再割当てを求める例を治療しようとしているセラピストの多くは、彼らが一方の性の一員であるという見方から、徐々に反対の性の一員であると認めるように変わっていく。これは、患者をどう呼ぶかという点に影響することもある（例えば、男性の代名詞か女性の代名詞のどちらを選ぶか）。性別再割当てが必要ではないと考えているセラピストは、重度の性同一性障害の人に対応することを避けるべきであろう。というのは、彼らが再割当てをやり通そうとする場合、このセラピストたちは逆転移の感情のため、適切に援助することが難しくなるからである。

最後に、性同一性障害の人は関連したパーソナリティ障害や他の障害を伴うことがあるが（Lothstein, 1980)、その有無はその後の治療に大きな影響を与える点なので、併存する他の障害の種類をはっきりさせることが重要である。

フォローアップ

性別再割当て手術まで行う思春期例は、成人が経験してきたような合併症を被ることもある。（例えば、腟の狭窄や胸に傷跡が残ること)。術後も性別違和を感じている例は、生活のいろいろな場面で不安定なので、長期のフォローアップを要することがある。再割当ての後、配偶者や子どもとの関係において長期のサポートを求める人もいる。彼らの多くが、夫・父または妻・母としての役割を十分に果たせていないと感じているので、新しい役割期待が負担になるとときどき相談にくる。一方、再割当ての後には、もう治療的接触を望まなくなる人もいる。彼らは「過去を消して、一から始める」ことを望んでいるのである。

鑑別診断

性別違和症候群の思春期例に対応する際、臨床的に鑑別を要する二つの状態がある。（1）同性愛――同性愛者としてのアイデンティティを受け入れがたい場合に、初期の現れとして、性別違和を一時的に感じることがある。または、女性役の同性愛ケースにおいて変動的に現れることもある。（2）服装倒錯的行動――異性として行動するのは断続的であり、反対性の同一性が続いているわけではない。

同性愛の思春期例の中には、ある時期、反対の性への強い同一感をもつ人もいるが、それは幼児期の未解決な反対性への感情を反映しているのかもしれない。この感情を、女装したり女っぽく振る舞ったりすることで表すこともある。このような行動は、確かに未解決の反対性への同一感を反映してはいるが、性別違和感が長く続いていることや女性としての心理的同一性を伴っていることはめったにない。外見を良くするためにホルモンを使っている少年もいるが、彼らは自分が同性愛であることを受け入れていて自分の性器をそれでいいと思っている（このことは、それが嫌でしかたがない性同一性障害の少年と対照的である）。同性愛的感情を意識していても、その感情を受け入れられないと感じている例では、性別再割当てを望むようになることもある。悩みの原因を突きとめ、その少年がゲイやレスビアンの仲間に入ることができれば、反対性への願望が目立たなくなることもある。しかし逆に、上述のどちらの状況においても、反対性への願望がよりはっきりと確立されて、性別再割当てを求めていく場合もある。

服装倒錯的フェティシズムの少年は、通常は反対性への願望を否定するが、なかには女性の服を着ると、女のように感じると認める人もいる（第12章参照）。児童期に性同一性障害の生活歴はめったにないが、その頃にパンティストッキングのようなものを着けはじめることもある。性指向はたいてい異性愛であると言われている。まれには服装倒錯的な思春期例が性別違和感を訴えることがある。このような例は両方の診断を受けるか、DSM－Ⅳでは性別違和を伴った服装倒錯的フェティシズムと診断されることになるだろう。

最後に、精神病症状の活発な思春期例が自分は反対の性別であると主張することがある。このような発言は通常妄想体系の一部であり、精神病の治療によってたいていは治まる（例えば、Commander, Dean, 1990; Connolly, Gittleson, 1971; Gittleson, Dawson-Butterworth, 1967; Gittleson, Levin, 1966 参照）。

訳注

〔1〕外科的治療について、sex reassignment surgery「性別再割当て手術」が用いられているが、ここではsex change surgery「性転換手術」が使われている。

〔2〕Real Life Test. 性別再割当て手術前に、一定期間、自分の希望する性の一員として希望する性の社会様式にもとづいて生活していることを指す。

第12章　思春期における服装倒錯的フェティシズム

服装倒錯的フェティシズムは、ＤＳＭ－Ⅳ（1994）では、次のように定義されている。つまり、異性愛の男性が、異性の服装をすることに関し、性的興奮を伴う反復する強烈な空想と性的衝動をもって行動する、あるいは、そうした空想や衝動を苦痛と感じる障害である（**表12－1**）。この障害は性嗜好異常《パラフィリア》に分類されている。ＤＳＭ－Ⅳでは、性嗜好異常は性的行動、性的空想、あるいは性的対象に関して、「臨床的に重篤な苦痛または障害を引き起こす（それは例えば逃れられないもので、性機能不全をもたらし、それを意図しない人に起こり、法的問題をもたらし、社会的関係を妨げる）」ものと記述されている（p. 525）。

本章では、思春期男性の服装倒錯的フェティシズムについて論ずる。ここでの議論は、主に服装倒錯的行動のために紹介されてきた七九人の思春期例の臨床経験をもとにしている。**表12－2**はこのサンプルの人口統計学的特性を示している。平均すれば、彼らは、思春期例で、中産階級の中層から下層に属し、しばしば崩壊家庭の出身者であるという特性をもつことがわかる。

彼らのほとんどが服装倒錯的フェティシズムの診断基準Ａを満たした。残る少数は、異性装している時に性的興奮を感じないと報告した。我々の臨床的印象では、そのうち一三歳前後の少年たちについては、性的興奮を感じないという陳述は確かに本当だろうと思われたが、他のケースについては、おそらく否認の影響によるものと思われた。診断基準Bに関しては、これらのケースのほとんどは、異性装衝動に苦痛を感じることによってではなく、むしろ女装したことの直接的結果によってこの評価基準を満たした。ごく少数だけが、女装することに苦痛を感じると述べた。また、服装倒錯的フェティシズムの成人の面接研究（例えば、Croughan, Saghir, Cohen, Robins, 1981）においても、思春期の間は性的興奮（女装した時自慰をすることから推論される）を感じていないことが注目されている。

臨床観察下にない人たちにどのくらいの割合で服装倒錯的行為があるかという疫学的研究はなく、また、思春期例のうちどの程度が成人期まで服装倒錯的行為を続けるかについても知見がないので、このような行為によって紹介されてきた思春期例が服装倒錯的フェティシズムの早期像を示しているかどうかについては答えが

表12－1 DSM－Ⅳ 服装倒錯的フェティシズムの診断基準

A 少なくとも6ヵ月間にわたり，異性愛の男性が，異性の服装をすることに関する，強烈な性的に興奮する空想，性的衝動，または行動が反復する

B その空想，性的衝動または行動が臨床的にいちじるしい苦痛または，社会的，職業的，または他の重要な領域における機能の障害を引き起こしている

該当すれば特定せよ：

性別に不快感を伴うもの：患者が，性的役割または同一性に持続的な不快感を抱いている場合

注 『精神疾患の診断・統計マニュアル第4版』（p. 531）©アメリカ精神医学会，1994.

出ていない。成人の研究は、この障害の始まりは典型的には児童期や思春期にあることを示唆している（Croughan et al., 1981; Prince, Bentler, 1972）。我々の経験では、服装倒錯的行為によって紹介されてきた思春期例の多くは、この行動が制限されなければ、結局、より徹底した女性装をするようになる。したがって、こういった行為が成人におけるこの障害の前駆状態と考えられるので、我々は彼らをそういうものとして扱い、適切と判断される部分については成人に関する文献を参照することにする。

成人の服装倒錯的フェティシズムの記述現象学

服装倒錯的フェティシズムの成人男性で、しばしば一〇歳以前に女性装を始めたと語る例があるが、そうした例以外では、ふつう思春期に女性装を始める（Croughan et al., 1981; Prince, Bentler, 1972）。女性装はたいていい思春期においては自

変数	値
年齢（年）	
M	14.8
SD	1.3
年齢幅	11.5 − 17.6
社会階層[a]（*n* および %）	
I	8（10.1%）
II	14（17.7%）
III	24（30.4%）
IV	19（24.1%）
V	14（17.7%）
家庭状況（*n* および %）	
母親と父親	29（36.7%）
母親のみ[b]	10（12.7%）
母親と継父	4（5.0%）
父親のみ[b]	1（1.2%）
父親と継母	14（17.7%）
養護施設[c]	21（26.6%）

[a] 社会階層：Hollingshead（1975）の5カテゴリーのシステムを使用　I：一流の事業経営者または専門家　V：熟練を要しない労働者または簡単なサービス労働者，を示す

[b] 単身，離婚，別居，死別

[c] 乳児期以後養護施設，里親，グループホーム

表12－2　服装倒錯的フェティシズムの成人男性（79名）の人口統計学的特性

慰を、青年期においては性交を伴っているが、場合によっては時間が経つにつれ次第に性的興奮が低下していく（Croughan et al., 1981）。女装行為によってリラクゼーションを感じたり、「男性に対する要求」と感じられていたものから解放される感覚をもつ場合があるという報告もある（Buhrich, 1978）。多くの人が散発的にこの行為をやめようとしたり、制限しようとするが、この障害の経過は慢性的である（Croughan et al., 1981）。ほとんどの人がすぐに女装へと戻ってしまう。結局、快と感じている活動を止める動機はほとんどないのである。さらに、彼らのうちの多くが、女性役割的な行動を体験しうる範囲を広げることを空想している（Prince, Bentler, 1972）。一般的に、服装倒錯者は、不安、抑うつの程度が強く、アルコール依存の程度も高いとされる（Buhrich, 1981; Croughan et al., 1981; Fagan, Wise, Derogatis, Schmidt, 1988; Levine, 1993）。彼らはたいてい自分が異性愛だと考えている。彼らの中には男性と性的関係を持つものもあるが、そうした場合でも、自分は異性愛であると考え、こうした関係の中でしばしば自分を女性とみなす傾向をもっている。多くの服装倒錯者が結婚しているが、妻の反応は女装を奨励するものから嫌悪までさまざまである（Prince, Bentler, 1972; Woodhouse, 1989）。

ブーリッヒとマッコナイ（Buhrich, McConaghy, 1979）は、服装倒錯を、**中核群**、**辺縁群**、**性転換症**に分類した。中核群は、ほとんど女性としての同一性はなく、たいてい異性愛である。性転換症群は、より徹底的な女装をし、男性に性的な関心をもち、女性としての性同一性をもっている。辺縁群は、中核群と性転換症群の中間である。ブーリッヒとマッコナイは、これらのカテゴリーは不連続であると主張したが、この点についての根拠は乏しい。別の著者によれば、服装倒錯は、性別違和症候群からの連続としての性転換症と、異性愛との中間に位置するとされている（Fagan et al., 1988）。

服装倒錯の自然経過観察によれば、性同一性をほとんど変化させることなく女装行為を続ける群もあれば、反対性への同一感を次第に高め、最終的に性別再割当て手術を希望する群もあることが知られている（Blanchard, 1990b; Blanchard, Clemmensen, 1988）。後者のような場合が、反対性としての自己を空想的に作り上げて徹底的に女装した結果であるのか、それとも、幼児期からあった反対性への同一感が時間や女装によってより露わになったのかは明確でない。我々は、彼らが性同一性障害の男児や同性愛の性転換症男性に見られる反対性への同一感のパターンを示していないことを十分に認識している（Bradley, Zucker, 1984）。ＤＳＭ－Ⅳでは、服装倒錯的フェティシズムにおける反対性への同一感の存在は、「性別に不快感を伴うもの」というサブタイプとして規定するよう指示されている。

思春期の服装倒錯的フェティシズムに関する文献の概説

思春期における服装倒錯に関する文献はもっぱら記述的である（Adams, Klinge, Vaziri, Maczulski, Pasternak, 1976; Krueger, 1978; Liakos, 1967; Spensley, Barter, 1971）。これらの文献では、残念ながら、服装倒錯的フェティシズムについての厳密な定義がなく、文献によっては性同一性障害や性転換症を表すのに服装倒錯という用語を使っているような状況で、錯綜は否めない。例えば、アダムスら（Adams et al., 1976）は、六人の思春期の患者について報告しているが、このうち四人には、実際のところ性同一性障害があり、同性愛行動を伴っていたようである。また服装倒錯的フェティシズムがあるとみえた二例のうち一人は露出症でもあり、もう一人は幼児性愛でもあった。

スペンスレーとバーター（Spensley, Barter, 1971）は、彼らが「服装倒錯」とした一八人の思春期例の家族のタイプについて記述している。彼らはまず「均質な」思春期服装倒錯と考えられた一二人の思春期例を、「中核」群と定義した。これに対し、六人の思春期例（一人は性転換症、一人は同性愛、二人は他の性倒錯を呈している）を、「部分的」服装倒錯と規定した。彼らは、その一二人の中核群の対象者の実際の行為に関して適切な情報を示していないので、これらの例が服装倒錯的フェティシズムのＤＳＭ－Ⅳ診断基準を満たすか否かを評価するのは難しい。スペンスレーとバーターは、自慰は兆候として特異的ではなく、「半数のケースで時に女性の洋服を着ることによる興奮が自慰と関連していた」と述べている。そして、母と息子の関係は「共生的敵対タイプ」(p. 350)、母親は「男性的〔かつ〕支配的」、父親は「受動的で依存的」(p. 351) と記述している。

臨床的特徴

服装倒錯の思春期例が自分の意志で臨床医を訪れることはめったにない。最も多い契機としては、なくなったと思っていた女性用の服を息子の部屋で見つけ、両親が心配になってやって来るというものであろう。また時には、息子がベッドでパンティストッキングや女性用下着をはいているのを見つけたという場合もある。さらには、もっと小さい子どもの頃に、息子がズボンの下にパンティストッキングをはいていたと話す両親もいる。そのような行為への両親の反応はふつう子どもの性同一性や性指向に関する怒り、混乱、心配などが入り混じったものである。しかし、親によっては、その行為を思春期の試みとみなして、特に心配だと明確には言わない場合もある。そのような行為が長引いたり、隣人の下着や店の品物を盗んだりということが起こると、臨床場面に紹介されることになるようである。本人と家族がその行為に非常に困惑していることもあり、そうした場合にはしばしば他の家族に対しても事が秘密にされている。服装倒錯のアセスメントは、本人や家族がそれについて話すことを躊躇するような場合しばしばより困難なものになる。

我々のクリニックで診ている少年のほとんどは、思春期近くに始まった女性用下着の使用によって思春期初期から中期に紹介されてきた例である。中には、とても幼い時から母や姉妹のパンティストッキングや下着を時々つけていたことを思い出す例もある。そうした行為はしばしば、母親が不在で会えない時や、一〇代の同世代仲間との葛藤に伴って始まる。初めはその衣類は不安の軽減に使用される。この衣類と自慰が同時に不安の軽減のために用いられるようになると、性的意味合いが発展するようである。ほとんど干渉がなく、この方法を続けることが許されると、靴、外套、かつら、メイクアップなど女装する範囲が増加していく傾向がある。これらの行為は場合によっては、特に母や他の大切な女性とのストレスに満ちた関係への反応として起こることもある。しかし一方で、これが性的興奮として指向される方法となり、週何度か自慰として繰り返されるという経過をとる場合もある。

明らかに、その経過状況は彼のプライヴァシーの範囲に影響されている。他の人が周りにいる時にこういった行為がされることはほとんどないからである。事例によっては、服装倒錯の衣類を（それに自慰して、排便して、あるいは排尿して）汚したり、いためたりする例もある。親の反応、法的問題、大人になってからの性行動への影響などを恐れて、この行為を隠す人もいる。服装倒錯行為をやめようとする人もいるが、結果として強いストレスを感じ、結局、散発的にこの行為に戻ることになる。他の人たちは、特にやめなければならない理由があるとは感じていず、これらの行為をやめる努力をまったくしない。

面接状況において、服装倒錯の思春期例はたいてい引っ込み思案で、言葉で自分のことを話すことに困難を感じているように見える。彼らは、典型的には、異性愛指向で、子どもの頃に始まった服装倒錯的女性装以外には反対性の行為の経験をもっていない。性同一性障害や同性愛の思春期例の生活歴では普通に認められる反対性への興味や反対性の活動を彼らは示さない（図12－1）。服装倒錯の思春期例の中には性同一性の混乱が認められる人もいるが、ほとんどの例では、男性としての性同一性が明確である。服装倒錯の思春期例は、しばしば女性と関わる状況において苦痛を経験していたり、同世代の男性の仲間から少し距離をおかれていたりする場合もある。

彼らの多くは自身の感情について話すのが苦手であるが、一部に洞察的な一群があり、そうした例では、母親とのストレス関係が原因で服装倒錯的に衣類を使っているという点について話すことができる。典型的には、母親との口論の後、自分の怒りに圧倒されて部屋にひきこもり、女性の衣類を使うことで内的安定を得るというような形をとる。思春期例では自分を落ち着かせるために自慰をするのが常なので、これら二つの不安解消メカニズムが組み合わさることで、衣類の性的な意味合いが引き出されるようである。女性の衣類を使うことが長く続くと、女性装をする空想や女性装をすることによって性的に興奮するようになる。服装倒錯の思春期例は、性別再割当て手術への願望については否定するが、女装すると自分が女性のような気分になると語る例はある。この感覚が、女装している時に鏡で自分を見ることによって強化されることもあるようである。

服装倒錯の思春期例に共通して見られる特徴は、母親のことを途方もない支配者として感じているという点である（Krueger, 1978; Liakos, 1967）。家族によっては、この感覚が父親と共有されていて、面接において確認されることもある。しかし、その他の場合にはだいたい、敏感で自信のない息子が、自分の行動上の問題によって生じたと思われる母親の怒りに圧倒されているようにみえる。この種の状況で多くの場合父親は息子を理解するこ

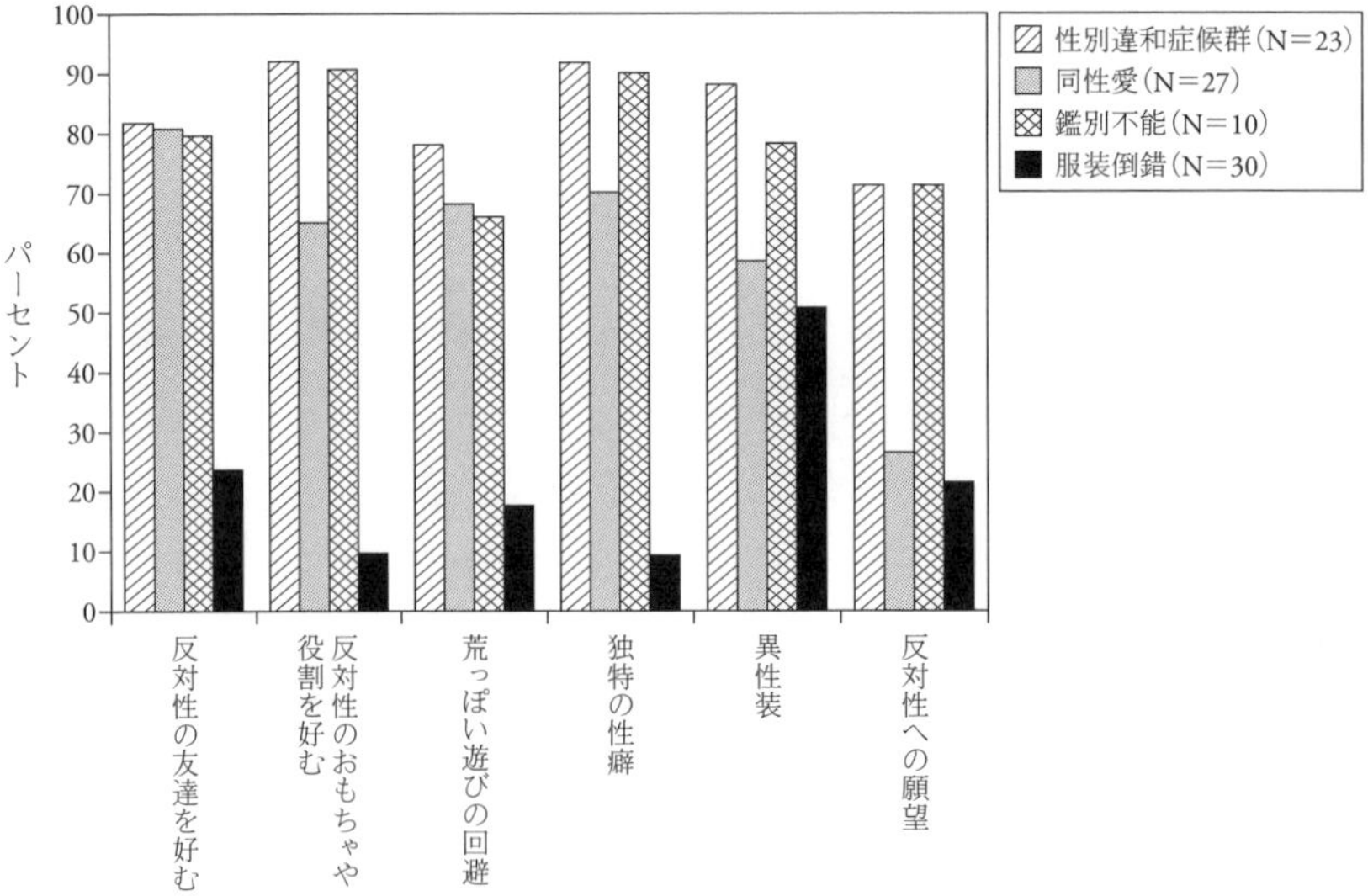

図 12－1　臨床面接データから得られた診断グループごとの幼児期の生活歴における反対性の行動の割合．現在の反対性の行為のために紹介されながら，性別違和感や同性愛指向を報告しなかった群を，"鑑別不能 Undifferentiated" とした

とも、また、息子が母親との葛藤を解決する手助けをすることもできないでいる（Kureger, 1978）。服装倒錯の思春期例では、生活歴上、行動や学習における不適応があるのが一般的である。我々のクリニックへ紹介されてきた例の多くが、養護施設かグループホームの出身である。これは、一部は彼らの不適応行動の結果であったが、多くの場合は、両親が子どもの世話ができないような非常に不安定な家族状況に起因していた（表12－2）。家庭とグループホームを行き来する中で、実母との間にあったフラストレーションがグループホームの世話人との間で継続することも、さらには進展することもある。

服装倒錯的フェティシズムを始める前のいずれかの時点において、母親との長期の分離または永久的な離別を経験した思春期例を我々は多数みている。表12－2は、七九人のうち三六人がアセスメント時点で実母と同居していなかったことを示している。他の四人は、母親から離別したが、アセスメント時点では再び母親と同居していた。つまり、母との離別の割合は50・6％で、性別違和症候群と同性愛の我々の思春期事例の母親との離別率より高いことになる（Bradley, Zucker, 1984; 表11－4も参照）。彼らの多くが、母親に対する怒りの感情があることに気づいていた。それは、母親が自分たちを拒絶した、あるいは棄てたと感じていたからであった。

他の性倒錯（例えば、窒息嗜好）に伴った服装倒錯と自殺との関連が報告されている（Shankel, Carr, 1956）。成人の強姦者に服装倒錯が存在すること（Langevin, Paitich, Russon, 1985）、成人の殺人におけるケース報告（Snow, Bluestone, 1969）、さらには我々の一人（ブラッドレー）が診た殺人者の服装倒錯の事例（未報告）などは、攻撃的ファンタジーや攻撃的行為についてさらに調査が必要であることを示している。

先に述べたように、行動上の不適応が一般的に見られた。表12－3と図12－2は、母親かそれに代わる養育者のＣＢＣＬ得点を示している。ＣＢＣＬ値は、平均すると、五つの限定項目において高得点だった。また、ＣＢＣＬの総得点は臨床域にあった。内向性および外向性 T スコアとの間に有意差はなかったが、その両値とも臨床域にあった。高値の限定項目のうちでは、過活動と敵対的回避にピークが見られた。この限定項目の大部分は、標準化研究（Achenbach, Edelbrock, 1983）における対象群よりもかなり高値であった。したがって、平均的にみると、我々の服装倒錯的フェティシズムの思春期例は、精神病理学的に内向性と外向性の両領域にまたがる非常に強いレベルの行動障害を示したことになる。ＤＳＭ－Ⅲ－Ｒにおいて判定される他の最も多い診断は、行為障害、反抗挑戦性障害、注意欠陥多動性障害、過剰不安障害であった。また、学習障害（特に言語領域の障害）の診断、そして学校での進級不可もよく認められる点であった。

表12－4はＣＢＣＬ得点と人口統計学的変数間の相関の結果を示している。二〇の組み合わせのうち二つだけが有意の相関を示した。サンプルが人口統計学的にいくらか偏っていた（ＩＱの低さ、社会階層の低さ、高率の崩壊家庭）ために、行動上の精神病理学的問題の程度と統計変数との間に有意な相関関係が見かけ上見られなくなった可能性がある。

言語表現において相対的に劣るという臨床的な印象は、知能テストにおいて確認された（**表12－5**）。言語性ＩＱが動作性ＩＱより有意に低かったことがわか

	服装倒錯的フェティシズム（*n*＝64）		非紹介例（*n*＝250）		紹介例（*n*＝250）	
尺　度	*M*	*SD*	*M*	*SD*	*M*	*SD*
上昇した限定項目の数	4.9	2.8	—	—	—	—
項目数	54.3	14.6	—	—	—	—
項目総値	78.3	29.4	21.7	15.0	58.9	24.0
内向性 *T*	71.1	6.8	51.2	9.1	65.6	8.9
外向性 *T*	72.0	8.4	51.0	9.3	68.1	8.7

注　12－16歳の少年の非臨床群および臨床群は，Achenbach と Edelbrock の研究にもとづく（1983，付録 D）．発端者について，服装倒錯的フェティシズムに関連した CBCL の全項目（例えば，項目 73，「性的な問題」）において，他の一般的な精神病理的判断値を上昇させないよう，得点 1 ～ 2 を 0 に修正した．

表 12－3　服装倒錯思春期例についての CBCL 値における行動障害：母親またはそれに代わる養育者の評価

る。コーエン項目得点（Cohen, 1957）では、「言語理解」と「注意記憶」は、「知覚統合」より有意に低かった。前二者の間に有意差はなかった。この知的機能のパターンは、服装倒錯的フェティシズムの成人男性に関するこれまでの二つの研究（Bowler, Collacott, 1993; Steiner, Sanders, Langevin, 1985）の知見と一致している。言語性ＩＱと動作性ＩＱはともに、社会階層と有意に相関しているが（r's＝－.45, －.39, いずれもp＜.001）、両者の差は、社会階層（r＝.03）にも他の人口統計学的変数にも相関していなかった。したがって、言語性および動作性ＩＱ間の乖離はサンプル全体の傾向を示していると考えられた。

　側頭葉における焦点活動（後述）の存在を除外するための神経学的検査――病歴と脳波検査（ＥＥＧ）――によって、一人にのみ意味があると考えられる異常が見出された。他の三人の少年において、服装倒錯的フェティシズムのはじまり以前に、病歴上てんかんの既往が認められるか脳波異常が認められた。また、もう一人はトゥーレット症候群であった。明確な発作を伴う思春期例の一人は、発作のコントロールが悪く

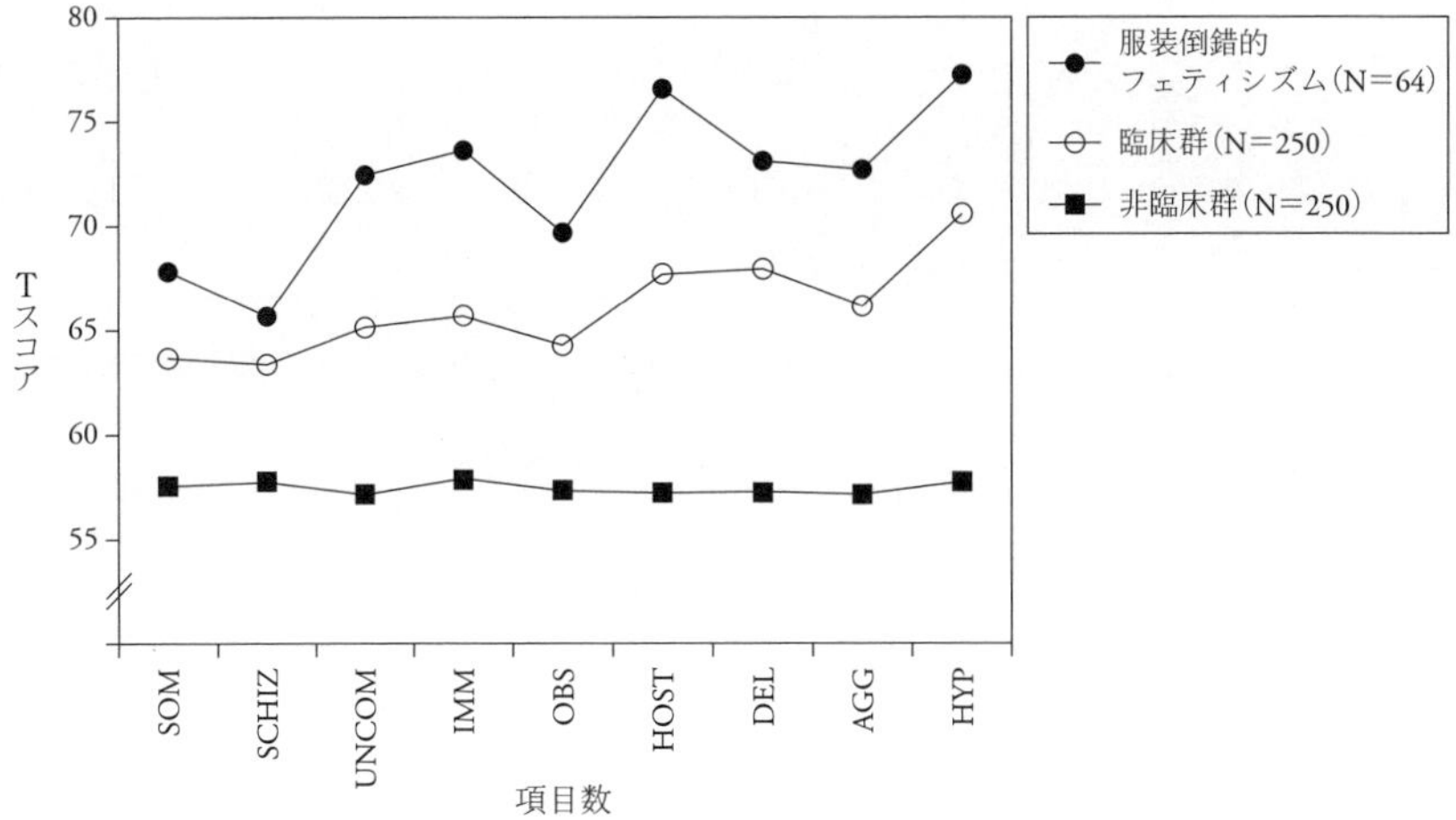

図 12－2　CBCL の限定項目，12 歳から 16 歳の少年
SOM：身体的愁訴　SCHIZ：スキゾイド　UNCOM：非社交性　IMM：未熟性　OBS：強迫性
HOST：敵対的な回避　DEL：非行　AGG：攻撃性　HYP：多動性
非臨床群および臨床群のデータは標準化研究にもとづく（Achenbach, Edelbrock, 1983, 付録 D）

なると、服装倒錯的行為の頻度が増し、同時に生理ナプキンに対するフェティシズムが始まった（Malitz, 1966; Tuchman, Lachman, 1964 参照）。他に、幼児期にひどい頭部外傷歴がある例や養育環境剝奪歴がある例もあった。これらの因子は、脳への損傷を示唆している。

以下に示す二例は、服装倒錯的フェティシズムの思春期例が示す臨床像のいくつかの側面をよく示している。

事例12－1

ジョーはネイティヴ・アメリカンの一五歳の少年である。彼が我々のもとに紹介されたのは、義理の妹の下着をつけていたためであった。彼はしばしばその妹の下着の上に便をしていた。紹介されてきた時には、ジョーはグループホームで生活していた。養父に対する激しい身体的暴力行為があったためである。この暴力行為の爆発は、数ヵ月前に彼の異性装を知った養父母がこの異性装に制限を加えてきたことから強い葛藤的関係になった時期のあとで起こった。

ジョーの異性装行為は六歳から始まっていた。この時期、彼は虐待的な養子縁組家族のもとで暮らしていた。この行為が始まったあと程なくして彼は現在の里親のもとに移された。ジョーにはいくつかの目立つ発達上の困難があった──夜間の便失禁、唾液を飲み込むことができないために大量に涎を流すなどの問題があり、さらに言語の表出

尺　度	年齢	全 IQ	社会階層	両親の結婚状況 [a]
上昇した限定項目の数	–.04	–.08	–.28*	.25*
項目数	–.08	.03	–.18	.10
項目総数	–.09	.03	–.14	.12
内向性 *T*	.04	.02	–.09	.21
外向性 *T*	–.07	.11	–.13	.08

[a] 1＝母と父　　2＝他の組み合わせ（表 12－2 参照）
* $p < .05$

表 12－4　CBCL 得点と各人口統計学的変数間の相関

に問題があるため、しばしば周囲の者は彼の言うことが理解できなかった。それにもかかわらず、ジョーも養父母も、何とかうまくやっていると感じ、ジョーは次第にこれらの問題を克服しつつあった。しかし、彼らは、ジョーが自身の怒りの制御に困難を持ち続けていることには気づいていて、養父はいつかジョーが暴力的になるのではないかと危惧していた。この危惧は、一部、ジョーの実母が彼女自身の家族のうち二人を殺害していることに起因していた。

ジョーが性同一性障害であるということを示すものは何もなかった。ジョーはいつもひきこもりがちで静かだった。彼は仲間とうまくやれる方ではなかったが、それでもバスケットボールとホッケーで力を発揮することができた。彼は養父と狩りを楽しんだりもした。養父によれば、ジョーはいつも自身の感情、特に怒りの感情をうまく表現できなかった。泣き出すほど昂ってはじめて、他の家族はジョーに何かが起きているなと気づくのだった。

これらの困難にもかかわらず、家族はジョーがユーモアのセンスを持ち、次第におしゃべりな若者になりつつあると見ていた。ジョーの実母が予期せぬ形で現れたとき、彼は非常に不安げな様子を示した。その時、彼は悪夢をみるようになり、母親が自分をどこかに連れて行ってしまうのではないかという恐怖をあらわにした。こうした問題のほかには、彼の異性装が養家族に露見する直前まで、ジョーは何の問題も示していなかった。学校でもそれなりにうまくやっていた。

	M	*SD*	範囲	*n*
言語性 IQ [a]	92.1	17.1	47－131	66
動作性 IQ [a]	98.5	10.6	45－138	66
全検査 IQ	94.7	19.3	41－138	66
言語理解 [b]	8.9	3.0	1.75－15.75	64
知覚統合 [b]	10.3	3.4	1.25－16.25	64
注意転動性からの自由度 [b]	7.7	2.8	1.00－13.33	64

注　知能テストとしては、WISC, WISC－R, あるいは WISC－Ⅲを使用.

[a]　$t(65)=4.10, p<.001$

[b]　$F(2,126)=35.4, p<.001$

表 12－5　服装倒錯的フェティシズムの思春期例の IQ と因子得点

ジョーが、児童福祉ワーカーと話し合って、自身がしてきたことについてはっきりと言おうと決心した時、家族は治療法を探そうとする彼の努力を支持した。しかし、治療者を探す過程は難航し、その間に、彼の異性装はエスカレートしていった。福祉ワーカーによると、ジョーはこれらの服に射精し、尿をし、サラダオイルをかけて焼いていたという。家族は彼の行動にすっかり動顚し、他の人の服に接近できないようドアに鍵をかけることで彼の行動を制限しようとした。そして、その結果、父親とのあの騒動が起きて、彼はグループホームに移されることになった。グループホームでは、ジョーは抑うつと過活動を繰り返していた。彼は、何度かグループホームから脱走し、学校をサボり、万引きをし、養家族の家に押し入った。

個人面接において、ジョーは、自身が異性装をしていること、また女性の服を着ている自身を想像してマスターベーションをすること、女性の下着を着けていると自分が女性になったように感じることがあることなどを認めた。さらに、彼は、自分の気質について気がかりに思っていること、そして時に復讐心に燃えた空想をもつことを認めた。彼はそうした幻想にもとづいて行動し、殺人すら犯すのではないかとどこかで恐れていた。同性愛傾向については否定した。自分が女性の服装をしているという空想の他には何も自慰を引き起こすような性的空想を思い浮かべることができなかった。彼は、しばしば言葉を見つけることができなくて、自分自身について表現するのに困難を感じていることも認めた。彼は自身が過敏で物事を深く感じる方であると思っていた。彼は一度だけ希死念慮をもったことがあった。それは、最も親しい友人と喧嘩をした後で、彼は首をつろうと試みた。この他に、彼の思考の内容と過程に特に異常なところはなかった。

彼の養家族との関係について話し合った際には、ジョーは彼の生活は以前の養子縁組家族におけるよりずっと良かったと語った。しかし、養母との間の喧嘩や言い争いで強く不安を感じたとも言った。彼は、自分が自制を失えば養母を殴ることになるのではないかと恐れていたため、養母に対して腹を立てたくないと思っていた。また、養母が彼に対して怒るのではないかということも恐れていた。それに対し、養父には、怒りを容易にもち、場合によっては喧嘩になることもそれほど不安に思っていないように見えた。彼は、父親も自分も喧嘩をした時には、どちらも勝ったように感じ、結局は喧嘩をしたことすら忘れて終わることができると思っていた。

アセスメント結果に従って、ジョーは、怒りの感情を制御する治療を推奨する紹介状とともに個人治療者のもとに返された。ジョーとその養家族との間に築かれているいい関係を支持する努力が続けられている。

ジョーの状況を我々は以下のように理解している。ジョーの異性装は、最初の養子縁組家族において自分自身を慰撫する行為のひとつとして発展したものである。その家族において、ジョーは表現することができない自分の感情に圧倒されていた。彼の異性装がその後も持続したことは、一つには感情を扱う際の彼の脆弱性に、次には、初期のトラウマに関連した感情の解決の失敗に、さらには、養母に対し怒りを発散させた際の影響に対する彼の恐れに関連していると我々は感じている。自慰の際や異性装をしている際に時に抱く自分が女性であるという幻想にもかかわらず、ジョーには明確な反対性への同一感はない。そのため、最も重要な介入は、この少年が自身の感情、特に怒りの感情を扱う別の方法を見出すよう支持することだと判断された。

事例12－2

ジョンは一三歳の七年生。一年間にわたって母親、あるいは姉のパンティ、ブラジャー、パンティストッキングを着けていたという経過の後、紹介されてきた。これらの下着は時々彼のベッドルームで見つけられていた。しかし、彼の母親は、同時期に彼の部屋で女性のヌード写真を見つけたりしていたので、彼がこれらの下着を自慰の目的で使っているのではないかと疑っていたのだという。両親は彼がゲイではないかという点を心配していた。

彼は計画的な妊娠によってできた子であったが、出産の際には母親は妊娠中毒症になっていた。彼の発達に特に問題はなかったが、ただ、母親は彼が「性的関心過剰」であると感じていた。この指摘は、彼が幼児の時ベッドでばたばたしたり、お腹を下にして身をくねらせているように見えたという母親の観察にもとづいている。彼は、六歳まで毛布とテディベアという二つの移行対象をもっていた。六歳になると母親はそれらを取り上げた。彼は他の子どもたちに対していつもどこか恥ずかしがりやであった。母親が仕事に戻った二歳の頃に保育園へ預けられた。ジョンの父親はこのことを母親のジョンに対する愛情の欠如と受け止めていて、ジョンの現在の問題は、母親が息子とうまく関係をもてないことに起因していると考えていた。性同一性障害の兆候はなかった。ジョンの関心は主に動物たちやアウトドアへと向けられていた。彼には一人、仲の良い同性の友だちがいて、その子とこうした関心を共有していた。ジョンはボーリングチームに属していて、ある女の子に特別な関心を寄せていた。

同席面接の場において、最近離婚したばかりの両親は、お互いを見つめることも、自由に話し合うことも難しそうであった。ジョンと父親は、それぞれ別々に、ジョンの母親に対するフラストレーションを打ち明けた。二人とも彼女のことを、養育的でなく、高圧的で、攻撃的であるとみなしていた。ジョンも父親も、家族の中では劣位に置かれていると感じ、何かを主張することよりも、むしろ他の女性メンバー（ジョンの母親の母親も含め）の欲望に対して何かをしてあげることで何とかやっていると感じる傾向があった。ジョンの母親は、夫が次第に無気力になり、自分との性的関係にも関心をもたなくなっているし、ジョンに対する関係でも受け身になっていると感じていた。彼女は、自分自身にうつの既往があることを認めた。このうつはかなり重く、仕事を中断して休まねばならないほどのものであった。

ジョンは、同席面接ではストレス下にあったため、もごもご話すことしかできなかったが、個別に診察を受ける時には比較的はっきりとものを言った。彼は、自分をコントロールしてくる拒否的な母親に対して、攻撃的な気持ちをもっていることを認めた。彼は低い自己評価と不適切感について語り、もっと男性的になりたいと思っていると話した。彼の最も好きな動物はイクチオサウルス（魚竜、海生爬虫類）で、この動物について彼は、体中さまざまなところに突起物（ひれ、尻尾、水かき、長いくちばし）があると表現した。また、彼はサメのような優位な魚になってすべてを支配したいという欲望があるという話もした。同性愛傾向については否定した。そして、自慰の時何について空想するかを話し、女の子や女の人に夢中になることについても話をした。女性の下着をどう使っているかについて語ることにはためらいを見せた。そして、自分がなぜそれを着けるのかわかっていない様子で、もうそんなもので「ばかなことはしない」とはっきりと言った。しかし、家における彼の反抗的な行為が母親に対する自身の怒りに関係していることは分かっている様子であった。

この家族は支持的治療のもとにおかれた。両親は少し変化をとげ、父親は息子のことに関心をもつようになり、以前に比べ彼に対して支持的になった。母親は少し身を引いて処するようになり、ジョンに対して前より肯定的な見方をするようになった。ジョンはこれに応じて倒錯的な欲求を制御し、家庭の中で前より従順に振る舞うようになった。両親は彼が前よりも穏やかになり、自分自身を楽に感じているようだと見ていた。両親は、お互いもうすこし好意的にならなければならないと話し合った後、もう一度一緒に暮らしてみることにした。ジョンは、自分で問題をコントロールできると言って、個人精神療法を拒んだ。

病因論

服装倒錯的行動の発展を説明するために、主に三つの理論的探究がなされてきた。精神分析、学習理論、生物学という三つの方法である。それぞれについて以下に概観する。我々は、どの理論も一つでは服装倒錯的フェティシズムという複雑な現象を説明しきれず、また、どの理論にもそれぞれ長所があると考えているので、この概観の後で、三つの探究の統合について述べることにしようと思う。

精神分析理論

フェティシズムの一型として定義される服装倒錯については、古典的な精神分析的論文の中では、男女の性的相違を知ったことに対する個人の反応として記述されている（Fenichel, 1945）。フェティッシュ（服装倒錯においては異性装）は「ペニスのない」母親の否認を表しているとされてきた。したがって、異性装は、男児または成人男性が自分自身を去勢不安から守ることを可能にする行為ととらえられた。しかし、この説明では、同性愛的対象選択と服装倒錯とを分けているいくつかの違いをうまく説明することができない。いずれも去勢不安に起因することになってしまうからである。この点を解決するためには、服装倒錯においてはより早期に固着があると仮定するしかない（Fenichel, 1945）。後の分析家は、服装倒錯的行動の発展に関しエディプスコンプレックスにあまりにも重きを置くことに疑問をもつようになった。そして、家族相互関係の役割と個人心理学が重視されるようになるにしたがって、前エディプス的なトラウマという考え方が、ごく早期の服装倒錯の開始とこの現象における性同一性混乱の随伴という二つの事柄を同時に説明するものとして注目されるようになった（Bak, 1953; Berman, 1953; Glasser, 1979; Greenacre, 1955）。フェティッシュを移行対象の延長にある一つの形として概念化することにより、これらの病因論的な理論は分離不安に焦点を当てた。多くの精神分析的な著者が服装倒錯的行動についてもっぱらエディプスに関わる帰結と考え続けているが、他方において、ほとんどの精神分析的な著者が、男児の去勢に対する極端な恐れにおける前エディプス的要因の関与についても認めるようになっている。グリーナクル（Greenacre, 1968）は倒錯（彼女は服装倒錯もこの中に含んでいる）の発展を以下のように記述している。

母子関係の早期の障害のために、対象関係の重篤な毀損が引き起こされ、それは、とりわけ性器を含む身体と自己イメージの特異的な弱さと結びつくことになる。この点は男根期とエディプス期を通じてより深刻さを増す。これらの時期は、増大する攻撃性の質とも関連して、強烈な去勢不安が引き起こされるからである。そして、成熟しつつある性的欲動は身体イメージを守るために歪曲を受ける。こうして悪循環が起き、その中で去勢的なパニックが繰り返され、それに対し、フェティッシュや儀式的行為が、ほとんど文字通り、少しマシな性的遂行あるいは性関係という見かけをもつ間に合わせとして機能するようになる。これは、対象に関わる価値というより、むしろ自己愛的な価値をもつこともある。（p. 57）

こうして、鏡の中に自分の姿を見ることへの固執（服装倒錯において頻繁に観察される行動）が、身体イメージを安定させるものとして機能するのが観察されるのであろう。これは、おそらく、早期の幼児期に想定される両親のミラーリングの欠損を示すものでもあるだろう。

パーソンとオヴェセイ（Person, Ovesey, 1978）は服装倒錯を、概念上、性転換症と女性的役割の同性愛との間にあるスペクトラムの一部として位置づけた。彼らはこれらの倒錯に見られる異性装を分離不安に対する三つの異なるレベルにおける対処の試みとしてとらえた。その際、彼らは性転換症における異性装を最も原始的なレベルのもの、女性的役割の同性愛における異性装を最も進んだレベルのものと考えている。ストーラー（Stoller 1985a, 1985b）は、一人の母親、つまりその二歳半の子どもが服装倒錯的関心を示しているある母親について、その治療を見事に活写した報告を行っている。彼は、服装倒錯の全ケースにこのケースの病歴を敷衍することには慎重でありながらも、そこに見られるいくつかの要素が服装倒錯的行為の発展において極めて重要であると確信している。

> 少年の早期のフェティシズムはいくつかの出来事の複合の結果であり、一つの出来事の結果ではない。そして、すべての出来事にさらされるということはまず起きない。だからこそ、この現象はまれなのである。どんなケースを説明するにしても——すべてのケースを説明しようとすればなおさらだが——母親の欠如するペニスをフェティッシュで置き換えようとする際の自我の分裂としてフェティシズムを説明することは、あまりに多くの事柄を無視することになる。（p. 135）

ストーラーが重要であると考えた他の要因には次のようなものが含まれている。「無秩序な母子の共生、極めて早期の分離不安、身体的トラウマ、特に脅かす母親によって強化されたトラウマ」（p. 135）などである。

クーパー（Cooper, 1991）はフェティシズムに関する様々な精神分析的見解を統括的に見る視点をもたらそうとする中で、次のような結論を導いている。「倒錯的力動は次のような状況でいつも出現することになる。つまり、対象を脱人間化する幻想、自己を脱人間化する幻想、マゾヒスティックな快楽を保護する幻想、この三つの幻想を通して無意識的受動性が否認され、この否認によってある活動や幻想が支配される状況である」（p. 34）。

分析的な文献はほとんどいつもケースレポートによって成り立っているので、これらの理論にどれほどの重きを置いているのか知ることは難しい。しかしながら、次のような一般的な同意点を見て取ることはできるだろう。つまり、服装倒錯的な男児は母親との早期の関係において何らかの困難を体験しているという点である（Friedemann, 1966; Hora, 1953; Lihn, 1970; Stoller, 1985a, 1985b）。この困難には、両親のネグレクトや遺棄、外傷的状況への曝露、または早期の誘惑あるいはそれらの重複による強いフラストレーションの状況が含まれるだろう。ケースレポートは母親に対する強い怒りを示しているにもかかわらず、ほとんどの場合、服装倒錯を去勢や分離に対する不安への防御として理解することだけに焦点が当てられている。服装倒錯的な行動が不安除去的な機能を果たし、また、母親への近さを創生することで、あるいは母を無害なもの（去勢しないもの）として再構成することで補償的な機能を果たしているという見方については一定のコンセンサスが得られている。一方それに比べると、怒りそのものに関する不安については無視されてきている。

学習理論

フェティシズム的反応は条件付けによって起こりうる（Junginger, 1988）。例えば、ラックマン（Rachman, 1966）は、性的な興奮は条件付けによってブーツに向かわせることができることを示した。他の研究者も、こうした条件付けによる性的興奮が他の様々な刺激（例えば幾何学的図形）によって引き起こされることを繰り返し示してきたが、その効果は小さく、結局のところ、この種の条件付けはフェティシズム的な行動の発展にとって重要な役割を果たしていないことを示唆する結果になっている（Langevin, Martin, 1975; McConaghy, 1967; さらにO'Donohue, Plaud, 1994参照）。したがって、理論的には、フェティシズム的行動を条件付けに対する反応とみなすことができるとしても、服装倒錯的フェティシズムのような複雑な行動が条件付けによって引き起こされることを実証するような文献は一つもないと言うべきだろう。性的興奮が女性の服（刺激）に結びついているような場合には、学習が作動することもあるかもしれない。そうした対象においてはオルガスムが引き起こされ、そのためにこの行動は完全に消すことが難しいことになる（Laws, Marshall, 1991 参照）。

生物学的理論

性的な興奮を説明する「脳のメカニズム」が決定的に解明されているわけではないが、性的な関心、性的な興奮の両方において、さらには性的な行動の抑制にとっても、辺縁系と側頭葉における構築が重要であるという点に関しては、一般的なコンセンサスが得られている（Blumer, Walker, 1975）。一般的に、側頭葉てんかん（ＴＬＥ）は性的活動の低下を引き起こす。しかし、ＴＬＥと関連して起こる過度な性的活動と倒錯的、服装倒錯的活動についてのケースレポートがいくつかあることから、エプシュタイン（Epstein, 1960, 1961, 1969, 1973）は、服装倒錯あるいは倒錯のある種の形は、発作活動による辺縁系システムの抑制、あるいは解放の結果であるという仮説を導いた（Kolarsky, Freund, Machek, Polak, 1967 も参照のこと）。他のいくつかの報告では、服装倒錯的フェティシズムおよび他の型のフェティシズムの衝動は頭部外傷と関連づけられている（例えば、Miller, Cummings, McIntyre, Ebers, Grode, 1986; Pandita-Gunawardena, 1990）。こうした理論は、提示されている症例のいくつかにおいて、服装倒錯およびフェティシズムの衝動が、易刺激的な焦点の外科的摘出によって、また発作をコントロールする薬剤の投与によって軽減したり、消失したりしているという事実によって支持されている（例えば、Davies, Morgenstern, 1960; Hunter, Logue, McMenemy, 1963; Mitchell, Falconer, Hill, 1954; Walinder, 1965）。辺縁系システムの何らかの異常が服装倒錯的な行動を促進するという考え方は、行動療法によっていったんは消失したこうした行動が発作を引き起こすような腫瘤の生成によって再び現れ、その後、発作を抑制する治療とともに減少したというケースレポートによってみごとに例証されている（Ball, 1968）。しかし、先にも触れたように、我々のところに紹介されてきた服装倒錯の少年の神経学的検査においては、ただ一例、それまで診断されたことのないＴＬＥの存在が明らかにされたのみである。とはいえ、これらの少年に強い不安や学習・行為の障害が高頻度で認められることは、服装倒錯の個人における高次レベルあるいは統合レベルの神経機能が無傷であるかという点について、大いに疑問を投げかけていると言えるだろう（Bradley, Zucker, 1984）。

以前、一時期、性的逸脱に病因的に関与しているのではないかと考えられていたテストステロン高値が、重要な役割を演じていることはないようである。ビューリックとタイル（Buhrich, Theile, 1979）は服装倒錯クラブのボランティア被験者二六人のテストステロン濃度を調べ、正常値内にあることを確認している。

一家族の中に複数の服装倒錯的行動をとる人を認めた報告はあるが、クローガンら（Croughan et al., 1981）は七〇人の服装倒錯者についての調査で、同一家族内に期待値以上の倒錯者が見出されることはなかったと報告している。

理論的統合の試み

我々は、服装倒錯的行動を示す少年は不安の制御を要する困難に対して脆弱であると考えている。これらの少年は、決して気楽に自身の気持ちについて話すことのない、感受性が強い子どもであったと描写される。彼らは、頻繁に、言語上あるいは学習上の困難を示し、これらの困難は学習障害や行動障害を引き起こしていた。低い自己評価は、家族内の葛藤、行動や学習の問題、仲間との関係における困難などに起因するのであろう。

病歴上、他に反対性の行動や反対性に対する関心が認められることはまれだが、これらの思春期例の中には、子どもの頃、パンティストッキングのような対象を不安解消のために用いたことがあると話す人もいる。ひきこもりと回避はストレス状況に対処するためによく用いられる戦略である。

我々は、エディプス的な諸要因や分離不安がそれだけで服装倒錯的行動のはじまりを適切に説明する要因たりうるとは考えていない。しかし、こうした行動に至る思春期例の多くが、人生の早期に（前エディプス期に）困難を経験するとともに潜伏期にも自己評価上の困難を経験し、そのことが効果的な不安制御の発達に影響を及ぼしていると考えている。思春期初期には、母親ないし母親的人物との葛藤が強いフラストレーションを引き起こすが、貧弱な制御能力しかもたず相対的に言語活動の少ないこれらの少年は、こうしたフラストレーションに対して、ほとんど対処戦略をもっていない。絹のような衣服によって自身を慰撫するという行為は彼に母親と繋がっているという感覚をもたらすだろうし、この感覚は、母親に対する怒りによって母親を傷つけていないことを保証するものとして、必須と感じられるのかもしれない。マスターベーションも同様の自己鎮静化の機能をもっている。性的興奮を司る視床下部中枢と感情的興奮を司る視床下部の中枢が位置的に近い（MacLean, 1962, 1965; MacLean, Ploog, 1962）ことは、キンドリング型のメカニズムを通して興奮が強められる可能性（Adamec, Stark-Adamec, 1986; Post, Weiss, Uhde, Clark, Rosen, 1993）を勘案するなら、マスターベーションを自己鎮静化の方法として選択させる一つの要因となっているのかもしれない。

ある人が、内的緊張状態に対処する優先的戦略としてマスターベーションを伴う異性装に固執するような場合、その人は自分が女性であるというファンタジーを作り上げ、そのファンタジーが次第に増大していくのかもしれない。こうして、この方法は性的興奮を得る優越的な方法として定着することになるだろう。学習理論はこのパターンが極めて学習を免れ難いものであることを示唆している。特に、ストレスが継続し、不安からの解放が必要である場合にはそうである。

我々の立論は我々が見た思春期例の描写としては適切かもしれないが、我々のクリニックを訪れるケースに偏りがあることも念頭においておかねばならないだろう。我々に紹介されてくる思春期例が学習上の困難と行動上の困難の両方をもっているという事実は、我々が服装倒錯的行動をとる人の中でも特に障害の程度の強い一群を見ている可能性を示唆している。この問題の解決は、もっと大きな集団に関する疫学的研究に委ねるしかないだろう。

治療

成人における服装倒錯的フェティシズムに対する治療は、精神分析的な治療を別にすれば、もっぱら行動療法的な介入に焦点が当てられてきた。嫌悪条件付け、飽和条件付け、羞恥条件付けなどの方法である。ランゲヴィン（Langevin, 1983）はこれらの介入法に関し網羅的なレヴューを行っているが、彼はそこで次のように警告している。これらの介入の成功率は50％を超えているが、追跡調査は十分でなく、サンプルの定義づけも明確でなく、多くの研究において対象者の動機づけについても疑問が残される、と（Gelder, 1979; Gelder, Marks, 1969も参照）。精神分析的な治療（Stoller, 1985b）、あるいは抗不安薬を用いる治療（Fedoroff, 1988, 1992）についてもいくつかの報告があり、これらの介入によっても何らかの変化がもたらされうることを示唆している。

我々の立論では、家族内ストレスの緩和に焦点を絞ることの重要性が強調されている。特に子どもとその両親がより少ない緊張のもとで葛藤を解決できるよう援助することが重要である。これには、息子が母親との関係において自己主張しようとする際に感じる大きな困難について、両親が理解できるよう援助することも含まれる。よくあることだが、母親は子どもの行動上の困難に関して大きなフラストレーションを感じ、怒りで反応し、さらには、不信から不当な制限を加えたりする。少年の方は自分自身の生活をコントロールできるような援助を必要としている。それに加えて、両親も本人も、服装倒錯的な行動が必ずしも同性愛的傾向を伴うものではないことを理解する必要がある。この可能性に関する懸念は、しばしば親子の関係をより疎遠にしてしまうことがあるからである。

思春期例は、自身の服装倒錯的行動に不安を除去する機能があること、そして、その機能は怒りの感情の制御困難ゆえになくてはならないものとなっていたことを理解する概念的枠組みを必要としている。彼は、この不安除去メカニズムを利用し続ければ――異性装がより発展的になり、性的興奮のための行動とファンタジーとして用いられるような場合には特に――成人期における本格的な服装倒錯へと陥っていく危険があることを理解する必要がある。怒りとそれに伴う不安に対処する他の様々な方法に焦点を当てた個人療法も試されるべきであろう。

こうした方法は思春期例の一部には有効であり、彼らは服装倒錯的な行動から離れることができる。しかし、残念なことに、多くの少年とその家族が治療を受けることに関して積極的ではない。性嗜好障害（服装倒錯、フェティシズムを含む）は精神療法に対する反応が悪いという知見を受けて、最近は、精神薬理学的な方法に注目が集まっている。例えば、服装倒錯を含む様々なタイプの性嗜好異常に対するフルオキセチンの有効性に触れたケースレポートがいくつかある（例えば、Kerbeshian, Burd, 1991; Masand, 1993; Perilstein, Lipper, Friedman, 1991）。倒錯例に対するクロミプラミンおよびデシプラミンの効果に関する二重盲検クロスオーバー比較試験において、クルエシ、ファイン、ヴァラダレス、フィリップス、ラポポート（Kruesi, Fine, Valladares, Phillips, Rapoport; 1992）は、両方の薬が、治験を完遂した例においては、倒錯的な症状の重症度を減弱させると報告している（Clayton, 1993も参照）。側頭葉発作とフェティシズムの間に関係があるとするエプシュタインの理論は、カルバマゼピンのような薬剤が効果をもつ可能性を示唆している。今日までのところ、病因論の項で示したように、散発的な症例報告しかない。理論的には抗不安薬も有用であるはずである。服装倒錯の成人一例（Fedoroff, 1988）、さらに非定型的倒錯の成人一例（Fedoroff, 1992）について、ブスピロンによって非統制的に試験治療し、有効であったという報告がある。

第13章　思春期における同性愛

同性愛はすでに精神障害ではないとされている。にもかかわらず、なぜ思春期の同性愛に関する章が設けられているのか疑問に思われる人もいるかもしれない。この章を設ける理由は、マイヤー－バールブルク（Meyer-Bahlburg, 1990–1991, 1993b）も書いているように、臨床家はゲイまたはレスビアンの若者から、あるいは彼らについて、頻繁に相談を受けることがあるからである。したがって、臨床家は同性愛の発展に精通していなければならないし、また彼らに適切な援助を提供できるようゲイの若者が直面するいくつかの問題に関しても精通していなければならない。ゲイ解放運動の初期段階に見られた同性愛受容の方向への大きな進展にもかかわらず、エイズの流行がより広い共同体における同性愛の受容という点で大きな後退をもたらしたことは間違いない。医療者集団には、すでに時代遅れとなった理論に依拠した不適切な理解や通念によってスティグマ性を増強しないよう努力する責務があるだろう。

我々の臨床経験は子どもと思春期のための性同一性障害クリニックにおける仕事から派生したものだが、我々は思春期例の同性愛的行動について心配する両親やグループホームの職員たちから絶えずこの問題について相談を受けている。それればかりか、頻度はそれより少ないとはいえ、思春期の彼ら自身が自らの同性愛感情や同性愛行動に悩んで我々に接触を求めてくることもある。

事例提示

思春期の人たちは自身の同性愛的な感情や行動について専門家に打ち明けることもあるが、ふつうはまず友だちに打ち明ける。最も典型的には、家族や他の家族成員が専門家を訪れるというケースである。これらの人々は当人から彼らの同性愛的感情について打ち明けられたり、彼らの同性愛的な行動や関心を発見したりしたことがきっかけとなって専門家を訪れるのである。時には、年下の子どもを巻き込んでいることを発見したり、子どもの部屋でゲイのポルノグラフィを見つけたり、さらには夜間外出や友人に関するもめごとが臨床的援助を求めるきっかけとなることもある。女性の思春期例では、男性に比べ家族によって相談が持ち込まれることが少ない。おそらく、女性例の方がゲイの少年よりも遅れて性的関係に巻き込まれることが理由の一つであろう。また、女性の方が同性との関係をより巧みに偽装するということもあるかもしれない。思春期例の中には、売春に絡んで紹介されてくる例もある。こうした男性の多くが同性愛であるが、そのすべてが自身の同性愛的指向性を自覚しているわけではない（Coleman, 1989）。性感染症の治療、薬物依存、さらには自殺企図後の治療を介して専門家に紹介されてくる例もある（Owen, 1985; Nemafedi, 1987a, 1987b; Remafedi, Farrow, Deisher, 1991; Rigg, 1982）。同性愛の若者は非同性愛の若者に比べて、様々な心理社会的領域においてリスクが高いという印象があるが、この印象は、家出、薬物依存、アルコール依存、自殺未遂、そして触法行為などがより高頻度に見られる（例えば、Erwin, 1993; Kourany, 1987; Prenzlauer, Drescher, Winchel, 1992; Nemafedi, 1987a; Remafedi et al., 1991; Rich, Fowler, Young, Blankush, 1986; Roesler, Deisher, 1972; Rotheram-Borus, Hunter, Rosario, 1992; Saunders, Valente, 1987; Schneider, Farberow, Kruks, 1989）という報告によってエビデンスが得られている。生活歴上、幼児期における反対性の行動の事実がある同性愛の男性は自殺類似行為（つまり自殺未遂、希死念慮）のリスクが高いという点もエビデンスが得られている（Harry, 1983）。しかし、女性同性愛についてはそうした報告はない。

このような心理社会的な諸問題を呈している思春期例が自らの性的指向を必ずしも簡単に認めるわけではない。そのため、臨床家は彼らの性的問題について常に繊細さと鋭敏さをもって訊くことが肝要になる。思春期例の中には、抑うつや自殺企図に至って初めて同性愛的感情と格闘していることに、周囲が気づくという場合もある。男性は典型的には同性愛体験を思春期中期にもつことが多い。それに対し、女性は思春期後期、あるいは成人期初期に初めて体験する傾向がある（Bell et al., 1981; Sagnir, Robins, 1973）。

以下のいくつかの症例描写は、これら思春期例に現れる諸問題がどんなものか、その感触を伝えてくれるだろう。

事例13－1

サニー、一八歳、女性。彼女は、レスビアンであることの「正当性」に関して悩み、グループホーム・ワーカーの勧めで我々のクリニックを訪れた。彼女は自分が打ち明けたことに対する両親の否定的な反応にどう対処すればいいのかという点でも悩んでいた。サニーが自分はレスビアンであると両親に打ち明けたとき、両親は怒り、そんなことはありえないと言い張ったのである。この両親の反応のために彼女はひどく落ち込み、両親の言うことが正しいのだろうか、自分は異性愛になるべきなのだろうかと考えはじめた。

サニーの育った家庭にはアルコール依存の義理の父親がいて、サニーを（彼女の目には）兄とも妹とも違う仕方で扱ってきた。空手のインストラクターであるこの義父は彼が言うところの「型演技」の間まっすぐに立っていろと言いきかせておいて、何度か彼女を殴ったという。そればかりか、彼は彼女の胸や性器に触り、さらには「モーテルに連れて行って服を脱がし、だれかを殴る際の急所を教えてやろう」というようなことを言った。以来、彼女はこの義父を避けた。

一方、母親に対しては、サニーは良い感情をもっていて、母親が義父の虐待から彼女を守れなかったことに関してはむしろ弁護するようなところがあった。サニーは自身が両親のもめごとの種だと思い込んでいたが、この思いは、自分が家を出た後、義父が酒をやめ血圧も下がったと聞かされて、ますます強くなっていた。他の兄妹との間にはおおむね良い関係を保っていた。

個人面接で、サニーは長い間不安と内的緊張で苦しんできたこと、またその内的緊張のため頻回に自傷行為に及んできたことを認めた。彼女は、家では義父を怒らせるのが怖くて怒りを表すことができず、また母親に対しても傷つけるのではないかと恐れて怒りを表せなかった。そしてそのために自身の怒りの感情によってとても落ち着かなくなるということに気づいていた。強い怒りがこみ上げると、自制を失うのではないかと恐れた。希死念慮を伴う抑うつ感があることを認め、両親のことを思って希死念慮を実行に移すことは思いとどまっていると語った。

一六歳頃から、サニーはいくつかのレスビアン的な関係をもってきた。いずれも数ヵ月という期間のロマンティックな関係であることが多かった。彼女には何人かの男の友だちがいたが、男性に性的魅力を感じることはなかった。

生育歴上、彼女は極めておてんばな娘で、女の子らしい服を着ることを避け、男の子と遊ぶのを好み、胸の成長と生理の開始に嫌悪を感じたが、明確に性転換したいと望むことはなかった。彼女は学校でうまくいかないと感じていたが、その原因は、一つは勉強についていけないことに、もう一つは孤立にあった。思春期の中期に彼女は強くひきこもり、両親が精神科を受診させたほどであった。しかし、彼女は病院で「発作」を起こすようになり、それは結局、彼女が病院で経験しているストレスに原因があるのではないかということになった。その後、彼女はグループホームに紹介され、うつ病治療の投薬を受けた。彼女はストリート・ドラッグの使用歴があり、一度万引きで補導されたことがある。

彼女は個人精神療法を受けることに同意した。この精神療法では、彼女がレスビアンとしてより肯定的なアイデンティティを獲得し、自身の怒りをより適応的に扱う方法を開発するのを援助することに焦点が当てられた。二年以上にわたる精神療法の結果、彼女はグループホームを出て、青少年野外活動推進計画に参加し、定期的な職にも就いた。自分の感情を扱うことに困難を感じなくなるにつれて、薬物の使用の機会も減った。母親とも兄妹ともまあまあの関係をずっと維持していたが、父親のことは避け続けていた。彼女はゲイとレスビアンの学生たちを支援しカウンセリングを提供する運動に積極的に関わるようになった。人間関係に困難を感じてはいたが、結局、治療を受けずに自分でやりぬく道を選んだ。

事例13－2

レスリー、一六歳、女性。彼女はうつ病入院病棟における入院治療を経て紹介されてきた。家族と友人に関する悩みに加えて、彼女は自身の同性愛感情のために不安で落ち着かず、自分がレスビアンに違いないと話した。彼女は両親の不和によって混乱した家庭で育った。彼女は、母親を夫の不誠実に対して何もできず、仕事上もつらい目ばかりに遭う弱い人間とみなしていた。彼女は、思春期初期には、両親のいずれに忠誠を尽くすべきか特に葛藤し、二人のどちらかを選ばなければならないと感じていた。彼女はいつも姉と比べられ、常に劣っていることを指摘される状況にあり、そのことは彼女の自己評価をいちじるしく低いものにしていた。

生育歴上特記すべきことはあまりない。特に、幼少期に反対性的な行動の記録はない。レスリー自身が自分は特におてんばということはなかったと述懐している。自己主張が過ぎることと皮肉っぽさのために友人関係の維持が難しくなり、彼女は孤立と不適合感を感じるようになった。

一五歳の時、姉の友人の一人に強く惹かれ、特別な感情に気づくようになった。その友人のことは姉も高く評価していた。強迫的な心配性ということもあって、彼女はこうした感情についてよくよと考えはじめた。他のことで落ち込んでいる時には、これらの感情に対するとらわれはいっそう強くなり、耐え難いほどのつらい気持ちになった。受診に至るまでの一年以上の間に、彼女は他の女性にも魅力を感じることに気づいていた。しかし、女性とのいかなる性的な関係にも巻き込まれたことはなかったし、この感情について誰にも話すことはなかった。男の子を好きになることもあったが、デートの経験はほとんどなかった。客観的には外見上とても魅力的であるにもかかわらず、自分は不器用で好かれないと感じていたからである。社交上の場面では特に不安になり、いつも何も言うことがなく、何か言えば変なことを言ってしまうだろうと感じていた。もっと社交的になろうと試みたが、不安な時つい回避してしまう傾向のため、自分は社会的にやっていけないと感じ、自身についての不足感をつのらせる結果となった。

レスリー自身が同性愛の方向に向かうことを求めず、治療者（ブラッドレー）も彼女の同性愛感情を固定した性指向とはみなさなかったので、治療を開始する同意が得られた。否定的感情について話すことはいつも不安を引き起こしていたが、それでもレスリーは、彼女の同性愛感情に関する不安が、自分が不適切で落ち込んでいると感じる時により強くなるということを認識することができた。適切に対処することができ、自身について良い感じをもつことができるようになると、彼女はこうした不安にあまり悩まされなくなり、異性愛関係を求めはじめた。最初のいくつかの関係は、性格上の問題をもつ男性との関係に首を突っ込むといった傾向を反映し葛藤的となった。そうした関係は、共通の趣味といった他の関心事によって適当にバランスがとられた関係とはならず、性的機能に強迫的にこだわるものとなり、葛藤的にならざるをえなかった。しかし時を経るに従い、彼女は異性愛的状況においても高まりを感じることに確信がもてるようになり、時に同性愛的な感情がわいてもそのことに悩まされることは少なくなった。

繰り返し起こる抑うつ期について、集中的な治療に踏み込む用意があるか十分に検討がなされた。その上で彼女は成人を扱う治療者へと紹介され、抑うつについても生産的な分析治療を続けている。

事例13－3

ビリー、一四歳、男性。彼は、男性との性的関係があることを両親に打ち明けたのがきっかけで、両親に連れられて受診した。

ビリーの両親は、非常に異なる背景をもっており、お互いあからさまに敵対していた。父親は東ヨーロッパからの難民で、戦争中にその父親を亡くしていた。十分な教育を受けていないにもかかわらず、父親は北アメリカで小さな商売をし、まあまあの成功を収めていた。ビリーの母親は望まれない末っ子として生まれ、九ヵ月のときに自身の父親を亡くしている。母親は、しばしば辛く当たる彼女の母親にとって自分はやっかいの種だといつも感じていた。ビリーの父親と母親は、お互いに愛し合っていないとわかっていながら、互いにこれが潮時だと考えて結婚した。結婚の最初の数年は困難が多かった。父親は商売で長時間働き、母親も商売を手伝っていた。ビリーは姉とともに過ごすことが多く、この姉が子育ての役を担っていた。

生育歴的には、ビリーは感じやすく、不安の強い、手のかかる子で、男の子の中で自分を主張することができなかったという。彼は女の子と遊ぶことを好み、女の子の遊びや女の子の玩具（例えばバービー人形）の方を喜び、競争的な遊びや荒っぽい遊びを避けた。大きくなるに従い、目立つような反対性の関心は影を潜めたが、男の子たちからいつもからかわれ続け、彼らの攻撃から身を守ることができなかった。

ビリーは少し太ったおしゃべりな若者になった。彼は自分が同性愛感情をもっていることに気づき、それがあまりに刺激的であることを不快に感じていた。彼は異性に魅力を感じたことはなかったが、自分がゲイになることは望んでいないと語った。彼は、ほとんどが同性愛的である性的な空想を自身でコントロールしていた。

ビリーが同性愛であるということはほぼ間違いないと思われた。しかし、家族が彼の同性愛を受け入れることに強い抵抗があったことと、異性愛的な関心を育てたいという彼自身の希望のために、治療が試みられるよう紹介された。ビリーに対しては、異性愛的関心を発達させる課題と、自己評価を高めるために自己主張の技能を育てる課題をこなすよう説明された。ビリーは、これらの領域の課題をこなすことに困難を感じ、自身がゲイでありそれに対して何もできないという思いと、いや何とかそれを変えなくてはならないという思いとの間で揺れた。

数年間不定期に面接を続けた後、彼は次第に増してきた自己主張の能力を発揮して仕事をすることを選び、学業と社会的立場を上昇させることにした。この間に、彼は近所のある女の子にひどく殴りつけられた経験を思い出した。この記憶が、社交上の場面での過度な不安とあいまって、彼が女性との交際を求めることを妨げていたのである。

家族をより協力的にしようとする試みは葛藤的な状況を生んだ。父親は息子が同性愛であることを受け入れることができず、彼のすることほとんどすべてに対していつまでも批判的であった。ビリーは受動攻撃的な仕方で反撃し、そのことがさらに父親の激怒をかった。母親は仲介役として動こうとしたが、息子への思いと、夫の視点（彼女はある程度これを共有していた）に対する共感との間で引き裂かれ、息子がどこにも行き場がないのではないかと思い悩んだ（この思いは、息子が学業と職業上の目的を求めてさまよい、いつまでもうまくいかないことによって強化された）。

何年も経過した後、ビリーは次第に家族から遠ざかり、ゲイとしてより快適な同一性を確立していった。また、彼は姉からは援助を得られる関係を維持していた。しかし、世間に対して不安に感ずる傾向はその後も続き、良いパートナーを見つけることができるかという不安を特に強く感じていた。

「カミングアウト」

ゲイ、あるいはレスビアンであることを「カミングアウト」することは、異性愛が支配的な社会においては一つの複雑な過程である（Herdt, 1999; Martin, 1982; Zera, 1992）。こうした人は、ふつう児童期後期か思春期初期に自分が周りと違うことを認識するようになる。性的な好みによって非常に短期間にこの違いの感覚をもつようになる人もいるが、多くの人にとってこの過程は何年も続き、その間に異性愛体験の試行がなされることもある。

トロイデン（Troiden, 1979, 1988, 1989）は「カミングアウト」を四期からなる過程として概念化した。最初の時期は、同性に魅力を感じることに対する一種の**感作期**で、この時期の重要な点は、その人がそうした感覚にある意味を与えるということにある。第二の時期には**同一性の混乱**の感覚が起こる。この混乱についてトロイデン（1989）は、自分を認識する際の揺れ動きを体験しているようだと書いている。つまり、彼らは異性愛的な興奮・行動と同性愛的なそれとの間で揺れ動き、同性愛を取り巻く偏見や同性愛者と同性愛に関する不正確な知識のために混乱しているのだという。第三期は自身を同性愛者として受け入れ、そう規定し、社会の中の他の同性愛者と接触をもち、同性愛的関係に触れる時期である。トロイデンはこの時期を**同一性受容**の時期と名づけている。最終期は**現実参加**の時期とされ、これは内的には「性的感情と情緒とが意味ある全体として調和的に融合する状態」（Troiden, 1989, p. 63）として感じられている。この時期には同性との恋愛関係があり、またある程度は非同性愛者に対して自ら事を打ち明けることがある。トロイデン（1989）はこれらの時期を受け入れる様々なパターンを記述している。例えば、同一性混乱の時期を回避的に過ごしたり、あるいは同一性受容の時期をグループ内の連携によって乗り越えたりといった具合である。これら様々な戦略を実行している時に彼らがどのような様相を呈するかを知ることは、ゲイとレスビアンの若者たちに対応する臨床家にとって大きな助けとなるだろう。

レスビアンとゲイの男性とでは典型的な初期の性的体験のあり方が異なる。少女たちは一般にロマンティックな関係の中で次第に性的なものに触れていくという経過をとるが、少年の最初の同性愛的接触はしばしば束の間の性的出会いという形をとる（Bell et al., 1981; Saghir, Robins, 1973）（しかし、トロイデンは一九八九年に、この相違はエイズの流行の結果男性の性的行動が変化したことによってすでに崩れはじめていると書いている）。このような相違がもし実際にあるとすれば、それはギリガン（Gilligan, 1982）が描写するような男女の違いを反映しているのかもしれない。ギリガンは、女性は関係および絆へと方向づけられるとし、これを分離と自律へと方向づけられる男性と対置している。あるいは男女の初期体験のあり方の相違は、女性の方が自身を同性愛者と規定する年齢が少し遅いという点も反映しているのかもしれない。最後に、ゲイであれレスビアンであれ彼らは、性的感情を隠す必要から、親密性や同一性といった思春期中期から後期に至る時期の発達上の課題にさらされるのが一般的に少し遅れることもあるようである（Schneider, 1988）。

親や同胞との関係の崩壊が同性に対する性的指向を宣言する誘引となることがある（Anderson, 1987, 1990; Malyon, 1981; Newman, Muzzonigro, 1993; Savin-Williams, 1989, 1990）。親によっては子どもの同性愛を受け入れることができる場合もあるが、受け入れることができないこともある。両親が受け入れられない場合には、結果として長い緊張の時期が続いたり、また、若者が家から急に飛び出したり、追い出されたりという形になることもある。こうした帰結は多様な人種的背景をもつ若者にとって特に問題となりうる。トレンブル、シュナイダー、アパテュライ（Tremble, Schneider, Appathurai, 1989）は多様な人種的背景をもついくつかの家族が、どのようにして息子や娘の同性愛的傾向を受け入れるに至ったかについて記述している。若者によっては親との葛藤から家出したり、売春や薬物依存・アルコール依存へと至る場合がある。両親との間に比較的よい関係を保つことができた例では当然、自身についてもよい自己評価を維持することができるようである（Savin-Williams, 1989）。両親は彼らの「失った異性愛の子ども」について様々な喪の時期を経て、やっと子どもが同性愛であるという事実を受け入れることになるようである（Robinson, Walters, Skeen, 1989）。

同性愛的発達理解のためのいくつかの理論

発達の他の様々な側面に関してと同様に、同性愛的指向という現象の発達についても、それを理解しようとする多くの試みがなされてきた。しかし、人間発達の他領域に比べると、同性への性的愛着形成に関与しうる諸因子についての議論はきまってより激しいものとなった。この議論における葛藤の一部は、同性愛の原因に関する理論がどのように使われるかという懸念に起因している。ある人々はこの領域の研究はどうしても両親を責めることになると感じている。またある人々は、同性愛を正常な愛の一つのヴァリエーションと考えているため、この領域における研究については、同性愛に異常さを見るものとして、研究そのものに関して批判的である。また人によっては、同性愛指向の発達の原因が何かはともかく、この指向は人生のかなり早期に出現するものであり、したがって不可逆的である、という立場に立つ人々もいる。いずれの立場も知的理解という点では満足のいくものではない。異性愛的対象選択についてさえ、それがどのようにして確立されるかという点についてほとんど何もわかってはいない。だからといって、性的発達とその様々な形について探究し、理論化することを放棄するという選択は学問としては無責任である。これらの理論と情報が何のために使われるかという点は別の問題である。そして、これは当然ながら、多くの別の議論と考察とを要する問題である。

性的方向性に対する生物学的な影響に関する研究については、第6章において概観した。これらの探究の試みは分子遺伝学、行動遺伝学、胎児期性ホルモン、神経解剖学、神経心理学、そして家族の人口統計学的データなど多岐にわたっている。これらの研究法はいずれもポジティヴな結果を得ているが（一部にはネガティヴデータもある）、我々の総説的概観においても、他の総説におけるのと同様、いまのところそれ一つで性的方向性の発達を説明しうる実証的発見はないということが示されている。おそらく、生物学的に多くの因子が関与していて（相互に関係している場合もしていない場合もあるだろう）、そのいずれもが寄与因子であって、決定因子ではないと考えられる。以下、性的方向性の発達に関する精神分析的理解と社会学習論的理解について手短に概観しておくことにしたい。そうすることによって、同性愛の若者に対応する臨床家がこの話題に関する様々な視点について正しい理解を得ることができればと考えている。

精神分析的視点はこのところ厳しい批判的再考にさらされている。特に同性愛を一種の精神病理とみなしている点について、激しく批判されている（Lewes, 1988 参照）。しかし、それにもかかわらず、性的発達に関して理解しようとする時、精神分析の理論的貢献を無視することはできない。

フロイト（Freud, 1905 / 1953）は同性愛指向を「性対象倒錯（inversion）」とみなしていた。これは性的対象[1]が生物学的に「適切」な対象から逸脱していることを指す言葉である。後の分析家たちは、同性愛的対象選択を病理的なものとして説明しているが、フロイト自身は同性愛的対象選択を性的対象選択の一つのヴァリエーションとみなしていた。フロイトはこの選択を必ずしも病的なものとみていたわけではない。しかし、この選択は容易に変化するものではないと考えていた。

フロイトは、性的対象選択はエディプスの解消のあり方に依存していると考えた。また、異性愛発達は同性の親への同一化を通して同性への希求を放棄したことの帰結であると考えていた。彼は、去勢不安の結果起こるエディプスの否定的解消として同性愛が発展すると仮定している。男性では、去勢不安は「ペニスのない」女性からの象徴的逃避と、それに代わるペニスをもった対象の探索を引き起こし、母親との同一化、そして性的対象としての父親に対する欲望をもたらすことになる。女性では、同性愛的になる前段階の少女は性器の相違の発見に対して原初的対象（母親）への退行をもって反応し、これに父親への同一化が随伴する。フェニケル（Fenichel, 1945）は多くの資料を渉猟した上でフロイトの様々な視点に関する概説を著している。

いくつかの研究が性同一性は通常三歳の時点（ということはつまりエディプスの解消以前に）で確立しているというエビデンスを提供するようになって（Money, Ehrhardt, 1972; Stoller, 1968c）、ジェンダーの発展と性指向性の決定に関してエディプス的要因を過度に重要視することに対して疑問がもたれるようになった。さらに、対象関係論の浸透にともない、個人の精神生活におけるより早期の段階に対して関心がもたれるようになった。例えば、愛着期とか分離個体化期という時期が自己感覚の発展における臨界的なものとして観察される。この視点もやはり体質的要因よりは家庭的な要因により重点を置くものである。

フロイトは親の養育要因が男性同性愛の発展に関与していると考えていたが、その後の分析家たちは家族パターンをむしろ病因的なものと考えるようになった。特に、ビーバーら（Bieber et al., 1962）は、男性同性愛は母親との間に過保護で強い結びつきをもち、父親との間に疎遠で拒否的な関係をもつ布置のもとで起こると論じている。この研究は、対象となった症例が精神分析中であること、さらにはこの種の家族力動の特異性は十分に証明されていないことによって批判を受けてきたが、両親との関係における困難に関するもう少し一般的な知見は、他の多くの男性同性愛者の群（Bell et al., 1981; Saghir, Robins, 1973; 総説としてはFriedman, 1988を参照）においても女性同性愛者の群（Siegel, 1988; Siegelman, 1974, 1981）においても繰り返し観察されてきた。しかし、養育上の問題はすべての同性愛男性や女性において同じ形で観察されるわけではない。女性性と神経症性において低い得点を示す男性同性愛者は高い得点を示す群に比べ、親との養育関係においてより画一的な報告しかしない（Siegelman, 1974）。これらの知見は同性愛の発展については、一つの単純な病因的家庭要因を指摘することはできないことを示していると思われるが、しかし、この知見は、よりよい適応を獲得した同性愛者ほど早期の困難について多くを報告しないという点に起因しているのかもしれない。

フロイト（1905／1953）は同性愛の発展には体質上の素因が必須であると強調している。彼はこの素因がどのようなものか明確に示すことはできなかったが、それでも、多くの同性愛男性に見られる卓越した創造性に関わる何らかの感受性の存在を想定していた（例えば、Lewes, 1988, p. 54参照）。こうした体質的素因が同性愛の生物学的基盤であると考えている著者もいるが（Diamond, 1976; Dörner, 1976）、他の著者たちはこのような体質的素因はある個人が同性愛になる決定的な要因ではないと考えている（Bradley, 1990; Friedman, 1988）。最近になって、後方視的研究によって同性愛男性の様々なカテゴリーに一貫して見られる要因が一つ明らかにされた。幼児期における競争、荒っぽい遊び、攻撃的な活動の回避である。同性愛男性では、反対性の行動への関心と実行も異性愛男性におけるより頻繁に認められる。しかしこの要因は、ゲイ男性の幼児期生活歴において、荒っぽい遊びの回避ほどの一貫性をもって認められるわけではない。

フリードマン（Friedman, 1988）は、男性的、攻撃的活動を回避する男児は男性性の低減を感じ、そのため自身の適切さについても低減した感覚を抱いているという理論を提出しているが、この点についてはファン・デン・アードベーグ（Van den Aardweg, 1986）も同様の見解を示している。この回避は反対性への関心と同一感によって影響され、強化されているのかもしれない。こうした態度と行動はその男児を仲間から疎外し、児童期後期あるいは思春期初期において、自分は他の人とは異なるという感覚をその子のうちに導くことになる。性的指向性は主にエディプス要因によって決定されると考えた初期の分析家と異なり、これらの著者は同性愛指向を、後期児童期あるいは思春期初期に、一部は不適合感に対抗するために同性への結びつきを希求することにより発展するものと考えている。フリードマン（1988）もファン・デン・アードベーグ（1986）もこの希求がなぜ性的指向になるのかという点は説明していないが、彼らの理論は、同性愛そのものが精神医学的に病理であるわけではないという点を強調するものである。フリードマン（1988）は同性愛的指向があっても男性的適合感がそれに先行するということはあり、この男性的適合感は生活上の体験、人間関係、そして達成に依存していると主張している。しかし彼もまた、本質的に同性愛排除的な社会において、すべてのゲイの個人が快適な自己評価を確立するために経験しなければならない多くの困難については認めている。

社会学習理論

学習過程の重要さを過剰に信奉している人々は同性愛は同性愛体験から発展しうると考え（Churchill, 1967; West,

1967)、また、この同性愛体験は自慰における性的興奮を通して条件づけられると考えている (McGuire, Carlisle, Young, 1965)。しかし、これらの著者も、この学習が同性愛的発展へとすでに素因づけられている個人において起こるという点の重要性については認めている。同様に、症例によっては、納得のいかない異性愛的経験が要因として認められることもある (Bradley, 1985)。ギャノンとサイモン (Gagnon, Simon, 1973) は、**性的スクリプト**というアイデアの範囲内でこの学習理論の考え方を広げた。性的スクリプトとは経験によって増強される内在化されたプログラムのことである。同性愛の領域では正確に統制された研究はほとんどないが、他の性機能領域の発展における経験と学習の重要性が臨床研究や症例研究におけるエビデンスによって支持されていることを考えると、同性愛指向の発展においても学習の関与の可能性を退けてしまうことはできない。

同性愛の親がその子どもたちに与える影響に関しても問いが立てられている。この領域の研究を概観した最近のレヴューでは、同性愛の両親によって育てられた子どもと対照群との間に違いはないという点が確認されている (Patterson, 1992)。この点について、ほとんどの同性愛者が異性愛の両親のもとで育っているという事実を指摘しておくことは重要であろう。

評釈

性的対象選択の発達を一つの因子で説明するのが難しいということは当然と言えば当然であろう。フリードマン (1988) の理論は体質的要因と家族要因との結合を前提としているため、発達のより後の時期 (例えば思春期) が重要であるとしている。デルナー (Dörner, 1988) が提唱したような生物学的要因の役割については解明が待たれる。しかし、ほとんどの研究において異性愛者と同性愛者との間には重なりがあること、またフリードマンが同定したような他の要因の重要性を考え併せると、ある一つの要因が一因子という以上の役割を演じているとはやはり考えられない。

我々は、子どもを対象とした我々自身の仕事を通して、性同一性の諸問題は気質素因的あるいは体質的要因と家族環境的な要因との結合によって生じると考えるようになった。我々のクリニックに紹介されてくる少年は典型的には不安耐性が低く、そのことが荒っぽい活動の回避につながり、また両親の不和のような家庭内の要因に対する過敏さにもつながっている。彼らは一般に、男性として不適切だと感じ、同性の仲間との交流に困難を感じている。このパターンは、フリードマンの言う男性的不適合感の理論と一致しているように思われる。ただ、フリードマンの言う男性的不適合感は他の原因によっても起こりうる。ジェンダー上の不適合感に関するこれらの感情は、こうした個人が同性との結びつきを探究する前提となる。フリードマンの理論に欠けているのは、同性との結びつきを希求することと実際の同性愛指向とがどう結びついているかという点であろう。我々は、こうした希求性に付された意味が、結局はこの感情を性的なものと規定するのだと考えている（Troiden, 1989 参照）。他者の理想化が魅了と模倣を生み、こうした強い感情は現在の北アメリカ社会においては性的欲望と等価なものと判断されるのかもしれない。同性愛の若者はこの結び目に、より体質的な要因で条件づけられていることもあれば、より心理的な要因で条件づけられていることもあるだろう。これは今後さらに探究が進められなければならない領域である。我々は、同性愛パターンは思春期初期に始まり、学習と経験がこれら他因子と結びつくことでその後の発展が導かれるという考え方も支持している。

女性同性愛の発展に関しては、最近の理論上の研究は相対的に少ないが、我々の臨床経験からすれば、女性の性指向についても男性の場合とおよそ同じような枠組みを適用してよいと考えられる。しかし、女性は同性愛的な指向性を選び取っているのに対して、男性の場合は、その指向性を選んだものと感じていないと示唆する著者もいる。

臨床上の対応

臨床家は、思春期例が彼らの同性愛的行動あるいは同性愛的葛藤によって紹介されてきたのか、それともゲイもしくはレスビアンであると自認した上で、他の医学的心配事や心理社会的心配事のために受診してきたのかによって、異なる問題に直面することになる。前者の場合、臨床家は彼らが本当に同性愛であるのか、あるいは本当に同性愛になりそうなのかという点について明らかにすることを求められている。当事者だけでなく家族に対しても、彼らの問いがいったいどういうものなのかを明確にするよう援助することが大切である。症例によっては自身がゲイである、あるいはレスビアンであるという事実を苦痛なく受け入れる例もあるが、親たちはむしろ子どもの指向性が変わりうるのか否かという点を最も知りたがる。さらに、同性愛に関する情報の欠如、誤った情報、神話、さらに固定観念がないか十分に探査し、（ある可能性がある場合には）説明が加えられなければならない。ゲイあるいはレスビアンと自認している思春期例の場合には、性感染症などの健康問題、「カミングアウト」に関する問題、社会的に許容されるあり方での他の同性愛仲間との接触の可能性、他の家族メンバーとの関係など、様々な問題が含まれる（Myers, 1982; Schneider, 1988）。

同性愛的指向性の評価には行動に関する複数の検査が必要となる。キンゼイら（Kinsey et al., 1948）の草分け的研究とその後に続くいくつかの研究（例えば、McConaghy, Armstrong, Birrell, Buhrich, 1979）によれば、かなりの数の男性（およそ30％）が同性愛的興奮か同性愛的行為を経験している。しかし、第3章で述べたように、自身を同性愛優位であると規定する成人男性の割合はそれよりはるかに低い。そのため、同性愛的な行動が現在どんな文脈で現れうるか（例えば、思春期における試行的性経験、個人的なロマンティックな憧れの関係、年下の子どもへのとらわれ）、さらに男性的、あるいは女性的適合性の感覚の獲得を阻害する生育歴上の困難にはどのようなものがあるかなどの点についてよく理解することが重要である。より早期の反対性への関心、同一感、また過去および現在における性的幻想の内容（夢におけるイメージ、マスターベーションにおける空想、性的魅力を感じるもの）についてもよく訊いておく必要がある。

性同一性障害あるいは男性的不適合感を子どものときからもち、異性愛的な興奮をほとんどあるいはまったく感じたことはなく、自身の同性愛的感情か同性愛的行為に十分な居心地のよさを感じている思春期例の場合には、臨床家も困難を感じることはないだろう。治療はゲイとしてのポジティヴな同一性の獲得に焦点を当てて進められるべきである。ゲイコミュニティへの適合を尊重した支持、そして両親に対する援助などである。両親は子どもに対する夢を失い、ゲイやレスビアンの人が遭遇するであろう危険を心配して、強い苦悩を経験していることもある。

自分自身で専門家を訪れる思春期例は、一般に自身の性同一性について明確になっていないことが多い。彼らの親との関係はしばしば遠く、満たされないものである。また、彼らは児童期後期や思春期初期までに自分は他の子どもと違うという感覚をもっていることがある。また、同性にも異性にも明確な性的興奮を感じたことがない場合もある。思春期中期から思春期後期にかけて異性愛的、あるいは同性愛的興奮を感じることもあるが、性的経験をもつことはほとんどない。こうしたケースを診る際には性的指向性を明確にする手助けをすることになる。こうした状況では、臨床家は中立な立場を維持し、彼あるいは彼女と協働して彼らが最も快適に感じる性指向は何かを決定していくことが重要となる。最初は、彼らがさらに異性愛的な方向を試すような仕方で進められることもある。これは精神療法的解決に委ねられるような問題が現れるかどうかを明らかにするためである。彼らの中には、異性と交際しようとする際、自身の無能感のためにひどく不安定になる者もある。この不安はおそらく、どんな異性との出会いにおいても性的に興奮を感じ、性的に応じなくてはならないと思い込んでいることと関係があるだろう。この不安を和らげるための行動変容的な働きかけは有用である。中立的な治療者に支えられ、自身の性的感情を探索する機会をもちえた思春期例の場合、自身の同性愛的感情を積極的に受け入れ、より納得してゲイであることを選び、その方向へと進むことを選ぶことがある。しかし、治療者は、この決定が早すぎる段階でなされないよう留意し、ある特定の同性の対象を理想化する欲求が働いていないか、また同性への憧れを増強している他の動因がないか、よく見極めなければならない。しばしば起こることだが、こうした憧れの形成に力動的布置が関与していると治療者が感じているにもかかわらず、若者自身がその方向での解決策を受け入れることができず、長期間にわたって、若者自身も治療者も、同性愛的指向性がその人にとって最も快適な方向づけであると思い続けてしまうことがある。

若者が、同性愛的な魅惑を感じてはいるがそれを望まず、むしろ異性愛者として機能することを望んでいる場合、臨床家はマスターズとジョンソン（Masters, Johnson, 1979）やニコロッシ（Nicolosi, 1991）が概要を記述した方法で働きかけることができるだろう。同性愛指向から異性愛指向へと移行することに関して現在では悲観的な見解が多いが、ゲイあるいはレスビアン的同一性を受け入れたくない、あるいは受け入れることができない人々の中に、そのような変化に至る人がいることは明らかである。しかし、異性愛的な興奮をほとんど感じない場合、さらに同性愛に対する彼らの不快感が社会的な反応に起因している場合には、ゲイやレスビアンの社会に対するより好意的な視点を受け入れられるよう援助することがむしろ効果的である。本質的に同性愛であると見えるのに、それを受け入れることに苦悶しているような例では、ゲイあるいはレスビアンのグループと接触することが特に支持的に働くことがある。

年少の子どもとの関係で問題となった思春期初期の男子例では、性的指向性について疑問がもたれることが多い。こうした思春期例では、性的虐待を受けた経験があったり、性的行動に関する制限と境界が最小限しか機能しない家庭で育っている場合が極めて多い。これらの例では、同性愛的魅力を感じていると認識していることはほとんどなく、しばしば自身の行動についてうまく説明ができない。こうした場合、家庭にどのようなことが予期されるか、性的虐待歴はあるか、子ども自身が適切な行為と不適切な行為についてどの程度の分別をもっているか、過去における不適切な性的行動の帰結がどのようなものであったか、巻き込まれた年少の子どもの気持ちに対するその子の共感能力などが問題となる。一般的に、このような事例の性的指向性はさらに思春期が進むまで明確にはならない。仲間との関係における困難が適切な社会的、性的行動を妨げていることが多いが、こうした困難に対する働きかけが必要となる。

同性愛的な関心を示す思春期の女性の場合、憧れの対象である年長の女性へのロマンティックな愛着にとらわれていることが極めて多い。同性愛的行為がある場合もない場合もある。こうした思春期女性は、女性的活動において仲間の女の子より劣ると感じていたり、両親との間に葛藤を経験していたりするが、これらはいずれも彼女の低い自己評価の原因となりうる。このような少女は年長の女性を理想化する関係に陥りやすい。そうした関係における尊敬と憧憬が、見返りのように自己評価を高くしてくれるからである。事例によっては、こうした関係がスポーツ、政治、さらには文化的な関心の共有から発展している場合もある。他の関係で異性愛的興奮がほとんど得られず、こうした同性愛的関係だけが自己を価値あるものと感じさせてくれた時、レスビアンという自己規定への発展が起こることになる。多くの場合は他で異性愛的な興奮の経験もあり、そうした例ではこの種のロマンティックなとらわれは一時的なものとして終わる。男性同性愛の場合と同様に、レスビアンとしての同一性が彼女にとって最も有益であることが明らかな場合には、臨床家の役割は、この方向でポジティヴな同一性をもちうるよう支持することである。しかし、少女自身があいまいさを残しているような場合、臨床家はより中立的な立場をとることになる。

ゲイの思春期例をもつ親は、しばしば社会的サポートを必要としている（Kaufmann, 1991）。最近、都市部には、ゲイの親の支援グループが組織されつつあるが、こうしたグループはそこに参加できる親にとって大きな助けとなるだろう。親には、ゲイのライフスタイルとエイズについての情報、ゲイの男性・女性に関するよりポジティヴなイメージを得られる方法、また彼ら自身の喪失感に対する援助が必要である。両親が異性愛の息子や娘を失ったことに関する喪の仕事を終えれば、彼らは同性愛の子どもと新たにポジティヴな関係を築くことができる。同胞もまた葛藤的感情をもつことがあり、彼らの感情についても配慮されなければならない。

最後になったが、ゲイやレスビアンのティーンエイジャーが抑うつ、自殺未遂、その他の精神医学的問題を呈している場合、こうした問題をもつ異性愛例と同様の注意が払われることになるだろう。しかし、関わる人に、同一性を獲得しようとする中でこうしたティーンエイジャーが直面する様々な問題に対する感受性があるか否かが、治療的接触と非治療的接触とを分かつ要となるだろう（Remafedi et al., 1991）。

訳注

〔1〕原文では aim という語が使われているが、『性欲論三篇』のフロイトの文脈からして、ここは「対象（Objekt）」でなくては整合性がない。

訳者あとがき

本書は*Gender Identity Disorder and Psychosexual Problems in Children and Adolescents*, by Kenneth J. Zucker and Susan J. Bradley, New York: Guilford Press, 1995 の全訳である。

性同一性障害という現象は、近年、日本においても様々な形で話題になっている。メディアなどがとりあげることもここ数年で多くなり、当事者の書いた本も出版されるようになった。

しかし、わが国において、学術的研究という点ではどの程度のことがなされているのだろうか。社会学・ジェンダー・哲学などの領域でこの問題がとりあげられることは比較的多いものの、医療領域においてはまだまだ少ないのが現状だろう。治療実践についてのガイドブックは若干あるが、障害そのものの理解、つまり、性同一性障害とはいったいどのような事態なのかということについての書物は少ない。いささかジャーナリスティックに事態がとらえられ、医学研究の方が後を追っているという現状を否定することはできないだろう。この点ではカナダ、米国など北米の研究水準との間には残念ながらまだ大きな開きがある。

本書は、心理学、精神医学、さらに生物学領域において、あらゆる先入観を取り払って患者の病態を科学的に把握しようと迫った力作である。ここでは「そもそも障害と呼べるのか」という点から議論がなされている。この領域の研究を行う際に必読の基本文献というべき草分け的な一書である。本書は、日本語で読める性同一性障害についての医学的研究として最も重要な著作の一つになるに違いない。

本書の大きな特徴は、児童期の性同一性障害が研究テーマになっている点である。日本では性同一性障害の病院への受診はほぼ全員が大人である。研究についても同様であろう。児童の受診や研究は皆無である。それに対してズッカーは、家族療法や心理療法などを通して性同一性障害の児童の心にアプローチすることを試みる。こうした背景のもと、ズッカーの所属するセンターでは児童の性同一性障害の受診が増え、本書の研究はそこで得られたデータが大きな拠り所になっている。

本書をご覧になっていただければおわかりと思うが、極めて詳細な研究が性同一性障害の当事者あるいはその家族を対象に行われている。その心理学的研究の多くは多彩な質問紙によるものである。しかし、何故このような研究が必要とされたのであろうか。それは、結局のところ、性同一性障害の本質というのが「本人に聞いてみないとわからない」ということにあると思う。つまり、どれほど生物学的性ではない性に外見的にふさわしい人がいたとしても（つまりある男性が周囲の人にどれほど女性らしくみえたとしても）、結局のところ本人が「自身をどれほど反対性と感じるか」ということに性同一性障害の本質があるからである。

さらに、本書では、その本質に関する問いが次第に医療の問題へと変換されていく。当事者の「反対性であるということを感じている」という言葉を受け取っているのは、本来は家族や友人、学校の仲間や職場なのかもしれないが、現実的にはそう簡単にはいかず、同じような悩みを抱えている仲間かあるいは医療に対してであるという現状があるからだ。本人の訴える言葉の宛先が医療に向けられている以上、医療の側から、それはいったいどのような言葉であるのかを真摯に探究していく必要があるだろう。そのような試みを行った本としては現時点で読める本としてはこれ以外にはない。

このように心理学的問題として出発しながら、医療の問題へとシフトしていくあたりが、著者が心理学者ズッカーとその上司である精神医学者ブラッドレーの共著として結実したことに関係している。

もうひとつ、本書の特徴を言えば、研究の進め方が極めて実証的であるという点であろう。性同一性障害という事態は、もともとは精神病かあるいはその近縁の問題として考えられていたものが、一九世紀以降「倒錯」としてまとめられ、二〇世紀前半になり「性転換症」という一つの病気として記述され、一九六〇年代以降は「性同一性障害」と次第に位置を変えている。本書は一九六〇年以降の経験的研究というエピステーメーにもとづいている。「倒錯」「神経症」「精神病」と性同一性障害の構造的な位置関係がどうなっているかという視点はそこにない。もちろん、それはそれでよいのであるが、あくまで、この「障害」が常に一つの絶対的な位置を占めているのではなく、あるエピステーメーを通して現れた問題であることを忘れてはならないだろう。

さらに本書に欠けている視点があるとすれば、発達障害との関係についてである。本書では触れられていないが、発達障害の人の一部に、性的なこだわりとして反対性のものに執着する人がいる。人間がこだわりというものが生じるときの萌芽のようなものは、ある種、性的なニュアンスをもっているのではないか。実際に、発達障害の人の中には服装倒錯フェティシズムのような様相を呈する人が存在する。発達障害の人の性のあり方はどのようになっているのかというのは極めて大きな問題であり、今後の研究に期待したい。

翻訳作業の進め方は、各章をそれぞれの訳者に分担した。第1～3章は西岡が、第4～5章を古橋が、第6章は諏訪、早川、西岡が、第7～9章は早川が、第10～11章は諏訪が、第12～13章は鈴木が担当した。その後、メンバー全員が集まり全体の翻訳について検討を繰り返した。つまり、翻訳メンバー全員が全体に関わっているが、最終的な訳文の監修は鈴木が行った。

訳者を代表して

鈴木國文
古橋忠晃

索　引

ア 行

遊び　Play　26-30, 316
　荒っぽい遊び　rough-and-tumble　9, 28, 33, 67, 90, 196, 198-199, 238-243, 247, 442
　性典型的遊びの測定　sex-typed, measurement of　79
遊びやゲームに関する質問紙　Play and Games Questionnaire　59, 87
アルコール依存症　Alcoholism　203, 396, 406
アンドロゲン不応症候群　Andorogen insensitivity syndorome　44
いじめ　Social ostracism　140-142
　の軽減　reduction of　336-337
異性愛発達　Heterosexual development　440
異性装　Cross-dressing　24-26, 91, 281, 389, 403-405　→「思春期における服装倒錯的フェティシズム」も参照
　衣類　garments, soiling of　409-410, 414-415
　下着　undergarments, use of　66
　　事例　case example　66-67
遺伝学　Genetics
　行動　behavior　163-171
　　性指向と　sexual orientation and　165-171
　　成人の性同一性障害と　adult gender identity disorder and　164
　分子　molecular　171-172
遺尿症の事例　Enuresis, case example　119-120, 135
衣服，歴史　Dress, history of　253-254
遺糞症の事例　Encopresis, case example　120-122
色別コード化　性的二型　Color coding, sex-dimorphic　254
インフォーマントの影響　Informant, influence of　88, 92
ウェクスラー児童用知能検査　WISC　211-212, 214
ウェクスラー成人用知能検査　WAIS　205-206, 208 ,210-211
ウェクスラー幼児用知能検査　WPPSI　212
ウォータージャーテスト　Water Jar Test　209
ACQ 行動チェックリスト　ACQ Behavior Checklist　42
エイズ　AIDS　37, 227-232, 429, 437
H－Y 性別決定抗原　H-Y sex-determining antigen　162
エストロゲンの正のフィードバック効果　Positive estrogen feedback effect（PEFE）　187-190
　重要な研究報告　important observations　192-194
　の批判　critiques　190-194
エタノールの曝露（エタノールの影響）　Ethanol exposure　198, 203
X 染色体　X chromosome　171
エディプス的要因　Oedipal factors　440
オコナー手指巧緻性テスト　O'Connor Finger Dexterity Test　210
おてんば　Tomboysm　68, 317-318
おもちゃでの遊び　Toys, play with　26-27
オランダ　Netherlands　35

カ 行

外向性　Activity Level / Extraversion evaluation　87
外向性の障害　Externalizing disorders　104
改訂版男児用性行動一覧　Revised Gender Behavior Inventory for Boys　87
改訂ピーボディ絵画言語テスト　Peabody Picture Vocabulary Test-Revised（PPVT－R）　208
解剖学的性差に対する違和感　Anatomic dysphoria　31-32
顔の表情　Facial expression　289
鏡の中に自分の姿を見ることへの固執　Mirror, preoccupation with　421
過剰不安障害，事例　Overanxious disorder, case example　135
仮性半陰陽　Pseudohermaphroditism　6, 196

家族歴法　Family history method　163
活動レベル　Activity level　238-242
からかい　Teasing　28-29
カルバマゼピン　Carbamazepine　427
環境因子　Environmental variables　168
感受時期仮説　Sensitive-period hypothesis　257, 314
感情　Affect
　親の情動調節の困難さ　parental difficulty with regulation of　329
　性同一性形成の初期における　Affect in early gender identity formation　8
利き手　Handedness　216-225
　現在の研究の方法論上のあいまいさ　methodological ambiguities of extant studies　222-224
気質　Temperament　238, 316
虐待　Abuse
　身体的虐待　physical abuse　320-321
　性的虐待　sexual abuse　319-321
境界例患者の診断面接　Diagnostic Interview for Borderline Patients（DIBP）　144
教師報告記録（TRF）　Teacher's Report Form　108, 111, 112, 114
強迫性障害，事例　Obsessive-compulsive disorder, case example　122-123
空間的能力　Spatial abilities　209, 212-216
グエヴェドーセス　Guevedoces　260-261, 263
グリーン　Green, R.
　女性的な男児／男性的な女児に関する研究　studies of feminine boys / masculine girls　61-62, 286-287, 367
　　データの因子分析　factor analysis of data　61
　　フォローアップ　follow-up　359-364
　父親の因子に関する（グリーンの）研究　paternal variables studied by　310-312
クロミプラミン　Clomipramin　427
外科的手術（性別再割当て）　Surgery（sex reassignment）　381-385, 389, 397
　事例　case example　392-396
言語記憶テスト　Verbal memory test　211
言語能力　Verbal ability　208-209, 212-213
言語理解　Verbal comprehension　212
限定的性　Sex, defined　7
5－α－還元酵素欠損症　5－ARD　259-264
構造化面接 DSM－Ⅲ版　Structured Clinical Interview for DSM－Ⅲ（SCID）　296, 311
行動　Behavior　→「性同一性障害の行動パターン」も参照
　遺伝学と　genetics and　163-171
　制限　setting limits on　280-281
　性典型的　sex-typed　9, 39
　　アセスメントのプロトコル　assessment protocol　83
　　親の反応　parental reaction to　276, 278-280
　破壊的行動障害　disruptive disorders　154
　反対性　cross-gender
　　罰する punishiment for　335
　　両親による促し　parental encouragement of　350
　ファンタジーと　fantasy and　373-374
行動の男性化／脱女性化　Behavioral masculinization / defeminization　175
行動療法　Behavior therapy　342-347
　効果　effectiveness　345-346
　標的と技法　targets and techniques　343-344
声　Voice　30-31
国際周産期共同研究企画　National Collaborative Perinatal Project　240
国際ハリー・ベンジャミン性別違和症候群協会標準治療　Harry Benjamin International Gender　384
子育て実態調査　Chid-Rearing Practices Report（CRPR）　146, 301
ごっこ遊び　Role play　26-27
婚姻状況　Marital status　308

サ 行

サブジェクト・ホモエロティクス　Subject homoerotics　12
ジエチルスチルベストロール　Diethylstilbestrol（DES）　185-186
支援グループ　Support group　448
ジェンダー恒常性　Gender constancy　316-317
ジェンダー・シェーマ　Gender schema　314-317
刺激特異性　Stimulus specificity　343
自己社会化　Self-socialization　313-317
自己調節　Self-regulation　344
自己鎮静化　Self-soothing　425
自殺傾向　Suicidal tendencies　389, 411, 449

思春期　Puberty
解剖学的性への違和感　anatomic dysphoria and　33
における変化　changes during　385-386, 388
思春期における性同一性障害　Adolescent gender identity disorder　381-401
（鑑別）診断　diagnosis（differential） 399-400
経過　course of　392-396
事例　case example　392-396
児童行動チェックリストデータ（CBCL） Child Behavior Checklist data　390-392
人口統計学的特性　demographic characteristics　385, 387
診断基準　diagnostic criteria
DSM－Ⅲ－R　383
DSM－Ⅳ　385
早発型／遅発型　early or late-presenting 383
治療　treatment　396-399
フォローアップ　follow-up　399
付随する特徴　assosiated features　389-392
臨床像　clinical presentation　385-389
思春期における同性愛　Adolescent homosexuality 429-449
家族の反応　family reaction to　438
思春期グループ　youth groups　352
女性の　female　448
性指向，関係する疑問　sexual orientation, question about　447
性同一性障害における　in gender identity disorder　398
理論　theoretical approaches　438-444
社会学習理論　social learning theory 442-443
精神分析理論　psychoanalytic　440-442
臨床像　clinical aspect
事例 case example　431-436
提示　presentation　430
臨床上の対応　management　445-449
思春期における服装倒錯的フェティシズム
Adolescent transvestic fetishism　403-427
→「異性装」も参照
IQと因子得点　IQ and factor scores of males with　415
怒りと　anger and　427
衣類，よごす　garments, soiling of　409, 414-416
事例　case example　414-419
人口統計学的特性　demographic characteristics　403
児童行動チェックリストの得点と Child Behavior Checklist ratings and 411-414
診断基準（DSM－Ⅳ） diagnostic criteria DSM－Ⅳ　403-404
性嗜好異常　paraphilias and　411, 427
治療　treatment　426-427
病因論　etiology　419-426
学習理論　learning theory　422-423
精神分析理論　psychoanalytic theory 419-422
生物学的理論 biological theory　423-424
不安と　anxiety and　427
文献　literature　407-408
分離不安　separation anxiety　411
理論的統合　integrative formulation　424-426
臨床的特徴　clinical featuers　408-419
思春期の服装倒錯フェティシズムにおける学習理論　Learning theory in adolescent transvestic fetishism　422
思春期の服装倒錯フェテシズムにおける生物学的理論　Biological theory in adolescent transvestic fetishism　423
視床下部　Hypothalamus
視索前部　preoptic area（POA）　226-227
前視床下部，間質核　anterior, interstitial nuclei　227-230
「自然－臨界期－養育」パラダイム　“Nature-critical period-nurture” paradigm　259
下着　Undergarment　66
異性装，事例　cross dressing, case example 66-67
質問紙　Questionnaires
遊びやゲームの質問紙　Play and Games Questionnaire　59, 87
親の報告　parent-report　81
性同一性質問紙　Gendet Identity Questionnaire　87, 145

児童　Children
からかい　teasing　28-29
自己ラベリング　self-labeling　313
性転換症　transexualisme　14-15
仲間関係　peer relations　27-30
幼時，ジェンダー・ラベリング　toddlers, gender labeling　313-314
わざとらしさと声　mannerisms and voice 30-31
児童期の性同一性障害のアセスメント Assessment of gender identity disorder in children　79-101
インフォーマント　informant, influence of 88, 92
技法のまとめ　summary of techniques 80-82
小児面接　child interview　88
事例　case example　95-97
心理学的検査　psychological testing　79-86
性差　sex difference　86
性典型的行動アセスメント　sex-typed behavior assessment　82-83
流れ　sequence　98-101
母親評価プロトコル　maternal assessment protocol　144
両親の面接　parent interview　88
臨床的問題　clinical issue　92-101
児童行動チェックリスト　CBCL　40-42, 47-49, 86, 411-414
教師報告記録用紙　Teacher's Report Form (TRF)　108, 109
思春期の性同一性障害の　for adolescent gender identity disorder　390-392
社会適応　social competence　136-138
事例　case example
女児（4～5歳）　girls (4-5 years old) 128-133
女児（6～11歳）　girls (6-11 years old) 134-135
男児（4～5歳）　boys (4-5 years old) 115-119
男児（6～11歳）　boys (6-11 years old) 119-123
(CBCL の）人口統計学的特徴と行動障害の評価　demographic characteristics and ratings of behavioral disturbance　145
性同一性障害の女児　girls with gender identity disorder　123-135
両親の記録データ　parent report data 123-126
性同一性障害の男児　boys with gender identity disorder　104-123
親の報告データ　parent-report data 104-108
プロフィールパターン　profile patterns 112-114
ペア対応させた臨床対照群との比較 pair-matched clinical controls and　108
性同一性障害男児の精神病理 psychopathology of boys with gender identity disorder
母親の行動と　maternal behaviors and 157, 158
予測変数　predictors　158
「2」と評価した母親と父親の割合から見る性同一性に関する2項目　items pertaining to gender identity as a percentage of mothers and fathers　48
年齢と精神病理の関係　age and degree of 142
人口統計学的予測変数　demographic predictors　142
服装倒錯的フェティシズムと　transvestic fetishism and　412
行動障害，母親の評価　behavioral disturbances, maternal ratings of　412
児童・思春期診断面接　Diagnostic Interview for Children and Adolescents　150
児童診断面接一覧表　Diagnostic Interview Schedule for Children　42
児童面接一覧表　Interview Schedule for Children 150
至福の共生　Blissful symbiosis　285-286, 325
指紋型　Fingerprint patterns　233
社会学習理論　Social learning theory　442
社会適応　Social competence　136-138
社会適応性スケール　Social Adaptaion scale 296
社会的強化　Social reinforcement　270-285, 343
結論　conclusion　280-285
自己社会化　self-socialization　313-317
2～4歳児の健常例の研究　normative studies, 2-to 4-year-olds　271-273

社会の側からの性分化的関心　Differential social attention　→「社会的強化」を参照
若年期非女性性　Juvenile unfemininity　67
若年期非男性性　Juvenile unmasculinity　67
　事例　case example　376-377
若年期非定型性同一性障害　Juvenile phase atypical gender identity disorder　67-68
自由遊戯テスト　Free-play test　85, 89
受診率における性差　Referral rates, sex differences in　44-49
術語　Terminology　6-12
出生順位　Birth order　234-237, 240
紹介受診指数　Referability index（RI）　47
症状チェックリスト90改訂版　Symptom Checklist 90－Revised（SCL－90－R）　294
　母親のデータ　maternal data　147, 294
情緒的な機能
　父親の　paternal　311-313
　母親の　Emotional functioning maternal　294-301
　母親の精神病理とその他の母親の行動尺度との相関関係　psychopathology and other measures of behavior, correlations　299
小児期の統合失調症質障害，事例　Schizoid disorder of childhood case example　122-123
小児性愛　Pedophilia　11
小児面接　Child interview　93
女性運動（1970年代～1980年代）　Women' movement（1970s and 1980s）　254
女性の同性愛（レスビアン）　Lesbianism　436-438, 445-449
　事例　case example　431-434
神経解剖学的構造と人体計測法　Neuroanatomic structures and anthropometrics　226-234
　研究についての議論　studies, discussion of　231-233
　視索前部　preoptic area　226-227
　指紋型（皮膚紋理学）　fingerprint patterns（dermatoglyphy）　233-234
　前交連　anterior commissure　230-231
　前視床下部間質核　hypothalamus anterior interstitial nuclei　227-230
神経心理学機能　Neuropsychological function　216-226
　利き手　handedness　216-225
　テスト　tests of　225-226
人口統計学的　Demographic
　思春期の性同一性障害　adolescent gender identity disoder　385-387
　思春期の服装倒錯的フェティシズム　adolescent transvistic fetishism　400
　トロントのフォローアップ研究　Toronto Follow-Up Study　369
　分離不安と　separation　153
　予測変数（CBCL）　predictors（CBCL）　142
真性半陰陽　True hermaphroditism　6
身体的な魅力　Physical attractiveness　243-247
診断上の問題（児童期の性同一性障害）　Diagnostic issues（childhood gender identiy disorder）　52-79
　異論のある論争点　controversial issues　70-79
　鑑別診断　differential diagnosis　65-70
　実証的分析　empirical analyses　60-63
　障害の正当性　legitimacy of disorder　70-79
　信頼性と妥当性　reliability and validity of　57-60
　DSM－Ⅲ－Rからの変更点　changes from DSM－Ⅲ－R　53-55
　DSM－Ⅲ－Rの診断基準　DSM－Ⅲ－R criteria　54, 68
　　信頼性　reliability of　53-55
　DSM－Ⅳの診断基準　DSM－Ⅳ criteria　53-55
　　持続についての判断　behavioral persistence, judgements of　64-65
　文化の影響　cultural influences　63-64
　用語，定着　nomenclature, placement in　52-53
人物描画テスト　Draw-a-Person（DAP）test　82
心的回転テスト　Mental Rotations Test（MRT）　209
心理社会的研究　Psychosocial research　251-323
　性同一性障害女児における影響　influence on girls with gender identity disorder　317-321
　まとめ　summary of　322
心理療法　Psychotherapy　347-353, 397
　効果　effectiveness of　352
　治療者の性別　therapist's gender　351
ストーラー　Stoller, R. J.

児童期の性同一性障害の治療　on treatment of childhood gender identity disorder　339-340
母親の性心理的発達　on maternal psychosexual development　291-292, 294
反対性の行動の親による促し　on parental encouragement of crossgender behavior　350
ストックホルム症候群　Stockholm Syndrome　319
ストレス　Stress　328
スレーターの指標　Slater's index　234
性科学の歴史的背景　Historical background of sexology　12-15
性行動一覧　Gender Behavior Inventory　59
性差　Sex differences
性同一性障害における交友評価　referral rates for gender identity disorder　45-49
性同一性障害のアセスメント　in assessement of gender identity disorder　86
精神科診断面接　Diagnostic Interview Schedule（DIS）　297
性指向　Sexual orientation
家族性と　familiality and　165-171
利き手　handedness　220, 224
性転換症　transsexualism　366-367
性同一性　gender identity　371
先天性副腎過形成の女性の　of women with CAH　181-183
胎生期ストレス仮説　prenatal stress hypothesis and　200-202
定義　defined　9
認知能力　cognitive abilities　203-210
研究のまとめ　studies summarized　206-207
年齢　age and　363
ファンタジーと行動　fantasy and behavior　373-374
生殖器違和感症　Genital dysphoria　31
精神障害　Mental disorder　72
精神病理　Psychopathology　400
性同一性障害と　gender identity diosrder and　139-160
精神分析療法　Psychoanalytic treatment　348-350
思春期服装倒錯フェティシズムにおける　in adolescent transvestic fetishism　419-423
同性愛の　of homosexuality　440
精巣女性化症候群　Testicular feminization Syndrome　44
性的スクリプト　Sexual script　443
性転換症　Transsexualism　36, 162
家族性　familiality　164
利き手と　handedness and　222
児童期と　childhood and　14-15
初期の生物学的研究　early biological　162-163
性指向と　sexual orientaion and　366-367
治療，予防的　treatment, preventive　337
DSM－Ⅲ－R 診断基準　DSM－Ⅲ－R diagnostic criteria　51, 52, 383
認知能力　cognitive abilities　210
性同一性　Gender identity
異論のある論争点　controversial issues　70-79
診断の際の状態と相関する　measures as function of diagnostic status　58-59
性差　sex differences　86
性指向と　sexual orientation and　371
性同一性の核　core gender identity　7, 314
定義　defined　6-11
父親の在／不在　father presence / absence and　305-310
性同一性障害　Gender identity disorder　328-331
アセスメント　assessment of　79-101
臨床的な問題　clinical issues　92-101
一過性の反応　transient symptoms　65
親の影響　parental influence on　154-156
家族内伝達　familial transmission　291
関連する精神病理と　associated psychopathology and　139-159
行動パターン　behavioral patterning　19
児童の認知能力　cognitive ability in children　211-214
紹介受診率における性差　referral rates, sex differences in　44-49, 86
小児の苦痛　distress in children　74
小児の能力障害　disability in children　77-78
女児　girls with　262-264
身体的な魅力　physical attractiveness of　245-246
『精神疾患の診断・統計マニュアル』 *Diagnostic and Statistical Manual of Mental*

Disorders（DSM）　70
第三版，第三版改訂版（DSM－Ⅲ，DSM－Ⅲ－R）　third and revised third editions　51-60, 68
第四版（DSM－Ⅳ）　fourth edition　19, 51, 53-65, 303, 305, 403
性心理障害に関する諮問委員会　Advisory Committee on Psychosexual Disorders　101
生物学的研究　biological research　161-250
中核的行動特徴，臨床評価用紙　core behavioral features, clinical rating form　91
DSM における　in the DSM　51
同一感の表明　identity statements in　23
同性愛と，親の心配　homosexuality and, parental concerns about　100-101
発生率　incidence of　42-44
文献　literature on　13, 302
分離不安の役割　separation anxiety role　146-154, 326
有病率　prevalence of　35-42
性同一性障害における同一感の表明　Identity statements made in gender identity disorder　23
性同一性障害のアセスメントにおける臨床的問題　Clinical issues in assessment of gender identity disorder　92-101
アセスメントの準備　evaluation, preparation for　92-95
アセスメントの流れ　assessment sequence　97-101
性同一性障害の家族内伝達　Familial transmission in gender identity disorder　291
性同一性障害の行動パターン　Behavior patterning of gender identity disorder　19-20
就学前　preschool　19
事例　case example　20-21, 23-24
わざとらしさと声　mannerism and voice　30-31
性同一性障害の小児の苦痛　Disress in children with gender identity disorder　73
事例　case example　75-77
性同一性障害の小児の能力障害　Disability in children with gender identity disorder　77-78
性同一性障害のための心理学的検査　Psychological testing for gender identity disorder　79-86
性同一性面接　Gender Identity Interview　75-77, 87, 89
性に関する政治と同性愛　sexual politics and homosexuality　303
青年服装倒錯フェティシズムの神経学的評価　Neurological assessment of adolescent transvestic fetishists　413-414, 424
生物学的因子　Biological factors　163, 328
両親の質問と　parental question about　99-100
生物学的研究（性同一性障害の）　Biological research on　161-250
気質　temperament　238-243
行動の遺伝学　behavior genetics　163-171
出生順位　birth order　234-237
初期の研究　early research　162-163
神経解剖学的構造　neuroanatomic structure　226-234
神経心理学的機能　neuropsychological function　216-226
身体的な魅力　physical attractiveness　243-247
胎生期の母体へのストレス負荷　prenatal maternal stress　197-203
胎生期ホルモンモデル　prenatal hormone model　173
同胞性別比　sibling sex ratio　234-236
認知能力　cognitive abilities　203-216
分子遺伝学　molecular genetics　171-172
まとめ　summary　247-248
生物・心理・発達的モデル　Biopsychodevelopmental model　325-326
性別違和症候群　Gender dysphoria　8, 12, 14, 69
文化的側面　cultural aspects　14
性別再割当て手術　Sex reassingment surgery　381-384, 388, 397
事例　case example　392-396
性別の好み　出産前　Sex preference prenatal　267-270
性別割当て　Sex assignment　253-266
（性別割当てへの）挑戦　challenges to　261-266
マネーの研究　Money's research　255-259
性役割　Gender role
行動上の性差　sex differences in behavior　86

小児の　in children　8, 59
父親の在／不在と　father presence / absence and　311
定義　defined　7-9
動物の　in animals　9
前交連　Anterior Commissure　230-231
前視床下部間質核　Interstitial nuclei of the anterior hypothalamus（INAH）　227-230
染色体検査　Chromosome testing　99, 171
先天性副腎過形成（CAH）　Congenital adorenal hyperplasia（CAH）　179-187, 205, 218, 256, 259
ヒトにおける研究 human studies, findings　183-187
双生児研究　Twin study method　163-168
確信バイアス　ascertainment bias / recruitment bias　167
マネーの報告　Money's report　258
理想的な　ideal　170
側頭葉てんかん　temporal lobe epilepsy　423, 427
組織化の影響　Organizational effects　173

タ 行

胎生期ストレス症候群　Prenatal stress syndrome　200
胎生期の母体へのストレス　Prenatal maternal stress　197-203
動物研究　animal research　197-198
ヒトの性指向と　human sexual orientation and　200-202
胎生期ホルモンモデル　Prenatal hormone model　173-197
テストステロンレベル　testosterone levels　216
動物研究　animal studies　173-178, 197
行動における男性化と脱女性化の違い behavioral masculinization versus defeminization　175
社会的な影響　social influences　176-178
組織化／賦活化の影響　organizational / activational influences　173-175
ヒトにおける研究　human studies　178-194
エストロゲンの正のフィードバック効果　positive estrogen feedback effect（PEFE）　187-194
概念的な問題　conceptual issues　178-179
先天性副腎過形成　congenital adrenal hyperplasia　179-185
大脳の機能的非対称性　Functional cerebral asymmetry　216
大脳の非対称性　Cerebral asymmetries　216, 225
辺縁系の異常　Limbic abnormalities　423
知覚統合　Perceptual Organization　214
父親－息子関係　Father-son relationship　301-311, 349
共有時間　shared time　310, 312
グリーンの研究　Green's studies　310, 312
性同一性障害男児における父親不在の割合 rates of, in boys with gender identity disorder　306-308
父親の不在　absence of father　305-310
治療　Treatment　335-357
子どもの　of the child　342-353
行動療法　Behavior therapy　342-347
集団療法　group　352-353
心理療法　psychotherapy　347-352
折衷的心理療法　electic psychotherapy　350-351
成人の　of the adult
性転換症の予防　to prevent transsexualism　337
同性愛の予防　to prevent homosexualism　338-341
長期的な効果　long term effect　362-365
両親の　of the parents　354-355
理論的根拠と倫理的問題　rationales and ethical issues　335-342
治療者　Therapist
性別　gender　351
倫理的問題　ethical issue　335-342, 384
積木模様，組み合わせ／幾何学模様　Block Design and Object Assembly / Geometric Design　212, 214
デシプラミン　Desipramine　427
テスト，実施上の注意　Testing, caution on use of　82
テストステロンレベル　testosterone levels　193-194
高値　elevated　424

胎生期の　prenatal　216-217
母親の抗体　maternal antibodies　236-237
免疫不全ウイルス　HIV　232
同性愛　Homosexuality　70, 78, 79, 161, 184, 188
児童期の性同一性障害と　gender identity disorder in childhood and　36-40, 336
初期の生物学的研究　early biological research　162-163
性に関する政治と　sexual politics and　303
男性双生児　twin males　165
父親－息子関係と　father-son relationship and　301-302
治療，予防的　treatment, preventive　338-341
テストステロンレベル　testosterone levels　193
に関する親の心配　parental concerns about　99-101
に関するフロイト　Freud on　5
両性愛，思春期　bisexuality, adolescent　360
頭部外傷，フェティシズム　Head injury, and fetishism　423
動物研究　Animal studies
胎生期の母体へのストレス負荷　prenatal maternal stress　197-198
胎生期ホルモンモデル　prenatal hormone model　194-195
動物行動学の愛着理論　Ethological attachment theory　153
同胞性別比　Sibling sex ratio　234-237
特発性低ゴナドトロピン性性腺機能低下症　Idiopathic hypogonadotropic hypogonadism　205
トロントのフォローアップ研究　Toront Follow-Up Study　367-379
人口統計学的属性　demographic characteristics　368
性指向　sexual orientaion
事例　case example　375-379
年齢と age and　373
ファンタジーと行動　fantasy and behavior　373-374
臨床的印象 clinical impression　375
性同一性　Gender identity　370
事例　case example　370-373
性指向と　sexual orientation and　373

ナ 行

内向性の障害　Internalizing disorders　104
二分法のリスニング・テスト　Dichotic listening test　225
認知能力　Cognitive abilities　204-216
間性状態　intersex conditions　204-205
児童の性同一性障害　in childhood gender identity disorder　211-216
性指向　sexual orientation　205-210
研究のまとめ　studies summarized　206-207
性転換症　transsexualism　210-211
年齢　Age　85, 87, 308, 310, 356
児童行動チェックリスト，精神病理　Child Behavior Checklist psychopathology and　141-142
性指向　sexual orientation and　363, 373

ハ 行

パラフィリア　Paraphilias　11
半陰陽　Hermaphroditism　6, 68-70, 195, 255-258
外科的な矯正の遅れ　surgical correction, delayed　257
反抗・挑戦性障害　Oppositional defiant disorder, case example　135
反対性の行動（児童）　Cross gender behavior（children）　14, 45-46, 350
ヒトの研究　Human studies
利き手に関する，方法論上のあいまいさ　of handedness, methodological ambiguities　222-225
神経心理学的機能　neuropsychological function　216-226
胎生期の母体へのストレス負荷　prenatal maternal stress　197-203
胎生期ホルモンモデル　prenatal hormone model　178-194
認知能力　cognitive abilities　203-216
皮膚紋理学　Dermatolglyphy　233-234
不安　Anxiety　21, 327-328, 397, 406　→「分離不安」も参照
制御　regulation of　409, 425
ファンタジー　Fantasy

性指向と　sexual orientation and　37, 373-374
両性愛／同性愛　bisexual / homosexual　183-184
夫婦の不和　Marital discord　154
フェティシズム　Fetishism
側頭葉発作と　temporal robe seizures and　423, 427
頭部外傷と　head injury and　423
フォローアップ　Follow-up　359-379
思春期の性同一性障害　adolescent gender identity disorder　399
性同一性障害の男児研究における性指向　sexual orientation in studies of boys with gender identity disorder　361
性別再割当て手術　sex reassignment surgery　384
トロントの研究　Toronto study　367-379
賦活化　Activational effect　173-175
服装倒錯　Transvestism　66
思春期の性同一性障害における　in adolescent gender identity disorder　399-400
定義　defined　11-12
服装倒錯的フェティシズム　transvestic fetishism　66, 400, 419
事例　case example　414-419
成人期の記述現象学　phenomenology in adults　405-407
分類　categorization of　406
フルオキセチン　Fluoxetine　427
プレマリン　Premarin　191, 193
フロイト　同性愛の起源　Freud, Sigmund, on the origins of homosexuality　5, 301
文化の影響　Cultural influence　63-64
文献　Literature
思春期における性同一性障害に関する　on adolescent gender identity disorder　381
思春期における服装倒錯的フェティシズムに関する　on adolescent transvestic fetishism　407-408
児童期の性定型的行動と後の性指向に関する　on childhood sex-typed behavior and later sexual orientation　39
性科学，歴史的背景に関する　of sexology, historical background　12-15
精神分析に関する　on psychoanalysis　347
性同一性障害成人に関する　on adults with gender identity disorder　13
性別違和感をもつ幼児／未就学児に関する　on toddlers / preschoolers with gender dysphoria　65
分離不安　Separation anxiety　21, 138, 289, 337
事例　case example　120-122, 128-133, 151
性同一性障害における役割，仮説　role in gender identity disorder, hypothesis　146-154
面接一覧表　interview schedule　151
併存障害　Comorbidity　103
ベック抑うつ尺度　Beck depression inventory　144
ペニスや解剖学的性差に対する違和感　Penis and anatomic dysphoria　31-32
母子関係　Mother-daughter relationship　285-290, 348-349
過度の親密さ　overcloseness　285-288
共有時間　shared time　286-289
性転換症と　transvestism and　334
ポルテウス迷路テスト　Porteus Maze Test　210
ホルモン　Hormones　162-163

マ 行

埋没図形検査　Embedded Figures Test　210
マネー　Money, J.
性別割当ての研究　sex assignment, research on　255-259, 265
性別割当てへの挑戦　challenges to　259-264
三つ組モデル　Tripartite model　7
ミネソタ思春期健康調査　Minnesota Adolescent Health Survey　37
民間伝承　Folk wisdom　315
命名の心理学／社会学　Naming Psychology / sociology of　253
面接　Interviews
親の　parent　79, 88
子どもの　child　88

ヤ 行

養育の性別　Sex of rearing　264
幼児期　Infancy
性別割当て　sex assignment　253-255
における身体的な魅力　physical attractiveness during　243-247

幼児期の愛着理論　Infantile attachment　78
抑うつ　Depression　389, 406
思春期の同性愛と　adolescent homosexuality and　449
事例　case example　433-434
母親の事例　maternal, case example　320, 395
抑うつ気分を伴う適応障害，事例　Adjustment disorder with depressed mood, case example　134
抑制　Inhibition　328

ラ 行

両価性　Ambivalence
事例　case example　95-97, 116-118
両親の　Ambivalence, parental　95, 97, 140
両親　Parents
婚姻状況　marital status　308
支援グループ　support group　448
性同一性障害の臨床アセスメントのためのインフォーマントとして　as informants for clinical assessment of gender identity disorder　88
生物学的因子についての質問　biological factors, questons about　99
同性愛　homosexual　443
父親の情緒的な機能　emotional functioning, paternal　311-313
父親不在　unavailability, paternal　305-310
母親の情緒的な機能　emotional functioning, matetnal　294-301, 318-319
母親の性心理的発達　psychosexual development, maternal　291-294
母親評価プロトコル　assessment protocol, maternal　144
両親の影響　influence of,
一般的な精神病理学と性同一性障害における　on general psychopathology and gender identity disorder　154-156
子どものジェンダー発達における　on gender development of child　139
事例　case example　147-148
性典型的な行動への反応　reactions to sex-typed behaviors　276, 278
両親の精神病理／機能不全　psychopathology / dysfunction of　144-148
尺度　measures of　144, 148
両親の両価性　ambivalence of　95, 97, 140
事例　case example　95-97, 116-118
両親の面接　Parent interviews　79, 88
両性愛，思春期の　Bisexuality , adolescent　360-361
臨床的成因モデル　Clinical model　325-334
女児の　for girls, summary　333-334
男児の　for boys, summary　332-333
ロールシャッハテスト　Rorschach test　82, 87, 115, 138
高度に障害されたプロトコル，事例　highly disturbed protocol, case example　128-131

参考文献

Abelove, H. (1986). Freud, male homosexuality, and the Americans. *Dissent, 33,* 59–69.

Abelove, H., Barale, M. A., & Halperin, D. M. (Eds.). (1993). *The lesbian and gay studies reader.* New York: Routledge.

Abraham, F. (1931). Genitalumwandlung an zwei maenlichen Transvestiten. *Zeitschrift für Sexualwissenschaft, 18,* 223–226.

Abramovitch, R. (1977). Children's recognition of situational aspects of facial expression. *Child Development, 48,* 459–463.

Abramovitch, R., Corter, C., Pepler, D. J., & Stanhope, L. (1986). Sibling and peer interaction: A final follow-up and a comparison. *Child Development, 57,* 217–229.

Abramowitz, S. I. (1986). Psychosocial outcomes of sex reassignment surgery. *Journal of Consulting and Clinical Psychology, 54,* 183–189.

Absi-Semaan, N., Crombie, G., & Freeman, C. (1993). Masculinity and femininity in middle childhood: Developmental and factor analysis. *Sex Roles, 28,* 187–206.

Achenbach, T. M. (1978). The Child Behavior Profile: I. Boys aged 6–11. *Journal of Consulting and Clinical Psychology, 46,* 478–488.

Achenbach, T. M. (1979). The Child Behavior Profile: An empirically based system for assessing children's behavioral problems and competencies. *International Journal of Mental Health, 7,* 24–42.

Achenbach, T. M. (1980). DSM-III in light of empirical research on the classification of child psychopathology. *Journal of the American Academy of Child Psychiatry, 19,* 395–412.

Achenbach, T. M., & Edelbrock, C. S. (1979). The Child Behavior Profile: II. Boys aged 12–16 and girls aged 6–11 and 12–16. *Journal of Consulting and Clinical Psychology, 47,* 223–233.

Achenbach, T. M., & Edelbrock, C. S. (1981). Behavioral problems and competencies reported by parents of normal and disturbed children aged four through sixteen. *Monographs of the Society for Research in Child Development, 46*(1, Serial No. 188).

Achenbach, T. M., & Edelbrock, C. (1983). *Manual for the Child Behavior*

Checklist and Revised Child Behavior Profile. Burlington: University of Vermont, Department of Psychiatry.

Achenbach, T. M., & Edelbrock, C. (1986). *Manual for the Teacher's Report Form and Teacher Version of the Revised Child Behavior Profile*. Burlington: University of Vermont, Department of Psychiatry.

Achenbach, T. M., Edelbrock, C., & Howell, C. T. (1987). Empirically based assessment of the behavioral/emotional problems of 2- and 3-year-old children. *Journal of Abnormal Child Psychology, 15*, 629–650.

Achenbach, T. M., Howell, C. T., Quay, H. C., & Conners, C. K. (1991). National survey of problems and competencies among four- to sixteen-year-olds. *Monographs of the Society for Research in Child Development, 56*(3, Serial No. 225).

Achenbach, T. M., McConaughy, S. H., & Howell, C. T. (1987). Child/adolescent behavioral and emotional problems: Implications of cross-informant correlations for situational specificity. *Psychological Bulletin, 101*, 213–232.

Adamec, R. G., & Stark-Adamec, C. (1986). Limbic hyperfunction, limbic epilepsy, and interictal behavior. In B. K. Doane & K. E. Livingston (Eds.), *The limbic system* (pp. 129–145). New York: Raven Press.

Adams, K. M., Klinge, V., Vaziri, H., Maczulski, B., & Pasternak, A. (1976). Studies in adolescent transvestism: Life history, psychometric and behavioral descriptors. In D. V. Siva Sankar (Ed.), *Mental health in children* (Vol. 2, pp. 89–112). Westbury, NY: PJD.

Adkins-Regan, E. (1988). Sex hormones and sexual orientation in animals. *Psychobiology, 16*, 335–347.

Ahuja, Y. R., & Plato, C. C. (1990). Effect of environmental pollutants on dermatoglyphic patterns. In N. M. Durham & C. C. Plato (Eds.), *Trends in dermatoglyphic research* (pp. 123–135). Boston: Kluwer Academic.

Ainsworth, M. D. S., Blehar, M. C., Waters, E., & Wall, S. (1978). *Patterns of attachment: A psychological study of the Strange Situation*. Hillsdale, NJ: Erlbaum.

Allen, C. (1949). *The sexual perversions and abnormalities: A study in the psychology of paraphilias* (2nd ed.). London: Oxford University Press.

Allen, C. (1962). *A textbook of psychosexual disorders*. London: Oxford University Press.

Allen, L. S., & Gorski, R. A. (1990). Sex difference in the bed nucleus of the stria terminalis of the human brain. *Journal of Comparative Neurology, 302*, 697–706.

Allen, L. S., & Gorski, R. A. (1991). Sexual dimorphism of the anterior commissure and massa intermedia of the human brain. *Journal of Comparative Neurology, 312*, 97–104.

Allen, L. S., & Gorski, R. A. (1992). Sexual orientation and the size of the anterior commissure in the human brain. *Proceedings of the National Acad-*

emy of Sciences USA, 89, 7199–7202.

Allen, L. S., Hines, M., Shryne, J. E., & Gorski, R. A. (1989). Two sexually dimorphic cell groups in the human brain. *Journal of Neuroscience, 9,* 497–506.

Allen, L. S., Richey, M. F., Chai, Y. M., & Gorski, R. A. (1991). Sex differences in the corpus callosum of the living human being. *Journal of Neuroscience, 11,* 933–942.

Alpert-Gillis, L. J., & Connell, J. P. (1989). Gender and sex-role influences on children's self-esteem. *Journal of Personality, 57,* 97–114.

American Psychiatric Association. (1980). *Diagnostic and statistical manual of mental disorders* (3rd ed.). Washington, DC: Author.

American Psychiatric Association. (1987). *Diagnostic and statistical manual of mental disorders* (3rd ed., rev.). Washington, DC: Author.

American Psychiatric Association. (1994). *Diagnostic and statistical manual of mental disorders* (4th ed.). Washington, DC: Author.

Anderson, D. (1987). Family and peer relations of gay adolescents. In S. C. Feinstein (Ed.), *Adolescent psychiatry: Vol. 14. Developmental and clinical studies* (pp. 162–176). Chicago: University of Chicago Press.

Anderson, D. (1990). Adolescent homosexuality. In M. Sugar (Ed.), *Atypical adolescence and sexuality* (pp. 181–200). New York: Norton.

Angier, N. (1991a, August 30). Zone of brain linked to men's sexual orientation. *New York Times,* pp. A1, A18.

Angier, N. (1991b, September 1). The biology of what it means to be gay. *New York Times,* pp. 1, 4.

Annett, M. (1970). A classification of hand preference by association analysis. *British Journal of Psychology, 61,* 303–321.

Antill, J. K. (1987). Parents' beliefs and values about sex roles, sex differences, and sexuality: Their sources and implications. In P. Shaver & C. Hendrick (Eds.), *Sex and gender* (pp. 294–328). Newbury Park, CA: Sage.

Arcostanzo, G., Beglia, G., Lertora, V., & Zecca, G. (1991, June). *The assessment of personality in parents of cross-gender identified children.* Poster presented at the World Congress of Sexology, Amsterdam.

Arnold, A. P., & Breedlove, S. M. (1985). Organizational and activational effects of sex steroids: A reanalysis. *Hormones and Behavior, 19,* 469–498.

Baenninger, M., & Newcombe, N. (1989). The role of experience in spatial test performance: A meta-analysis. *Sex Roles, 20,* 327–344.

Bailey, J. M. (1989). *A test of the maternal stress hypothesis for human male homosexuality.* Unpublished doctoral dissertation, University of Texas at Austin.

Bailey, J. M. (1995, March). Sex differences in the distribution and determinants of sexual orientation. In C. J. Patterson (Chair), *Sexual orientation, children and families: Current issues in research.* Symposium presented at the meeting of the Society for Research in Child Development, Indianapo-

lis.

Bailey, J. M., & Bell, A. P. (1993). Familiality of female and male homosexuality. *Behavior Genetics, 23,* 313–322.

Bailey, J. M., & Benishay, D. S. (1993). Familial aggregation of female sexual orientation. *American Journal of Psychiatry, 150,* 272–277.

Bailey, J. M., & Pillard, R. C. (1991). A genetic study of male sexual orientation. *Archives of General Psychiatry, 48,* 1089–1096.

Bailey, J. M., Pillard, R. C., Neale, M. C., & Agyei, Y. (1993). Heritable factors influence sexual orientation in women. *Archives of General Psychiatry, 50,* 217–223.

Bailey, J. M., Willerman, L., & Parks, C. (1991). A test of the maternal stress theory of human male homosexuality. *Archives of Sexual Behavior, 20,* 277–293.

Bailey, J. M., & Zucker, K. J. (1995). Childhood sex-typed behavior and sexual orientation: A conceptual analysis and quantitative review. *Developmental Psychology, 31,* 43–55.

Bak, R. C. (1953). Fetishism. *Journal of the American Psychoanalytic Association, 1,* 285–298.

Bakker, A., van Kesteren, P. J. M., Gooren, L. J. G., & Bezemer, P. D. (1993). The prevalence of transsexualism in the Netherlands. *Acta Psychiatrica Scandinavica, 87,* 237–238.

Bakker, J., Brand, T., van Ophemert, J., & Slob, A. K. (1993). Hormonal regulation of adult partner preference behavior in neonatally ATD-treated male rats. *Behavioral Neuroscience, 107,* 480–487.

Bakwin, H. (1960). Transvestism in children. *Journal of Pediatrics, 56,* 294–298.

Bakwin, H. (1968). Deviant gender-role behavior in children: Relation to homosexuality. *Pediatrics, 41,* 620–629.

Bakwin, H., & Bakwin, R. M. (1953). Homosexual behavior in children. *Journal of Pediatrics, 43,* 108–111.

Balk, S. J., Dreyfus, N. G., & Harris, P. (1982). Examination of genitals in children: "The remaining taboo." *Pediatrics, 70,* 751–753.

Ball, J. R. B. (1968). A case of hair fetishism, transvestitism, and organic cerebral disorder. *Acta Psychiatrica Scandinavica, 44,* 249–254.

Bancroft, J. (1994). Homosexual orientation: The search for a biological basis. *British Journal of Psychiatry, 164,* 437–440.

Barahal, H. S. (1940). Testosterone in psychotic male homosexuals. *Psychiatric Quarterly, 14,* 319–330.

Barlow, D. H., Abel, G. G., & Blanchard, E. B. (1977). Gender identity change in a transsexual: An exorcism. *Archives of Sexual Behavior, 6,* 387–395.

Barlow, D. H., Abel, G. G., & Blanchard, E. B. (1979). Gender identity change in transsexuals: Follow-up and replications. *Archives of General Psychia-*

try, 36, 1001–1007.
Barlow, D. H., Reynolds, E. J., & Agras, W. S. (1973). Gender identity change in a transsexual. *Archives of General Psychiatry, 28,* 569–576.
Baron, M. (1993). Genetic linkage and male homosexual orientation. *British Medical Journal, 307,* 337–338.
Barr, M. L., & Hobbs, G. E. (1954). Chromosomal sex in transvestites. *Lancet, i,* 1109–1110.
Bates, J. E. (1980). The concept of difficult temperament. *Merrill–Palmer Quarterly, 26,* 299–319.
Bates, J. E., & Bentler, P. M. (1973). Play activities of normal and effeminate boys. *Developmental Psychology, 9,* 20–27.
Bates, J. E., Bentler, P. M., & Thompson, S. K. (1973). Measurement of deviant gender development in boys. *Child Development, 44,* 591–598.
Bates, J. E., Bentler, P. M., & Thompson, S. K. (1979). Gender-deviant boys compared with normal and clinical control boys. *Journal of Abnormal Child Psychology, 7,* 243–259.
Bates, J. E., Skilbeck, W. M., Smith, K. V. R., & Bentler, P. M. (1974). Gender role abnormalities in boys: An analysis of clinical ratings. *Journal of Abnormal Child Psychology, 2,* 1–16.
Bates, J. E., Skilbeck, W. M., Smith, K. V. R., & Bentler, P. M. (1975). Intervention with families of gender-disturbed boys. *American Journal of Orthopsychiatry, 45,* 150–157.
Baum, M. J. (1979). Differentiation of coital behavior in mammals: A comparative analysis. *Neuroscience and Biobehavioral Reviews, 3,* 265–284.
Baum, M. J., Carroll, R. S., Erskine, M. S., & Tobet, S. A. (1985). Neuroendocrine response to estrogen and sexual orientation [Letter]. *Science, 230,* 961–962.
Bayer, R. (1981). *Homosexuality and American psychiatry: The politics of diagnosis.* New York: Basic Books.
Bayer, R., & Spitzer, R. L. (1982). Edited correspondence on the status of homosexuality in DSM-III. *Journal of the History of the Behavioral Sciences, 18,* 32–52.
Beach, F. A. (1975). Hormonal modification of sexually dimorphic behavior. *Psychoneuroendocrinology, 1,* 3–23.
Beach, F. A. (1976). Cross-species comparisons and the human heritage. In F. A. Beach (Ed.), *Human sexuality in four perspectives* (pp. 296–316). Baltimore: Johns Hopkins University Press.
Beach, F. A. (1979a). Animal models and psychological inference. In H. A. Katchadourian (Ed.), *Human sexuality: A comparative and developmental perspective* (pp. 98–112). Berkeley: University of California Press.
Beach, F. A. (1979b). Animal models for human sexuality. In *Sex, hormones and behaviour* (Ciba Foundation Symposium No. 62, New Series, pp. 113–143). Amsterdam: Excerpta Medica.

Beach, F. A. (1981). Historical origins of modern research on hormones and behavior. *Hormones and Behavior, 15,* 325–376.

Beatty, W. W. (1979). Gonadal hormones and sex differences in nonreproductive behaviors in rodents: Organizational and activational influences. *Hormones and Behavior, 12,* 112–163.

Beatty, W. W. (1984). Hormonal organization of sex differences in play fighting and spatial behavior. *Progress in Brain Research, 61,* 315–330.

Beatty, W. W. (1992). Gonadal hormones and sex differences in nonreproductive behaviors. In A. A. Gerall, H. Moltz, & I. L. Ward (Eds.), *Handbook of behavioral neurobiology: Vol. 11. Sexual differentiation* (pp. 85–128). New York: Plenum Press.

Beck, A. T., Ward, C. H., Mendelson, M., Mock, J., & Erbaugh, J. (1961). An inventory for measuring depression. *Archives of General Psychiatry, 4,* 561–571.

Becker, J. T., Bass, S. M., Dew, M. A., Kingsley, L., Selnes, O. A., & Sheridan, K. (1992). Hand preference, immune system disorder and cognitive function among gay/bisexual men: The Multicenter AIDS Cohort Study (MACS). *Neuropsychologia, 30,* 229–235.

Begley, S. (1991, September 9). What causes people to be homosexual? *Newsweek,* p. 52.

Bell, A. P., Weinberg, M. S., & Hammersmith, S. K. (1981). *Sexual preference: Its development in men and women.* Bloomington: Indiana University Press.

Bell, R. Q. (1968). A reinterpretation of the direction of effects in studies of socialization. *Psychological Review, 75,* 81–95.

Bell, R. Q., & Harper, L. V. (1977). *Child effects on adults.* Hillsdale, NJ: Erlbaum.

Bell-Dolan, D., & Brazeal, T. J. (1993). Separation anxiety disorder, overanxious disorder, and school refusal. *Child and Adolescent Psychiatric Clinics of North America, 2,* 563–580.

Bem, S. L. (1983). Gender schema theory and its implications for child development: Raising gender-aschematic children in a gender-schematic society. *Signs, 8,* 598–616.

Bem, S. L. (1984). Reply to Morgan and Ayim. *Signs, 10,* 197–199.

Bem, S. L. (1989). Genital knowledge and gender constancy in preschool children. *Child Development, 60,* 649–662.

Bem, S. L. (1993). *The lenses of gender: Transforming the debate on sexual inequality.* New Haven, CT: Yale University Press.

Bender, L., & Paster, S. (1941). Homosexual trends in children. *American Journal of Orthopsychiatry, 11,* 730–743.

Benjamin, H. (1954). Transsexualism and transvestism as psychosomatic somato-psychic syndromes. *American Journal of Psychotherapy, 8,* 219–230.

Benjamin, H. (1966). *The transsexual phenomenon.* New York: Julian Press.

Bentler, P. M. (1976). A typology of transsexualism: Gender identity theory and data. *Archives of Sexual Behavior, 5,* 567–584.

Bentler, P. M., Rekers, G. A., & Rosen, A. C. (1979). Congruence of childhood sex-role identity and behaviour disturbances. *Child: Care, Health, and Development, 5,* 267–283.

Berenbaum, S. A. (1990). Congenital adrenal hyperplasia: Intellectual and psychosexual functioning. In C. S. Holmes (Ed.), *Psychoneuroendocrinology: Brain, behavior, and hormonal interactions* (pp. 227–260). New York: Springer-Verlag.

Berenbaum, S. A., & Hines, M. (1992). Early androgens are related to childhood sex-typed toy preferences. *Psychological Science, 3,* 203–206.

Berenbaum, S. A., & Snyder, E. (1995). Early hormonal influences on childhood sex-typed activity and playmate preferences: Implications for the development of sexual orientation. *Developmental Psychology, 31,* 31–42.

Berger, J. (1994). The psychotherapeutic treatment of male homosexuality. *American Journal of Psychotherapy,* 48, 251–261.

Berman, M. D. (1953). Perception and object relations in a patient with transvestite tendencies. *International Journal of Psycho-Analysis, 34,* 25–39.

Bernstein, G. A., & Borchardt, C. M. (1991). Anxiety disorders of childhood and adolescence: A critical review. *Journal of the American Academy of Child and Adolescent Psychiatry, 30,* 519–532.

Bernstein, P. (1993). Panel report: Gender identity disorder in boys. *Journal of the American Psychoanalytic Association, 41,* 729–742.

Biddle, S., & Armstrong, N. (1992). Children's physical activity: An exploratory study of psychological correlates. *Social Science and Medicine, 34,* 325–331.

Bieber, I., & Bieber, T. B. (1979). Male homosexuality. *Canadian Journal of Psychiatry, 24,* 409–421.

Bieber, I., Dain, H. J., Dince, P. R., Drellich, M. G., Grand, H. G., Gundlach, R. H., Kremer, M. W., Rifkin, A. H., Wilbur, C. B., & Bieber, T. B. (1962). *Homosexuality: A psychoanalytic study of male homosexuals.* New York: Basic Books.

Biller, H. B. (1968). A multiaspect investigation of the masculine development in kindergarten age boys. *Genetic Psychology Monographs, 78,* 89–139.

Biller, H. B. (1969). Father-absence, maternal encouragement, and sex-role development in kindergarten-age boys. *Child Development, 40,* 539–546.

Biller, H. B., & Borstelmann, L. J. (1967). Masculine development: An integrative review. *Merrill–Palmer Quarterly, 13,* 253–294.

Billings, D. B., & Urban, T. (1982). The socio-medical construction of transsexualism. *Social Problems, 29,* 266–282.

Billy, J. O. G., Tanfer, K., Grady, W. R., & Klepinger, D. H. (1993). The sexual

behavior of men in the United States. *Family Planning Perspectives, 25,* 52–60.

Birke, L. I. A. (1981). Is homosexuality hormonally determined? *Journal of Homosexuality, 6,* 35–49.

Birken, L. (1988). *Consuming desire: Sexual science and the emergence of the culture of abundance, 1871–1914.* Ithaca, NY: Cornell University Press.

Birkenfeld-Adams, A. (1995). *Quality of attachment in young boys with gender identity disorder.* Doctoral dissertation proposal, York University, Downsview, Ontario.

Birrell, S., & Cole, C. L. (1990). Double fault: Renee Richards and the construction and naturalization of difference. *Sociology of Sport Journal, 7,* 1–21.

Blackwood, E. (1984). Sexuality and gender in certain Native American tribes: The case of cross-gender females. *Signs, 10,* 27–42.

Blakemore, J. E. O., LaRue, A. A., & Olejnik, A. B. (1979). Sex-appropriate toy preference and the ability to conceptualize toys as sex-role related. *Developmental Psychology, 15,* 339–340.

Blanchard, R. (1985a). Typology of male-to-female transsexualism. *Archives of Sexual Behavior, 14,* 247–261.

Blanchard, R. (1985b). Gender dysphoria and gender reorientation. In B. W. Steiner (Ed.), *Gender dysphoria: Development, research, management* (pp. 365–392). New York: Plenum Press.

Blanchard, R. (1988). Nonhomosexual gender dysphoria. *Journal of Sex Research, 24,* 188–193.

Blanchard, R. (1989). The classification and labeling of nonhomosexual gender dysphorias. *Archives of Sexual Behavior, 18,* 315–334.

Blanchard, R. (1990a). Gender identity disorders in adult women. In R. Blanchard & B. W. Steiner (Eds.), *Clinical management of gender identity disorders in children and adults* (pp. 77–91). Washington, DC: American Psychiatric Press.

Blanchard, R. (1990b). Gender identity disorders in adult men. In R. Blanchard & B. W. Steiner (Eds.), *Clinical management of gender identity disorders in children and adults* (pp. 47–76). Washington, DC: American Psychiatric Press.

Blanchard, R. (1991). Clinical observations and systematic studies of autogynephilia. *Journal of Sex and Marital Therapy, 17,* 235–251.

Blanchard, R. (1994). A structural equation model for age at clinical presentation in nonhomosexual male gender dysphorics. *Archives of Sexual Behavior, 23,* 311–320.

Blanchard, R., & Bogaert, A. F. (1995). *The role of older brothers in the development of male homosexuality.* Manuscript submitted for publication.

Blanchard, R., & Bogaert, A. F. (1996). Biodemographic comparisons of homosexual and heterosexual men in the Kinsey interview data. *Archives of*

Sexual Behavior.

Blanchard, R., & Clemmensen, L. H. (1988). A test of the DSM-III-R's implicit assumption that fetishistic arousal and gender dysphoria are mutually exclusive. *Journal of Sex Research, 25,* 426–432.

Blanchard, R., Clemmensen, L. H., & Steiner, B. W. (1987). Heterosexual and homosexual gender dysphoria. *Archives of Sexual Behavior, 16,* 139–152.

Blanchard, R., and Sheridan, P. M. (1990). Gender reorientation and psychosocial adjustment. In R. Blanchard & B. W. Steiner (Eds.), *Clinical management of gender identity disorders in children and adults* (pp. 159–189). Washington, DC: American Psychiatric Press.

Blanchard, R., & Sheridan, P. M. (1992). Sibship size, sibling sex ratio, birth order, and parental age in homosexual and nonhomosexual gender dysphorics. *Journal of Nervous and Mental Disease, 180,* 40–47.

Blanchard, R., & Steiner, B. W. (Eds.). (1990). *Clinical management of gender identity disorders in children and adults.* Washington, DC: American Psychiatric Press.

Blanchard, R., & Zucker, K. J. (1994). Reanalysis of Bell, Weinberg, and Hammersmith's data on birth order, sibling sex ratio, and parental age in homosexual men. *American Journal of Psychiatry, 151,* 1375–1376.

Blanchard, R., Zucker, K. J., Bradley, S. J., & Hume, C. S. (1995). Birth order and sibling sex ratio in homosexual male adolescents and probably prehomosexual feminine boys. *Developmental Psychology, 31,* 22–30.

Blanchard, R., Zucker, K. J., Cohen-Kettenis, P. T., Gooren, L. J. G., & Bailey, J. M. (2007). Birth order and sibling sex ratio in two samples of Dutch gender-dysphoric homosexual males. *Archives of Sexual Behavior.*

Bleiberg, E., Jackson, L., & Ross, J. L. (1986). Gender identity disorder and object loss. *Journal of the American Academy of Child Psychiatry, 25,* 58–67.

Bleier, R. (1984). *Science and gender: A critique of biology and its theories of women.* Elmsford, NY: Pergamon Press.

Bloch, D. (1976). The threat of infanticide and homosexual identity. *Psychoanalytic Review, 62, 579–599.*

Block, J. H. (1981). *The Child-Rearing Practices Report (CRPR): A set of Q items for the description of parental socialization attitudes and values.* Unpublished manuscript, University of California at Berkeley.

Blount, E. L., & Stokes, T. F. (1984). Self-reinforcement by children. In M. Hersen, R. M. Eisler, & P. M. Miller (Eds.), *Progress in behavior modification* (Vol. 18, pp. 195–225). New York: Academic Press.

Blumer, D., & Walker, A. E. (1975). The neural basis of sexual behavior. In D. F. Benson & D. Blumer (Eds.), *Psychiatric aspects of neurologic disease* (pp. 199–217). New York: Grune & Stratton.

Bogaert, A. F., & Blanchard, R. (in press). Handedness in homosexual and het-

erosexual men in the Kinsey Interview data. *Archives of Sexual Behavior.*
Bolin, A. (1987). *In search of Eve: Transsexual rites of passage.* South Hadley, MA: Bergin & Garvey.
Boswell, J. (1982–1983). Revolutions, universals and sexual categories. *Salmagundi, 58–59,* 89–113.
Boswell, J. (1990). Sexual and ethical categories in premodern Europe. In D. P. McWhirter, S. A. Sanders, & J. M. Reinisch (Eds.), *Homosexuality/heterosexuality: Concepts of sexual orientation* (pp. 15–31). New York: Oxford University Press.
Boulton, M. J. (1991). A comparison of structural and contextual features of middle school children's playful and aggressive fighting. *Ethology and Sociobiology, 12,* 119–145.
Bowlby, J. (1969). *Attachment and loss: Vol. 1. Attachment.* New York: Basic Books.
Bowler, C., & Collacott, R. A. (1993). Cross-dressing in men with learning disabilities. *British Journal of Psychiatry, 162, 556–558.*
Boyar, R. M., & Aiman, J. (1982). The 24–hour secretory pattern of LH and the response to LHRH in transsexual men. *Archives of Sexual Behavior, 11,* 157–169.
Bradley, S. J. (1980). Female transsexualism: A child and adolescent perspective. *Child Psychiatry and Human Development, 11,* 12–18.
Bradley, S. J. (1985). Gender disorders in childhood: A formulation. In B. W. Steiner (Ed.), *Gender dysphoria: Development, research, management* (pp. 175–188). New York: Plenum Press.
Bradley, S. J. (1990). Gender dysphorias in childhood and adolescence. In B. D. Garfinkel, G. A. Carlson, & E. B. Weller (Eds.), *Psychiatric disorders in children and adolescents* (pp. 121–134). Philadelphia: W. B. Saunders.
Bradley, S. J., Blanchard, R., Coates, S., Green, R., Levine, S. B., Meyer-Bahlburg, H. F. L., Pauly, I. B., & Zucker, K. J. (1991). Interim report of the DSM-IV Subcommittee for Gender Identity Disorders. *Archives of Sexual Behavior, 20,* 333–343.
Bradley, S. J., Steiner, B., Zucker, K., Doering, R. W., Sullivan, J., Finegan, J. K., & Richardson, M. (1978). Gender identity problems of children and adolescents: The establishment of a special clinic. *Canadian Psychiatric Association Journal, 23,* 175–183.
Bradley, S. J., & Zucker, K. J. (1984, October). *Gender-dysphoric adolescents: Presenting and developmental characteristics.* Paper presented at the joint meeting of the Canadian Academy of Child Psychiatry and the American Academy of Child Psychiatry, Toronto.
Bradley, S. J., & Zucker, K. J. (1990). Gender identity disorder and psychosexual problems in children and adolescents. *Canadian Journal of Psychiatry, 35,* 477–486.
Brand, T., Houtsmuller, E. J., & Slob, A. K. (1993). Neonatal programming of

adult partner preference in male rats. In M. Haug, R. E. Whalen, C. Aron, & K. L. Olsen (Eds.), *The development of sex differences and similarities in behavior* (pp. 33–49). Dordrecht, The Netherlands: Kluwer Academic.

Breedlove, S. M. (1994). Sexual differentiation of the human nervous system. *Annual Review of Psychology, 45,* 389–418.

Bretherton, I., & Waters, E. (Eds.). (1985). Growing points of attachment theory and research. *Monographs of the Society for Research in Child Development, 50*(1–2, Serial No. 209).

Brooks-Gunn, J. (1986). The relationship of maternal beliefs about sex typing to maternal and young children's behavior. *Sex Roles, 14,* 21–35.

Brown, D. G. (1956). Sex-role preference in young children. *Psychological Monographs, 70*(14, Whole No. 421).

Brown, D. G. (1957). The development of sex-role inversion and homosexuality. *Journal of Pediatrics, 50,* 613–619.

Brown, D. G. (1958). Inversion and homosexuality. *American Journal of Orthopsychiatry, 28,* 424–429.

Brown, E. V. (1979). Sexual self-identification as reflected in children's drawings when asked to "draw-a-person." *Perceptual and Motor Skills, 49,* 35–38.

Bryden, M. P. (1979). Evidence for sex-related differences in cerebral organization. In M. A. Wittig & A. C. Petersen (Eds.), *Sex-related differences in cognitive functioning: Developmental issues* (pp. 121–143). New York: Academic Press.

Bryden, M. P., MacRae, L., & Steenhuis, R. E. (1991). Hand preference in school children. *Developmental Neuropsychology, 7,* 477–486.

Buhrich, N. (1977). A case of familial heterosexual transvestism. *Acta Psychiatrica Scandinavica, 55,* 199–201.

Buhrich, N. (1978). Motivation for cross-dressing in heterosexual transvestism. *Acta Psychiatrica Scandinavica, 57,* 145–152.

Buhrich, N. (1981). Psychological adjustment in transvestism and transsexualism. *Behaviour Research and Therapy, 19,* 407–411.

Buhrich, N. J., Bailey, J. M., & Martin, N. G. (1991). Sexual orientation, sexual identity, and sex-dimorphic behaviors in male twins. *Behavior Genetics, 21,* 75–96.

Buhrich, N. J., & McConaghy, N. (1979). Three clinically discrete categories of fetishistic transvestism. *Archives of Sexual Behavior, 8,* 151–157.

Buhrich, N. J., & Theile, H. (1979). Plasma testosterone, serum FSH, and serum LH levels in transvestism. *Archives of Sexual Behavior, 8,* 49–53.

Bullough, V. L. (1974). Transvestites in the Middle Ages. *American Journal of Sociology, 79,* 1381–1394.

Bullough, V. L. (1975). Transsexualism in history. *Archives of Sexual Behavior, 4,* 561–571.

Bullough, V. L. (1976). *Sexual variance in society and history.* Chicago: Uni-

versity of Chicago Press.
Bullough, V. L. (1985). The Rockefellers and sex research. *Journal of Sex Research, 21,* 113–125.
Bullough, V. L. (1987a). The first clinicians. In L. Diamant (Ed.), *Male and female homosexuality: Psychological approaches* (pp. 21–30). New York: Hemisphere.
Bullough, V. L. (1987b). A nineteenth-century transsexual. *Archives of Sexual Behavior, 16,* 81–84.
Bullough, V. L. (1990). The Kinsey scale in historical perspective. In D. P. McWhirter, S. A. Sanders, & J. M. Reinisch (Eds.), *Homosexuality/heterosexuality: Concepts of sexual orientation* (pp. 3–14). New York: Oxford University Press.
Bullough, V. L. (1994). *Science in the bedroom: A history of sex research.* New York: Basic Books.
Bullough, V. L., & Bullough, B. (1993). *Cross dressing, sex, and gender.* Philadelphia: University of Pennsylvania Press.
Burnham, J. C. (1972). American historians and the subject of sex. *Societas, 2,* 307–316.
Byne, W., & Parsons, B. (1993). Human sexual orientation: The biologic theories reappraised. *Archives of General Psychiatry, 50,* 228–239.
Caldera, Y. M., Huston, A. C., & O'Brien, M. (1989). Social interactions and play patterns of parents and toddlers with feminine, masculine, and neutral toys. *Child Development, 60,* 70–76.
Caplan, P. J., & Hall-McCorquodale, I. (1985a). Mother-blaming in major clinical journals. *American Journal of Orthopsychiatry, 55,* 345–353.
Caplan, P. J., & Hall-McCorquodale, I. (1985b). The scapegoating of mothers: A call for change. *American Journal of Orthopsychiatry, 55,* 610–613.
Carmichael, C. (1977). *Non-sexist childraising.* Boston: Beacon Press.
Caron, C., & Rutter, M. (1991). Comorbidity in child psychopathology: Concepts, issues and research strategies. *Journal of Child Psychology and Psychiatry, 32,* 1063–1080.
Carter, D. B., & Levy, G. D. (1988). Cognitive aspects of early sex-role development: The influence of gender schemas on preschoolers' memories and preferences for sex-typed toys and activities. *Child Development, 59,* 782–792.
Casey, M. B., & Brabeck, M. M. (1990). Women who excel on a spatial task: Proposed genetic and environmental factors. *Brain and Cognition, 12,* 73–84.
Cauldwell, D. O. (1949). Psychopathia transsexualis. *Sexology, 16,* 274–280.
Chahnazarian, A. (1988). Determinants of the sex ratio at birth: Review of recent literature. *Social Biology, 35,* 214–235.
Charatan, F. B., & Galef, H. (1965). A case of transvestism in a six-year-old boy. *Journal of the Hillside Hospital, 14,* 160–177.

Chauncey, G. (1982–1983). From sexual inversion to homosexuality: Medicine and the changing conceptualization of female deviance. *Salmagundi, 58–59,* 114–146.

Chauncey, G. (1994). *Gay New York: Gender, urban culture, and the making of the gay male world, 1890–1940.* New York: Basic Books.

Chazan, S. E. (1995). *The simultaneous treatment of parent and child.* New York: Basic Books.

Chiland, C. (1988). Enfance et transsexualisme. *Psychiatrie de l'Enfant, 31,* 313–373.

Chodorow, N. J. (1992). Heterosexuality as a compromise formation: Reflections on the psychoanalytic theory of sexual development. *Psychoanalysis and Contemporary Thought, 15,* 267–304.

Churchill, W. (1967). *Homosexual behavior among males: A cross-cultural and cross-species investigation.* New York: Hawthorn Books.

Ciccarese, S., Massari, S., & Guanti, G. (1982). Sexual behaviour is independent of H-Y antigen constitution. *Human Genetics, 60,* 371–372.

Cicchetti, D. (1984). The emergence of developmental psychopathology. *Child Development, 55,* 1–7.

Cicchetti, D. (1993). Developmental psychopathology: Reactions, reflections, projections. *Developmental Review, 13,* 471–502.

Cicchetti, D., & Toth, S. L. (Eds.) (1991). *Rochester Symposium on Developmental Psychopathology: Vol. 2. Internalizing and externalizing expressions of dysfunction.* Hillsdale, NJ: Erlbaum.

Clare, D., & Tully, B. (1989). Transhomosexuality, or the dissociation of sexual orientation and sex object choice. *Archives of Sexual Behavior, 18,* 531–536.

Clayton, A. H. (1993). Fetishism and clomiprimine [Letter to the editor]. *American Journal of Psychiatry, 150,* 673–674.

Clemmensen, L. H. (1990). The "real-life test" for surgical candidates. In R. Blanchard & B. W. Steiner (Eds.) , *Clinical management of gender identity disorders in children and adults* (pp. 119–135). Washington, DC: American Psychiatric Press.

Clifft, M. A. (1986). Writing about psychiatric patients: Guidelines for disguising case material. *Bulletin of the Menninger Clinic, 50,* 511–524.

Coates, S. (1985). Extreme boyhood femininity: Overview and new research findings. In Z. DeFries, R. C. Friedman, & R. Corn (Eds.), *Sexuality: New perspectives* (pp. 101–124). Westport, CT: Greenwood.

Coates, S. (1990). Ontogenesis of boyhood gender identity disorder. *Journal of the American Academy of Psychoanalysis, 18,* 414–438.

Coates, S. (1992). The etiology of boyhood gender identity disorder: An integrative model. In J. W. Barron, M. N. Eagle, & D. L. Wolitzky (Eds.), *Interface of psychoanalysis and psychology* (pp. 245–265). Washington, DC: American Psychological Association.

Coates, S., & Friedman, R. C. (1988). *Spatial ability in prepubertal boys with gender identity disorder.* Unpublished manuscript, Roosevelt Hospital, New York.

Coates, S., Friedman, R. C., & Wolfe, S. (1991). The etiology of boyhood gender identity disorder: A model for integrating temperament, development, and psychodynamics. *Psychoanalytic Dialogues, 1,* 481–523.

Coates, S., & Person, E. S. (1985). Extreme boyhood femininity: Isolated behavior or pervasive disorder? *Journal of the American Academy of Child Psychiatry, 24,* 702–709.

Coates, S., & Tuber, S. B. (1988). The representation of object relations in the Rorschachs of extremely feminine boys. In H. Lerner & P. Lerner (Eds.), *Primitive mental states on the Rorschach* (pp. 647–664). New York: International Universities Press.

Coates, S., & Wolfe, S. (in press). Gender identity disorders in toddlers and preschool children. In J. D. Noshpitz, S. Greenspan, J. D. Osofsky, & K. D. Pruett (Eds.), *The handbook of child and adolescent psychiatry.* New York: Wiley.

Coates, S., & Wolfe, S. M. (1995). Gender identity disorder in boys: The interface of constitution and early experience. *Psychoanalytic Inquiry, 15,* 6–38.

Coates, S., Wolfe, S., & Hahn-Burke, S. (1994, June). *Do boys with gender identity disorder have a shy, inhibited temperament?* Poster presented at the meeting of the International Academy of Sex Research, Edinburgh.

Coates, S., & Zucker, K. J. (1988). Gender identity disorders in children. In C. J. Kestenbaum & D. T. Williams (Eds.), *Handbook of clinical assessment of children and adolescents* (Vol. 2, pp. 893–914). New York: New York University Press.

Cohen, F. W. (1976). Art psychotherapy: The treatment of choice for a six-year-old boy with a transsexual syndrome. *Arts in Psychotherapy, 3,* 55–67.

Cohen, J. (1957). The factorial structure of the WAIS between early adulthood and old age. *Journal of Consulting Psychology, 21,* 283–290.

Cohen, J. (1988). *Statistical power analysis for the social sciences* (2nd ed.). Hillsdale, NJ: Erlbaum.

Cohen-Kettenis, P. T., Doorn, C. D., & Gooren, L. J. G. (1992, July). *Cerebral lateralization and spatial ability in transsexuals.* Poster presented at the meeting of the International Academy of Sex Research, Prague.

Cohen-Kettenis, P., & Everaerd, W. (1986). Gender role problems in adolescence. *Advances in Adolescent Mental Health, 1,* 1–28.

Cole, H. J., Zucker, K. J., & Bradley, S. J. (1982). Patterns of gender-role behaviour in children attending traditional and non-traditional day-care centres. *Canadian Journal of Psychiatry, 27,* 410–414.

Coleman, E. (1989). The development of male prostitution activity among gay

and bisexual adolescents. In G. Herdt (Ed.), *Gay and lesbian youth* (pp. 131–149). Binghamton, NY: Harrington Park Press.

Coleman, E., Bockting, W. O., & Gooren, L. (1993). Homosexual and bisexual identity in sex-reassigned female-to-male transsexuals. *Archives of Sexual Behavior, 22,* 37–50.

Coleman, M. (1986). Nontraditional boys: A minority in need of reassessment. *Child Welfare, 65,* 252–269.

Collaer, M. L., & Hines, M. (1995). Human behavioral sex differences: A role for gonadal hormones during early development? *Psychological Bulletin, 118,* 55–107.

Commander, M., & Dean, C. (1990). Symptomatic trans-sexualism. *British Journal of Psychiatry, 156,* 894–896.

Connolly, F. H., & Gittleson, N. L. (1971). The relationship between delusions of sexual change and olfactory and gustatory hallucinations in schizophrenia. *British Journal of Psychiatry, 119,* 443–444.

Connor, J. M., & Serbin, L. A. (1977). Behaviorally based masculine- and feminine activity-preference scales for preschoolers: Correlates with other classroom behaviors and cognitive tests. *Child Development, 48,* 1411–1416.

Cooper, A. M. (1991). The unconscious core of perversion. In G. I. Fogel & W. A. Myers (Eds.), *Perversions and near perversions in clinical practice: New psychoanalytic perspectives* (pp. 17–35). New Haven, CT: Yale University Press.

Cordua, G. D., McGraw, K. O., & Drabman, R. S. (1979). Doctor or nurse: Children's perceptions of sex-typed occupations. *Child Development, 50,* 590–593.

Coren, S. (1992). *The left-hander syndrome: The causes and consequences of left-handedness.* New York: Free Press.

Cosentino, C. E., Meyer-Bahlburg, H. F. L., Alpert, J. L., & Gaines, R. (1993). Cross-gender behavior and gender conflict in sexually abused girls. *Journal of the American Academy of Child and Adolescent Psychiatry, 32,* 940–947.

Costabile, A., Smith, P. K., Matheson, L., Aston, J., Hunter, T., & Boulton, M. (1991). Cross-national comparison of how children distinguish serious and playful fighting. *Developmental Psychology, 27,* 881–887.

Cramer, P., & Hogan, K. A. (1975). Sex differences in verbal and play fantasy. *Developmental Psychology, 11,* 145–154.

Croughan, J. L., Saghir, M., Cohen, R., & Robins, E. (1981). A comparison of treated and untreated male cross-dressers. *Archives of Sexual Behavior, 10,* 515–528.

Curtis, R. (1985). Gender identity disorders of boys: A review. *Irish Journal of Psychology, 7,* 50–64.

Dahlgren, I. L., Matuszczyk, J. V., & Hård, E. (1991). Sexual orientation in

male rats prenatally exposed to ethanol. *Neurotoxicology and Teratology, 13,* 267–269.

Daniel, W. F., & Yeo, R. A. (1993). Handedness and sexual preference: A reanalysis of data presented by Rosenstein and Bigler. *Perceptual and Motor Skills, 76,* 544–546.

Dank, B. M. (1971). Six homosexual siblings. *Archives of Sexual Behavior, 1,* 193–204.

Davenport, C. W. (1986). A follow-up study of 10 feminine boys. *Archives of Sexual Behavior, 15,* 511–517.

Davenport, C. W., & Harrison, S. I. (1977). Gender identity change in a female adolescent transsexual. *Archives of Sexual Behavior, 6,* 327–341.

Davidson, J. M. (1979). Biological determinants of sex: Their scope and limitations. In H. A. Katchadourian (Ed.), *Human sexuality: A comparative and developmental perspective* (pp. 134–149). Berkeley: University of California Press.

Davies, B. M., & Morgenstern, F. S. (1960). A case of cysticercosis, temporal lobe epilepsy, and transvestism. *Journal of Neurology, Neurosurgery and Psychiatry, 23,* 247–249.

Deaux, K. (1993). Sorry, wrong number—A reply to Gentile's call. *Psychological Science, 4,* 125–126.

De Cecco, J. P. (1987). Homosexuality's brief recovery: From sickness to health and back again. *Journal of Sex Research, 23,* 106–114.

Dekker, R. M., & van de Pol, L. C. (1989). *The tradition of female transvestism in early modern Europe.* New York: St. Martin's Press.

DeKlyen, O. M. (1992). *Childhood psychopathology and intergenerational relations in the representation of attachment: A comparison of normal and clinic-referred disruptive preschoolers and their mothers.* Unpublished doctoral dissertation, University of Washington.

Dellatolas, G., Tubert, P., Castresana, A., Mesbah, M., Giallonardo, T., Lazaratou, H., & Lellouch, J. (1991). Age and cohort effects in adult handedness. *Neuropsychologia, 29,* 255–261.

D'Emilio, J. (1992, January 7). Explain and oppress [Letter to the editor]. *New York Times,* p. A14.

Derogatis, L. (1983). *SCL-90: Administration, scoring and procedures manual for the revised version.* Baltimore: Clinical Psychometric Research.

De Savitsch, E. (1958). *Homosexuality, transvestism, and change of sex.* Springfield, IL: Charles C Thomas.

Devor, H. (1989). *Gender blending: Confronting the limits of duality.* Bloomington: Indiana University Press.

Devor, H. (1993a). Sexual orientation identities, attractions, and practices of female-to-male transsexuals. *Journal of Sex Research, 30,* 303–315.

Devor, H. (1993b). Toward a taxonomy of gendered sexuality. *Journal of Psychology and Human Sexuality, 6*(1), 23–55.

Devor, H. (1994). Transsexualism, dissociation, and child abuse: An initial discussion based on nonclinical data. *Journal of Psychology and Human Sexuality, 6*(3), 49–72.

Diamond, M. (1965). A critical evaluation of the ontogeny of human sexual behavior. *Quarterly Review of Biology, 40,* 147–175.

Diamond, M. (1968). Genetic–endocrine interactions and human psychosexuality. In M. Diamond (Ed.), *Perspectives in reproduction and sexual behavior* (pp. 417–443). Bloomington: Indiana University Press.

Diamond, M. (1976). Human sexual development: Biological foundations for social development. In F. A. Beach (Ed.), *Human sexuality in four perspectives* (pp. 22–61). Baltimore: Johns Hopkins University Press.

Diamond, M. (1982). Sexual identity, monozygotic twins reared in discordant sex roles and a BBC follow-up. *Archives of Sexual Behavior, 11,* 181–186.

Diamond, M. (1993a). Homosexuality and bisexuality in different populations. *Archives of Sexual Behavior, 22,* 291–310.

Diamond, M. (1993b). Some genetic considerations in the development of sexual orientation. In M. Haug, R. E. Whalen, C. Aron, & K. L. Olsen (Eds.), *The development of sex differences and similarities in behavior* (pp. 291–309). Dordrecht, The Netherlands: Kluwer Academic.

Diamond, M. (1994). Bisexualitat aus biologischer Sicht [Bisexuality: Biological aspects]. In E. J. Haeberle & R. Gindorf (Eds.), *Bisexuälitäten: Ideologie und Praxis des Sexualkontaktes mit beiden Geschlechtern [Bisexualities: Ideology and practices of sexual contact with both sexes]* (pp. 41–48). Stuttgart, Germany: Gustav Fischer Verlag.

Di Ceglie, D. (1995). Gender identity disorders in children and adolescents. *British Journal of Hospital Medicine, 53,* 251–256.

Dickey, R. (1990). Gender dysphoria and antisocial behavior. In R. Blanchard & B. W. Steiner (Eds.), *Clinical management of gender identity disorders in children and adults* (pp. 191–199). Washington, DC: American Psychiatric Press.

Dickey, R., & Stephens, J. (1995). Female-to-male transsexualism, heterosexual type: Two cases. *Archives of Sexual Behavior, 24,* 439–445.

Dicks, G. H., & Childers, A. T. (1934). The social transformation of a boy who had lived his first fourteen years as a girl: A case history. *American Journal of Orthopsychiatry, 4,* 508–517.

Dicks, G. H., & Childers, A. T. (1944). The social transformation of a boy who had lived his first fourteen years as a girl: II. Fourteen years later. *American Journal of Orthopsychiatry, 14,* 448–452.

DiPietro, J. A. (1981). Rough and tumble play: A function of gender. *Developmental Psychology, 17,* 50–58.

Dittmann, R. W. (1989). *Pränatal wirksame Hormone und Verhaltensmerkmale von Patientinnen mit den beiden klassichen Varianten des 21-Hy-*

droxylase-Defektes. New York: Peter Lang.

Dittmann, R. W. (1992). Body positions and movement patterns in female patients with congenital adrenal hyperplasia. *Hormones and Behavior, 26,* 441–456.

Dittmann, R. W., Kappes, M. E., & Kappes, M. H. (1992). Sexual behavior in adolescent and adult females with congenital adrenal hyperplasia. *Psychoneuroendocrinology, 17,* 153–170.

Dittmann, R. W., Kappes, M. H., Kappes, M. E., Börger, D., Meyer-Bahlburg, H. F. L., Stegner, H., Willig, R. H., & Wallis, H. (1990). Congenital adrenal hyperplasia: II. Gender-related behavior and attitudes in female salt-wasting and simple-virilizing patients. *Psychoneuroendocrinology, 15,* 421–434.

Dittmann, R. W., Kappes, M. H., Kappes, M. E., Börger, D., Stegner, H., Willig, R. H., & Wallis, H. (1990). Congenital adrenal hyperplasia: I. Gender-related behavior and attitudes in female patients and sisters. *Psychoneuroendocrinology, 15,* 401–420.

Dixen, J. M., Maddever, H., Van Maasdam, J., & Edwards, P. W. (1984). Psychosocial characteristics of applicants evaluated for surgical gender reassignment. *Archives of Sexual Behavior, 13,* 269–276.

Dodge, K. A. (1980). Social cognition and children's aggressive behavior. *Child Development, 51,* 162–170.

Dodge, K. A. (1993). Social-cognitive mechanisms in the development of conduct disorder and depression. *Annual Review of Psychology, 44,* 559–584.

Doell, R. G., & Longino, H. E. (1988). Sex hormones and human behavior: A critique of the linear model. *Journal of Homosexuality, 15,* 55–78.

Doering, R. W. (1981). *Parental reinforcement of gender-typed behaviors in boys with atypical gender identity.* Unpublished doctoral dissertation, University of Toronto.

Doering, R. W., Zucker, K. J., Bradley, S. J., & MacIntyre, R. B. (1989). Effects of neutral toys on sex-typed play in children with gender identity disorder. *Journal of Abnormal Child Psychology, 17,* 563–574.

Dörner, G. (1976). *Hormones and brain differentiation.* Amsterdam: Elsevier.

Dörner, G. (1988). Neuroendocrine response to estrogen and brain differentiation in heterosexuals, homosexuals, and transsexuals. *Archives of Sexual Behavior, 17,* 57–75.

Dörner, G., Geier, T., Ahrens, L., Krell, L., Münx, G., Sieler, H., Kittner, E., & Müller, H. (1980). Prenatal stress as possible aetiogenic factor of homosexuality in human males. *Endokrinologie, 75,* 365–368.

Dörner, G., Rohde, W., & Krell, L. (1972). Auslösung eines positiven Östrogenfeedback-Effekt bei homosexuellen Männern. *Endokrinologie, 60,* 297–301.

Dörner, G., Rohde, W., & Schnorr, D. (1975). Evocability of a slight positive

oestrogen feedback action on LH secretion in castrated and oestrogen-primed men. *Endokrinologie, 66,* 373–376.

Dörner, G., Rohde, W., Schott, G., & Schnabl, C. (1983). On the LH response to oestrogen and LH-RH in transsexual men. *Experimental and Clinical Endocrinology, 82,* 257–267.

Dörner, G., Rohde, W., Seidel, K., Haas, W., & Schott, G. (1976). On the evocability of a positive oestrogen feedback action on LH secretion in transsexual men and women. *Endokrinologie, 67,* 20–25.

Dörner, G., Rohde, W., Stahl, F., Krell, L., & Masius, W. G. (1975). A neuroendocrine predisposition for homosexuality in men. *Archives of Sexual Behavior, 4,* 1–8.

Dörner, G., Schenk, B., Schmiedel, B., & Ahrens, L. (1983). Stressful events in prenatal life of bi- and homosexual men. *Experimental and Clinical Endocrinology, 81,* 83–87.

Douglas, J. W. B. (1975). Early hospital admissions and later disturbances of behaviour and learning. *Developmental Medicine and Child Neurology, 17,* 456–480.

Dowrick, P. W. (1983). Video training of alternatives to cross-gender identity behaviors in a 4-year-old boy. *Child and Family Behavior Therapy, 5,* 59–65.

Duggan, L. (1992). Making it perfectly queer. *Socialist Review, 22,* 11–31.

Dulcan, M. K., & Lee, P. A. (1984). Transsexualism in the adolescent girl. *Journal of the American Academy of Child Psychiatry, 23,* 354–361.

Dull, C. Y., Guiora, A. Z., Paluszny, M., Beit-Hallahmi, B., Catford, J. C., & Cooley, R. E. (1975). The Michigan Gender Identity Test (MIGIT). *Comprehensive Psychiatry, 16,* 581–592.

Dupont, H. (1968). Social learning theory and the treatment of transvestite behavior in an eight year old boy. *Psychotherapy: Theory, Research and Practice, 5,* 44–45.

Eaton, W. O. (1989). Childhood sex differences in motor performance and activity level: Findings and implications. In B. Kirkcaldy (Ed.), *Normalities and abnormalities in human movement* (pp. 58–77). Basel: Karger.

Eaton, W. O., Chipperfield, J. G., & Singbeil, C. E. (1989). Birth order and activity level in children. *Developmental Psychology, 25,* 668–672.

Eaton, W. O., & Enns, L. R (1986). Sex differences in human motor activity level. *Psychological Bulletin, 100,* 19–28.

Eaton, W. O., & Von Bargen, D. (1981). Asynchronous development of gender understanding in preschool children. *Child Development, 52,* 1020–1027.

Eaton, W. O., & Yu, A. P. (1989). Are sex differences in child motor activity level a function of sex differences in maturational status? *Child Development, 60,* 1005–1011.

Eberhart, J. A. (1988). Neural and hormonal correlates of primate sexual behavior. *Comparative Primate Biology: Neurosciences, 4,* 675–705.

Ebers, G. C. (1995, March). *Sib pair studies of MS and sexual orientation.* Paper presented at the Genetics of Human Behavior Conference, Cold Spring Harbor, NY.

Eckert, E. D., Bouchard, T. J., Bohlen, J., & Heston, L. L. (1986). Homosexuality in monozygotic twins reared apart. *British Journal of Psychiatry, 148,* 421–425.

Edelbrock, C., & Achenbach, T. M. (1980). A typology of Child Behavior Profile patterns: Distribution and correlates in disturbed children age 6 to 16. *Journal of Abnormal Child Psychology, 8,* 441–470.

Edelbrock, C., & Achenbach, T. M. (1984). The Teacher Version of the Child Behavior Profile: I. Boys aged 6–11. *Journal of Consulting and Clinical Psychology, 52,* 207–217.

Edelbrock, C., & Costello, A. J. (1988). Convergence between statistically derived behavior problem syndromes and child psychiatric diagnoses. *Journal of Abnormal Child Psychology, 16,* 219–231.

Edelman, M. S., & Omark, D. R. (1973). Dominance hierarchies in young children. *Social Science Information, 12,* 103–110.

Ehrhardt, A. A. (1979). Psychosexual adjustment in adolescence in patients with congenital abnormalities of their sex organs. In H. L. Vallet & I. H. Porter (Eds.), *Genetic mechanisms of sexual development* (pp. 473–483). New York: Academic Press.

Ehrhardt, A. A. (1985). The psychobiology of gender. In A. S. Rossi (Ed.), *Gender and the life course* (pp. 81–96). New York: Aldine.

Ehrhardt, A. A., & Baker, S. W. (1974). Fetal androgens, human central nervous system differentiation, and behavior sex differences. In R. C. Friedman, R. M. Richart, & R. L. Vande Wiele (Eds.), *Sex differences in behavior* (pp. 33–51). New York: Wiley.

Ehrhardt, A. A., Epstein, R., & Money, J. (1968). Fetal androgens and female gender identity in the early-treated adrenogenital syndrome. *Johns Hopkins Medical Journal, 122,* 160–167.

Ehrhardt, A. A., Evers, K., & Money, J. (1968). Influence of androgen and some aspects of sexually dimorphic behavior in women with the late-treated adrenogenital syndrome. *Johns Hopkins Medical Journal, 123,* 115–122.

Ehrhardt, A. A., & Meyer-Bahlburg, H. F. L. (1981). Effects of prenatal sex hormones on gender-related behavior. *Science, 211,* 1312–1318.

Ehrhardt, A. A., Meyer-Bahlburg, H. F. L., Rosen, L. R., Feldman, J. F., Veridiano, N. P., Elkin, E. J., & McEwen, B. S. (1989). The development of gender-related behavior in females following prenatal exposure to diethylstilbestrol (DES). *Hormones and Behavior, 23,* 526–541.

Ehrhardt, A. A., Meyer-Bahlburg, H. F. L., Rosen, L. R., Feldman, J. F., Veridiano, N. P., Zimmerman, I., & McEwen, B. S. (1985). Sexual orientation after prenatal exposure to exogenous estrogen. *Archives of Sexual Behav-*

ior, 14, 57–77.
Eicher, W., Spoljar, M., Cleve, H., Murken, J., Eiermann, W., Richter, K., & Stengel-Rutkowski, S. (1981, June). *H-Y antigen in transsexuality.* Paper presented at the meeting of the World Congress of Sexology, Jerusalem.
Eide-Midtsand, N. (1987). Struggles with the "other one": The reconciliation of a pre-adolescent boy with his masculinity. *Journal of Analytic Psychology, 32,* 157–171.
Eisenberg, N. (1983). Sex-typed toy choices: What do they signify? In M. B. Liss (Ed.), *Social and cognitive skills: Sex roles and children's play* (pp. 45–70). New York: Academic Press.
Eisenberg, N., Murray, E., & Hite, T. (1982). Children's reasoning regarding sex-typed toy choices. *Child Development, 53,* 81–86.
Eisenberg, N., Wolchik, S. A., Hernandez, R., & Pasternack, J. F. (1985). Parental socialization of young children's play: A short-term longitudinal study. *Child Development, 56,* 1506–1513.
Elizabeth, P. H., & Green, R. (1984). Childhood sex-role behaviors: Similarities and differences in twins. *Acta Geneticae Medicae et Gemellologiae, 33,* 173–179.
Ellis, A. (1945). The sexual psychology of human hermaphrodites. *Psychosomatic Medicine, 7,* 108–125.
Ellis, A. (1963). Constitutional factors in homosexuality: A re-examination of the evidence. In H. G. Beigel (Ed.), *Advances in sex research* (pp. 161–186). New York: Harper & Row.
Ellis, H. (1936). *Studies in the psychology of sex* (Vol. 2). New York: Random House. (Original work published 1910)
Ellis, L. (1986). Evidence of neuroandrogenic etiology of sex roles from a combined analysis of human, nonhuman primate and nonprimate mammalian studies. *Personality and Individual Differences, 7,* 519–552.
Ellis, L., & Ames, M. A. (1987). Neurohormonal functioning and sexual orientation: A theory of homosexuality-heterosexuality. *Psychological Bulletin, 101,* 233–258.
Ellis, L., Ames, M. A., Peckham, W., & Burke, D. (1988). Sexual orientation of human offspring may be altered by severe maternal stress during pregnancy. *Journal of Sex Research, 25,* 152–157.
Ellis, L., & Peckham, W. (1991). Prenatal stress and handedness among offspring. *Pre- and Peri-Natal Psychology Journal, 6,* 135–144.
Emmerich, W., Goldman, K. S., Kirsh, B., & Sharabany, R. (1977). Evidence for a transitional phase in the development of gender constancy. *Child Development, 48,* 930–936.
Engel, W., Pfäfflin, F., & Wiedeking, C. (1980). H-Y antigen in transsexuality, and how to explain testis differentiation in H-Y antigen-negative males and ovary differentiation in H-Y antigen-positive females. *Human Genetics, 55,* 313–319.

Epstein, A. W. (1960). Fetishism: A study of its psychopathology with particular reference to a proposed disorder in brain mechanisms as an etiological factor. *Journal of Nervous and Mental Disease, 130,* 107–119.

Epstein, A. W. (1961). Relationship of fetishism and transvestism to brain and particularly to temporal lobe dysfunction. *Journal of Nervous and Mental Disease, 133,* 247–253.

Epstein, A. W. (1969). Fetishism: A comprehensive view. In J. H. Masserman (Ed.), *Science and psychoanalysis: Vol. 15. Dynamics of deviant sexuality* (pp. 81–87). New York: Grune & Stratton.

Epstein, A. W. (1973). The relationship of altered brain states to sexual psychopathology. In J. Zubin & J. Money (Eds.), *Contemporary sexual behavior: Critical issues in the 1970s* (pp. 297–310). Baltimore: Johns Hopkins University Press.

Epstein, S. (1987). Gay politics, ethnic identity: The limits of social constructionism. *Socialist Review, 93–94,* 9–54.

Epstein, S. (1991). Sexuality and identity: The contribution of object relations theory to a constructionist sociology. *Theory and Society, 20,* 825–873.

Erikson, E. H. (1951). Sex differences in the play configurations of preadolescents. *American Journal of Orthopsychiatry, 21,* 667–692.

Erwin, K. (1993). Interpreting the evidence: Competing paradigms and the emergence of lesbian and gay suicide as a "social fact." *International Journal of Health Services, 23,* 437–453.

Escoffier, J. (1985). Sexual revolution and the politics of gay identity. *Socialist Review, 82–83,* 119–153.

Esman, A. H. (1970). Transsexual identification in a three-year-old twin: A brief communication. *Psychosocial Process, 1,* 77–79.

Everitt, B. J., & Bancroft, J. (1991). Of rats and men: The comparative approach to male sexuality. *Annual Review of Sex Research, 2,* 77–117.

Fabrega, H. (1975). The need for an ethnomedical science. *Science, 189,* 969–975.

Fabrega, H. (1994). International systems of diagnosis in psychiatry. *Journal of Nervous and Mental Disease, 182,* 256–263.

Faderman, L. (1992). *Odd girls and twilight lovers: A history of lesbian life in twentieth-century America.* New York: Penguin Books.

Fagan, P. J., Wise, T. N., Derogatis, L. R., & Schmidt, C. W. (1988). Distressed transvestites: Psychometric characteristics. *Journal of Nervous and Mental Disease, 176,* 626–632.

Fagot, B. (1992). [Review of *The "sissy boy syndrome" and the development of homosexuality*]. *Archives of Sexual Behavior, 21,* 327–332.

Fagot, B. I. (1977). Consequences of moderate cross-gender behavior in preschool children. *Child Development, 48,* 902–907.

Fagot, B. I. (1978). The influence of sex of child on parental reactions to toddler children. *Child Development, 49,* 459–465.

Fagot, B. I. (1985a). Changes in thinking about early sex role development. *Developmental Review, 5,* 83–98.

Fagot, B. I. (1985b). Beyond the reinforcement principle: Another step toward understanding sex role development. *Developmental Psychology, 21,* 1097–1104.

Fagot, B. I., & Hagan, R. (1991). Observations of parent reactions to sex-stereotyped behaviors: Age and sex effects. *Child Development, 62,* 617–628.

Fagot, B. I., & Leinbach, M. D. (1985). Gender identity: Some thoughts on an old concept. *Journal of the American Academy of Child Psychiatry, 24,* 684–688.

Fagot, B. I., & Leinbach, M. D. (1989). The young child's gender schema: Environmental input, internal organization. *Child Development, 60,* 663–672.

Fagot, B. I., & Leinbach, M. D. (1993). Gender-role development in young children: From discrimination to labeling. *Developmental Review, 13,* 205–224.

Fagot, B. I., Leinbach, M. D., & Hagan, R. (1986). Gender labeling and the adoption of sex-typed behaviors. *Developmental Psychology, 22,* 440–443.

Fagot, B. I., & O'Brien, M. (1994). Activity level in young children: Cross-age stability, situational influences, correlates with temperament, and the perception of problem behaviors. *Merrill–Palmer Quarterly, 40,* 378–398.

Fairweather, H. (1976). Sex differences in cognition. *Cognition, 4,* 231–280.

Fast, I. (1984). *Gender identity: A differentiation model.* Hillsdale, NJ: Analytic Press.

Fausto-Sterling, A. (1985). *Myths of gender: Biological theories about women and men.* New York: Basic Books.

Fausto-Sterling, A., & Balaban, E. (1993). Genetic and male sexual orientation [Letter]. *Science, 261,* 1257.

Fay, R. E., Turner, C. F., Klassen, A. D., & Gagnon, J. H. (1989). Prevalence and patterns of same-gender sexual contact among men. *Science, 243,* 338–348.

Feder, H. H. (1984). Hormones and sexual behavior. *Annual Review of Psychology, 35,* 165–200.

Fedoroff, J. P. (1988). Buspirone hydrochloride in the treatment of transvestic fetishism. *Journal of Clinical Psychiatry, 49,* 408–409.

Fedoroff, J. P. (1992). Buspirone hydrochloride in the treatment of an atypical paraphilia. *Archives of Sexual Behavior, 21,* 401–406.

Feingold, A. (1988). Cognitive gender differences are disappearing. *American Psychologist, 43,* 95–103.

Feingold, A. (1993). Cognitive gender differences: A developmental perspective. *Sex Roles, 29,* 91–112.

Fenichel, O. (1945). *The psychoanalytic theory of neurosis.* New York: Norton.
Ferenczi, S. (1980). The nosology of male homosexuality (homoeroticism). In S. Ferenczi, *First contributions to psychoanalysis.* New York: Brunner/Mazel. (Original work published 1914)
Finegan, J. K., Niccols, G. A., Zacher, J. E., & Hood, J. E. (1991). The Play Activity Questionnaire: A parent report measure of children's play preferences. *Archives of Sexual Behavior, 20,* 393–408.
Finegan, J. K., Zucker, K. J., Bradley, S. J., & Doering, R. W. (1982). Patterns of intellectual functioning and spatial ability in boys with gender identity disorder. *Canadian Journal of Psychiatry, 27,* 135–139.
Fischhoff, J. (1964). Preoedipal influences in a boy's determination to be "feminine" during the oedipal period. *Journal of the American Academy of Child Psychiatry, 3,* 273–286.
Fisk, N. (1973). Gender dysphoria syndrome (the how, what, and why of a disease). In D. Laub & P. Gandy (Eds.), *Proceedings of the Second Interdisciplinary Symposium on Gender Dysphoria Syndrome* (pp. 7–14). Stanford, CA: Stanford University Press.
Fleminger, J. J., Dalton, R., & Standage, K. F. (1977). Handedness in psychiatric patients. *British Journal of Psychiatry, 131,* 448–452.
Flerx, V. C., Fidler, D. S., & Rogers, R. W. (1976). Sex role stereotypes: Developmental aspects and early intervention. *Child Development, 47,* 998–1007.
Fout, J. C. (1990). A note from the editor. *Journal of the History of Sexuality, 1,* 1–2.
Fraley, M. C., Nelson, E. C., Wolf, A. W., & Lozoff, B. (1991). Early genital naming. *Journal of Developmental and Behavioral Pediatrics, 12,* 301–304.
Frame, C. L., & Matson, J. L. (Eds.). (1987). *Handbook of assessment in childhood psychopathology: Applied issues in differential diagnosis and treatment evaluation.* New York: Plenum Press.
Francis, J. J. (1965). Passivity and homosexual predisposition in latency boys. *Bulletin of the Philadelphia Association of Psychoanalysis, 15,* 160–174.
Frankel, H. (1853). Homo mollis. *Medizinische Zeitung, 22,* 102–103.
Frenkel, R. S. (1993). Problems in female development: Comments on the analysis of an early latency-age girl. *Psychoanalytic Study of the Child, 48,* 171–192.
Freud, S. (1953). Three essays on the theory of sexuality. In J. Strachey (Ed. and Trans.), *The standard edition of the complete psychological works of Sigmund Freud* (Vol. 7, pp. 123–243). London: Hogarth Press. (Original work published 1905)
Freund, K. (1963). A laboratory method for diagnosing predominance of homo- or hetero-erotic interest in the male. *Behaviour Research and Ther-*

apy, 1, 85–93.

Freund, K. (1977). Psychophysiological assessment of change in erotic preference. *Behaviour Research and Therapy, 15,* 297–301.

Freund, K., & Blanchard, R. (1983). Is the distant relationship of fathers and homosexual sons related to the sons' erotic preference for male partners, to the sons' atypical gender identity, or to both? *Journal of Homosexuality, 9,* 7–25.

Freund, K., Watson, R., & Rienzo, D. (1989). Heterosexuality, homosexuality, and erotic age preference. *Journal of Sex Research, 26,* 107–117.

Fridell, S. R., Zucker, K. J., Bradley, S. J., & Maing, D. M. (1996). Physical attractiveness of girls with gender identity disorder. *Archives of Sexual Behavior.*

Friedemann, M. (1966). Reflection on two cases of male transvestism. *American Journal of Psychotherapy, 20,* 270–283.

Friedman, R. C. (1988). *Male homosexuality: A contemporary psychoanalytic perspective.* New Haven, CT: Yale University Press.

Friedman, R. C., & Downey, J. (1993a). Neurobiology and sexual orientation: Current relationships. *Journal of Neuropsychiatry and Clinical Neurosciences, 5,* 131–153.

Friedman, R. C., & Downey, J. (1993b). Psychoanalysis, psychobiology, and homosexuality. *Journal of the American Psychoanalytic Association, 41,* 1159–1198.

Friedman, R. C., & Downey, J. I. (1994). Homosexuality. *New England Journal of Medicine, 331,* 923–930.

Friedman, R. C., Wollesen, F., & Tendler, R. (1976). Psychological development and blood levels of sex steroids in male identical twins of divergent sexual orientation. *Journal of Nervous and Mental Disease, 163,* 282–288.

Friend, M. R., Schiddel, L., Klein, B., & Dunaeff, D. (1954). Observations on the development of transvestitism in boys. *American Journal of Orthopsychiatry, 24,* 563–575.

Gadpaille, W. J. (1972). Research into the physiology of maleness and femaleness: Its contribution to the etiology and psychodynamics of homosexuality. *Archives of General Psychiatry, 26,* 193–206.

Gadpaille, W. J. (1980). Cross-species and cross-cultural contributions to understanding homosexual activity. *Archives of General Psychiatry, 37,* 349–356.

Gagnon, J. H. (1990). The explicit and implicit use of the scripting perspective in sex research. *Annual Review of Sex Research, 1,* 1–43.

Gagnon, J. H., & Simon, W. (1973). *Sexual conduct.* Chicago: Aldine.

Garber, J., & Hollon, S. D. (1991). What can specificity designs say about causality in psychopathology research? *Psychological Bulletin, 110,* 129–136.

Garber, M. (1989). Spare parts: The surgical construction of gender. *differences: A Journal of Feminist Cultural Studies, 1,* 137–159.

Garden, G. M. F., & Rothery, D. J. (1992). A female monozygotic twin pair discordant for transsexualism: Some theoretical implications. *British Journal of Psychiatry, 161,* 852–854.

Gardner, W., & Wilcox, B. L. (1993). Political intervention in scientific peer review: Research on adolescent sexual behavior. *American Psychologist, 48,* 972–983.

Garfinkel, B. D., Carlson, G. A., & Weller, E. B. (Eds.). (1990). *Psychiatric disorders in children and adolescents.* Philadelphia: W. B. Saunders.

Gebhard, P. H. (1972). Incidence of overt homosexuality in the United States and Western Europe. In J. Livingood (Ed.), *NIMH Task Force on Homosexuality: Final report and background papers* (DHEW Publication No. HSM 72–9116, pp. 22–29). Rockville, MD: National Institute of Mental Health.

Gebhard, P. H., & Johnson, A. B. (1979). *The Kinsey data: Marginal tabulations of the 1938–1963 interviews conducted by the Institute for Sex Research.* Philadelphia: W. B. Saunders.

Gelder, M. (1979). Behaviour therapy for sexual deviations. In I. Rosen (Ed.), *Sexual deviation* (2nd ed., pp. 351–375). New York: Oxford University Press.

Gelder, M. G., & Marks, I. M. (1969). Aversion treatment in transvestism and transsexualism. In R. Green & J. Money (Eds.), *Transsexualism and sex reassignment* (pp. 383–413). Baltimore: Johns Hopkins University Press.

Gelman, D. (1992, February 24). Born or bred? *Newsweek,* pp. 46–53.

Gelman, S. A., Collman, P., & Maccoby, E. E. (1986). Inferring properties from categories versus inferring categories from properties: The case of gender. *Child Development, 57,* 396–404.

Gentile, D. A. (1993). Just what are sex and gender, anyway? A call for a new terminological standard. *Psychological Science, 4,* 120–122.

Gerall, A. A., Moltz, H., & Ward, I. L. (Eds.). (1992). *Handbook of behavioral neurobiology: Vol. 11. Sexual differentiation.* New York: Plenum Press.

Gert, B. (1992). A sex caused inconsistency in DSM-III-R: The definition of mental disorder and the definition of paraphilias. *Journal of Medicine and Philosophy, 17,* 155–171.

Geschwind, N., & Galaburda, A. M. (1985a). Cerebral lateralization. Biological mechanisms, associations, and pathology: I. A hypothesis and a program for research. *Archives of Neurology, 42,* 428–459.

Geschwind, N., & Galaburda, A. M. (1985b). Cerebral lateralization. Biological mechanisms, associations, and pathology: II. A hypothesis and a program for research. *Archives of Neurology, 42,* 521–552.

Geschwind, N., & Galaburda, A. M. (1985c). Cerebral lateralization. Biological mechanisms, associations, and pathology: III. A hypothesis and a pro-

gram for research. *Archives of Neurology, 42,* 521–552.
Geschwind, N., & Galaburda, A. M. (1985c). Cerebral lateralization. Biological mechanisms, associations, and pathology: III. A hypothesis and a program for research. *Archives of Neurology, 42,* 634–654.
Gewirtz, J. L., & Hernandez, J. P. (1984, August). *Gender can be determined from the baby's face.* Paper presented at the meetings of the American Psychological Association, Toronto.
Gewirtz, J. L., & Hernandez, J. P. (1985, August). *Gender can be determined from the baby's live face and from slide photographs of the baby's face.* Paper presented at the meetings of the American Psychological Association, Los Angeles.
Gewirtz, J. L., Weber, R. A., & Nogueras, M. (1990, April). *The role of facial characteristics in neonatal-gender discrimination from photographs.* Paper presented at the meeting of the International Conference on Infant Studies, Montreal.
Gilbert, A. N., & Wysocki, C. J. (1992). Hand preference and age in the United States. *Neuropsychologia, 30,* 601–608.
Gilligan, C. (1982). *In a different voice: Psychological theory and women's development.* Cambridge, MA: Harvard University Press.
Gilmore, K. (1995). Gender identity disorder in a girl: Insights from adoption. *Journal of the American Psychoanalytic Association, 43,* 39–59.
Gilpin, D. C., Raza, S., & Gilpin, D. (1979). Transsexual symptoms in a male child treated by a female therapist. *American Journal of Psychotherapy, 33,* 453–463.
Gittleson, N. L., & Dawson-Butterworth, K. (1967). Subjective ideas of sexual change in female schizophrenics. *British Journal of Psychiatry, 113,* 491–494.
Gittleson, N. L., & Levine, S. (1966). Subjective ideas of sexual change in male schizophrenics. *British Journal of Psychiatry, 112,* 779–782.
Gladue, B. A. (1985). Neuroendocrine response to estrogen and sexual orientation [Letter]. *Science, 230,* 962.
Gladue, B. A. (1988). Hormones in relationship to homosexual/bisexual/heterosexual gender orientation. In J. M. A. Sitsen (Ed.), *Handbook of sexology: Vol. 6. The pharmacology and endocrinology of sexual function* (pp. 388–409). Amsterdam: Elsevier.
Gladue, B. A. (1990). Hormones and neuroendocrine factors in atypical human sexual behavior. In J. R. Feierman (Ed.), *Pedophilia: Biosocial dimensions* (pp. 274–298). New York: Springer-Verlag.
Gladue, B. A., & Bailey, J. M. (1995). Spatial ability, handedness, and human sexual orientation. *Psychoneuroendocrinology, 20,* 487–497.
Gladue, B. A., Beatty, W. W., Larson, J., & Staton, R. D. (1990). Sexual orientation and spatial ability in men and women. *Psychobiology, 18,* 101–108.

Gladue, B. A., Green, R., & Hellman, R. E. (1984). Neuroendocrine response to estrogen and sexual orientation. *Science, 225*, 1496–1499.

Glasser, M. (1979). Some aspects of the role of aggression in the perversions. In I. Rosen (Ed.), *Sexual deviation* (2nd ed., pp. 278–305). New York: Oxford University Press.

Goddard, R. (1986). *Gender and non gender disturbed boyhood separation anxiety disorder: The role of aggression and object relations as manifested in Rorschach imagery.* Unpublished doctoral dissertation, City University of New York.

Goddard, R., & Tuber, S. (1989). Boyhood separation anxiety disorder: Thought disorder and object relations psychopathology as manifested in Rorschach imagery. *Journal of Personality Assessment, 53*, 239–252.

Gonsiorek, J. C. (1991). The empirical basis for the demise of the illness model of homosexuality. In J. C. Gonsiorek & J. D. Weinrich (Eds.), *Homosexuality: Research implications for public policy* (pp. 115–136). Newbury Park, CA: Sage.

Goodman, R. E., Anderson, D. C., Bulock, D. E., Sheffield, B., Lynch, S. S., & Butt, W. R. (1985). Study on the effect of estradiol on gonadotrophin levels in untreated male-to-female transsexuals. *Archives of Sexual Behavior, 14*, 141–146.

Gooren, L. (1986a). The neuroendocrine response of luteinizing hormone to estrogen administration in heterosexual, homosexual, and transsexual subjects. *Journal of Clinical Endocrinology and Metabolism, 63*, 583–588.

Gooren, L. (1986b). The neuroendocrine response of luteinizing hormone to estrogen administration in the human is not sex specific but dependent on the hormonal environment. *Journal of Clinical Endocrinology and Metabolism, 63*, 589–593.

Gooren, L. (1990a). Biomedical theories of sexual orientation: A critical examination. In D. P. McWhirter, S. A. Sanders, & J. M. Reinisch (Eds.), *Homosexuality/heterosexuality: Concepts of sexual orientation* (pp. 71–87). New York: Oxford University Press.

Gooren, L. (1990b). The endocrinology of transsexualism: A review and commentary. *Psychoneuroendocrinology, 15*, 3–14.

Gooren, L., Frants, R. R., Ericksson, A. W., & Rao, B. R. (1989). *Transsexualism in twins.* Paper presented at the International Conference on Twin Studies, Rome.

Gooren, L. J. G. (1988). An appraisal of endocrine theories of homosexuality and gender dysphoria. In J. M. A. Sitsen (Ed.), *Handbook of sexology: Vol. 6. The pharmacology and endocrinology of sexual function* (pp. 410–424). Amsterdam: Elsevier.

Gooren, L. J. G., Rao, B. R., van Kessel, H., & Harmsen-Louman, W. (1984). Estrogen positive feedback on LH secretion in transsexuality. *Psychoneu-*

roendocrinology, 9, 249–259.
Gorski, R. A., Gordon, J. H., Shryne, J. E., & Southam, A. M. (1978). Evidence for a morphological sex difference within the medial preoptic area of the rat brain. *Brain Research, 148,* 333–346.
Götestam, K. O., Coates, T. J., & Ekstrand, M. (1992). Handedness, dyslexia and twinning in homosexual men. *International Journal of Neuroscience, 63,* 179–186.
Goy, R. W., Bercovitch, F. B., & McBrair, M. C. (1988). Behavioral masculinization is independent of genital masculinization in prenatally androgenized female rhesus macaques. *Hormones and Behavior, 22,* 552–571.
Goy, R. W., & Goldfoot, D. A. (1975). Neuroendocrinology: Animal models and problems of human sexuality. *Archives of Sexual Behavior, 4,* 405–418.
Goy, R. W., & McEwen, B. S. (1980). *Sexual differentiation of the brain.* Cambridge, MA: MIT Press.
Goy, R. W., & Wallen, K. (1979). Experiential variables influencing play, footclasp mounting and adult sexual competence in male rhesus monkeys. *Psychoneuroendocrinology, 4,* 1–12.
Green, R. (1968). Childhood cross-gender identification. *Journal of Nervous and Mental Disease, 147,* 500–509.
Green, R. (1969). Mythological, historical, and cross-cultural aspects of transsexualism. In R. Green & J. Money (Eds.), *Transsexualism and sex reassignment* (pp. 13–22). Baltimore: The Johns Hopkins Press.
Green, R. (1970). Little boys who behave as girls. *California Medicine, 113,* 12–16.
Green, R. (1971). Diagnosis and treatment of gender identity disorders during childhood. *Archives of Sexual Behavior, 1,* 167–174.
Green, R. (1972). Homosexuality as a mental illness. *International Journal of Psychiatry, 10,* 77–98.
Green, R. (1974). *Sexual identity conflict in children and adults.* New York: Basic Books.
Green, R. (1976). One-hundred ten feminine and masculine boys: Behavioral contrasts and demographic similarities. *Archives of Sexual Behavior, 5,* 425–446.
Green, R. (1980). Patterns of sexual identity development in childhood: Relationship to subsequent sexual partner preference. In J. Marmor (Ed.), *Homosexual behavior: A modern reappraisal* (pp. 255–266). New York: Basic Books.
Green, R. (1987). *The "sissy boy syndrome" and the development of homosexuality.* New Haven, CT: Yale University Press.
Green, R. (1993). Dimensions of human sexual identity: Transsexuals, homosexuals, fetishists, cross-gendered children and animal models. In M. Haug, R. E. Whalen, C. Aron, & K. L. Olsen (Eds.), *The development of*

sex differences and similarities in behavior (pp. 477–486). Dordrecht, The Netherlands: Kluwer Academic.
Green, R. (1994a). Atypical psychosexual development. In M. Rutter, E. Taylor, & L. Hersov (Eds.), *Child and adolescent psychiatry: Modern approaches* (3rd ed., pp. 749–758). Oxford: Blackwell Scientific.
Green, R. (1994b). Sexual problems and therapies: A quarter century of developments and changes. In A. S. Rossi (Ed.), *Sexuality and the life course* (pp. 341–361). Chicago: University of Chicago Press.
Green, R., & Fuller, M. (1973a). Family doll play and female identity in preadolescent males. *American Journal of Orthopsychiatry, 43,* 123–127.
Green, R., & Fuller, M. (1973b). Group therapy with feminine boys and their parents. *International Journal of Group Psychotherapy, 23,* 54–68.
Green, R., Fuller, M., & Rutley, B. (1972). It-Scale for Children and Draw-a-Person test: 30 feminine vs. 25 masculine boys. *Journal of Personality Assessment, 36,* 349–352.
Green, R., Fuller, M., Rutley, B., & Hendler, J. (1972). Playroom toy preferences of fifteen masculine and fifteen feminine boys. *Behaviour Research and Therapy, 3,* 425–429.
Green, R., & Money, J. (1960). Incongruous gender role: Nongenital manifestations in prepubertal boys. *Journal of Nervous and Mental Disease, 131,* 160–168.
Green, R., & Money, J. (1961a). Effeminacy in prepubertal boys: Summary of eleven cases and recommendations for case management. *Pediatrics, 27,* 286–291.
Green, R., & Money, J. (1961b). "Tomboys" and "sissies." *Sexology, 28,* 2–5.
Green, R., & Money, J. (Eds.). (1969). *Transsexualism and sex reassignment.* Baltimore: The Johns Hopkins Press.
Green, R., Neuberg, D. S., & Finch, S. J. (1983). Sex-typed motor behaviors of "feminine" boys, conventionally masculine boys, and conventionally feminine girls. *Sex Roles, 9,* 571–579.
Green, R., Newman, L. E., & Stoller, R. J. (1972). Treatment of boyhood "transsexualism": An interim report of four years' experience. *Archives of General Psychiatry, 26,* 213–217.
Green, R., Roberts, C. W., Williams, K., Goodman, M., & Mixon, A. (1987). Specific cross-gender behaviour in boyhood and later homosexual orientation. *British Journal of Psychiatry, 151,* 84–88.
Green, R., & Stoller, R. J. (1971). Two monozygotic (identical) twin pairs discordant for gender identity. *Archives of Sexual Behavior, 1,* 321–327.
Green, R., Williams, K., & Goodman, M. (1982). Ninety-nine "tomboys" and "non-tomboys": Behavioral contrasts and demographic similarities. *Archives of Sexual Behavior, 11,* 247–266.
Green, R., Williams, K., & Goodman, M. (1985). Masculine or feminine gender identity in boys: Developmental differences between two diverse fami-

ly groups. *Sex Roles, 12,* 1155–1162.

Green, R., Williams, K., & Harper, J. (1980). Cross-sex identity: Peer group integration and the double standard of childhood sex-typing. In J. Samson (Ed.), *Childhood and sexuality* (pp. 542–548). Montreal: Editions Etudes Vivantes.

Greenacre, P. (1955). Further considerations regarding fetishism. *Psychoanalytic Study of the Child, 10,* 187–194.

Greenacre, P. (1968). Perversions: General considerations regarding their genetic and dynamic background. *Psychoanalytic Study of the Child, 23,* 47–62.

Greenberg, D. F. (1989). *The construction of homosexuality.* Chicago: University of Chicago Press.

Greenberg, M. T., Cicchetti, D., & Cummings, E. M. (Eds.). (1990). *Attachment in the preschool years: Theory, research, and intervention.* Chicago: University of Chicago Press.

Greenberg, M. T., Speltz, M. L., & DeKlyen, M. (1993). The role of attachment in the early development of disruptive behavior problems. *Development and Psychopathology, 5,* 191–213.

Greenberg, M. T., Speltz, M. L., DeKlyen, M., & Endriga, M. C. (1991). Attachment security in preschoolers with and without externalizing behavior problems: A replication. *Development and Psychopathology, 3,* 413–430.

Greenson, R. R. (1966). A transvestite boy and a hypothesis. *International Journal of Psycho-Analysis, 47,* 396–403.

Grimshaw, G. M. (1993). *Relations between prenatal testosterone and cerebral lateralization: A test of three hypotheses.* Unpublished master's thesis, University of Waterloo, Waterloo, Ontario.

Grimshaw, G. M., Zucker, K. J., Bradley, S. J., Lowry, C. B., & Mitchell, J. N. (1991, August). *Verbal and spatial ability in boys with gender identity disorder.* Poster presented at the meeting of the International Academy of Sex Research, Barrie, Ontario.

Gross, D. J., Landau, H., Kohn, G., Farkas, A., Elrayyes, E., El-Shawwa, R., Lasch, E. E., & Rösler, A. (1986). Male pseudohermaphroditism due to 17-beta-hydroxysteroid dehydrogenase deficiency: Gender reassignment in early infancy. *Acta Endocrinologica, 112,* 238–246.

Gunderson, J. G., & Kolb, J. E. (1978). Discriminating features of borderline patients. *American Journal of Psychiatry, 135,* 792–796.

Gunderson, J. G., Kolb, J. E., & Austin, V. (1981). The Diagnostic Interview for Borderline Patients. *American Journal of Psychiatry, 138,* 896–903.

Gutheil, E. (1930). Analysis of a case of transvestitism. In W. Stekel (Ed.), *Sexual aberrations* (pp. 281–318). New York: Liveright.

Gutterman, E. M., O'Brien, J. D., & Young, J. G. (1987). Structured diagnostic interviews for children and adolescents: Current status and future directions. *Journal of the American Academy of Child and Adolescent Psy-*

chiatry, 26, 621–630.

Haber, C. H. (1991a). The psychoanalytic treatment of a preschool boy with a gender identity disorder. *Journal of the American Psychoanalytic Association, 39,* 107–129.

Haber, C. H. (1991b). The reorganization of a cross-gender symptom. In A. G. Schmuckler (Ed.), *Saying goodbye: A casebook of termination in child and adolescent analysis and therapy* (pp. 29–50). Hillsdale, NJ: Analytic Press.

Haeberle, E. J. (1982). The Jewish contribution to the development of sexology. *Journal of Sex Research, 18,* 305–323.

Halbreich, U., Segal, S., & Chowers, I. (1978). Day-to-day variations in serum levels of follicle-stimulating hormone and luteinizing hormone in homosexual males. *Biological Psychiatry, 13,* 541–549.

Hall, J. A., & Halberstadt, A. G. (1980). Masculinity and femininity in children: Development of the Children's Personal Attributes Questionnaire. *Developmental Psychology, 16,* 270–280.

Hall, J. A. Y., & Kimura, D. (1994). Dermatoglyphic asymmetry and sexual orientation in men. *Behavioral Neuroscience, 108,* 1203–1206.

Hall, J. A. Y., & Kimura, D. (1995). Sexual orientation and performance on sexually dimorphic motor tasks. *Archives of Sexual Behavior, 24,* 395–407.

Halperin, D. M. (1989). Is there a history of sexuality? *History and Theory, 28,* 257–274.

Halpern, D. F. (1992). *Sex differences in cognitive abilities* (2nd ed.). Hillsdale, NJ: Erlbaum.

Halpern, D. F., & Cass, M. (1994). Laterality, sexual orientation, and immune system functioning: Is there a relationship? *International Journal of Neuroscience, 77,* 167–180.

Halpern, D. F., & Coren, S. (1993). Left-handedness and life span: A reply to Harris. *Psychological Bulletin, 114,* 235–241.

Hamburger, C. (1953). The desire for change of sex as shown by personal letters from 465 men and women. *Acta Endocrinologica, 14,* 361–375.

Hamburger, C., Sturup, G. K., & Dahl-Iverson, E. (1953). Transvestism: Hormonal, psychiatric, and surgical treatment. *Journal of the American Medical Association, 152,* 391–396.

Hamer, D. (1995, May). *The role of genes in sexual orientation and sex-typical behavior.* Paper presented at the International Behavioral Development Symposium: Biological Basis of Sexual Orientation and Sex-Typical Behavior, Minot State University, Minot, ND.

Hamer, D., & Copeland, P. (1994). *The science of desire: The search for the gay gene and the biology of behavior.* New York: Simon & Schuster.

Hamer, D. H., Hu, S., Magnuson, V. L., Hu, N., & Pattatucci, A. M. L. (1993a). A linkage between DNA markers on the X chromosome and male sexual orientation. *Science, 261,* 321–327.

Hamer, D. H., Hu, S., Magnuson, V. L., Hu, N., & Pattatucci, A. M. L. (1993b). [Response to "Genetics and male sexual orientation"]. *Science, 261,* 1259.

Hamer, D. H., Hu, S., Magnuson, V. L., Hu, N., & Pattatucci, A. M. L. (1993c). [Response to "Male sexual orientation and genetic evidence"]. *Science, 262,* 2065.

Hamer, D. H., Hu, S., Magnuson, V. L., Hu, N., & Pattatucci, A. M. L. (1993d, June). *Molecular genetic studies of sexual orientation.* Paper presented at the meeting of the International Academy of Sex Research, Pacific Grove, CA.

Hampson, J. G. (1955). Hermaphroditic genital appearance, rearing and eroticism in hyperadrenocorticism. *Bulletin of the Johns Hopkins Hospital, 96,* 265–273.

Hansen, B. (1989). American physicians' earliest writings about homosexuals, 1880–1900. *Milbank Quarterly, 67,* 92–108.

Hare, E. H., & Moran, P. A. P. (1979). Parent age and birth order in homosexual patients: A replication of Slater's study. *British Journal of Psychiatry, 134,* 178–182.

Harlow, H. F., & Harlow, M. K. (1965). The affectional systems. In A. M. Schrier, H. F. Harlow, & F. Stollnitz (Eds.), *Behavior of nonhuman primates: Modern research trends* (Vol. 2, pp. 287–334). New York: Academic Press.

Harris, L. J. (1978). Sex differences in spatial ability: Possible environmental, genetic, and neurological factors. In M. Kinsbourne (Ed.), *Asymmetrical functions of the brain* (pp. 405–522). Cambridge, England: Cambridge University Press.

Harrison, P. J., Everall, I. P., & Catalan, J. (1994). Is homosexual behaviour hard-wired?: Sexual orientation and brain structure. *Psychological Medicine, 24,* 811–816.

Harry, J. (1982). *Gay children grown up: Gender culture and gender deviance.* New York: Praeger.

Harry, J. (1983). Parasuicide, gender, and gender deviance. *Journal of Health and Social Behavior, 24,* 350–361.

Hauser, R. E. (1990). The *berdache* and the Illinois Indian tribe during the last half of the seventeenth century. *Ethnohistory, 37,* 45–65.

Hausman, B. L. (1992). Demanding subjectivity: Transsexualism, medicine, and the technologies of gender. *Journal of the History of Sexuality, 3,* 270–302.

Hay, D. F. (1980). Multiple functions of proximity seeking in infancy. *Child Development, 51,* 636–645.

Hay, W. M., Barlow, D. H., & Hay, L. R. (1981). Treatment of stereotypic cross-gender motor behavior using covert modeling in a boy with gender identity confusion. *Journal of Consulting and Clinical Psychology, 49,*

388–394.
Hazell, P. L. (1992). Clinical continuity [Letter to the editor]. *Journal of the American Academy of Child and Adolescent Psychiatry, 31,* 172–173.
Heinrich, P., & Triebe, J. K. (1972). Sex preferences in children's human figure drawings. *Journal of Personality Assessment, 36,* 263–267.
Helleday, J., Siwers, B., Ritzen, E. M., & Hugdahl, K. (1994). Normal lateralization for handedness and ear advantage in a verbal dichotic listening task in women with congenital adrenal hyperplasia (CAH). *Neuropsychologia, 32,* 875–880.
Hendricks, S. E., Graber, B., & Rodriguez-Sierra, J. F. (1989). Neuroendocrine responses to exogenous estrogen: No differences between heterosexual and homosexual men. *Psychoneuroendocrinology, 14,* 177–185.
Herbst, A. L., Ulfelder, H., & Poskanzer, D. C. (1971). Adenocarcinoma of the vagina: Association of maternal stilbestrol therapy with tumor appearance in young women. *New England Journal of Medicine, 284,* 878–881.
Herdt, G. (Ed.). (1989). *Gay and lesbian youth.* Binghamton, NY: Harrington Park Press.
Herdt, G. (1990a). Developmental discontinuities and sexual orientation across cultures. In D. P. McWhirter, S. A. Sanders, & J. M. Reinisch (Eds.), *Homosexuality/heterosexuality: Concepts of sexual orientation* (pp. 208–236). New York: Oxford University Press.
Herdt, G. (1990b). Mistaken gender: 5-alpha reductase hermaphroditism and biological reductionism in sexual identity reconsidered. *American Anthropologist, 92,* 433–446.
Herdt, G. (Ed.). (1994). *Third sex, third gender: Beyond sexual dimorphism in culture and history.* New York: Zone Books.
Herdt, G., & Stoller, R. J. (1990). *Intimate communications: Erotics and the study of culture.* New York: Columbia University Press.
Herdt, G. H. (1980). Semen depletion and the sense of maleness. *Ethnopsychiatrica, 3,* 79–116.
Herdt, G. H. (1981). *Guardians of the flute: Idioms of masculinity.* New York: McGraw-Hill.
Herdt, G. H. (Ed.). (1984). *Ritualized homosexuality in Melanesia.* Berkeley: University of California Press.
Herdt, G. H., & Davidson, J. (1988). The Sambia "Turnim-man": Sociocultural and clinical aspects of gender formation in male pseudohermaphrodites with 5-alpha reductase deficiency in Papua New Guinea. *Archives of Sexual Behavior, 17,* 33–56.
Herjanic, B., & Reich, W. (1982). Development of a structured psychiatric interview for children: Agreement between child and parent on individual symptoms. *Journal of Abnormal Child Psychology, 10,* 307–324.
Herman, A., Grabowska, A., & Dulko, S. (1993). Transsexualism and sex-re-

lated differences in hemispheric asymmetry. *Acta Neurobiologiae Experimentalis, 53,* 269–274.

Herman, S. P. (1983). Gender identity disorder in a five-year-old boy. *Yale Journal of Biology and Medicine, 56,* 15–22.

Herzer, M. (1985). Kertbeny and the nameless love. *Journal of Homosexuality, 12,* 1–26.

Hetherington, E. M. (1966). Effects of paternal absence on sex-typed behaviors in Negro and white preadolescent males. *Journal of Personality and Social Psychology, 4,* 87–91.

Hier, D. B., & Crowley, W. F. (1982). Spatial ability in androgen-deficient men. *New England Journal of Medicine, 306,* 1202–1205.

Higham, E. (1976). Case management of the gender incongruity syndrome in childhood and adolescence. *Journal of Homosexuality, 2,* 49–57.

Hildebrandt, K. A., & Fitzgerald, H. E. (1979). Facial feature determinants of perceived infant attractiveness. *Infant Behavior and Development, 2,* 329–339.

Hines, M. (1982). Prenatal gonadal hormones and sex differences in human behavior. *Psychological Bulletin, 92,* 56–80.

Hines, M., & Collaer, M. L. (1993). Gonadal hormones and sexual differentiation of human behavior: Developments from research on endocrine syndromes and studies of brain structure. *Annual Review of Sex Research, 4,* 1–48.

Hines, M., & Kaufman, F. R. (1994). Androgen and the development of human sex-typical behavior: Rough-and-tumble play and sex of preferred playmates in children with congenital adrenal hyperplasia (CAH). *Child Development, 65,* 1042–1053.

Hines, M., & Shipley, C. (1984). Prenatal exposure to diethylstilbestrol (DES) and the development of sexually dimorphic cognitive abilities and cerebral lateralization. *Developmental Psychology, 20,* 81–94.

Hirschfeld, M. (1910). *Die Transvestiten: Eine Untersuchung über den erotischen Verkleidungstrieb.* Berlin: Pulvermacher.

Hirschfeld, M. (1923). Die intersexuelle konstitution. *Jahrbuch für Sexuelle Zwischenstufen, 23,* 3–27.

Hirschfeld, M. (1991). *Transvestites: The erotic drive to cross-dress* (M. A. Lombardi-Nash, Trans.). Buffalo, NY: Prometheus Books. (Original work published 1910)

Hiscock, M., Inch, R., Jacek, C., Hiscock-Kalil, C., & Kalil, K. M. (1994). Is there a sex difference in human laterality?: I. An exhaustive survey of auditory laterality studies from six neuropsychology journals. *Journal of Clinical and Experimental Neuropsychology, 16,* 423–435.

Hodges, J. K. (1980). Regulation of oestrogen-induced LH release in male and female marmoset monkeys *(Callithrix jacchus). Journal of Reproduction and Fertility, 60,* 389–398.

Hoenig, J. (1977a). The development of sexology during the second half of the 19th century. In J. Money & H. Musaph (Eds.), *Handbook of sexology* (Vol. I, pp. 5–20). Amsterdam: Elsevier.

Hoenig, J. (1977b). Dramatis personae: Selected biographical sketches of 19th century pioneers in sexology. In J. Money & H. Musaph (Eds.), *Handbook of sexology* (Vol. I, pp. 21–43). Amsterdam: Elsevier.

Hoenig, J. (1981). Etiological research in transsexualism. *Psychiatric Journal of the University of Ottawa, 6,* 184–189.

Hoenig, J. (1982). Transsexualism. In K. L. Granville-Grossman (Ed.), *Recent advances in clinical psychiatry* (pp. 171–199). London: Churchill Livingstone.

Hoenig, J. (1985a). Etiology of transsexualism. In B. W. Steiner (Ed.), *Gender dysphoria: Development, research, management* (pp. 33–73). New York: Plenum Press.

Hoenig, J. (1985b). The origin of gender identity. In B. W. Steiner (Ed.), *Gender dysphoria: Development, research, management* (pp. 11–32). New York: Plenum Press.

Hoenig, J., & Torr, J. B. D. (1964). Karyotyping of transexualists. *Journal of Psychosomatic Research, 8,* 157–159.

Hofman, M. A., Fliers, E., Goudsmit, E., & Swaab, D. F. (1988). Morphometric analysis of the suprachiasmatic and paraventricular nuclei in the human brain. *Journal of Anatomy, 160,* 127–143.

Hofman, M. A., & Swaab, D. F. (1989). The sexually dimorphic nucleus of the preoptic area in the human brain: A comparative morphometric study. *Journal of Anatomy, 164,* 55–72.

Holder, E. (1982). A latency girl's struggle towards femininity. *Bulletin of the Hampstead Clinic, 5,* 55–70.

Hollingshead, A. B. (1975). *Four factor index of social status.* Unpublished manuscript, Department of Sociology, Yale University, New Haven, CT.

Holtzen, D. W. (1994). Handedness and sexual orientation. *Journal of Clinical and Experimental Neuropsychology, 16,* 702–712.

Hooper, S. R., Hynd, G. W., & Mattison, R. E. (Eds.). (1992). *Child psychopathology: Diagnostic criteria and clinical assessment.* Hillsdale, NJ: Erlbaum.

Hopkins, J. (1984). The probable role of trauma in a case of foot and shoe fetishism: Aspects of the psychotherapy of a 6-year-old girl. *International Review of Psychoanalysis, 11,* 79–91.

Hora, T. (1953). The structural analysis of transvestitism. *Psychoanalytic Review, 40,* 268–274.

Horton, A. M. (1980). Behavioral treatment of childhood gender role confusion. *Child Behavior Therapy, 2,* 82–83.

Housden, J. (1965). An examination of the biological etiology of transvestism.

International Journal of Social Psychiatry, 11, 301–305.
Hoyer, N. (1933). *Man into woman.* New York: Dutton.
Hubert, N. C., Wachs, T. D., Peters-Martin, P., & Gandour, S. (1982). The study of early temperament: Measurement and conceptual issues. *Child Development, 53,* 571–600.
Hunt, D. D., Carr, J. E., & Hampson, J. L. (1981). Cognitive correlates of biologic sex and gender identity in transsexualism. *Archives of Sexual Behavior, 10,* 65–77.
Hunter, R., Logue, V., & McMenemy, W. H. (1963). Temporal lobe epilepsy supervening on longstanding transvestism and fetishism. *Epilepsia, 4,* 60–65.
Hurtig, A. L. (1992). The psychosocial effects of ambiguous genitalia. *Comprehensive Therapy, 18,* 22–25.
Hurtig, A. L., & Rosenthal, I. M. (1987). Psychological findings in early treated cases of female pseudohermaphroditism caused by virilizing congenital adrenal hyperplasia. *Archives of Sexual Behavior, 16,* 209–223.
Huston, A. C. (1983). Sex-typing. In E. M. Hetherington (Vol. Ed.), *Handbook of child psychology* (4th ed.): *Vol. 4. Socialization, personality, and social development* (pp. 387–467). New York: Wiley.
Hutter, J. (1993). The social construction of homosexuals in the nineteenth century: The shift from the sin to the influence of medicine on criminalizing sodomy in Germany. *Journal of Homosexuality, 24,* 73–93.
Hyde, J. S. (1981). How large are cognitive gender differences? A meta-analysis using w^2 and *d. American Psychologist, 36,* 892–901.
Hyde, J. S., & Linn, M. C. (1988). Gender differences in verbal ability: A meta-analysis. *Psychological Bulletin, 104,* 53–69.
Ignico, A. A. (1990). The influence of gender-role perception on activity preferences of children. *Play and Culture, 3,* 302–310.
Imperato-McGinley, J. (1983). Sexual differentiation: Normal and abnormal. In L. Martini & V. H. T. James (Eds.), *Current topics in endocrinology: Vol. 5. Fetal endocrinology and metabolism* (pp. 231–307). New York: Academic Press.
Imperato-McGinley, J., Guerrero, L., Gautier, T., & Peterson, R. E. (1974). Steroid 5-alpha-reductase deficiency in man: An inherited form of male pseudohermaphroditism. *Science, 186,* 1213–1215.
Imperato-McGinley, J., Peterson, R. E., & Gautier, T. (1976). Gender identity and hermaphroditism [Letter]. *Science, 191,* 872.
Imperato-McGinley, J., Peterson, R. E., Gautier, T., & Sturla, E. (1979a). Androgens and the evolution of male-gender identity among male pseudohermaphrodites with 5-alpha-reductase deficiency. *New England Journal of Medicine, 300,* 1233–1237.
Imperato-McGinley, J., Peterson, R. E., Gautier, T., & Sturla, E. (1979b). Androgens and the evolution of male-gender identity among male pseudoher-

maphrodites with 5-alpha-reductase deficiency. *Obstetrical and Gynecological Survey, 34,* 769–770.

Imperato-McGinley, J., Peterson, R. E., Gautier, T., & Sturla, E. (1979c). Male pseudohermaphroditism secondary to 5-alpha-reductase deficiency: A model for the role of androgens in both the development of the male phenotype and the evolution of a male gender identity. *Journal of Steroid Biochemistry, 11,* 637–645.

Imperato-McGinley, J., Peterson, R. E., Gautier, T., & Sturla, E. (1985). The impact of androgens on the evolution of male gender identity. In Z. DeFries, R. C. Friedman, & R. Corn (Eds.), *Sexuality: New perspectives* (pp. 125–140). Westport, CT: Greenwood.

Imperato-McGinley, J., Peterson, R. E., Stoller, R., & Goodwin, W. E. (1979). Male pseudohermaphroditism secondary to 17 beta-hydroxysteroid dehydrogenase deficiency: Gender role change with puberty. *Journal of Clinical Endocrinology and Metabolism, 49,* 391–395.

Interdisciplinary Centre for the Study of Science, Society, and Religion, Free University of Amsterdam and the Schorer Foundation. (1989). *Homosexuality, which homosexuality? Essays from the International Scientific Conference on Lesbian and Gay Studies.* London: GMP.

Intons-Peterson, M. J. (1988). *Children's concepts of gender.* Norwood, NJ: Ablex.

Ipp, H. R. (1986). *Object relations of feminine boys: A Rorschach assessment.* Unpublished doctoral dissertation, York University, Downsview, Ontario.

Irvine, J. M. (1990). *Disorders of desire: Sex and gender in modern American sexology.* Philadelphia: Temple University Press.

Isay, R. A. (1989). *Being homosexual: Gay men and their development.* New York: Farrar Straus Giroux.

Jacklin, C. N., DiPietro, J. A., & Maccoby, E. E. (1984). Sex-typing behavior and sex-typing pressure in child/parent interaction. *Archives of Sexual Behavior, 13,* 413–425.

James, S., Orwin, A., & Davies, D. W. (1972). Sex chromosome abnormality in a patient with transsexualism. *British Medical Journal, iii,* 29.

James, W. H. (1987). The human sex ratio: Part I. A review of the literature. *Human Biology, 59,* 721–752.

James, W. H. (1989). Foetal testosterone levels, homosexuality and handedness: A research proposal for jointly testing Geschwind's and Dörner's hypotheses. *Journal of Theoretical Biology, 136,* 177–180.

Jamison, C. S., Jamison, P. L., & Meier, R. J. (1994). Effect of prenatal testosterone administration on palmar dermatoglyphic intercore ridge counts of rhesus monkeys (*Macaca mulatta). American Journal of Physical Anthropology, 94,* 409–419.

Jensch, K. (1941). Weiterer Beitrag zur Genealogie der Homosexualität. *Archiv für Psychiatrie und Nervenkrankheiten, 112,* 679–696.

Johnson, J. (1973). 'Psychopathia sexualis.' *British Journal of Psychiatry, 122,* 211–218.

Jolles, I. (1952). A study of validity of some hypotheses for the qualitative interpretation of the H-T-P for children of elementary school age: I. Sexual identification. *Journal of Clinical Psychology, 8,* 113–118.

Joyce, P. R., & Ding, L. (1985). Transsexual sisters. *Australian and New Zealand Journal of Psychiatry, 19,* 188–189.

Junginger, J. (1988). Summation of arousal in partial fetishism. *Journal of Behaviour Therapy and Experimental Psychiatry, 19,* 297–300.

Kagan, J. (1958). The concept of identification. *Psychological Review, 65,* 295–305.

Kagan, J. (1989). *Unstable ideas: Temperament, cognition and self.* Cambridge, MA: Harvard University Press.

Kagan, J., Reznick, J. S., & Snidman, N. (1987). The physiology and psychology of behavioral inhibition in children. *Child Development, 58,* 1459–1473.

Kallmann, F. J. (1952a). Comparative twin study on the genetic aspects of male homosexuality. *Journal of Nervous and Mental Disease, 115,* 283–298.

Kallmann, F. J. (1952b). Twin and sibship study of overt male homosexuality. *American Journal of Human Genetics, 4,* 136–146.

Kalter, N. (1977). Children of divorce in an out-patient psychiatric population. *American Journal of Orthopsychiatry, 47,* 40–51.

Kando, T. (1973). *Sex change: The achievement of gender identity among feminized transsexuals.* Springfield, IL: Charles C Thomas.

Kaplan, A. G. (1980). Human sex-hormone abnormalities viewed from an androgynous perspective: A reconsideration of the work of John Money. In J. E. Parsons (Ed.), *The psychobiology of sex differences and sex roles* (pp. 81–91). Washington, DC: Hemisphere.

Karush, R. K. (1993). Sam: A child analysis. *Journal of Clinical Psychoanalysis, 2,* 43–62.

Katcher, A. (1955). The discrimination of sex differences by young children. *Journal of Genetic Psychology, 87,* 131–143.

Katz, P. A. (1986). Modification of children's gender-stereotyped behavior: General issues and research considerations. *Sex Roles, 14,* 591–602.

Katz, P. A. (1987). Variations in family constellation: Effects on gender schemata. In L. S. Liben & M. L. Signorella (Eds.), *Children's gender schemata* (pp. 39–56). San Francisco: Jossey-Bass.

Katz, P. A., & Boswell, S. (1986). Flexibility and traditionality in children's gender roles. *Genetic, Social, and General Psychology Monographs, 112,* 105–147.

Katz, P. A., & Walsh, P. V. (1991). Modification of children's gender-stereotyped behavior. *Child Development, 62,* 338–351.

Kaufman, A. S. (1975). Factor analysis of the WISC-R at 11 age levels between

6½ and 16½ years. *Journal of Consulting and Clinical Psychology, 43,* 135–147.
Kaufman, M. (1991). Answering parents' questions about homosexuality. *Canadian Family Physician, 37,* 1197–1201.
Kelley, D. B. (1988). Sexually dimorphic behaviors. *Annual Review of Neuroscience, 11,* 225–251.
Kendler, K. S. (1993). Twin studies of psychiatric illness: Current status and future directions. *Archives of General Psychiatry, 50,* 905–915.
Kenna, J. C., & Hoenig, J. (1978). Verbal characteristics of male and female transsexuals. *Psychiatria Clinica, 11,* 233–236.
Kenna, J. C., & Hoenig, J. (1979). Verbal tests and transsexualism. *Acta Psychiatrica Scandinavica, 59,* 80–86.
Kennedy, H. (1988). *Ulrichs: The life and work of Karl Heinrich Ulrichs, pioneer of the modern gay movement.* Boston: Alyson.
Kenrick, D. T. (1987). Gender, genes, and the social environment: A biosocial interactionist perspective. In P. Shaver & C. Hendrick (Eds.), *Sex and gender* (pp. 14–43). Newbury Park, CA: Sage.
Kerbeshian, J., & Burd, L. (1991). Tourette syndrome and recurrent paraphilic masturbatory fantasy. *Canadian Journal of Psychiatry, 36,* 155–157.
Kerns, K. A., & Berenbaum, S. A. (1991). Sex differences in spatial ability in children. *Behavior Genetics, 21,* 383–396.
Kessler, S. J. (1990). The medical construction of gender: Case management of intersexed infants. *Signs, 16,* 3–26.
Kestenbaum, C. J., & Williams, D. T. (Eds.). (1988). *Handbook of clinical assessment of children and adolescents* (Vol. 2). New York: New York University Press.
Kimura, D., & Carson, M. W. (1993). Cognitive pattern and finger ridge asymmetry. *Society for Neuroscience Abstracts, 19,* 560.
Kimura, D., & Harshman, R. A. (1984). Sex differences in brain organization for verbal and nonverbal functions. *Progress in Brain Research, 61,* 423–441.
King, C. D. (1945). The meaning of normal. *Yale Journal of Biology and Medicine, 18,* 493–501.
King, D. (1984). Condition, orientation, role or false consciousness? Models of homosexuality and transsexualism. *Sociological Review, 32,* 38–56.
King, D. (1993). *The transvestite and the transsexual: Public categories and private identities.* Aldershot, England: Avebury.
King, M. (1993). Sexual orientation and the X. *Nature, 364,* 288–289.
King, M., & McDonald, E. (1992). Homosexuals who are twins: A study of 46 probands. *British Journal of Psychiatry, 160,* 407–409.
Kinsey, A. C., Pomeroy, W. B., & Martin, C. E. (1948). *Sexual behavior in the human male.* Philadelphia: W. B. Saunders.
Kirk, S. A., & Kutchins, H. (1992). *The selling of DSM: The rhetoric of science*

in psychiatry. New York: Aldine/De Gruyter.

Kirkpatrick, M., & Friedman, C. T. H. (1976). Treatment of requests for sex-change surgery with psychotherapy. *American Journal of Psychiatry, 133,* 1194–1196.

Kirsch, J. A. W., & Weinrich, J. D. (1991). Homosexuality, nature, and biology: Is homosexuality natural? Does it matter? In J. C. Gonsiorek & J. D. Weinrich (Eds.), *Homosexuality: Research implications for public policy* (pp. 13–31). Newbury Park, CA: Sage.

Klein, A. R., & Bates, J. E. (1980). Gender-typing of game choices and qualities of boys' play behavior. *Journal of Abnormal Child Psychology, 8,* 201–212.

Klein, R. G., & Last, C. G. (1989). *Anxiety disorders in children.* Newbury Park, CA: Sage.

Köckott, G., & Fahrner, E. M. (1988). Male-to-female and female-to-male transsexuals: A comparison. *Archives of Sexual Behavior, 17,* 539–546.

Kohlberg, L. (1966). A cognitive-developmental analysis of children's sex-role concepts and attitudes. In E. E. Maccoby (Ed.), *The development of sex differences* (pp. 82–173). Stanford, CA: Stanford University Press.

Kohnstamm, G. A., Bates, J. E., & Rothbart, M. K. (Eds.). (1989). *Temperament in childhood.* New York: Wiley.

Kohut, H. (1984). *How does analysis cure?* Chicago: University of Chicago Press.

Kolarsky, A., Freund, K., Machek, J., & Polak, O. (1967). Male sexual deviation: Association with early temporal lobe damage. *Archives of General Psychiatry, 17,* 735–743.

Kolers, N. (1986). *Some ego functions in boys with gender identity disturbance.* Unpublished doctoral dissertation, York University, Downsview, Ontario.

Komisaruk, B. R. (1978). The nature of the neural substrate of female sexual behaviour in mammals and its hormonal sensitivity: Review and speculations. In J. B. Hutchison (Ed.), *Biological determinants of sexual behavior* (pp. 349–393). New York: Wiley.

Konstantareas, M. M., & Homatidis, S. (1985). Dominance hierarchies in normal and conduct-disordered children. *Journal of Abnormal Child Psychology, 13,* 259–268.

Koranyi, E. K. (1980). *Transsexuality in the male: The spectrum of gender dysphoria.* Springfield, IL: Charles C Thomas.

Kosky, R. J. (1987). Gender-disordered children: Does inpatient treatment help? *Medical Journal of Australia, 146,* 565–569.

Kotelchuck, M., Zelazo, P. R., Kagan, J., & Spelke, E. (1975). Infant reaction to parental separations when left with familiar and unfamiliar adults. *Journal of Genetic Psychology, 126,* 255–262.

Kourany, R. F. C. (1987). Suicide among homosexual adolescents. *Journal of*

Homosexuality, 13, 111–117.
Kovacs, M. (1983). *The Interview Schedule for Children (ISC): Interrater and parent–child agreement*. Unpublished manuscript, University of Pittsburgh School of Medicine.
Krafft-Ebing, R. V. (1886). *Psychopathia sexualis*. Stuttgart: Ferdinand Enke.
Krasnoff, A. G., Walker, J. T., & Howard, M. (1989). Early sex-linked activities and interests related to spatial abilities. *Personality and Individual Differences, 10*, 81–85.
Krekling, S., & Nordvik, H. (1992). Observational training improves adult women's performance on Piaget's water-level task. *Scandinavian Journal of Psychology, 33*, 117–124.
Kronberg, J., Tyano, S., Apter, A., & Wijsenbeek, H. (1981). Treatment of transsexualism in adolescence. *Journal of Adolescence, 4*, 177–185.
Krueger, D. W. (1978). Symptom passing in a transvestite father and three sons. *American Journal of Psychiatry, 135*, 739–742.
Kruesi, M. J. P., Fine, S., Valladares, L., Phillips, R. A., & Rapoport, J. L. (1992). Paraphilias: A double-blind crossover comparison of clomiprimine versus desipramine. *Archives of Sexual Behavior, 21*, 587–593.
Kujawski, J. H., & Bower, T. G. R. (1993). Same-sex preferential looking during infancy as a function of abstract representation. *British Journal of Developmental Psychology, 11*, 201–209.
Kula, K., Dulko, S. Pawlikowski, M., Imieliński, K., & Slowikowska, J. (1986). A nonspecific disturbance of the gonadostat in women with transsexualism and isolated hypergonadotropism in the male-to-female disturbance of gender identity. *Experimental and Clinical Endocrinology, 87*, 8–14.
Kula, K., & Pawlikowski, M. (1986). Gonadotropins and gonadal function in transsexualism and hypospadias. *Monographs in Neural Sciences, 12*, 69–74.
La Freniere, P., Strayer, F. F., & Gauthier, R. (1984). The emergence of same-sex affiliative preferences among preschool peers: A developmental/ethological perspective. *Child Development, 55*, 1958–1965.
Lang, T. (1940). Studies in the genetic determination of homosexuality. *Journal of Nervous and Mental Disease, 92*, 55–64.
Lang, T. (1960). Die Homosexualität als genetisches Problem. *Acta Geneticae Medicae et Gemellologiae, 9*, 370–381.
Langevin, R. (1983). *Sexual strands: Understanding and treating sexual anomalies in men*. Hillsdale, NJ: Erlbaum.
Langevin, R., & Martin, M. (1975). Can erotic responses be classically conditioned? *Behavior Therapy, 6*, 350–355.
Langevin, R., Paitich, D., & Russon, A. E. (1985). Are rapists sexually anomalous, aggressive, or both? In R. Langevin (Ed.), *Erotic preference, gender*

identity and aggression in men: New research studies (pp. 17–38). Hillsdale, NJ: Erlbaum.

Langlois, J. H., & Downs, A. C. (1980). Mothers, fathers, and peers as socialization agents of sex-typed play behaviors in young children. *Child Development, 51,* 1237–1247.

Langlois, J. H., & Roggman, L. A. (1990). Attractive faces are only average. *Psychological Science, 1,* 115–121.

Lansky, L. M., Feinstein, H., & Peterson, J. (1988). Demography of handedness in two samples of randomly selected adults (N = 2083). *Neuropsychologia, 26,* 465–477.

Last, C. G., & Hersen, M. (Eds.). (1989). *Handbook of child psychiatric diagnosis.* New York: Wiley.

La Torre, R. A., Gossmann, I., & Piper, W. E. (1976). Cognitive style, hemispheric specialization, and tested abilities of transsexuals and nontranssexuals. *Perceptual and Motor Skills, 43,* 719–722.

Laumann, E. O., Gagnon, J. H., Michael, R. T., & Michaels, S. (1994). *The social organization of sexuality: Sexual practices in the United States.* Chicago: University of Chicago Press.

Laws, D. R., & Marshall, W. L. (1991). Masturbatory reconditioning with sexual deviates: An evaluative review. *Advances in Behaviour Research and Therapy, 13,* 13–25.

Leaper, C. (Ed.). (1994). *Childhood gender segregation: Causes and consequences.* San Francisco: Jossey-Bass.

Lebovitz, P. S. (1972). Feminine behavior in boys: Aspects of its outcome. *American Journal of Psychiatry, 128,* 1283–1289.

Lee, A. C. (1985). Normal and pathological gender-role development in children. In G. Stricker & R. H. Keisner (Eds.), *From research to clinical practice: The implications of social and developmental research for psychotherapy* (pp. 287–312). New York: Plenum Press.

Leigh, B. C., Temple, M. T., & Trocki, K. F. (1993). The sexual behavior of US adults: Results from a national survey. *American Journal of Public Health, 83,* 1400–1408.

Leinbach, M. D., & Fagot, B. I. (1986). Acquisition of gender labels: A test for toddlers. *Sex Roles, 15,* 655–666.

Leinbach, M. D., & Fagot, B. I. (1993). Categorical habituation to male and female faces: Gender schematic processing in infancy. *Infant Behavior and Development, 16,* 317–332.

LeVay, S. (1991). A difference in hypothalamic structure between heterosexual and homosexual men. *Science, 253,* 1034–1037.

LeVay, S. (1993). *The sexual brain.* Cambridge, MA: MIT Press.

Levin, J. S., & DeFrank, R. S. (1988). Maternal stress and pregnancy outcomes: A review of the psychosocial literature. *Journal of Psychosomatic Obstetrics and Gynaecology, 9,* 3–16.

Levin, S. M., Balistrier, J., & Schukit, M. (1972). The development of sexual discrimination in children. *Journal of Child Psychology and Psychiatry, 13,* 47–53.

Levine, S. B. (1980). Psychiatric diagnosis of patients requesting sex reassignment surgery. *Journal of Sex and Marital Therapy, 6,* 164–173.

Levine, S. B. (1993). Gender-disturbed males. *Journal of Sex and Marital Therapy, 19,* 131–141.

Levine, S. B., & Lothstein, L. M. (1981). Transsexualism or the gender dysphoria syndromes. *Journal of Sex and Marital Therapy, 7,* 85–113.

Lev-Ran, A. (1974). Sexuality and educational levels of women with the late-treated adrenogenital syndrome. *Archives of Sexual Behavior, 3,* 27–32.

Levy, G. D. (1994). High and low gender schematic children's release from proactive interference. *Sex Roles, 30,* 93–108.

Levy, G. D., & Haaf, R. A. (1994). Detection of gender-related categories by 10-month-old infants. *Infant Behavior and Development, 17,* 457–459.

Levy, J., & Heller, W. (1992). Gender differences in human neuropsychological function. In A. A. Gerall, H. Moltz, & I. L. Ward (Eds.), *Handbook of behavioral neurobiology: Vol. 11. Sexual differentiation* (pp. 245–274). New York: Plenum Press.

Lewes, K. (1988). *The psychoanalytic theory of male homosexuality.* New York: Simon & Schuster.

Leyendecker, G., Wardlaw, S., Leffek, B., & Nocke, W. (1971). Studies on the function of the hypothalamic sexual centre in the human: Presence of a cyclic centre in a genetic male. *Acta Endocrinologica, 155*(Suppl.), 36.

Liakos, A. (1967). Familial transvestism. *British Journal of Psychiatry, 113,* 49–51.

Liben, L. S. (1991). The Piagetian water-level task: Looking beneath the surface. *Annals of Child Development, 8,* 81–144.

Liben, L. S., & Bigler, R. S. (1987). Reformulating children's gender schemata. In L. S. Liben & M. L. Signorella (Eds.), *Children's gender schemata* (pp. 89–105). San Francisco: Jossey-Bass.

Liben, L. S., & Signorella, M. L. (Eds.). (1987). *Children's gender schemata.* San Francisco: Jossey-Bass.

Lieberson, S., & Bell, E. O. (1992). Children's first names: An empirical study of social taste. *American Journal of Sociology, 98,* 511–554.

Lihn, H. (1970). Fetishism: A case report. *International Journal of Psycho-Analysis, 51,* 351–358.

Lim, M. H., & Bottomley, V. (1983). A combined approach to the treatment of effeminate behaviour in a boy: A case study. *Journal of Child Psychology and Psychiatry, 24,* 469–479.

Linday, L. A. (1994). Maternal reports of pregnancy, genital, and related fantasies in preschool and kindergarten children. *Journal of the American Academy of Child and Adolescent Psychiatry, 33,* 416–423.

Lindesay, J. (1987). Laterality shift in homosexual men. *Neuropsychologia, 25,* 965–969.

Linn, M. C., & Petersen, A. C. (1985). Emergence and characterization of sex differences in spatial ability: A meta-analysis. *Child Development, 56,* 1479–1498.

Linn, M. C., & Petersen, A. C. (1986). A meta-analysis of gender differences in spatial ability: Implications for mathematics and science achievement. In J. S. Hyde & M. C. Linn (Eds.), *The psychology of gender: Advances through meta-analysis* (pp. 67–101). Baltimore: Johns Hopkins University Press.

Lish, J. D., Ehrhardt, A. A., Meyer-Bahlburg, H. F. L., Rosen, L. R., Gruen, R. S., & Veridiano, N. P. (1991). Gender-related behavior development in females exposed to diethylstilbestrol (DES) in utero: An attempted replication. *Journal of the American Academy of Child and Adolescent Psychiatry, 30,* 29–37.

Lish, J. D., Meyer-Bahlburg, H. F. L., Ehrhardt, A. A., Travis, B. G., & Veridiano, N. P. (1992). Prenatal exposure to diethylstilbestrol (DES): Childhood play behavior and adult gender-role behavior in women. *Archives of Sexual Behavior, 21,* 423–441.

Livingstone, I. R., Sagel, J., Distiller, L. A., Morley, J., & Katz, M. (1978). The effect of luteinizing hormone releasing hormone (LRH) on pituitary gonadotropins in male homosexuals. *Hormones and Metabolism Research, 10,* 248–249.

Lobel, M. (1994). Conceptualizations, measurement, and effects of prenatal maternal stress on birth outcomes. *Journal of Behavioral Medicine, 17,* 225–272.

Loeb, L., & Shane, M. (1982). The resolution of a transsexual wish in a five-year-old boy. *Journal of the American Psychoanalytic Association, 30,* 419–434.

Loeb, L. R. (1992). Analysis of the transference neurosis in a child with transsexual symptoms. *Journal of the American Psychoanalytic Association, 40,* 587–605.

Loehlin, J. C., & Nichols, R. C. (1976). *Heredity, environment, and personality: A study of 850 sets of twins.* Austin: University of Texas Press.

Lothstein, L. M. (1980). The adolescent gender dysphoric patient: An approach to treatment and management. *Journal of Pediatric Psychology, 5,* 93–109.

Lothstein, L. M. (1982). Sex reassignment surgery: Historical, bioethical, and theoretical issues. *American Journal of Psychiatry, 139,* 417–426.

Lothstein, L. M. (1983). *Female-to-male transsexualism: Historical, clinical, and theoretical issues.* Boston: Routledge & Kegan Paul

Lothstein, L. M. (1988). Selfobject failure and gender identity. In A. Goldberg (Ed.), *Frontiers in self psychology* (Vol. 3, pp. 213–235). Hillsdale, NJ:

Analytic Press.
Lothstein, L. M. (1992). Clinical management of gender dysphoria in young boys: Genital mutilation and DSM IV implications. *Journal of Psychology and Human Sexuality, 5*, 87–106.
Lothstein, L. M., & Levine, S. B. (1981). Expressive psychotherapy with gender dysphoric patients. *Archives of General Psychiatry, 38*, 924–929.
Lovejoy, J., & Wallen, K. (1988). Sexually dimorphic behavior in group-housed rhesus monkeys *(Macaca mulatta)* at 1 year of age. *Psychobiology, 16*, 348–356.
Lowry, C. B., & Zucker, K. J. (1991, June). *Is there an association between separation anxiety disorder and gender identity disorder in boys?* Poster presented at the meeting of the Society for Research in Child and Adolescent Psychopathology, Zandvoort, The Netherlands.
Lowry Sullivan, C. B., Zucker, K. J., & Bradley, S. J. (1995). [Traits of separation anxiety in boys with gender identity disorder]. Unpublished raw data.
Lukianowicz, N. (1959). Survey of various aspects of transvestism in the light of our present knowledge. *Journal of Nervous and Mental Disease, 128*, 36–64.
Lukianowicz, N. (1962). A rudimentary form of transvestism. *American Journal of Psychotherapy, 16*, 665–675.
Lykken, D. T., McGue, M., & Tellegen, A. (1987). Recruitment bias in twin research: The rule of two-thirds reconsidered. *Behavior Genetics, 17*, 343–362.
Lynn, D. B. (1974). *The father: His role in child development.* Monterey, CA: Brooks/Cole.
Lytton, H., & Romney, D. M. (1991). Parents' differential socialization of boys and girls: A meta-analysis. *Psychological Bulletin, 109*, 267–296.
Maccoby, E. E. (1988). Gender as a social category. *Developmental Psychology, 24*, 755–765.
Maccoby, E. E. (1992). The role of parents in the socialization of children: An historical overview. *Developmental Psychology, 28*, 1006–1017.
Maccoby, E. E., & Jacklin, C. N. (1974). *The psychology of sex differences.* Stanford, CA: Stanford University Press.
Maccoby, E. E., & Jacklin, C. N. (1987). Gender segregation in childhood. *Advances in Child Development and Behavior, 20*, 239–287.
MacCulloch, M. J., & Waddington, J. L. (1981). Neuroendocrine mechanisms and the aetiology of male and female homosexuality. *British Journal of Psychiatry, 139*, 341–345.
MacDonald, M. W. (1938). Criminally aggressive behavior in passive, effeminate boys. *American Journal of Orthopsychiatry, 8*, 70–78.
Macke, J. P., Hu, N., Hu, S., Bailey, M., King, V. L., Brown, T., Hamer, D., & Nathans, J. (1993). Sequence variation in the androgen receptor gene is not a common determinant of male sexual orientation. *American Journal*

of Human Genetics, 53, 844–852.
MacLean, P. D. (1962). New findings relevant to the evolution of psychosexual functions of the brain. *Journal of Nervous and Mental Disease, 135,* 289–301.
MacLean, P. D. (1965). New findings relevant to the evolution of psychosexual functions of the brain. In J. Money (Ed.), *Sex research: New developments* (pp. 197–218). New York: Holt, Rinehart & Winston.
MacLean, P. D., & Ploog, D. W. (1962). Cerebral representation of penile erection. *Journal of Neurophysiology, 25,* 29–55.
Maing, D. M. (1991). *Patterns of psychopathology in sexually abused girls.* Unpublished doctoral dissertation, University of Windsor, Windsor, Ontario.
Malitz, S. (1966). Another report on the wearing of diapers and rubber pants by an adult male. *American Journal of Psychiatry, 122,* 1435–1437.
Malyon, A. K. (1981). The homosexual adolescent: Developmental issues and social bias. *Child Welfare, 60,* 321–330.
Mann, V. A., Sasanuma, S., Sakuma, N., & Masaki, S. (1990). Sex differences in cognitive abilities: A cross-cultural perspective. *Neuropsychologia, 28,* 1063–1077.
Marantz, S. A. (1984). *Mothers of extremely feminine boys: Psychopathology and childrearing patterns.* Unpublished doctoral dissertation, New York University.
Marantz, S., & Coates, S. (1991). Mothers of boys with gender identity disorder: A comparison of matched controls. *Journal of the American Academy of Child and Adolescent Psychiatry, 30,* 310–315.
Marchant-Haycox, S. E., McManus, I. C., & Wilson, G. D. (1991). Left-handedness, homosexuality, HIV infection and AIDS. *Cortex, 27,* 49–56.
Marcus, D. E., & Overton, W. F. (1978). The development of cognitive gender constancy and sex role preferences. *Child Development, 49,* 434–444.
Marshall, E. (1995). NIH's "gay gene" study questioned. *Science, 268,* 1841.
Martin, A. D. (1982). Learning to hide: The socialization of the gay adolescent. In S. C. Feinstein (Ed.), *Adolescent psychiatry: Vol. 9. Developmental and clinical studies* (pp. 52–65). Chicago: University of Chicago Press.
Martin, C. L. (1990). Attitudes and expectations about children with nontraditional and traditional gender roles. *Sex Roles, 22,* 151–165.
Martin, C. L. (1991). The role of cognition in understanding gender effects. *Advances in Child Development and Behavior, 23,* 113–149.
Martin, C. L., & Halverson, C. F. (1981). A schematic processing model of sex typing and stereotyping in children. *Child Development, 52,* 1119–1134.
Martin, C. L., & Halverson, C. F. (1987). The role of cognition in sex role acquisition. In D. B. Carter (Ed.), *Current conceptions of sex roles and sex typing: Theory and research* (pp. 123–137). New York: Praeger.
Martin, K. A. (1993). Gender and sexuality: Medical opinion on homosexuali-

ty, 1900–1950. *Gender and Society, 7,* 246–260.

Masand, P. S. (1993). Successful treatment of sexual masochism and transvestic fetishism associated with depression with fluoxetine hydrochloride. *Depression, 1,* 50–52.

Masters, M. S., & Sanders, B. (1993). Is the gender difference in mental rotation disappearing? *Behavior Genetics, 23,* 337–341.

Masters, W. H., & Johnson, V. E. (1979). *Homosexuality in perspective.* Boston: Little, Brown.

Matlock, J. (1993). Masquerading women, pathologized men: Cross-dressing, fetishism, and the theory of perversion, 1882–1935. In E. Apter & W. Pietz (Eds.), *Fetishism as cultural discourse* (pp. 31–61). Ithaca, NY: Cornell University Press.

McCauley, E., & Ehrhardt, A. A. (1984). Follow-up of females with gender identity disorders. *Journal of Nervous and Mental Disease, 172,* 353–358.

McConaghy, M. (1979). Gender permanence and the genital basis of gender: Stages in the development of constancy of gender identity. *Child Development, 50,* 1223–1226.

McConaghy, N. (1967). Penile volume change to moving pictures of male and female nudes in heterosexual and homosexual males. *Behaviour Research and Therapy, 5,* 43–48.

McConaghy, N., Armstrong, M. S., Birrell, P. C., & Buhrich, N. (1979). The incidence of bisexual feelings and opposite sex behavior in medical students. *Journal of Nervous and Mental Disease, 167,* 685–688.

McConaghy, N., & Blaszczynski, A. (1980). A pair of monozygotic twins discordant for homosexuality: Sex-dimorphic behavior and penile volume responses. *Archives of Sexual Behavior, 9,* 123–131.

McConaghy, N., & Silove, D. (1991). Opposite sex behaviours correlate with degree of homosexual feelings in the predominantly heterosexual. *Australian and New Zealand Journal of Psychiatry, 25,* 77–83.

McCord, J., McCord, W., & Thurber, E. (1962). Some effects of paternal absence on male children. *Journal of Abnormal and Social Psychology, 64,* 361–369.

McCormick, C. (1990). *A neuropsychological study of sexual orientation: Neurobiological implications.* Unpublished doctoral dissertation, McMaster University, Hamilton, Ontario.

McCormick, C. M., & Witelson, S. F. (1991). A cognitive profile of homosexual men compared to heterosexual men and women. *Psychoneuroendocrinology, 16,* 459–473.

McCormick, C. M., & Witelson, S. F. (1994). Functional cerebral asymmetry and sexual orientation in men and women. *Behavioral Neuroscience, 108,* 525–531.

McCormick, C. M., Witelson, S. F., & Kingstone, E. (1990). Left-handedness in homosexual men and women: Neuroendocrine implications. *Psy-*

choneuroendocrinology, 15, 69–76.
McDevitt, J. B. (1985, November). *Pre-oedipal determinants of an infantile gender disorder.* Paper presented at the International Symposium on Separation–Individuation and the Roots of Internalization and Identification, Paris.
McGivern, R. F., Raum, W. J., Salido, E., & Redei, E. (1988). Lack of prenatal testosterone surge in fetal rats exposed to alcohol: Alterations in testicular morphology and physiology. *Alcoholism: Clinical and Experimental Research, 12,* 243–247.
McGlone, J. (1980). Sex differences in human brain asymmetry: A critical survey. *Behavioral and Brain Sciences,* 3, 215–263.
McGuire, R. J., Carlisle, J. M., & Young, B. G. (1965). Sexual deviations as conditioned behaviour: A hypothesis. *Behaviour Research and Therapy, 2,* 185–190.
McIntosh, M. (1968). The homosexual role. *Social Problems, 16,* 182–192.
McManus, I. C., Naylor, J., & Booker, B. L. (1990). Left-handedness and myasthenia gravis. *Neuropsychologia, 28,* 947–955.
McNeil, T. F., & Kaij, L. (1979). Etiological relevance of comparisons of high-risk and low-risk groups. *Acta Psychiatrica Scandinavica, 59,* 545–560.
Meaney, M. J., Stewart, J., & Beatty, W. W. (1985). Sex differences in social play: The socialization of sex roles. *Advances in the Study of Behavior, 15,* 1–58.
Memorial for Harry Benjamin. (1988). *Archives of Sexual Behavior, 17,* 1–31.
Mendonca, B. B., Bloise, W., Arnhold, I. J. P., Batista, M. C., de Almeida Toledo, S. P., Drummond, M. C. F., Nicolau, W., & Mattar, E. (1987). Male pseudohermaphroditism due to nonsalt-losing 3-beta-hydroxysteroid dehydrogenase deficiency: Gender role change and absence of gynecomastia at puberty. *Journal of Steroid Biochemistry, 28,* 669–675.
Metcalf, S., & Williams, W. (1977). A case of male childhood transsexualism and its management. *Australian and New Zealand Journal of Psychiatry, 11,* 53–59.
Meulenberg, P. M. M., & Hofman, J. A. (1991). Maternal testosterone and fetal sex. *Journal of Steroid Biochemistry and Molecular Biology, 39,* 51–54.
Meyer, J. K. (1982). The theory of gender identity disorders. *Journal of the American Psychoanalytic Association, 30,* 381–418.
Meyer, J. K., & Dupkin, C. (1985). Gender disturbance in children: An interim clinical report. *Bulletin of the Menninger Clinic, 49,* 236–269.
Meyer, J. K., & Sohmer, B. H. (1983). Gender problems in children. *Drug Therapy, 13,* 43–56.
Meyer, L. S., & Riley, E. P. (1986). Social play in juvenile rats prenatally exposed to alcohol. *Teratology, 34,* 1–7.

Meyer-Bahlburg, H. F. L. (1977). Sex hormones and male homosexuality in comparative perspective. *Archives of Sexual Behavior, 6*, 297–325.
Meyer-Bahlburg, H. F. L. (1979). Sex hormones and female homosexuality: A critical examination. *Archives of Sexual Behavior, 8*, 101–119.
Meyer-Bahlburg, H. F. L. (1982). Hormones and psychosexual differentiation: Implications for the management of intersexuality, homosexuality and transsexuality. *Clinics in Endocrinology and Metabolism, 11*, 681–701.
Meyer-Bahlburg, H. F. L. (1984). Psychoendocrine research on sexual orientation: Current status and future options. *Progress in Brain Research, 61*, 375–398.
Meyer-Bahlburg, H. F. L. (1985). Gender identity disorder of childhood: Introduction. *Journal of the American Academy of Child Psychiatry, 24*, 681–683.
Meyer-Bahlburg, H. F. L. (1990–1991). Can homosexuality in adolescents be "treated" by sex hormones? *Journal of Child and Adolescent Psychopharmacology, 1*, 231–235.
Meyer-Bahlburg, H. F. L. (1993a). Gender identity development in intersex patients. *Child and Adolescent Psychiatric Clinics of North America, 2*, 501–512.
Meyer-Bahlburg, H. F. L. (1993b). Psychobiologic research on homosexuality. *Child and Adolescent Psychiatric Clinics of North America, 2*, 489–500.
Meyer-Bahlburg, H. F. L. (1993c, November). *Gender identity disorder in young boys: A treatment protocol.* Paper presented at the XIII International Symposium on Gender Dysphoria, New York.
Meyer-Bahlburg, H. F. L. (1994). Intersexuality and the diagnosis of gender identity disorder. *Archives of Sexual Behavior, 23*, 21–40.
Meyer-Bahlburg, H. F. L. (1995). Psychoneuroendocrinology and sexual pleasure: The aspect of sexual orientation. In P. R. Abramson & S. D. Pinkerton (Eds.)., *Sexual nature, sexual culture* (pp. 135–153). Chicago: University of Chicago Press.
Meyer-Bahlburg, H. F. L., & Ehrhardt, A. A. (1986). Prenatal diethylstilbestrol exposure: Behavioral consequences in humans. *Monographs in Neural Sciences, 12*, 90–95.
Meyer-Bahlburg, H. F. L., Ehrhardt, A. A., Feldman, J. F., Rosen, L. R., Veridiano, N. P., & Zimmerman, I. (1985). Sexual activity level and sexual functioning in women prenatally exposed to diethylstilbestrol. *Psychosomatic Medicine, 47*, 497–511.
Meyer-Bahlburg, H. F. L., Ehrhardt, A. A., Rosen, L. R., Gruen, R. S., Veridiano, N. P., Vann, F. H., & Neuwalder, H. F. (1995). Prenatal estrogens and the development of homosexual orientation. *Developmental Psychology, 31*, 12–21.
Meyer-Bahlburg, H. F. L., Feldman, J. F., & Ehrhardt, A. A. (1985). Questionnaires for the assessment of atypical gender role behavior: A methodologi-

cal study. *Journal of the American Academy of Child Psychiatry, 24,* 695–701.

Meyer-Bahlburg, H. F. L., Rotheram-Borus, M. J., Dolezal, C., Rosario, M., Exner, T. M., Gruen, R. S., & Ehrhardt, A. A. (1992, July). *Sexual identity vs. sexual orientation vs. gender of partner among New York City adolescent males.* Paper presented at the meeting of the International Academy of Sex Research, Prague.

Meyer-Bahlburg, H. F. L., Sandberg, D. E., Dolezal, C. L., & Yager, T. J. (1994). Gender-related assessment of childhood play. *Journal of Abnormal Child Psychology, 22,* 643–660.

Meyer-Bahlburg, H. F. L., Sandberg, D. E., Yager, T. J., Dolezal, C. L., & Ehrhardt, A. A. (1994). Questionnaire scales for the assessment of atypical gender development in girls and boys. *Journal of Psychology and Human Sexuality, 6*(4), 19–39.

Miller, B. L., Cummings, J. L., McIntyre, H., Ebers, G., & Grode, M. (1986). Hypersexuality or altered sexual preference following brain injury. *Journal of Neurology, Neurosurgery and Psychiatry, 49,* 867–873.

Minton, H. L. (1986). Femininity in men and masculinity in women: American psychiatry and psychology portray homosexuality in the 1930's. *Journal of Homosexuality, 13,* 1–21.

Minton, H. L. (1988). American psychology and the study of human sexuality. *Journal of Psychology and Human Sexuality, 1,* 17–34.

Mischel, W. (1966). A social-learning view of sex differences in behavior. In E. E. Maccoby (Ed.), *The development of sex differences* (pp. 56–81). Stanford, CA: Stanford University Press.

Mitchell, J. N. (1991). *Maternal influences on gender identity disorder in boys: Searching for specificity.* Unpublished doctoral dissertation, York University, Downsview, Ontario.

Mitchell, J. N., & Zucker, K. J. (1991, August). *The Recalled Childhood Gender Identity Scale: Psychometric properties.* Poster presented at the meeting of the International Academy of Sex Research, Barrie, Ontario.

Mitchell, J. N., Zucker, K. J., Bradley, S. J., & Lowry Sullivan, C. B. (1995). [Maternal influences on boys with gender identity disorder]. Unpublished raw data.

Mitchell, S. A. (1981). The psychoanalytic treatment of homosexuality: Some technical considerations. *International Review of Psychoanalysis, 8,* 63–80.

Mitchell, W., Falconer, M. A., & Hill, D. (1954). Epilepsy with fetishism relieved by temporal lobectomy. *Lancet, ii,* 626–630.

Moll, A. (1891). *Die konträre sexualempfindung.* Berlin: Fischers Medicinische Buchhandlung.

Moll, A. (1919). *The sexual life of the child* (E. Paul, Trans.). New York: Macmillan. (Original work published 1907)

Moller, L. C., Hymel, S., & Rubin, K. H. (1992). Sex typing in play and popularity in middle childhood. *Sex Roles, 26,* 331–353.

Money, J. (1952). *Hermaphroditism: An inquiry into the nature of a human paradox.* Unpublished doctoral dissertation, Harvard University.

Money, J. (1955). Hermaphroditism, gender and precocity in hyperadrenocorticism: Psychologic findings. *Bulletin of the Johns Hopkins Hospital, 96,* 253–264.

Money, J. (1965). Psychologic evaluation of the child with intersex problems. *Pediatrics, 36,* 51–55.

Money, J. (1968). Psychologic approach to psychosexual misidentity with elective mutism: Sex reassignment in two cases of hyperadrenocortical hermaphroditism. *Clinical Pediatrics, 7,* 331–339.

Money, J. (1969). Sex assignment as related to hermaphroditism and transsexualism. In R. Green & J. Money (Eds.), *Transsexualism and sex reassignment* (pp. 91–113). Baltimore: The Johns Hopkins Press.

Money, J. (1970a). Sexual dimorphism and homosexual gender identity. *Psychological Bulletin, 74,* 425–440.

Money, J. (1970b). Matched pairs of hermaphrodites: Behavioral biology of sexual differentiation from chromosomes to gender identity. *Engineering and Science, 33,* 34–39.

Money, J. (1973). Gender role, gender identity, core gender identity: Usage and definition of terms. *Journal of the American Academy of Psychoanalysis, 1,* 397–403.

Money, J. (1975). Ablatio penis: Normal male infant sex-reassigned as a girl. *Archives of Sexual Behavior, 4,* 65–71.

Money, J. (1976a). The development of sexology as a discipline. *Journal of Sex Research, 12,* 83–87.

Money, J. (1976b). Gender identity and hermaphroditism [Letter]. *Science, 191,* 872.

Money, J. (1979). [Letter to the editor]. *Obstetrical and Gynecological Survey, 34,* 770–771.

Money, J. (1981). The development of sexuality and eroticism in humankind. *Quarterly Review of Biology, 56,* 379–404.

Money, J. (1984). Paraphilias: Phenomenology and classification. *American Journal of Psychotherapy, 38,* 164–179.

Money, J. (1985). The conceptual neutering of gender and the criminalization of sex. *Archives of Sexual Behavior, 14,* 279–290.

Money, J. (1987a). Sin, sickness, or status? Homosexual gender identity and psychoneuroendocrinology. *American Psychologist, 42,* 384–399.

Money, J. (1987b). Psychologic considerations in patients with ambisexual development. *Seminars in Reproductive Endocrinology, 5,* 307–313.

Money, J. (1988). *Gay, straight, and in-between: The sexology of erotic orientation.* New York: Oxford University Press.

Money, J. (1991). *Biographies of gender and hermaphroditism in paired comparisons*. Amsterdam: Elsevier.

Money, J. (1993). *The Adam principle. Genes, genitals, hormones, & gender: Selected readings in sexology*. Buffalo, NY: Prometheus Books.

Money, J. (1994a). *Sex errors of the body and related syndromes: A guide to counseling children, adolescents, and their families* (2nd ed.). Baltimore: Paul H. Brookes.

Money, J. (1994b). The concept of gender identity disorder in childhood and adolescence after 39 years. *Journal of Sex and Marital Therapy, 20*, 163–177.

Money, J., & Dalery, J. (1976). Iatrogenic homosexuality: Gender identity in seven 46,XX chromosomal females with hyperadrenocortical hermaphroditism born with a penis, three reared as boys, four reared as girls. *Journal of Homosexuality, 1*, 357–371.

Money, J., Devore, H., & Norman, B. F. (1986). Gender identity and gender transposition: Longitudinal outcome study of 32 male hermaphrodites assigned as girls. *Journal of Sex and Marital Therapy, 12*, 165–181.

Money, J., & Ehrhardt, A. A. (1972). *Man and woman, boy and girl: The differentiation and dimorphism of gender identity from conception to maturity*. Baltimore: The Johns Hopkins Press.

Money, J., & Epstein, R. (1967). Verbal aptitude in eonism and prepubertal effeminacy: A feminine trait. *Transactions of the New York Academy of Sciences, 29*, 448–454.

Money, J., Hampson, J. G., & Hampson, J. L. (1955a). Hermaphroditism: Recommendations concerning assignment of sex, change of sex, and psychologic management. *Bulletin of the Johns Hopkins Hospital, 97*, 284–300.

Money, J., Hampson, J. G., & Hampson, J. L. (1955b). An examination of some basic sexual concepts: The evidence of human hermaphroditism. *Bulletin of the Johns Hopkins Hospital, 97*, 301–319.

Money, J., Hampson, J. G., & Hampson, J. L. (1956). Sexual incongruities and psychopathology: The evidence of human hermaphroditism. *Bulletin of the Johns Hopkins Hospital, 98*, 43–57.

Money, J., Hampson, J. G., & Hampson, J. L. (1957). Imprinting and the establishment of gender role. *Archives of Neurology and Psychiatry, 77*, 333–336.

Money, J., & Lehne, G. K. (1993). Gender-identity disorders. In R. T. Ammerman, C. G. Last, & M. Hersen (Eds.), *Handbook of prescriptive treatments for children and adolescents* (pp. 240–253). Boston: Allyn & Bacon.

Money, J., & Lewis, V. G. (1987). Bisexually concordant, heterosexually and homosexually discordant: A matched-pair comparison of male and female adrenogenital syndrome. *Psychiatry, 50*, 97–111.

Money, J., & Russo, A. J. (1979). Homosexual outcome of discordant gender identity/role in childhood: Longitudinal follow-up. *Journal of Pediatric Psychology, 4,* 29–41.

Money, J., Schwartz, M., & Lewis, V. G. (1984). Adult erotosexual status and fetal hormonal masculinization and demasculinization: 46,XX congenital virilizing adrenal hyperplasia and 46,XY androgen-insensitivity syndrome compared. *Psychoneuroendocrinology, 9,* 405–414.

Moore, K. L., & Barr, M. L. (1955). Smears from the oral mucosa in the detection of chromosomal sex. *Lancet, ii,* 57–58.

Moose, B. J. (1993). *Spatial ability, sexual orientation, self esteem and sexual satisfaction measures in bisexuals, heterosexuals and homosexuals.* Unpublished master's thesis, California State University, Stanislaus, Turlock, CA.

Morgan, K. P., & Ayim, M. (1984). Comment on Bem's "Gender schema theory and its implications for child development: Raising gender-aschematic children in a gender-schematic society." *Signs, 10,* 188–196.

Morin, S., & Schultz, P. (1978). The gay movement and the rights of children. *Journal of Social Issues, 34,* 137–148.

Mowry, B. J., & Levinson, D. F. (1993). Genetic linkage and schizophrenia: Methods, recent findings and future directions. *Australian and New Zealand Journal of Psychiatry, 27,* 200–218.

Mühsam, E. (1921). Der einflusz der kastration der sexualneurotiker. *Deutsche Medizinische Wochenschrift, 6,* 155–156.

Mulaikal, R. M., Migeon, C. J., & Rock, J. A. (1987). Fertility rates in female patients with congenital adrenal hyperplasia due to 21–hydroxylase deficiency. *New England Journal of Medicine, 316,* 178–182.

Müller, M., Kraus-Orlitta, U., Dirlich-Wilhelm, H., & Förster, C. (1983). Motorisches Geschlechtsrollenverhalten bei Mädchen mit adrenogenitalem Syndrom: Eine Beobachtungsstudie zur geschlechtstypischen Körperhaltung [Sex role motor behavior in girls with the adrenogenital syndrome: An observational study on sex-typed posture]. *Zeitschrift für Kinder- und Jugendpsychiatrie, 11,* 100–115.

Myers, M. F. (1982). Counseling the parents of young homosexual male patients. *Journal of Homosexuality, 8,* 131–143.

Myrick, R. D. (1970). The counsellor-consultant and the effeminate boy. *Personnel and Guidance Journal, 48,* 355–361.

Nadler, R. D. (1990). Homosexual behavior in nonhuman primates. In D. P. McWhirter, S. A. Sanders, & J. M. Reinisch (Eds)., *Homosexuality/heterosexuality: Concepts of sexual orientation* (pp. 138–170). New York: Oxford University Press.

Nanda, S. (1990). *Neither man nor woman: The Hijras of India.* Belmont, CA: Wadsworth.

Nash, J. (1965). The father in contemporary culture and current psychological

literature. *Child Development, 36,* 261–297.

Nass, R., Baker, S., Speiser, P., Virdis, R., Balsamo, A., Cacciari, E., Loche, A., Dumic, M., & New, M. (1987). Hormones and handedness: Left-hand bias in female congenital adrenal hyperplasia patients. *Neurology, 37,* 711–715.

Neisen, J. (1992). Gender identity disorder of childhood: By whose standard and for what purpose? A response to Rekers and Morey. *Journal of Psychology and Human Sexuality, 5,* 65–67.

Newell-Morris, L. L., Fahrenbruch, C. E., & Sackett, G. P. (1989). Prenatal psychological stress, dermatoglyphic asymmetry and pregnancy outcome in the pigtailed macaque (*Macaca nemestrina*). *Biology of the Neonate, 56,* 61–75.

Newman, B. S., & Muzzonigro, P. G. (1993). The effects of traditional family values on the coming out process of gay male adolescents. *Adolescence, 28,* 213–226.

Newman, L. E. (1970). Transsexualism in adolescence: Problems in evaluation and treatment. *Archives of General Psychiatry, 23,* 112–121.

Newman, L. E. (1976). Treatment for the parents of feminine boys. *American Journal of Psychiatry, 133,* 683–687.

Nicolosi, J. (1991). *Reparative therapy of male homosexuality: A new clinical approach.* Northvale, NJ: Jason Aronson.

Nieuwenhuijsen, K., Slob, A. K., & van der Werff ten Bosch, J. J. (1988). Gender-related behaviors in group-living stumptail macaques. *Psychobiology, 16,* 357–371.

Nordyke, N. S., Baer, D. M., Etzel, B. C., & LeBlanc, J. M. (1977). Implications of the stereotyping and modification of sex role. *Journal of Applied Behavior Analysis, 10,* 553– 557.

Nyborg, H. (1983). Spatial ability in men and women: Review and new theory. *Advances in Behaviour Research and Therapy, 5,* 89–140.

Nyborg, H. (1984). Performance and intelligence in hormonally-different groups. *Progress in Brain Research, 61,* 491–508.

Nye, R. A. (1989a). Sex difference and male homosexuality in French medical discourse, 1830–1930. *Bulletin of the History of Medicine, 63,* 32–51.

Nye, R. A. (1989b). Honor, impotence, and male sexuality in nineteenth-century French medicine. *French Historical Studies, 16,* 48–71.

Nye, R. A. (1991). The history of sexuality in context: National sexological traditions. *Science in Context, 4,* 387–406.

Nye, R. A. (1993). The medical origins of sexual fetishism. In E. Apter & W. Pietz (Eds.), *Fetishism as cultural discourse* (pp. 13–30). Ithaca, NY: Cornell University Press.

O'Brien, M., & Huston, A. C. (1985). Activity level and sex-stereotyped toy choice in toddler boys and girls. *Journal of Genetic Psychology, 146,* 527–533.

O'Donohue, W., & Paud, J. J. (1994). The conditioning of human sexual arousal. *Archives of Sexual Behavior, 23,* 321–344.

Oldfield, R. C. (1971). The assessment and analysis of handedness: The Edinburgh Inventory. *Neuropsychologia, 9,* 97–113.

Ollendick, T. H., & Hersen, M. (Eds.). (1983). *Handbook of child psychopathology.* New York: Plenum Press.

Olsen, K. L. (1992). Genetic influences on sexual behavior differentiation. In A. A. Gerall, H. Moltz, & I. L. Ward (Eds.), *Handbook of behavioral neurobiology: Vol. 11. Sexual differentiation* (pp. 1–40). New York: Plenum Press.

Oomura, Y., Yoshimatsu, H., & Aou, S. (1983). Medial preoptic and hypothalamic neuronal activity during sexual behavior of the male monkey. *Brain Research, 266,* 340–343.

Oppenheimer, A. (1991). The wish for a sex change: A challenge to psychoanalysis? *International Journal of Psycho-Analysis, 72,* 221–231.

Orlebeke, J. F., Boomsma, D. I., Gooren, L. J. G., Verschoor, A. M., & van den Bree, M. J. M. (1992). Elevated sinistrality in transsexuals. *Neuropsychology, 6,* 351–355.

Orvaschel, H. (1989). Diagnostic interviews for children and adolescents. In C. G. Last & M. Hersen (Eds.), *Handbook of child psychiatric diagnosis* (pp. 483–495). New York: Wiley.

Ovesey, L., & Person, E. (1976). Transvestism: A disorder of the sense of self. *International Journal of Psychoanalytic Psychotherapy, 5,* 219–235.

Owen, W. F. (1985). Medical problems of the homosexual adolescent. *Journal of Adolescent Health Care, 6,* 178–185.

Padgug, R. A. (1979). Sexual matters: On conceptualizing sexuality in history. *Radical History Review, 20,* 3–23.

Pagon, R. A. (1987). Diagnostic approach to the newborn with ambiguous genitalia. *Pediatric Clinics of North America, 34,* 1019–1031.

Paluszny, M., Beit-Hallahmi, B., Catford, J. C., Cooley, R. E., Dull, C. Y., & Guiora, A. Z. (1973). Gender identity and its measurement in children. *Comprehensive Psychiatry, 14,* 281–290.

Pandita-Gunawardena, R. (1990). Paraphilic infantilism: A rare case of fetishistic behaviour. *British Journal of Psychiatry, 157,* 767–770.

Paoletti, J. B. (1983). Clothes make the boy, 1860–1910. *Dress, 9,* 16–20.

Paoletti, J. B. (1987). Clothing and gender in America: Children's fashions, 1890–1920. *Signs, 13,* 136–143.

Paoletti, J. B., & Thompson, S. (1987, May). *Gender differences in infants' rompers, 1910–1930.* Paper presented at the meeting of the Costume Society of America, Richmond, VA.

Pare, C. M. B. (1956). Homosexuality and chromosomal sex. *Journal of Psychosomatic Research, 1,* 247–251.

Pare, C. M. B. (1965). Etiology of homosexuality: Genetic and chromosomal

aspects. In J. Marmor (Ed.), *Sexual inversion: The multiple roots of homosexuality* (pp. 70–80). New York: Basic Books.

Parkes, C. M. (1975). *Bereavement: Studies of grief in adult life.* Harmondsworth, England: Penguin Books.

Pascual-Leone, J., & Morra, S. (1991). Horizontality of water level: A neo-Piagetian developmental review. *Advances in Child Development and Behavior, 23,* 231–276.

Pattatucci, A. M. L., & Hamer, D. H. (1995). Development and familiality of sexual orientation in females. *Behavior Genetics.*

Pattatucci, A. M. L., Patterson, C., Benjamin, J., & Hamer, D. H. (1995). *A reciprocal interaction between sex, sexual orientation and handedness.* Manuscript submitted for publication.

Patterson, C. J. (1992). Children of lesbian and gay parents. *Child Development, 63,* 1025–1042.

Paul, J. P. (1993). Childhood cross-gender behavior and adult homosexuality: The resurgence of biological models of sexuality. *Journal of Homosexuality, 24,* 41–54.

Pauly, I. B. (1974). Female transsexualism: Part I. *Archives of Sexual Behavior, 3,* 487–507.

Pauly, I. B. (1992). Terminology and classification of gender identity disorders. *Journal of Psychology and Human Sexuality, 5,* 1–14.

Pauly, I. B., & Edgerton, M. T. (1986). The gender identity movement: A growing surgical–psychiatric liaison. *Archives of Sexual Behavior, 15,* 315–329.

Pellegrini, A. D. (1989). What is a category? The case of rough-and-tumble play. *Ethology and Sociobiology, 10,* 331–341.

Pellett, T. L., & Harrison, J. M. (1992). Children's perceptions of the gender appropriateness of physical activities: A further analysis. *Play and Culture, 5,* 305–313.

Perachio, A. A., Marr, L. D., & Alexander, M. (1979). Sexual behavior in male rhesus monkeys elicited by electrical stimulation of preoptic and hypothalamic areas. *Brain Research, 177,* 127–144.

Perelle, I. B., & Ehrman, L. (1994). An international study of human handedness: The data. *Behavior Genetics, 24,* 217–227.

Pérez-Palacios, G., Chávez, B., Méndez, J. P., Imperato-McGinley, J., & Ulloa-Aguirre, A. (1987). The syndromes of androgen resistance revisited. *Journal of Steroid Biochemistry, 27,* 1101–1108.

Perilstein, R. D., Lipper, S., & Friedman, L. J. (1991). Three cases of paraphilias responsive to fluoxetine treatment. *Journal of Clinical Psychiatry, 52,* 169–170.

Perry, M. E. (1987). The manly woman: A historical case study. *American Behavioral Scientist, 31,* 86–100.

Person, E., & Ovesey, L. (1974a). The transsexual syndrome in males: I. Pri-

mary transsexualism. *American Journal of Psychotherapy, 28,* 4–20.
Person, E., & Ovesey, L. (1974b). The transsexual syndrome in males: II. Secondary transsexualism. *American Journal of Psychotherapy, 28,* 174–193.
Person, E., & Ovesey, L. (1978). Transvestism: New perspectives. *Journal of the American Academy of Psychoanalysis, 6,* 301–323.
Person, E. S., & Ovesey, L. (1983). Psychoanalytic theories of gender identity. *Journal of the American Academy of Psychoanalysis, 11,* 203–226.
Person, E. S., & Ovesey, L. (1984). Homosexual cross-dressers. *Journal of the American Academy of Psychoanalysis, 12,* 167–186.
Peterson, M. E., & Dickey, R. (1995). Surgical sex reassignment: A comparative survey of international centers. *Archives of Sexual Behavior, 24,* 135–156.
Pfäfflin, F., & Junge, A. (1992). *Geschlechts-umwandlung: Abhandlungen zur transsexualität.* New York: Schattauer.
Philippopoulos, G. S. (1964). A case of transvestism in a 17-year-old girl: Psychopathology–psychodynamics. *Acta Psychotherapeutica, 12,* 29–37.
Phoenix, C. H., Goy, R. W., Gerall, A. A., & Young, W. C. (1959). Organizing action of prenatally administered testosterone propionate on the tissues mediating mating behavior in the female guinea pig. *Endocrinology, 65,* 369–382.
Picariello, M. L., Greenberg, D. N., & Pillemer, D. B. (1990). Children's sex-related stereotyping of colors. *Child Development, 61,* 1453–1460.
Pillard, R. C. (1990). The Kinsey scale: Is it familial? In D. P. McWhirter, S. A. Sanders, & J. M. Reinisch (Eds.), *Homosexuality/heterosexuality: Concepts of sexual orientation* (pp. 88–100). New York: Oxford University Press.
Pillard, R. C., Poumadere, J., & Carretta, R. A. (1982). A family study of sexual orientation. *Archives of Sexual Behavior, 11,* 511–520.
Pillard, R. C., & Weinrich, J. D. (1986). Evidence of familial nature of male homosexuality. *Archives of General Psychiatry, 43,* 808–812.
Pleak, R. R. (1991, October). *Treating gender-disturbed children: Ethical issues.* Paper presented at the meeting of the American Academy of Child and Adolescent Psychiatry, San Francisco.
Pleak, R. R., & Anderson, D. A. (1993, June). *Group psychotherapy for parents of boys with gender identity disorder of childhood.* Poster presented at the meeting of the International Academy of Sex Research, Pacific Grove, CA.
Pleak, R. R., Meyer-Bahlburg, H. F. L., O'Brien, J. D., Bowen, H. A., & Morganstein, A. (1989). Cross-gender behavior and psychopathology in boy psychiatric outpatients. *Journal of the American Academy of Child and Adolescent Psychiatry, 28,* 385–393.
Pleak, R. R., Sandberg, D. E., Hirsch, G. S., & Anderson, D. A. (1991, October). *Cross-gender behavior in boy psychiatric patients: Replication and*

reinterpretation. Paper presented at the meeting of the American Academy of Child and Adolescent Psychiatry, San Francisco.

Plomin, R. (1983). Childhood temperament. In B. B. Lahey & A. E. Kazdin (Eds.), *Advances in clinical child psychology* (Vol. 6, pp. 45–92). New York: Plenum Press.

Plomin, R. (1994). *Genetics and experience: The interplay between nature and nurture.* Thousand Oaks, CA: Sage.

Plomin, R., & Daniels, D. (1987). Why are children in the same family so different from one another? *Behavioral and Brain Sciences, 10,* 1–60.

Plomin, R., & Rende, R. (1991). Human behavioral genetics. *Annual Review of Psychology, 42,* 161–190.

Polani, P. E., & Adinolfi, M. (1983). The H-Y antigen and its functions: A review and a hypothesis. *Journal of Immunogenetics, 10,* 85–102.

Pomerantz, S. M., Roy, M. M., & Goy, R. W. (1988). Social and hormonal influences on behavior of adult male, female, and pseudohermaphroditic rhesus monkeys. *Hormones and Behavior, 22,* 219–230.

Post, R. M., Weiss, S. R. B., Uhde, T. W., Clark, M., & Rosen, J. B. (1993). Implications of cocaine kindling, induction of the proto-oncogene c-fos, and contingent tolerance. In H. Hoehn-Saric & D. R. McLeod (Eds.), *Progress in psychiatry: Biology of anxiety disorders* (pp. 121–175). Washington, DC: American Psychiatric Press.

Poulin-Dubois, D., Serbin, L. A., Kenyon, B., & Derbyshire, A. (1994). Infants' intermodal knowledge about gender. *Developmental Psychology, 30,* 436–442.

Power, T. G. (1981). Sex-typing in infancy: The role of the father. *Infant Mental Health Journal, 2,* 226–240.

Prenzlauer, S., Drescher, J., & Winchel, R. (1992). Suicide among homosexual youth [Letter to the editor]. *American Journal of Psychiatry, 149,* 1416.

Prior, M. (1992). Childhood temperament. *Journal of Child Psychology and Psychiatry, 33,* 249–279.

Prince, V., & Bentler, P. M. (1972). Survey of 504 cases of transvestism. *Psychological Reports, 31,* 903–917.

Pritchard, M. (1962). Homosexuality and genetic sex. *Journal of Mental Science, 108,* 616–623.

Pruett, K. D., & Dahl, E. K. (1982). Psychotherapy of gender identity conflict in young boys. *Journal of the American Academy of Child Psychiatry, 21,* 65–70.

Quadagno, D. M., Briscoe, R., & Quadagno, J. S. (1977). Effects of perinatal gonadal hormones on selected nonsexual behavior patterns: A critical assessment of the nonhuman and human literature. *Psychological Bulletin, 84,* 62–80.

Quinton, D., & Rutter, M. (1975). Early hospital admissions and later disturbances of behaviour: An attempted replication of Douglas' findings. *De-*

velopmental Medicine and Child Neurology, 18, 447–459.
Rachman, S. (1966). Sexual fetishism: An experimental analog. *Psychological Record, 16,* 293–296.
Rainbow, S. (1986). *Male childhood gender identity disorder and separation anxiety disorder: An initial comparison.* Unpublished doctoral dissertation, Yeshiva University.
Randell, J. B. (1959). Transvestitism and trans-sexualism: A study of 50 cases. *British Medical Journal, ii,* 1448–1452.
Raymond, J. G. (1979). *The transsexual empire: The making of the she-male.* Boston: Beacon Press.
Reinisch, J. M., Rosenblum, L. A., & Sanders, S. A. (Eds.). (1987). *Masculinity/femininity: Basic perspectives.* New York: Oxford University Press.
Reinisch, J. M., & Sanders, S. A. (1992). Prenatal hormonal contributions to sex differences in human cognitive and personality development. In A. A. Gerall, H. Moltz, & I. L. Ward (Eds.), *Handbook of behavioral neurobiology: Vol. 11. Sexual differentiation* (pp. 221–243). New York: Plenum Press.
Reinisch, J. M., Ziemba-Davis, M., & Sanders, S. A. (1991). Hormonal contributions to sexually dimorphic behavioral development in humans. *Psychoneuroendocrinology, 16,* 213–278.
Reiss, D., Plomin, R., & Hetherington, E. M. (1991). Genetics and psychiatry: An unheralded window on the environment. *American Journal of Psychiatry, 148,* 283–291.
Rekers, G. A. (1972). *Pathological sex-role development in boys: Behavioral treatment and assessment.* Unpublished doctoral dissertation, University of California at Los Angeles.
Rekers, G. A. (1975). Stimulus control over sex-typed play in cross-gender identified boys. *Journal of Experimental Child Psychology, 20,* 136–148.
Rekers, G. A. (1977a). Assessment and treatment of childhood gender problems. In B. B. Lahey & A. E. Kazdin (Eds.), *Advances in clinical child psychology* (Vol. 1, pp. 267–306). New York: Plenum Press.
Rekers, G. A. (1977b). Atypical gender development and psychosocial adjustment. *Journal of Applied Behavior Analysis, 10,* 559–571.
Rekers, G. A. (1979). Sex-role behavior change: Intrasubject studies of boyhood gender disturbance. *Journal of Psychology, 103,* 255–269.
Rekers, G. A. (1982a). *Growing up straight: What every family should know about homosexuality.* Chicago: Moody Press.
Rekers, G. A. (1982b). *Shaping your child's sexual identity.* Grand Rapids, MI: Baker Book House.
Rekers, G. A. (1985). Gender identity problems. In P. A. Bornstein & A. E. Kazdin (Eds.), *Handbook of clinical behavior therapy with children* (pp. 658–699). Homewood, IL: Dorsey Press.
Rekers, G. A. (1986). Inadequate sex role differentiation in childhood: The

family and gender identity disorders. *Journal of Family and Culture, 2,* 8–37.

Rekers, G. A., Amaro-Plotkin, H. D., & Low, B. P. (1977). Sex-typed mannerisms in normal boys and girls as a function of sex and age. *Child Development, 48,* 275–278.

Rekers, G. A., Bentler, P. M., Rosen, A. C., & Lovaas, O. I. (1977). Child gender disturbances: A clinical rationale for intervention. *Psychotherapy: Theory, Research, and Practice 14,* 2–11.

Rekers, G. A., Crandall, B. F., Rosen, A. C., & Bentler, P. M. (1979). Genetic and physical studies of male children with psychological gender disturbances. *Psychological Medicine, 9,* 373–375.

Rekers, G. A., & Kilgus, M. D. (1995). Differential diagnosis and rationale for treatment of gender identity disorders and transvestism. In G. A. Rekers (Ed.), *Handbood of child and adolescent sexual problems* (pp. 255–271). New York: Lexington Books.

Rekers, G. A., Kilgus, M., & Rosen, A. C. (1990). Long-term effects of treatment for gender identity disorder of childhood. *Journal of Psychology and Human Sexuality, 3,* 121–153.

Rekers, G. A., & Lovaas, O. I. (1974). Behavioral treatment of deviant sex-role behaviors in a male child. *Journal of Applied Behavior Analysis, 7,* 173–190.

Rekers, G. A., Lovaas, O. I., & Low, B. (1974). The behavioral treatment of a "transsexual" preadolescent boy. *Journal of Abnormal Child Psychology, 2,* 99–116.

Rekers, G. A., & Mead, S. (1979). Early intervention for female sexual identity disturbance: Self-monitoring of play behavior. *Journal of Abnormal Child Psychology, 7,* 405–423.

Rekers, G. A., Mead, S. L., Rosen, A. C., & Brigham, S. L. (1983). Family correlates of male childhood gender disturbance. *Journal of Genetic Psychology, 142,* 31–42.

Rekers, G. A., & Morey, S. M. (1989a). Sex-typed body movements as a function of severity of gender disturbance in boys. *Journal of Psychology and Human Sexuality, 2,* 183–196.

Rekers, G. A., & Morey, S. M. (1989b). Relationship of maternal report of feminine behaviors and extraversion to clinician's rating of gender disturbance. *Perceptual and Motor Skills, 69,* 387–394.

Rekers, G. A., & Morey, S. M. (1989c). Personality problems associated with childhood gender disturbance. *Italian Journal of Clinical and Cultural Psychology, 1,* 85–90.

Rekers, G. A., & Morey, S. M. (1990). The relationship of measures of sex-typed play with clinician ratings of degree of gender disturbance. *Journal of Clinical Psychology, 46,* 28–34.

Rekers, G. A., Rosen, A. C., & Morey, S. M. (1990). Projective test findings

for boys with gender disturbance: Draw-a-Person test, IT scale, and Make-a-Picture Story test. *Perceptual and Motor Skills, 71,* 771–779.

Rekers, G. A., & Swihart, J. J. (1989). The association of gender identity disorder with parental separation. *Psychological Reports, 65,* 1272–1274.

Rekers, G. A., & Varni, J. W. (1977a). Self-monitoring and self-reinforcement processes in a pre-transsexual boy. *Behaviour Research and Therapy, 15,* 177–180.

Rekers, G. A., & Varni, J. W. (1977b). Self-regulation of gender-role behaviors: A case study. *Journal of Behavior Therapy and Experimental Psychiatry, 8,* 427–432.

Rekers, G. A., Willis, T. J., Yates, C. E., Rosen, A. C., & Low, B. P. (1977). Assessment of childhood gender behavior change. *Journal of Child Psychology and Psychiatry, 18,* 53–65.

Rekers, G. A., & Yates, C. E. (1976). Sex-typed play in feminoid boys vs. normal boys and girls. *Journal of Abnormal Child Psychology, 4,* 1–8.

Rekers, G. A., Yates, C. E., Willis, T. J., Rosen, A. C., & Taubman, M. (1976). Childhood gender identity change: Operant control over sex-typed play and mannerisms. *Journal of Behavior Therapy and Experimental Psychiatry, 7,* 51–57.

Remafedi, G. (1987a). Adolescent homosexuality: Psychosocial and medical implications. *Pediatrics, 79,* 331–337.

Remafedi, G. (1987b). Male homosexuality: The adolescent's perspective. *Pediatrics, 79,* 326–330.

Remafedi, G., Farrow, J. A., & Deisher, R. W. (1991). Risk factors for attempted suicide in gay and bisexual youth. *Pediatrics, 87,* 869–875.

Remafedi, G., Resnick, M., Blum, R., & Harris, L. (1992). Demography of sexual orientation in adolescents. *Pediatrics, 89,* 714–721.

Rembar, J., Novick, J., & Kalter, N. (1982). Attrition among families of divorce: Patterns in an outpatient psychiatric population. *Journal of the American Academy of Child Psychiatry, 21,* 409–413.

Renik, O., Spielman, P., & Afterman, J. (1978). Bamboo phobia in an eighteen-month-old boy. *Journal of the American Psychoanalytic Association, 26,* 255–282.

Resnick, S. M., Berenbaum, S. A., Gottesman, I. I., & Bouchard, T. J. (1986). Early hormonal influences on cognitive functioning in congenital adrenal hyperplasia. *Developmental Psychology, 22,* 191–198.

Rich, C. L., Fowler, R. C., Young, D., & Blankush, M. (1986). San Diego Suicide Study: Comparison of gay to straight males. *Suicide and Life-Threatening Behavior, 16,* 448–457.

Richters, J. E. (1992). Depressed mothers as informants about their children: A critical review of the evidence for distortion. *Psychological Bulletin, 112,* 485–499.

Rigg, C. A. (1982). Homosexuality in adolescence. *Pediatric Annals, 11,* 826–

829.
Risch, N., Squires-Wheeler, E., & Keats, B. J. B. (1993). Male sexual orientation and genetic evidence. *Science, 262,* 2063–2065.
Risman, B. J. (1982). The (mis)acquisition of gender identity among transsexuals. *Qualitative Sociology, 5,* 312–325.
Roberts, C. W., Green, R., Williams, K., & Goodman, M. (1987). Boyhood gender identity development: A statistical contrast of two family groups. *Developmental Psychology, 23,* 544–557.
Robins, L. N., Helzer, J. E., Croughan, J., & Ratcliff, K. S. (1981). National Institute of Mental Health Diagnostic Interview Schedule. *Archives of General Psychiatry, 38,* 381–389.
Robinson, B. E., Walters, L. H., & Skeen, P. (1989). Response of parents to learning that their child is homosexual and concern over AIDS: A national study. In F. W. Bozett (Ed.), *Homosexuality and the family* (pp. 59–80). New York: Haworth Press.
Roesler, T., & Deisher, R. W. (1972). Youthful male homosexuality. *Journal of the American Medical Association, 219,* 1018–1023.
Rogers, L., & Walsh, J. (1982). Shortcomings of the psychomedical research of John Money and co-workers into sex differences in behavior: Social and political implications. *Sex Roles, 8,* 269–281.
Rogers, S. M., & Turner, C. F. (1991). Male-male sexual contact in the U.S.A.: Findings from five sample surveys, 1970–1990. *Journal of Sex Research, 28,* 491–519.
Rohde, W., Uebelhack, R., & Dörner, G. (1986). Neuroendocrine response to oestrogen in transsexual men. *Monographs in Neural Sciences, 12,* 75–78.
Roiphe, H., & Galenson, E. (1981). *Infantile origins of sexual identity.* New York: International Universities Press.
Roiphe, H., & Spira, N. (1991). Object loss, aggression, and gender identity. *Psychoanalytic Study of the Child, 46,* 37–50.
Roscoe, W. (1991). *The Zuni man–woman.* Albuquerque: University of New Mexico Press.
Rosen, A. C., & Rekers, G. A. (1980). Toward a taxonomic framework for variables of sex and gender. *Genetic Psychology Monographs, 102,* 191–218.
Rosen, A. C., Rekers, G. A., & Brigham, S. L. (1982). Gender stereotypy in gender-dysphoric young boys. *Psychological Reports, 51,* 371–374.
Rosen, A. C., Rekers, G. A., & Friar, L. R. (1977). Theoretical and diagnostic issues in child gender disturbances. *Journal of Sex Research, 13,* 89–103.
Rosen, A. C., & Teague, J. (1974). Case studies in the development of masculinity and femininity in male children. *Psychological Reports, 34,* 971–983.
Rosen, R. C., & Beck, J. G. (1988). *Patterns of sexual arousal: Psychophysiological processes and clinical applications.* New York: Guilford Press.

Rosenblum, L. A. (1990). Primates, homo sapiens, and homosexuality. In D. P. McWhirter, S. A. Sanders, & J. M. Reinisch (Eds.), *Homosexuality/heterosexuality: Concepts of sexual orientation* (pp. 171–174). New York: Oxford University Press.

Rosenstein, L. D., & Bigler, E. D. (1987). No relationship between handedness and sexual preference. *Psychological Reports, 60,* 704–706.

Rosenthal, D. (1970). *Genetic theory and abnormal behavior.* New York: McGraw-Hill.

Rösler, A., & Kohn, G. (1983). Male pseudohermaphroditism due to 17-beta-hydroxysteroid dehydrogenase deficiency: Studies on the natural history of the defect and effect of androgens on gender role. *Journal of Steroid Biochemistry, 19,* 663–674.

Ross, M. W. (1983). *The married homosexual man: A psychological study.* Boston: Routledge & Kegan Paul.

Rotheram-Borus, M. J., Rosario, M, & Hunter, J. (in press). Suicidal behavior and gay-related stress among gay and bisexual male adolescents in New York City. *Journal of Adolescent Research.*

Routh, D. K., Walton, M. D., & Padan-Belkin, E. (1978). Development of activity level in children revisited: Effects of mother presence. *Developmental Psychology, 14,* 571–581.

Rowe, D. C., & Plomin, R. (1977). Temperament in early childhood. *Journal of Personality Assessment, 41,* 150–156.

Ruan, F., & Bullough, V. L. (1988). The first case of transsexual surgery in mainland China. *Journal of Sex Research, 25,* 546–547.

Ruan, F., Bullough, V. L., & Tsai, Y. (1989). Male transsexualism in mainland China. *Archives of Sexual Behavior, 18,* 517–522.

Rubin, R. T., Reinisch, J. M., & Haskett, R. F. (1981). Postnatal gonadal steroid effects on human behavior. *Science, 211,* 1318–1324.

Ruse, M. (1981). Are there gay genes?: Sociobiology and homosexuality. *Journal of Homosexuality, 6,* 5–34.

Rutter, M. (1978). Diagnostic validity in child psychiatry. *Advances in Biological Psychiatry, 2,* 2–22.

Sack, W. H. (1985). Gender identity conflict in young boys following divorce. *Journal of Divorce, 9,* 47–59.

Sackin, H. D. (1985). *Cross-dressing and fetishism in childhood: The analysis of a five-year-old magician.* Unpublished manuscript, Hospital for Sick Children, Toronto.

Sagarin, E. (1975). Sex rearing and sexual orientation: The reconciliation of apparently contradictory data. *Journal of Sex Research, 11,* 329–334.

Saghir, M. T., & Robins, E. (1973). *Male and female homosexuality: A comprehensive investigation.* Baltimore: Williams & Wilkins.

Salessi, J. (1994). The Argentine dissemination of homosexuality, 1890–1914. *Journal of the History of Sexuality, 4,* 337–368.

Sameroff, A. (1975). Transactional models in early social relations. *Human Development, 18,* 65–79.

Sandberg, D. E., & Meyer-Bahlburg, H. F. L. (1994). Variability in middle childhood play behavior: Effects of gender, age, and family background. *Archives of Sexual Behavior, 23,* 645–663.

Sandberg, D. E., Meyer-Bahlburg, H. F. L., Ehrhardt, A. A., & Yager, T. J. (1993). The prevalence of gender-atypical behavior in elementary school children. *Journal of the American Academy of Child and Adolescent Psychiatry, 32,* 306–314.

Sanders, G., & Ross-Field, L. (1986a). Sexual orientation and visuo-spatial ability. *Brain and Cognition, 5,* 280–290.

Sanders, G., & Ross-Field, L. (1986b). Sexual orientation, cognitive abilities and cerebral asymmetry: A review and a hypothesis tested. *Italian Journal of Zoology, 20,* 459–470.

Sanders, G., & Wright, M. (1993, June). *Sexual orientation differences in targeted throwing and manual dexterity tasks.* Poster presented at the meeting of the International Academy of Sex Research, Pacific Grove, CA.

Satz, P., Miller, E. N., Selnes, O., Van Gorp, W., D'Elia, L. F., & Visscher, B. (1991). Hand preference in homosexual men. *Cortex, 27,* 295–306.

Saudino, K. J., & Eaton, W. O. (1991). Infant temperament and genetics: An objective twin study of motor activity level. *Child Development, 62,* 1167–1174.

Saudino, K. J., & Eaton, W. O. (1995). Continuity and change in objectively assessed temperament: A longitudinal twin study of activity level. *British Journal of Developmental Psychology, 13,* 81–85.

Saunders, J. M., & Valente, S. M. (1987). Suicide risk among gay men and lesbians: A review. *Death Studies, 11,* 1–23.

Savin-Williams, R. C. (1989). Coming out to parents and self-esteem among gay and lesbian youth. In F. W. Bozett (Ed.), *Homosexuality and the family* (pp. 1–35). New York: Haworth Press.

Savin-Williams, R. C. (1990). *Gay and lesbian youth: Expressions of identity.* New York: Hemisphere.

Schachter, S. C. (1994). Handedness in women with intrauterine exposure to diethylstilbestrol. *Neuropsychologia, 32,* 619–623.

Scharfman, M. A. (1976). Perverse development in a young boy. *Journal of the American Psychoanalytic Association, 24,* 499–524.

Schlegel, W. S. (1962). Die konstitutionsbiologischen Grundlagen der Homosexualität. *Zeitschrift für Menschlich Vererbungsforschung und Konstitutionslehre, 36,* 341–364.

Schmidt, G., & Clement, U. (1990). Does peace prevent homosexuality? [Letter to the editor]. *Archives of Sexual Behavior, 19,* 183–187.

Schneider, M. L. (1992). The effect of mild stress during pregnancy on birthweight and neuromotor maturation in rhesus monkey infants *(Macaca*

mulatta). Infant Behavior and Development, 15, 389–403.

Schneider, M. S. (1988). *Often invisible: Counselling gay and lesbian youth.* Toronto: Central Toronto Youth Services.

Schneider, S. G., Farberow, N. L., & Kruks, G. (1989). Suicidal behavior in adolescent and adult gay men. *Suicide and Life-Threatening Behavior, 19,* 381–394.

Schoettle, U. C., & Cantwell, D. P. (1980). Children of divorce: Demographic variables, symptoms, and diagnoses. *Journal of the American Academy of Child Psychiatry, 19,* 453–475.

Schrut, A. (1987, December). *Parent–child interaction and the development of gender identity and sexual partner choice.* Paper presented at the meeting of the American Academy of Psychoanalysis, Phoenix, AZ.

Schultz, N. M. (1979). *Severe gender identity confusion in an eight-year-old boy.* Unpublished doctoral dissertation, Yeshiva University.

Scott, W. A. (1958). Research definitions of mental health and mental illness. *Psychological Bulletin, 55,* 29–45.

Sears, R. R., Maccoby, E. E., & Levin, H. (1957). *Patterns of child rearing.* Stanford, CA: Stanford University Press.

Sears, R. R., Rau, L., & Alpert, R. (1965). *Identification and child rearing.* Stanford, CA: Stanford University Press.

Sedgwick, E. K. (1991). How to bring your kids up gay. *Social Text, 9,* 18–27.

Serbin, L. A. (1980). Sex-role socialization: A field in transition. In B. B. Lahey & A. E. Kazdin (Eds.), *Advances in clinical child psychology* (Vol. 3, pp. 41–96). New York: Plenum Press.

Serbin, L. A., & Connor, J. M. (1979). Sex-typing of children's play preferences and patterns of cognitive performance. *Journal of Genetic Psychology, 134,* 315–316.

Serbin, L. A., Powlishta, K. K., & Gulko, J. (1993). The development of sex typing in middle childhood. *Monographs of the Society for Research in Child Development, 58*(2, Serial No. 232).

Serbin, L. A., Zelkowitz, P., Doyle, A., Gold, D., & Wheaton, B. (1990). The socialization of sex-differentiated skills and academic performance: A mediational model. *Sex Roles, 23,* 613–628.

Seyler, L. E., Canalis E., Spare, S., & Reichlin, S. (1978). Abnormal gonadotropin secretory responses to LRH in transsexual women after diethylstilbestrol priming. *Journal of Clinical Endocrinology and Metabolism, 47,* 176–183.

Shaffer, D., Schwab-Stone, M., Fisher, P., Cohen, P., Piacentini, J., Davies, M., Conners, C. K., & Regier, D. (1993). The Diagnostic Interview Schedule for Children–Revised Version (DISC-R): I. Preparation, field testing, interrater reliability, and acceptability. *Journal of the American Academy of Child and Adolescent Psychiatry, 32,* 643–650.

Shakin, M., Shakin, D., & Sternglanz, S. H. (1985). Infant clothing: Sex label-

ing for strangers. *Sex Roles, 12,* 955–964.
Shane, M., & Shane, E. (1995). Clinical perspectives on gender role/identity disorder. *Psychoanalytic Inquiry, 15,* 39–59.
Shankel, L. W., & Carr, A. C. (1956). Transvestism and hanging episodes in a male adolescent. *Psychiatric Quarterly, 30,* 478–493.
Shearman, R. P. (1982). Intersexuality. In P. J. V. Beumont & G. D. Burrows (Eds.), *Handbook of psychiatry and endocrinology* (pp. 325–354). Amsterdam: Elsevier.
Sherman, J. A. (1978). *Sex-related cognitive differences.* Springfield, IL: Charles C Thomas.
Sherman, R. F. (1985). *Separation conflict as a component of severe gender identity confusion in schoolage boys.* Unpublished doctoral dissertation, Adelphi University.
Siegel, E. V. (1988). *Female homosexuality: Choice without volition.* Hillsdale, NJ: Analytic Press.
Siegel, E. V. (1991). *Middle-class waifs: The psychodynamic treatment of affectively disturbed children.* Hillsdale, NJ: Analytic Press.
Siegelman, M. (1974). Parental backgrounds of male homosexuals and heterosexuals. *Archives of Sexual Behavior, 3,* 3–19.
Siegelman, M. (1981). Parental backgrounds of homosexual and heterosexual men: A cross national replication. *Archives of Sexual Behavior, 10,* 506–512.
Signorella, M., & Jamison, W. (1986). Masculinity, femininity, androgyny, and cognitive performance: A meta-analysis. *Psychological Bulletin, 100,* 207–228.
Signorella, M. L. (1987). Gender schemata: Individual differences and contextual effects. In L. S. Liben & M. L. Signorella (Eds.). *Children's gender schemata* (pp. 23–27). San Francisco: Jossey-Bass.
Signorella, M. L., Bigler, R. S., & Liben, L. S. (1993). Developmental differences in children's gender schemata about others: A meta-analytic review. *Developmental Review, 13,* 147–183.
Silverman, M. A. (1990). The prehomosexual boy in treatment. In C. W. Socarides & V. D. Volkan (Eds.), *The homosexualities: Reality, fantasy, and the arts* (pp. 177–197). Madison, CT: International Universities Press.
Silverman, W. K. (1991). Diagnostic reliability of anxiety disorders in children using structured interviews. *Journal of Anxiety Disorders, 5,* 105–124.
Skilbeck, W. M., Bates, J. E., & Bentler, P. M. (1975). Human figure drawings of gender-problem and school-problem boys. *Journal of Abnormal Child Psychology, 3,* 191–199.
Slaby, R. G., & Frey, K. S. (1975). Development of gender constancy and selective attention to same-sex models. *Child Development, 46,* 849–856.
Slater, E. (1958). The sibs and children of homosexuals. In D. R. Smith & W. M. Davidson (Eds.), *Symposium on nuclear sex* (pp. 79–83). London:

Heinemann Medical Books.
Slater, E. (1962). Birth order and maternal age of homosexuals. *Lancet, i,* 69–71.
Slijper, F. M. E. (1984). Androgens and gender role behaviour in girls with congenital adrenal hyperplasia (CAH). *Progress in Brain Research, 61,* 417–422.
Slijper, F. M. E., van der Kamp, H. J., Brandenburg, H., de Muinck Keizer-Schrama, S. M. P. F., Drop, S. L. S., & Molenaar, J. C. (1992). Evaluation of psychosexual development of young women with CAH: A pilot study. In W. Bezemer, P. Cohen-Kettenis, K. Slob, & N. van Son-Schoones (Eds.), *Sex matters* (pp. 47–50). Amsterdam: Elsevier.
Slimp, J. C., Hart, B. L., & Goy, R. W. (1978). Heterosexual, autosexual and social behavior of adult male rhesus monkeys with medial preoptic–anterior hypothalamic lesions. *Brain Research, 142,* 105–122.
Slob, A. K., & Schenck, P. E. (1986). Heterosexual experiences and isosexual behavior in laboratory-housed male stump-tailed macaques *(M. arctoides). Archives of Sexual Behavior, 15,* 261–268.
Sloman, S. S. (1948). Emotional problems in "planned for" children. *American Journal of Orthopsychiatry, 18,* 523–528.
Smith, P. K., & Boulton, M. (1990). Rough-and-tumble play, aggression and dominance: Perception and behaviour in children's encounters. *Human Development, 33,* 271–282.
Smith, P. K., & Daglish, L. (1977). Sex differences in parent and infant behavior in the home. *Child Development, 48,* 1250–1254.
Smith, P. K., & Lewis, K. (1985). Rough-and-tumble play, fighting, and chasing in nursery school children. *Ethology and Sociobiology, 6,* 175–181.
Snow, E., & Bluestone, H. (1969). Fetishism and murder. In J. H. Masserman (Ed.), *Science and psychoanalysis: Vol. 15. Dynamics of deviant sexuality* (pp. 88–97). New York: Grune & Stratton.
Snow, M. E., Jacklin, C. N., & Maccoby, E. E. (1983). Sex-of-child differences in father–child interaction at one year of age. *Child Development, 54,* 227–232.
Snow, W. G., & Weinstock, J. (1990). Sex differences among non-brain-damaged adults on the Wechsler Adult Intelligence Scales: A review of the literature. *Journal of Clinical and Experimental Neuropsychology, 12,* 873–886.
Socarides, C. W. (1978). *Homosexuality.* New York: Jason Aronson.
Socarides, C. W. (1982). Abdicating fathers, homosexual sons: Psychoanalytic observations on the contribution of the father to the development of male homosexuality. In S. H. Cath (Ed.), *Father and child: Developmental and clinical perspectives* (pp. 509–521). Boston: Little, Brown.
Socarides, C. W. (1988). *The preoedipal origin and psychoanalytic therapy of*

sexual perversions. Madison, CT: International Universities Press.

Socarides, C. W. (1990). The homosexualities: A psychoanalytic classification. In C. W. Socarides & V. D. Volkan (Eds.), *The homosexualities: Reality, fantasy, and the arts* (pp. 9–46). Madison, CT: International Universities Press.

Socarides, C. W., & Volkan, V. D. (Eds.). (1991). *The homosexualities and the therapeutic process*. Madison, CT: International Universities Press.

Spanier, G. B. (1976). Measuring dyadic adjustment: New scales for assessing the quality of marriage and similar dyads. *Journal of Marriage and the Family, 38,* 15–28.

Speltz, M. L., Greenberg, M. T., & DeKlyen, M. (1990). Attachment in preschoolers with disruptive behavior: A comparison of clinic-referred and nonproblem children. *Development and Psychopathology, 2,* 31–46.

Spensley, J., & Barter, J. T. (1971). The adolescent transvestite on a psychiatric service: Family patterns. *Archives of Sexual Behavior, 1,* 347–356.

Sperling, M. (1964). The analysis of a boy with transvestite tendencies: A contribution to the genesis and dynamics of transvestism. *Psychoanalytic Study of the Child, 19,* 470–493.

Spijkstra, J. J., Spinder, T., & Gooren, L. J. G. (1988). Short-term patterns of pulsatile LH secretion do not differ between male-to-female transsexuals and heterosexual men. *Psychoneuroendocrinology, 13,* 279–283.

Spinder, T., Spijkstra, J. J., Gooren, L. J. G., & Burger, C. W. (1989). Pulsatile luteinizing hormone release and ovarian steroid levels in female-to-male transsexuals compared to heterosexual women. *Psychoneuroendocrinology, 14,* 97–102.

Spira, A., Bajos, N., and the ACSF Group. (1994). *Sexual behaviour and AIDS*. Ashgate, England: Avebury.

Spitzer, R. L. (1981). The diagnostic status of homosexuality in DSM-III: A reformulation of the issues. *American Journal of Psychiatry, 138,* 210–215.

Spitzer, R. L., & Endicott, J. (1978). Medical and mental disorder: Proposed definition and criteria. In R. L. Spitzer & D. F. Klein (Eds.), *Critical issues in psychiatric diagnosis* (pp. 15–39). New York: Raven Press.

Spitzer, R. L., Williams, J. B. W., Gibbon, M., & First, M. B. (1992). The Structured Clinical Interview for DSM-III-R (SCID): I. History, rationale, and description. *Archives of General Psychiatry, 49,* 624–629.

Sreenivasan, U. (1985). Effeminate boys in a child psychiatric clinic: Prevalence and associated factors. *Journal of the American Academy of Child Psychiatry, 24,* 689–694.

Sroufe, L. A., & Rutter, M. (1984). The domain of developmental psychopathology. *Child Development, 55,* 17–29.

Sroufe, L. A., & Waters, E. (1977). Attachment as an organizational construct. *Child Development, 48,* 1184–1199.

Standards of care: The hormonal and surgical sex reassignment of gender dys-

phoric persons. (1985). *Archives of Sexual Behavior, 14,* 79–90.
Stattin, H., & Klackenberg-Larsson, I. (1991). The short- and long-term implications for parent–child relations of parents' prenatal preferences for their child's gender. *Developmental Psychology, 27,* 141–147.
Steenhuis, R. E., Bryden, M. P., Schwartz, M., & Lawson, S. (1990). Reliability of hand preference items and factors. *Journal of Clinical and Experimental Neuropsychology, 12,* 921–930.
Stein, D. J. (1993). Cross-cultural psychiatry and the DSM-IV. *Comprehensive Psychiatry, 34,* 322–329.
Steiner, B. W. (1985a). A personal perspective. In B. W. Steiner (Ed.), *Gender dysphoria: Development, research, management* (pp. 417–421). New York: Plenum Press.
Steiner, B. W. (Ed.). (1985b). *Gender dysphoria: Development, research, management.* New York: Plenum Press.
Steiner, B. W., Sanders, R. M., & Langevin, R. (1985). Crossdressing, erotic preference, and aggression: A comparison of male transvestites and transsexuals. In R. Langevin (Ed.), *Erotic preference, gender identity and aggression in men: New research studies* (pp. 261–275). Hillsdale, NJ: Erlbaum.
Steiner, B. W., Zajac, A. S., & Mohr, J. W. (1974). A gender identity project: The organization of a multidisciplinary study. *Canadian Psychiatric Association Journal, 19,* 7–12.
Stevenson, I. (1977). The Southeast Asian interpretation of gender dysphoria: An illustrative case report. *Journal of Nervous and Mental Disease, 165,* 201–208.
Stevenson, J. (1992). Evidence for a genetic etiology in hyperactivity in children. *Behavior Genetics, 22,* 337–344.
Stevenson, M. R., & Black, K. N. (1988). Paternal absence and sex-role development: A meta-analysis. *Child Development, 59,* 793–814.
Stirtzinger, R., & Mishna, F. (1994). The borderline family in the borderline child: Understanding and managing the noise. *Canadian Journal of Psychiatry, 39,* 333–340.
Stoller, R. J. (1964a). The hermaphroditic identity of hermaphrodites. *Journal of Nervous and Mental Disease, 139,* 453–457.
Stoller, R. J. (1964b). A contribution to the study of gender identity. *International Journal of Psycho-Analysis, 45,* 220–226.
Stoller, R. J. (1965). The sense of maleness. *Psychoanalytic Quarterly, 34,* 207–218.
Stoller, R. J. (1966). The mother's contribution to infantile transvestic behavior. *International Journal of Psycho-Analysis, 47,* 384–395.
Stoller, R. J. (1967). "It's only a phase": Femininity in boys. *Journal of the American Medical Association, 201,* 314–315.
Stoller, R. J. (1968a). The sense of femaleness. *Psychoanalytic Quarterly, 37,*

42–55.
Stoller, R. J. (1968b). Male childhood transsexualism. *Journal of the American Academy of Child Psychiatry, 7,* 193–209.
Stoller, R. J. (1968c). *Sex and gender: Vol. 1. The development of masculinity and femininity.* New York: Jason Aronson.
Stoller, R. J. (1970). Psychotherapy of extremely feminine boys. *International Journal of Psychiatry, 9,* 278–281.
Stoller, R. J. (1971). The term "transvestism." *Archives of General Psychiatry, 24,* 230–237.
Stoller, R. J. (1972). The "bedrock" of masculinity and femininity: Bisexuality. *Archives of General Psychiatry, 26,* 207–212.
Stoller, R. J. (1975). *Sex and gender: Vol. 2. The transsexual experiment.* London: Hogarth Press.
Stoller, R. J. (1978). Boyhood gender aberrations: Treatment issues. *Journal of the American Psychoanalytic Association, 26,* 541–558.
Stoller, R. J. (1979). Fathers of transsexual children. *Journal of the American Psychoanalytic Association, 27,* 837–866.
Stoller, R. J. (1980). Problems with the term "homosexuality." *Hillside Journal of Clinical Psychiatry, 2,* 3–25.
Stoller, R. J. (1982). Transvestism in women. *Archives of Sexual Behavior, 11,* 99–115.
Stoller, R. J. (1985a). Maternal influences in the precocious emergence of fetishism in a two-year-old boy. In E. J. Anthony & G. H. Pollock (Eds.), *Parental influences in health and disease* (pp. 427–475). Boston: Little, Brown.
Stoller, R. J. (1985b). *Presentations of gender.* New Haven, CT: Yale University Press.
Stoller, R. J., & Newman, L. E. (1971). The bisexual identity of transsexuals: Two case reports. *Archives of Sexual Behavior, 1,* 17–28.
Stone, C., & Bernstein, L. (1980). Case management with borderline children: Theory and practice. *Clinical Social Work Journal, 8,* 147–160.
Sulcov, M. B. (1973). *Transsexualism: Its social reality.* Unpublished doctoral dissertation, Indiana University.
Sullivan, C. B. L., Bradley, S. J., & Zucker, K. J. (1995). Gender identity disorder (transsexualism) and transvestic fetishism. In V. B. Van Hasselt & M. Hersen (Eds.), *Handbook of adolescent psychopathology: A guide to diagnosis and treatment* (pp. 525–558). New York: Lexington Books.
Sullivan, L. (1990). *From female to male: The life of Jack Bee Garland.* Boston: Alyson.
Suomi, S. J. (1991). Early stress and adult emotional reactivity in rhesus monkeys. In *The childhood environment and adult disease* (Ciba Foundation Symposium No. 156, New Series, pp. 171–188). New York: Wiley.
Swaab, D. F., & Fliers, E. (1985). A sexually dimorphic nucleus in the human

brain. *Science, 228,* 1112–1115.
Swaab, D. F., Fliers, E., & Partiman, T. S. (1985). The suprachiasmatic nucleus of the human brain in relation to sex, age and senile dementia. *Brain Research, 342,* 37–44.
Swaab, D. F., Gooren, L. J. G., & Hofman, M. A. (1992a). The human hypothalamus in relation to gender and sexual orientation. *Progress in Brain Research, 93,* 205–217.
Swaab, D. F., Gooren, L. J. G., & Hofman, M. A. (1992b). Gender and sexual orientation in relation to hypothalamic structures. *Hormone Research, 38*(Suppl. 2), 51–61.
Swaab, D. F., & Hofman, M. A. (1984). Sexual differentiation of the human brain: A historical perspective. *Progress in Brain Research, 61,* 361–373.
Swaab, D. F., & Hofman, M. A. (1990). An enlarged suprachiasmatic nucleus in homosexual men. *Brain Research, 537,* 141–148.
Swaab, D. F., & Hofman, M. A. (1995). Sexual differentiation of the human hypothalamus in relation to gender and sexual orientation. *Trends in Neurosciences, 18,* 264–270.
Swan, S. (1993). *The wives of Bath.* Toronto: Alfred A. Knopf.
Sweet, M. J., & Zwilling, L. (1993). The first medicalization: The taxonomy and etiology of queerness in classical Indian medicine. *Journal of the History of Sexuality, 3,* 590–607.
Szasz, T. S. (1961). *The myth of mental illness.* New York: Hoeber-Harper.
Taneja, N., Ammini, A. C., Mohapatra, I., Saxena, S., & Kucheria, K. (1992). A transsexual male with 47,XYY karyotype. *British Journal of Psychiatry, 161,* 698–699.
Taylor, P. J., Dalton, R., Fleminger, J. J., & Lishman, W. A. (1982). Differences between two studies of hand preference in psychiatric patients. *British Journal of Psychiatry, 140,* 166–173.
Thacher, B. (1985, April). *A mother's role in the evolution of gender dysphoria: The initial phase of joint treatment in the psychotherapy of a 4-year-old boy who wanted to be a girl.* Paper presented at the meeting of the Division of Psychoanalysis, American Psychological Association, New York.
Thomas, H., & Turner, G. F. W. (1991). Individual differences and development in water-level task performance. *Journal of Experimental Child Psychology, 51,* 171–194.
Thomas, J. R., & French, K. E. (1985). Gender differences across age in motor performance: A meta-analysis. *Psychological Bulletin, 98,* 260–282.
Thompson, S. K. (1975). Gender labels and early sex role development. *Child Development, 46,* 339–347.
Thompson, S. K., Bates, J. E., & Bentler, P. M. (1977, March). *Testing assumptions of gender identification by comparing gender problem and normal*

groups of boys and their parents. Paper presented at the meeting of the Society for Research in Child Development, New Orleans.

Thorne, B. (1986). *Crossing the gender divide: What "tomboys" can teach us about processes of gender separation among children.* Unpublished manuscript, Michigan State University.

Thorne, B. (1993). *Gender play: Girls and boys in school.* New Brunswick, NJ: Rutgers University Press.

Tkachuk, J., & Zucker, K. J. (1991, August). *The relation among sexual orientation, spatial ability, handedness, and recalled childhood gender identity in women and men.* Poster presented at the meeting of the International Academy of Sex Research, Barrie, Ontario.

Tolor, A., & Tolor, B. (1974). Children's figure drawings and changing attitudes toward sex roles. *Psychological Reports, 34,* 343–349.

Torgersen, S. (1987). Sampling problems in twin research. *Journal of Psychiatric Research, 21,* 385–390.

Tremble, B., Schneider, M., & Appathurai, C. (1989). Growing up gay or lesbian in a multicultural context. In G. Herdt (Ed.), *Gay and lesbian youth* (pp. 253–267). Binghamton, NY: Harrington Park Press.

Trickett, P. K., & Susman, E. J. (1988). Parental perceptions of child-rearing practices in physically abusive and nonabusive families. *Developmental Psychology, 24,* 270–276.

Troiden, R. R. (1979). Becoming homosexual: A model of gay identity acquisition. *Psychiatry, 42,* 362–373.

Troiden, R. R. (1988). Homosexual identity development. *Journal of Adolescent Health Care, 9,* 105–113.

Troiden, R. R. (1989). The formation of homosexual identities. In G. Herdt (Ed.), *Gay and lesbian youth* (pp. 43–73). Binghamton, NY: Harrington Park Press.

Tuber, S., & Coates, S. (1985). Interpersonal phenomena in the Rorschachs of extremely feminine boys. *Psychoanalytic Psychology, 2,* 251–265.

Tuber, S., & Coates, S. (1989). Indices of psychopathology in the Rorschachs of boys with severe gender identity disorder: A comparison with normal control subjects. *Journal of Personality Assessment, 53,* 100–112.

Tuchman, W. W., & Lachman, J. H. (1964). An unusual perversion: The wearing of diapers and rubber pants in a 29-year-old male. *American Journal of Psychiatry, 120,* 1198–1199.

Tuckman, J., & Regan, R. A. (1966). Intactness of the home and behavioral problems in children. *Journal of Child Psychology and Psychiatry, 7,* 225–233.

Tully, B. (1992). *Accounting for transsexualism and transhomosexuality: The gender identity careers of over 200 men and women who have petitioned for surgical reassignment of their sexual identity.* London: Whiting & Birch.

Tuttle, G. E., & Pillard, R. C. (1991). Sexual orientation and cognitive abilities. *Archives of Sexual Behavior, 20,* 307–318.

Ulrichs, K. H. (1994). *The riddle of "man–manly" love: The pioneering work on male homosexuality* (2 vols, M. A. Lombardi-Nash, Trans.). Buffalo, NY: Prometheus Books. (Original work published 1864–1879)

Unger, R., & Crawford, M. (1992). *Women and gender: A feminist psychology.* New York: McGraw-Hill.

Unger, R. K. (1979). Toward a redefinition of sex and gender. *American Psychologist, 34,* 1085–1094.

Unger, R. K., & Crawford, M. (1993). The troubled relationship between terms and concepts. *Psychological Science, 4,* 122–124.

Van de Wiele, R. L., Bogumil, F., Dryenfurth, I., Ferin, M., Jewelewica, R., Warren, M., Rizkallah, J., & Mikhail, G. (1970). Mechanisms regulating the menstrual cycle in women. *Recent Progress in Hormone Research, 26,* 63–95.

Van den Aardweg, G. J. M. (1986). *On the origins and treatment of homosexuality: A psychoanalytic reinterpretation.* New York: Praeger.

Van den Brekel, E. J. G. (1986). Linkshandigheid [Left-handedness]. *Maandbericht Gezondheidsstatistiek, 5,* 5–9.

van den Wijngaard, M. (1991a). The acceptance of scientific theories and images of masculinity and femininity—1959±1985. *Journal of the History of Biology, 24,* 19–49.

van den Wijngaard, M. (1991b). *Reinventing the sexes: Feminism and biomedical construction of femininity and masculinity, 1959–1985.* Unpublished doctoral dissertation, University of Amsterdam.

Vasta, R., Lightfoot, C., & Cox, B. D. (1993). Understanding gender differences on the water-level problem: The role of spatial perception. *Merrill–Palmer Quarterly,* 39, 391–414.

Vecchio, T. J. (1966). Predictive value of a single diagnostic test in unselected populations. *New England Journal of Medicine,* 274, 1171–1173.

Verhulst, F. C., & Koot, H. M. (1992). *Child psychiatric epidemiology: Concepts, methods, findings.* Newbury Park, CA: Sage.

Verkauf, B. S., & Jones, H. W. (1970). Masculinization of the female genitalia in congenital adrenal hyperplasia: Relationship to the salt losing variety of the disease. *Southern Medical Journal, 63,* 634–638.

Voeller, B. (1990). Some uses and abuses of the Kinsey scale. In D. P. McWhirter, S. A. Sanders, & J. M. Reinisch (Eds.), *Homosexuality/heterosexuality: Concepts of sexual orientation* (pp. 32–38). New York: Oxford University Press.

Volkan, V. D. (1979). Transsexualism: As examined from the viewpoint of internalized object relations. In T. B. Karasu & C. W. Socarides (Eds.), *On sexuality: Psychoanalytic observations* (pp. 189–221). New York: International Universities Press.

Wachtel, S., Green, R., Simon, N. G., Reichart, A., Cahill, L., Hall, J., Nakamura, D., Wachtel, G., Futterweit, W., Biber, S. H., & Ihlenfeld, C. (1986). On the expression of H-Y antigen in transsexuals. *Archives of Sexual Behavior, 15,* 51–68.

Wakefield, J. C. (1992a). Disorder as harmful dysfunction: A conceptual critique of *DSM-III-R*'s definition of mental disorder. *Psychological Review, 99,* 232–247.

Wakefield, J. C. (1992b). The concept of mental disorder: On the boundary between biological facts and social values. *American Psychologist, 47,* 373–388.

Walinder, J. (1965). Transvestism: Definition and evidence in favor of occasional derivation from cerebral dysfunction. *International Journal of Neuropsychiatry, 1,* 567–573.

Walinder, J. (1967). *Transsexualism: A study of forty-three cases.* Göteborg, Sweden: Scandinavian University Books.

Wallach, H. D. (1961). Termination of treatment as a loss. *Psychoanalytic Study of the Child, 16,* 538–548.

Walters, W. A. W., & Ross, M. W. (Eds.). (1986). *Transsexualism and sex reassignment.* Oxford: Oxford University Press.

Ward, A. J. (1991). Prenatal stress and childhood psychopathology. *Child Psychiatry and Human Development, 22,* 97–110.

Ward, I. L. (1972). Prenatal stress feminizes and demasculinizes the behavior of males. *Science, 175,* 82–84.

Ward, I. L. (1984). The prenatal stress syndrome: Current status. *Psychoneuroendocrinology, 9,* 3–11.

Ward, I. L. (1992). Sexual behavior: The product of perinatal hormonal and prepubertal social factors. In A. A. Gerall, H. Moltz, & I. L. Ward (Eds.), *Handbook of behavioral neurobiology: Vol. 11. Sexual differentiation* (pp. 157–180). New York: Plenum Press.

Ward, I. L., Ward, O. B., Winn, R. J., & Bielawski, D. (1994). Male and female sexual behavior potential of male rats prenatally exposed to the influence of alcohol, stress, or both factors. *Behavioral Neuroscience, 108,* 1188–1195.

Ward, I. L., & Weisz, J. (1980). Maternal stress alters plasma testosterone in fetal males. *Science, 207,* 328–329.

Ward, I. L., & Weisz, J. (1984). Differential effects of maternal stress on circulating levels of corticosterone, progesterone, and testosterone in male and female rat fetuses and their mothers. *Endocrinology, 114,* 1635–1644.

Watabe, T., & Endo, A. (1994). Sexual orientation of male mouse offspring prenatally exposed to ethanol. *Neurotoxicology and Teratology, 16,* 25–29.

Watson, D. B. (1991). Laterality and handedness in adult transsexuals. *SIECCAN Journal,* 6(1), 22–26.

Watson, D. B., & Coren, S. (1992). Left-handedness in male-to-female transsexualism [Letter to the editor]. *Journal of the American Medical Association, 267,* 1342.

Weeks, J. (1985). *Sexuality and its discontents: Meanings, myths and modern sexualities.* London: Routledge & Kegan Paul.

Weeks, J. (1991). *Against nature: Essays on history, sexuality, and identity.* London: Rivers Oram Press.

Weiner, B. (1993). On sin versus sickness: A theory of perceived responsibility and social motivation. *American Psychologist, 48,* 957–965.

Weinrich, J. D. (1976). *Human reproductive strategy. I. Environmental predictability and reproductive strategy: Effects of social class and race. II. Homosexuality and nonreproduction: Some evolutionary models.* Unpublished doctoral dissertation, Harvard University.

Weinrich, J. D. (1980). Homosexual behavior in animals: A new review of observations from the wild, and their relationship to human homosexuality. In R. Forleo & W. Pasini (Eds.), *Medical sexology: The Third International Congress* (pp. 288–295). Littleton, MA: PSG.

Weinrich, J. D. (1985). Transsexuals, homosexuals, and sissy boys: On the mathematics of follow-up studies. *Journal of Sex Research, 21,* 322–328.

Weinrich, J. D. (1987). A new sociobiological theory of homosexuality applicable to societies with universal marriages. *Ethology and Sociobiology, 8,* 37–47.

Weisz, J. R., & Weiss, B. (1991). Studying the "referability" of child clinical problems. *Journal of Consulting and Clinical Psychology, 59,* 266–273.

Wellings, K., Field, J., Johnson, A. M., & Wadsworth, J. (1994). *Sexual behaviour in Britain: The National Survey of Sexual Attitudes and Lifestyles.* London: Penguin Books.

West, D. J. (1967). *Homosexuality.* Harmondsworth, England: Penguin Books.

Westhead, V. A., Olson, S. J., & Meyer, J. K. (1990). Gender identity disorders in adolescence. In M. Sugar (Ed.), *Adolescent sexuality* (pp. 87–107). New York: Norton.

Westney, L., Bruney, R., Ross, B., Clark, J. F. J., Rajguru, S., & Ahluwalia, B. (1991). Evidence that gonadal hormone levels in amniotic fluid are decreased in males born to alcohol users in humans. *Alcohol and Alcoholism, 26,* 403–407.

Westphal, C. (1869). Die Konträre Sexualempfindung [The inverted sexual instinct]. *Archiven für Psychiatrie und Nervenkrankheiten, 2,* 73–108.

Weyl, N. (1987). Hormonal influences on sexual inversion: A dual inheritance model of Proust's homosexuality. *Journal of Social and Biological Structures, 10,* 385–390.

Whalen, R. E. (1993). Animal sexual differentiation: The early days and current questions. In M. Haug, R. E. Whalen, C. Aron, & K. L. Olsen (Eds.), *The development of sex differences and similarities in behavior* (pp.

77–86). Dordrecht, The Netherlands: Kluwer Academic.
Whalen, R. E., & Edwards, D. A. (1967). Hormonal determinants of the development of masculine and feminine behavior in male and female rats. *Anatomic Record, 157,* 173–180.
Whitam, F. L., Diamond, M., & Martin, J. (1993). Homosexual orientation in twins: A report on 61 pairs and three triplet sets. *Archives of Sexual Behavior, 22,* 187–206.
Whitam, F. L., & Mathy, R. M. (1986). *Male homosexuality in four societies: Brazil, Guatemala, the Philippines, and the United States.* New York: Praeger.
White, P. C., New, M. I., & Dupont, B. (1987). Congenital adrenal hyperplasia. *New England Journal of Medicine, 316,* 1519–1524, 1580–1586.
Whitehead, H. (1981). The bow and the burden strap: A new look at institutionalized homosexuality in native North America. In S. B. Ortner & H. Whitehead (Eds.), *Sexual meanings: The cultural construction of gender and sexuality* (pp. 80–115). Cambridge, England: Cambridge University Press.
Whiting, B. B., & Edwards, C. P. (1973). A cross-cultural analysis of sex differences in the behavior of children aged three through eleven. *Journal of Social Psychology, 91,* 171–188.
Widiger, T. A., Frances, A. J., Pincus, H. A., & Davis, W. W. (1990). DSM-IV literature reviews: Rationale, process, and limitations. *Journal of Psychopathology and Behavioral Assessment, 12,* 189–202.
Widiger, T. A., & Weissman, M. M. (1991). Epidemiology of borderline personality disorder. *Hospital and Community Psychiatry, 42,* 1015–1021.
Wiederman, M. W. (1993). Demographic and sexual characteristics of nonresponders to sexual experience items in a national survey. *Journal of Sex Research, 30,* 27–35.
Wiesen, M., & Futterweit, W. (1983). Normal plasma gonadotropin response to gonadotropin-releasing hormone after diethylstilbestrol priming in transsexual women. *Journal of Clinical Endocrinology and Metabolism, 57,* 197–199.
Wikan, U. (1977). Man becomes woman: Transsexualism in Oman as a key to gender roles. *Man, 12,* 304–319.
Wille, R., Borchers, D., & Schultz, W. (1987, June). *Prenatal distress: A disposition for homosexuality?* Paper presented at the meeting of the International Academy of Sex Research, Tutzing, Germany.
Willerman, L. (1973). Activity level and hyperactivity in twins. *Child Development, 44,* 288–293.
Williams, J. B. W., Gibbon, M., First, M. B., Spitzer, R. L., Davies, M., Borus, J., Howes, M. J., Kane, J., Pope, H. G., Rounsaville, B., & Wittchen, H. (1992). The Structured Clinical Interview for DSM-III-R (SCID): II. Multisite test–retest reliability. *Archives of General Psychiatry, 49,* 630–

636.
Williams, K., Goodman, M., & Green, R. (1985). Parent–child factors in gender role socialization in girls. *Journal of the American Academy of Child Psychiatry, 26,* 720–731.
Williams, K., Green, R., & Goodman, M. (1979). Patterns of sexual identity development: A preliminary report on the "tomboy." *Research in Community and Mental Health, 1,* 103–123.
Williams, W. L. (1986). *The spirit and the flesh: Sexual diversity in American Indian culture.* Boston: Beacon Press.
Williamson, N. E. (1976). *Sons or daughters: A cross-cultural survey of parental preferences.* Beverly Hills, CA: Sage.
Williamson, N. E. (1983). Parental sex preferences and sex selection. In N. G. Bennett (Ed.), *Sex selection of children* (pp. 129–145). Orlando, FL: Academic Press.
Willmott, M. (1975). *Cognitive characteristics and sexual orientation: Observations based on three highly selected groups.* Unpublished master's thesis, University of Newcastle-upon-Tyne.
Willmott, M., & Brierley, H. (1984). Cognitive characteristics and homosexuality. *Archives of Sexual Behavior, 13,* 311–319.
Winkler, R. C. (1977). What types of sex-role behavior should behavior modifiers promote? *Journal of Applied Behavior Analysis, 10,* 549–552.
Wittig, M. A., & Petersen, A. C. (Eds.). (1979). *Sex-related differences in cognitive functioning.* New York: Academic Press.
Wolfe, B. E. (1979). Behavioral treatment of childhood gender disorders: A conceptual and empirical critique. *Behavior Modification, 3,* 550–575.
Wolfe, S. M. (1990). *Psychopathology and psychodynamics of parents of boys with a gender identity disorder of childhood.* Unpublished doctoral dissertation, City University of New York.
Wolfe, S. M. (1994, October). Case illustration of intervention strategies for boys with gender identity disorder and their families. In S. J. Bradley (Chair), *Gender identity disorder: Recent research and approaches to treatment.* Institute presented at the meeting of the American Academy of Child and Adolescent Psychiatry, New York.
Woodhouse, A. (1989). *Fantastic women: Sex, gender and transvestism.* New Brunswick, NJ: Rutgers University Press.
Woollett, A., White, D., & Lyon, L. (1982). Observations of fathers at birth. In N. Beail & J. McGuire (Eds.), *Fathers: Psychological perspectives* (pp. 71–91). London: Junction Books.
Wrate, R. M., & Gulens, V. (1986). A systems approach to child effeminacy and the prevention of adolescent transsexualism. *Journal of Adolescence, 9,* 215–229.
Young, W. C., Goy, R. W., & Phoenix, C. H. (1964). Hormones and sexual behavior. *Science, 143,* 212–218.

Yudkin, M. (1978). Transsexualism and women: A critical perspective. *Feminist Studies, 4,* 97–106.
Zaphiriou, M. (1978). David: The analysis of a latency boy with poor physical endowment. *Bulletin of the Hampstead Clinic, 1,* 17–30.
Zecca, G. M., Lertora, V., & Macchi, M. (1990). Trattamento dei disturbi dell'identita di genere nell'eta evolutiva: Primi risultati [Disorder of indentification of the sex during the growing ages: First results]. *Archivio Italiano di Urologia, 62,* 89–92.
Zera, D. (1992). Coming of age in a heterosexist world: The development of gay and lesbian adolescents. *Adolescence, 27,* 849–854.
Zimmerman, M., & Coryell, W. (1987). The Inventory to Diagnose Depression (IDD): A self-report scale to diagnose major depressive disorder. *Journal of Consulting and Clinical Psychology, 55,* 55–59.
Zucker, K. J. (1982). Childhood gender disturbance: Diagnostic issues. *Journal of the American Academy of Child Psychiatry, 21,* 274–280.
Zucker, K. J. (1984). [Review of *Growing up straight: What every family should know about homosexuality* and *Shaping your child's sexual identity*]. *Archives of Sexual Behavior, 13,* 387–390.
Zucker, K. J. (1985). Cross-gender-identified children. In B. W. Steiner (Ed.), *Gender dysphoria: Development, research, management* (pp. 75–174). New York: Plenum Press.
Zucker, K. J. (1988). Toward a developmental sexology [Review of *The "sissy boy syndrome" and the development of homosexuality*]. *Contemporary Psychology, 33,* 197–199.
Zucker, K. J. (1990a). Gender identity disorders in children: Clinical descriptions and natural history. In R. Blanchard & B. W. Steiner (Eds.), *Clinical management of gender identity disorders in children and adults* (pp. 1–23). Washington, DC: American Psychiatric Press.
Zucker, K. J. (1990b). Psychosocial and erotic development in cross-gender identified children. *Canadian Journal of Psychiatry, 35,* 487–495.
Zucker, K. J. (1990c). Treatment of gender identity disorders in children. In R. Blanchard & B. W. Steiner (Eds.), *Clinical management of gender identity disorders in children and adults* (pp. 25–47). Washington, DC: American Psychiatric Press.
Zucker, K. J. (1992a). "It ain't the meat, it's the motion": Commentary on Rekers and Morey's (1989) "Sex-typed body movements as a function of severity of gender disturbance in boys." *Journal of Psychology and Human Sexuality, 5,* 69–73.
Zucker, K. J. (1992b). Gender identity disorder. In S. R. Hooper, G. W. Hynd, & R. E. Mattison (Eds.), *Child psychopathology: Diagnostic criteria and clinical assessment* (pp. 305–342). Hillsdale, NJ: Erlbaum.
Zucker, K. J. (1993, November). *Towards DSM-IV.* Paper presented at the XIII International Symposium on Gender Dysphoria, New York.

Zucker, K. J. (1994, July). Gender identity, sexual orientation, and sexual behavior in women with congenital adrenal hyperplasia. In K. J. Zucker (Chair), *Congenital adrenal hyperplasia: The nature and nurture of psychosexual differentiation.* Symposium presented at the meeting of the International Academy of Sex Research, Edinburgh.

Zucker, K. J., & Blanchard, R. (1994). Re-analysis of Bieber et al.'s 1962 data on sibling sex ratio and birth order in male homosexuals. *Journal of Nervous and Mental Disease, 182,* 528–530.

Zucker, K. J., Bradley, S. J., Corter, C. M., Doering, R. W., & Finegan, J. K. (1980). Cross-gender behaviour in very young boys: A normative study. In J. Sampson (Ed.), *Childhood and sexuality* (pp. 599–622). Montreal: Editions Etudes Vivantes.

Zucker, K. J., Bradley, S. J., Doering, R. W., & Lozinski, J. A. (1985). Sex-typed behavior in cross-gender-identified children: Stability and change at a one-year follow-up. *Journal of the American Academy of Child Psychiatry, 24,* 710–719.

Zucker, K. J., Bradley, S. J., & Hughes, H. E. (1987). Gender dysphoria in a child with true hermaphroditism. *Canadian Journal of Psychiatry, 32,* 602–609.

Zucker, K. J., Bradley, S. J., & Ipp, M. (1993). Delayed naming of a newborn boy: Relationship to the mother's wish for a girl and subsequent cross-gender identity in the child by the age of two. *Journal of Psychology and Human Sexuality, 6,* 57–68.

Zucker, K. J., Bradley, S. J., & Lowry Sullivan, C. B. (1992). Gender identity disorder in children. *Annual Review of Sex Research, 3,* 73–120.

Zucker, K. J., Bradley, S. J., Lowry Sullivan, C. B., Kuksis, M., Birkenfeld-Adams, A., & Mitchell, J. N. (1993). A gender identity interview for children. *Journal of Personality Assessment, 61,* 443–456.

Zucker, K. J., Bradley, S. J., Oliver, G., Hood, J. E., Blake, J., & Fleming, S. (1992, July). *Psychosexual assessment of women with congenital adrenal hyperplasia: Preliminary analyses.* Poster presented at the meeting of the International Academy of Sex Research, Prague.

Zucker, K. J., Doering, R. W., Bradley, S. J., Alon, N., & Lozinski, J. A. (1984, September). *Sex-typed fantasy play in cross-gender-identified children.* Poster presented at the meeting of the International Academy of Sex Research, Cambridge, England.

Zucker, K. J., Doering, R. W., Bradley, S. J., & Finegan, J. K. (1982). Sex-typed play in gender-disturbed children: A comparison to sibling and psychiatric controls. *Archives of Sexual Behavior, 11,* 309–321.

Zucker, K. J., Finegan, J. K., Doering, R. W., & Bradley, S. J. (1983). Human figure drawings of gender-problem children: A comparison to sibling, psychiatric, and normal controls. *Journal of Abnormal Child Psychology, 11,* 287–298.

Zucker, K. J., Finegan, J. K., Doering, R. W., & Bradley, S. J. (1984). Two subgroups of gender-problem children. *Archives of Sexual Behavior, 13,* 27–39.

Zucker, K. J., & Green, R. (1989). Gender identity disorder of childhood. In T. B. Karasu (Ed.), *Treatments of psychiatric disorders* (Vol. 1, pp. 661–670). Washington, D.C.: American Psychiatric Association.

Zucker, K. J., & Green, R. (1991). Gender identity disorders. In M. Lewis (Ed.), *Child and adolescent psychiatry: A comprehensive textbook* (pp. 604–613). Baltimore: Williams & Wilkins.

Zucker, K. J., & Green, R. (1992). Psychosexual disorders in children and adolescents. *Journal of Child Psychology and Psychiatry, 33,* 107–151.

Zucker, K. J., & Green, R. (1993). Psychological and familial aspects of gender identity disorder. *Child and Adolescent Psychiatric Clinics of North America, 2,* 513–542.

Zucker, K. J., Green, R., Bradley, S. J., Williams, K., Rebach, H. M., & Hood, J. E. (1998). Gender identity disorder of childhood: Diagnostic issues. In T. A. Widiger, A. J. Frances, H. A. Pincus, M. B. First, & W. W. Davis (Eds.), *DSM-IV sourcebook.* Washington, DC: American Psychiatric Association.

Zucker, K. J., Green, R., Garofano, C., Bradley, S. J., Williams, K., Rebach, H. M., & Lowry Sullivan, C. B. (1994). Prenatal gender preference of mothers of feminine and masculine boys: Relation to sibling sex composition and birth order. *Journal of Abnormal Child Psychology, 22,* 1–13.

Zucker, K. J., Kuksis, M., & Bradley, S. J. (1988, August). *Gender constancy judgments in cross-gender-identified children.* Poster presented at the meeting of the International Academy of Sex Research, Minneapolis.

Zucker, K. J., Lozinski, J. A., Bradley, S. J., & Doering, R. W. (1992). Sex-typed responses in the Rorschach protocols of children with gender identity disorder. *Journal of Personality Assessment, 58,* 295–310.

Zucker, K. J., Wild, J., Bradley, S. J., & Lowry, C. B. (1993). Physical attractiveness of boys with gender identity disorder. *Archives of Sexual Behavior, 22,* 23–34.

Zucker, K. J., Wilson, D. N., Kurita, J. A., & Stern, A. (1995). *Children's appraisals of sex-typed behavior in their peers.* Manuscript submitted for publication.

Zucker, K. J., & Yoannidis, T. (1983, April). *The relation between gender labeling and gender constancy in preschool children.* Poster presented at the meeting of the Society for Research in Child Development, Detroit.

Zuger, B. (1966). Effeminate behavior present in boys from early childhood: I. The clinical syndrome and follow-up studies. *Journal of Pediatrics, 69,* 1098–1107.

Zuger, B. (1970a). Gender role determination: A critical review of the evidence from hermaphroditism. *Psychosomatic Medicine, 32,* 449–463.

Zuger, B. (1970b). The role of familial factors in persistent effeminate behaviors in boys. *American Journal of Psychiatry, 126,* 1167–1170.

Zuger, B. (1974). Effeminate behavior in boys: Parental age and other factors. *Archives of General Psychiatry, 30,* 173–177.

Zuger, B. (1976). Monozygotic twins discordant for homosexuality: Report of a pair and significance of the phenomenon. *Comprehensive Psychiatry, 17,* 661–669.

Zuger, B. (1978). Effeminate behavior present in boys from childhood: Ten additional years of follow-up. *Comprehensive Psychiatry, 19,* 363–369.

Zuger, B. (1980). Homosexuality and parental guilt. *British Journal of Psychiatry, 137,* 55–57.

Zuger, B. (1984). Early effeminate behavior in boys: Outcome and significance for homosexuality. *Journal of Nervous and Mental Disease, 172,* 90–97.

Zuger, B. (1988). Is early effeminate behavior in boys early homosexuality? *Comprehensive Psychiatry, 29,* 509–519.

Zuger, B. (1989). Homosexuality in families of boys with early effeminate behavior: An epidemiological study. *Archives of Sexual Behavior, 18,* 155–166.

Zuger, B., & Taylor, P. (1969). Effeminate behavior present in boys from early childhood: II. Comparison with similar symptoms in non-effeminate boys. *Pediatrics, 44,* 375–380.

著者略歴

(Kenneth J. Zucker)

1950年, ニューヨークに生まれる. ユダヤ系アメリカ - カナダ人. ルーズベルト大学修了後, トロント大学で性同一性についての論文で博士号を取得. 専門は発達心理学. 現在, 児童思春期性同一性クリニックセンター長およびトロント大学精神医学心理学科教授. 著書に Attachment and Psychopathology (Leslie Atkinson との共著, 1997). 現在, DSM-V の「性同一性障害」の項目に関して, ワーキンググループのメンバーとして検討を重ねている.

(Susan J. Bradley)

1966年, トロント大学医学部卒. 児童思春期性同一性クリニックを設立. 現在, 児童思春期性同一性クリニックおよびクラーク精神医学研究所センター長, トロント大学医学部精神医学心理学科教授を歴任. 著書に Affect Regulation and the Development of Psychopathology (2000) がある.

訳者略歴

鈴木國文〈すずき・くにふみ〉 1952年生まれ. 名古屋大学医学部卒. 医学博士. 養心荘, 松蔭病院, マルセイユ大学病院精神科, 京都大学保健管理センター, 名古屋大学病院を経て, 現在, 名古屋大学医学部保健学科教授. 専門は精神病理学. 著書に『トラウマと未来』(勉誠出版, 2005), 『時代が病むということ』(日本評論社, 2006), 訳書にジャック・ラカン『精神病』(1987)『精神分析の倫理』(2002)『対象関係』(2006, いずれも共訳, 岩波書店) などがある.

古橋忠晃〈ふるはし・ただあき〉 1973年生まれ. 名古屋市立大学医学部医学科卒. 愛知県済生会病院, 名古屋大学医学部付属病院精神科, 生生会松蔭病院を経て, 現在, 名古屋大学学生相談総合センター助教. 専門は精神病理学, 精神医学.

早川徳香〈はやかわ・のりか〉 1972年生まれ. 愛知医科大学卒. 名古屋第二赤十字病院, 名古屋大学医学部付属病院, あいせい紀年病院勤務を経て, 現在, 南山大学総合政策学部専任講師および保健室長. 専門は児童思春期青年期精神医学.

諏訪真美〈すわ・まみ〉 1960年生まれ. 名古屋大学医学部卒. 医学博士. 愛知県立城山病院, 愛知県精神保健福祉センターを経て, 現在, 愛知淑徳大学健康医療科学部教授. 専門は精神病理学, 社会精神医学, とくに青年期の精神病理学.

西岡和郎〈にしおか・かずお〉 1957年生まれ. 京都大学医学部医学科卒. 医学博士. マルセイユ大学病院精神科, 長浜赤十字病院精神科神経科, 藤田保健衛生大学医学部, 名古屋大学医学部附属病院を経て, 現在, 名古屋大学大学院医学系研究科精神医学分野准教授. 専門は精神医学, 精神病理学. 著書に『分裂病の精神病理と治療　3』(共著, 星和書店, 1991) などがある.

ケネス・J・ズッカー
スーザン・J・ブラッドレー
性同一性障害
児童期・青年期の問題と理解
鈴木國文
古橋忠晃
早川徳香
諏訪真美
西岡和郎
共訳

2010年 6月 8日 印刷
2010年 6月 18日 発行

発行所 株式会社 みすず書房
〒113-0033 東京都文京区本郷5丁目 32-21
電話 03-3814-0131(営業) 03-3815-9181(編集)
http://www.msz.co.jp

本文組版 キャップス
本文印刷・製本所 中央精版印刷
扉・カバー印刷所 栗田印刷

Printed in Japan
ISBN 978-4-622-07532-5
[せいどういつせいしょうがい]
落丁・乱丁本はお取替えいたします